21世紀の消化管がんの内科治療
―現況での問題点の総括と展望―

編集　藤盛　孝博
　　　星原　芳雄

監修　長廻　紘

株式会社　新興医学出版社

監修　長廻　紘　群馬県立がんセンター　　編集　藤盛　孝博　獨協医科大学病理学（人体分子）
　　　　　　　　　　　　　　　　　　　　　　　星原　芳雄　虎の門病院消化器科

執筆者一覧

幕内　博康	東海大学医学部外科	
嶋田　裕	京都大学大学院医学研究科腫瘍外科学	
今村　正之	京都大学大学院医学研究科腫瘍外科学	
嶋田　守男	東邦大学医学部放射線医学第一	
木暮　喬	東京顕微鏡院	
吉川　宏起	東京大学医学科学研究所放射線科	
北川　雄光	慶應義塾大学医学部外科	
小澤　壯治	慶應義塾大学医学部外科	
北島　政樹	慶應義塾大学医学部外科	
星原　芳雄	虎の門病院消化器科	
田久保海誉	（財）東京都老人総合研究所臨床病理部門	
本間　尚子	（財）東京都老人総合研究所臨床病理部門	
新井　冨生	東京都老人医療センター臨床病理科	
市川　一仁	獨協医科大学病理学（人体分子）	
武田　純	獨協医科大学病理学（人体分子）	
井村　讓二	獨協医科大学病理学（人体分子）	
多田　正弘	埼玉県立がんセンター消化器科	
田中　祥介	埼玉県立がんセンター消化器科	
有馬美和子	埼玉県立がんセンター消化器科	
光永　篤	東京女子医科大学消化器内視鏡科	
中村　真一	東京女子医科大学消化器内科	
村田　洋子	東京女子医科大学消化器内視鏡科	
中村　哲也	国立神戸病院研究検査科	
江尻　通麿	城陽江尻病院	
森田賀津雄	獨協医科大学病理学（人体分子）	
	獨協医科大学消化器内科	
冨田　茂樹	獨協医科大学病理学（人体分子）	
堀内　秀樹	獨協医科大学病理学（人体分子）	
杉本　幸司	神戸大学医学部放射線医学	
桑田陽一郎	西神戸医療センター放射線科	
杉村　和朗	神戸大学医学部放射線医学	
島田　忠人	獨協医科大学消化器内科	
吉浦　健太	獨協医科大学消化器内科	
寺野　彰	獨協医科大学消化器内科	
山本　博徳	自治医科大学内視鏡部	
井戸　健一	自治医科大学内視鏡部	
小野　裕之	国立がんセンター中央病院内視鏡部消化器内科	
後藤田卓志	国立がんセンター中央病院内視鏡部消化器内科	
斉藤　大三	国立がんセンター中央病院内視鏡部消化器内科	
山髙　修一	富士写真光機(株)医療機器事業部	
南　逸司	富士写真光機(株)医療機器事業部	
秋庭　治男	富士写真光機(株)医療機器事業部	
山岸　直子	東京女子医科大学消化器病センター	
長廻　紘	群馬県立がんセンター	
藤井　隆広	国立がんセンター中央病院内視鏡部消化器内科	
吉田　茂昭	国立がんセンター東病院	
垣添　忠生	国立がんセンター中央病院	
渕上　忠彦	松山赤十字病院胃腸センター	
伊藤　栄作	東京医科歯科大学医学部病理診断科学	
滝澤登一郎	東京医科歯科大学医学部病理診断科学	
藤井　茂彦	京都大学医学部消化器病態学	
西　正孝	獨協医科大学病理学（人体分子）	
田淵　正文	中目黒クリニック	
樫田　博史	昭和大学横浜市北部病院消化器センター	
工藤　進英	昭和大学横浜市北部病院消化器センター	
安藤　正夫	JR仙台病院消化器内視鏡センター	
日下　利広	JR仙台病院消化器内視鏡センター	
望月　福治	JR仙台病院消化器内視鏡センター	
馬塲　正三	浜松医科大学	
安井　弥	広島大学医学部第一病理	
大上　直秀	広島大学医学部第一病理	
横崎　宏	広島大学医学部第一病理	
中村　栄男	愛知県がんセンター遺伝子・病理診断部	
中村　常哉	愛知県がんセンター消化器内科部	
中村　毅	加古川市民病院外科	
甲斐原　司	獨協医科大学病理学（人体分子）	
服部　正裕	服部胃腸科	
尾田　恭	熊本地域医療センター内視鏡部	
中釜　斉	国立がんセンター研究所生化学部	
川又　均	獨協医科大学病理部（人体分子）	
表原　文江	獨協医科大学病理部（人体分子）	
降籏　正	獨協医科大学消化器外科	
辰口　篤志	日本医科大学第三内科	
坂本　長逸	日本医科大学第三内科	
渡部　則彦	京都大学大学院消化器病態学・光学医療診療部	
河南　智晴	京都大学大学院消化器病態学・光学医療診療部	
千葉　勉	京都大学大学院消化器病態学・光学医療診療部	
白鳥　敬子	東京女子医科大学消化器内科	

（執筆順）

2001年度の木曜会医学書出版にあたって

　私に本書出版の"はじめ"を書くよう藤盛孝博博士，星原芳雄博士より依頼を受けました。序文を述べることが如何に難しいものであるかは『山口大学内科学第一講座　竹本忠良退官記念序文集』でも教えられています。まず，消化管の画像診断，病理，内科・外科治療の膨大な内容を理解しないととても書けないでしょう。

　正式の序文は，編集者が書かれると思いますので，ここでは本書の基盤になる木曜会での編集委員会での経緯・模様について述べさせていただきます。

　木曜会については，幸いなことにごく最近，「近藤台五郎先生につながる人々」：長廻　紘（日本医事新報，No.4044，39～42頁，2001年10月27日号）に掲載されております。また「消化管内視鏡を育てた人々」：長廻　紘（金原出版　2001年）が出版されましたのでお読み頂きたいと思います。医事新報の一文を引用してみます。『木曜会は近藤台五郎を中心にして始まった，内視鏡機器の開発・改良を中心とした勉強会です。毎月第2木曜日の夕刻から夜遅くまで，東京・池袋の平塚胃腸病院で開かれていて，30年以上の歴史があります』。

　現在も以前にまして活発な研究会が運営されていますが，最近は2例の症例検討会と講演会が開かれています。講演会はここ15年来，年間の講演テーマを中心に集積し，毎年，医学専門書が出版される習慣になりました。そして毎年1月の総会時に評価され，表彰されます。現在，常岡健二会長，竹本忠良副会長，福地創太郎副会長という消化器病の大家の豪華版の後ろ盾のある運営だけに，初年度のテーマの決定とその書籍の編集にはかなりうるさい激論？が交わされます。本書も例年になくいろいろ注文が付けられましたが，『21世紀の消化管がんの内科治療』のテーマがそれだけ高レベルのものであったためでもありましょうか。

　20世紀の消化器がんの診断・治療技術の普及は，木曜会としては内視鏡を中心に展開されてきました。2001年の21世紀の初頭を迎えるにあたって，消化器がんの治療の新しい挑戦を期しての企画に，木曜会の長老から鋭い提言が寄せられましたが，編集者の藤盛，星原両氏は分子生物学，分子遺伝子学の導入による疾病，病態の解明が21世紀のがんの診断・治療にとって治療戦略の今日的課題であるという強い意図のもとに対応されました。そして，本年の木曜会に少壮の演者と超一流の講師を選んだことを披露されました。さらにそれぞれの演者の業績を収集し，またこの分野での専門家にも執筆を依頼し，日進・月歩の学問の進歩の時期を失することなく一時でも急いで出版することを例会の講演毎に約束しておりました。このような企画者の気持ちを反映してか，例会は例年になく熱気がこもっておりました。木曜会の会員は学閥を問わない基礎・臨床医の若手の集まりで，ぜひ，これを機会に多くの方々に参加願いたいと思っております。

　2001年の最終の講演会（11月）に是非発刊されたいと意欲を燃やし，この名著が出版されたことに対して，恐らく執筆を急がされた各著者は大変だったろうと思います。各執筆者に事務局としても心より感謝を申し上げます。また藤盛・星原両編集者の卓見とご努力に敬意を表して木曜会の事務局としてのお礼の言葉にしたいと思います。

2001年11月中秋

木曜会事務局長　平塚秀雄

■ 編集の序

　やっとできました，というのが我々編集担当委員の感想です。木曜会の世話人会で発刊時期を逸してはいけないという常岡健二，竹本忠良両先生の御指示で10月のDDWを目標に完成を目指しましたが，残念ながらDDWには間に合わず，11月中旬に上梓することになりました。発刊に際して，執筆者の諸先生方にご不興な点も多々あったと思いますが，最後までご協力賜ったことをここにお礼申し上げます。また，突貫工事にも関らず，社をあげて実績のない我々に協力して頂けた新興医学出版社，服部治夫，嶋田さおりならびに服部秀夫氏に心よりお礼申し上げます。本書は平成13年度の木曜会の講演会をまとめたものであり，木曜会という長い実績をもつ研究会がこの本書を完成させたことは改めて申し上げるまでもないことです。長期にわたり本会を共催し，本書の発刊に際し，ご協力賜ったゼリア新薬の関係各位にこの序をお借りしてお礼申し上げます。また，本書を編集するにあたり，全ての先生方のお名前を列挙出来ないことを残念に思う次第ですが，福地創太郎，木村　健，大井　至，加藤　洋，山下克子，丸山正隆，平塚　卓諸先生方をはじめとする執筆者以外の関係各位の多くの先生方の参加や討論が本書の背景にあると思っております。さらに，平成13年度の最終特別講演で本年度企画の総括をお願いした武藤徹一郎先生と中村裕輔先生に，厚くお礼申し上げます。

I 食道がん

1 食道がんの内科治療(EMR)－総論と歴史－
1. 内科治療の問題点 ……………………………………………………………………1
2. 内視鏡的粘膜切除術(EMR)の歴史 …………………………………………………2
3. 食道がん EMR の適応の変遷 …………………………………………………………3
4. 食道がん EMR の手技の変遷 …………………………………………………………5

2 食道がんのリンパ節転移(遺伝子,外科)
1. 食道がんのリンパ節転移と臨床病理 …………………………………………………9
2. 通常病理検査(HE 染色)による食道がんリンパ節転移の状況 ……………………9
3. リンパ節転移と遺伝子 …………………………………………………………………11
4. リンパ節内がん細胞の遺伝子発現 ……………………………………………………11
5. 食道がんでのリンパ節微小転移の検出法 ……………………………………………11
6. 微小転移検出による食道がんリンパ節転移の広がり ………………………………13
7. 微小転移によるリンパ節転移ルートの解明 …………………………………………14
8. 微小転移の予後への関与について ……………………………………………………14
9. 微小転移は転移として成立するか ……………………………………………………14
10. 微小転移の分子生物学的検討 …………………………………………………………15
11. 微小転移からみた頸部および腹部大動脈周囲のリンパ節郭清 ……………………16

3 食道がんのリンパ節転移 －CT,MRI,EUS の現状と新しい MRI 造影剤ならびに PET 診断によるリンパ節転移診断の可能性－
1. CT,MRI,EUS のリンパ節転移診断の現状 …………………………………………20
2. 新しい MRI 造影剤ならびに PET 診断によるリンパ節診断の可能性 ……………23
3. 考案とまとめ ……………………………………………………………………………25

4 食道がんのセンチネルリンパ節とナビゲーション
1. センチネルリンパ節とは? ……………………………………………………………27
2. 食道がんのリンパ節転移状況からみたセンチネルリンパ節の意義 ………………27
3. 食道がんにおけるセンチネルリンパ節同定の手技 …………………………………29
4. 食道がんにおけるセンチネルリンパ節同定率,転移診断成績 ……………………31
5. 食道がんにおける跳躍転移とセンチネルリンパ節 …………………………………31
6. 食道がんにおけるセンチネルリンパ節ナビゲーションの臨床的意義 ……………31
7. 食道表在がんに対する「EMR+α」の治療戦略 ……………………………………32

5 Barrett 腺がんの診断と治療
1. Barrett 粘膜の内視鏡診断 ……………………………………………………………34
2. Short segment Barrett's esophagus (SSBE) ………………………………………35
3. Barrett 腺がんの内視鏡診断 …………………………………………………………36
4. Barrett 腺がんの EMR …………………………………………………………………36

6 Barrett 食道腺がんの病理診断と遺伝子診断
1. Barrett 食道腺がんとは何か ……………………………………………………………39
2. 日欧の分子生物学的研究の結果は比較可能か：組織診断の問題点 …………………40
3. Barrett 食道腺がんの遺伝子診断 ………………………………………………………41
【dysplasia か adenoma か】……………………………………………………………………46

7 逆流性食道炎と下部食道扁平上皮がん
1. 逆流性食道炎の動向 ………………………………………………………………………48
2. 逆流性食道炎の病態 ………………………………………………………………………48
3. 逆流性食道炎の臨床診断 …………………………………………………………………49
4. 逆流性食道炎の病理診断 …………………………………………………………………51
5. 逆流性食道炎の治療 ………………………………………………………………………51
6. 逆流性食道炎と下部食道がん ……………………………………………………………52

II 胃がん

1 胃がんに対する内視鏡治療－総論と歴史－
1. 内視鏡治療の手技 …………………………………………………………………………56
2. 適応・効果判定の設定から適応拡大へ …………………………………………………57
3. 遺残病変，異時性多発早期胃がんに対して ……………………………………………59
4. 総括と今後 …………………………………………………………………………………59

2 EMR の適応を越える早期胃がんの内視鏡治療
1. 対　象 ………………………………………………………………………………………61
2. EMR の適応 ………………………………………………………………………………62
3. EMR の適応と治癒切除率 ………………………………………………………………63
4. 遺残再発は EMR の否定的要因か？ ……………………………………………………64

3 進行がんの PDT とその周辺
1. PDT の原理と方法 ………………………………………………………………………69
2. 進行胃がんに対する PDT の実際 ………………………………………………………70
3. 現況での問題点 ……………………………………………………………………………75
4. 進行がんに対する PDT の将来展望 ……………………………………………………75

4 スキルス胃がん－診断から治療まで
1. スキルス胃がんの分類 ……………………………………………………………………77
2. 診　断 ………………………………………………………………………………………79
3. 治　療 ………………………………………………………………………………………82

5 胃がん－進行がんのリンパ節転移と画像診断
1. 断層画像における腹腔リンパ節の診断 …………………………………………………86
2. 胃がんリンパ節転移の画像診断 …………………………………………………………86

6 H. pylori と胃悪性腫瘍
1. H. pylori 感染と胃がんに関する疫学研究 …………………………………………92
2. 動物モデルにおける H. pylori 感染と胃がん …………………………………………94
3. H. pylori 感染と胃がんについての臨床的検討 …………………………………………95
4. H. pylori 感染による胃発がんのメカニズム …………………………………………95
5. H. pylori 感染と MALT リンパ腫 …………………………………………96
6. H. pylori 除菌と胃がんの予防 …………………………………………96

7 EMR と腹腔鏡下手術の選択
1. EMR …………………………………………99
2. 腹腔鏡下手術 …………………………………………102

8 IT ナイフを用いた EMR
1. EMR の適応 …………………………………………105
2. IT ナイフを用いた EMR …………………………………………108
3. EMR 時の合併症対策 …………………………………………110

9 21 世紀の内視鏡機器 …………………………………………113

III 大腸がん

1 大腸 EMR－総論と歴史－
1. ポリペクトミーの歴史 …………………………………………120
2. 早期大腸がんの形態と内視鏡診断 …………………………………………120
3. 大腸 sm がんの転移からみた内視鏡摘除の適応 …………………………………………125

2 Japanese polyp study－多施設共同による遡及的検討から－
1. National polyp study について …………………………………………129
2. JPS の必要性 …………………………………………130
3. JPS に向けた遡及的検討と解析結果 …………………………………………130
4. 介入試験（JPS）の design 作成と問題点 …………………………………………133
5. JPS の予想される結果，独創性 …………………………………………134

3 大腸がんの肉眼分類をどうしたらよいか－内科の立場から－
1. 早期胃がん肉眼分類の決定時の経緯 …………………………………………136
2. 早期大腸がん肉眼分類の問題点 …………………………………………137
3. 肉眼分類決定の基本的態度（私案） …………………………………………139

4 大腸がんの肉眼分類をどうしたらよいか－病理の立場から－
1. 対象および方法 …………………………………………142
2. 結　果 …………………………………………142

3．考　　察 ··· 143

5　大腸 sm がんの絶対分類・相対分類
1．大腸 sm がん細分類の現状 ··· 149
2．大腸 sm がん細分類の統一化 ·· 151

6　拡大観察，その展望
1．大腸拡大内視鏡の歴史 ·· 157
2．大腸拡大観察の現状 ··· 157
3．大腸拡大観察の展望 ··· 160

7　大腸がんの肝転移，リンパ節転移と画像診断
1．肝転移の画像診断 ·· 161
2．リンパ節転移の画像診断 ··· 164

8　HNPCC の診断治療戦略
1．診断のための criteria の変遷 ··· 166
2．疾患頻度 ·· 167
3．ミスマッチ修復（MMR）遺伝子 ·· 167
4．臨床病理学的特徴 ·· 168
5．HNPCC の亜型（Variant） ··· 172
6．遺伝子診断 ··· 172
7．microsatellite instability（MSI）/replication error（RER） ······························· 172
8．治療と予防 ··· 175
9．予　　後 ·· 175

IV　遺伝子と消化管がん－診断と治療

1　遺伝子診断と病理診断の接点
1．遺伝子診断と病理診断の接点：分子病理診断 ··· 178
2．消化管がんにおける遺伝子・分子の異常と診断的意義 ······································· 179
3．消化管がんの分子病理診断 ··· 180
4．分子病理診断の今後の展望 ··· 183

2　遺伝子診断と内科治療・治療の接点
1．消化管悪性リンパ腫の組織分類の変遷（歴史と概念） ·· 186
2．MALT リンパ腫の概念 ··· 188
3．最近の知見－遺伝子診断と *Helicobacter pylori* 除菌療法－ ································· 191

3　遺伝子診断と外科治療の接点
1．家族性腫瘍 ··· 195
2．遺伝子診断後の対応 ··· 196

4 遺伝子異常からみた消化管がんの転移の予測
　1．リンパ節転移診断 …………………………………………………………………………201
　2．遠隔転移診断 ……………………………………………………………………………203

V 消化管腫瘍の治療－そのトピックス－

1 発がん感受性とその臨床
　1．消化器がんの多段階発がんとその多様性 ………………………………………………206
　2．消化管の発がん過程を修復する遺伝子 …………………………………………………207
　3．化学発がん物質により誘発される大腸がんの発がん感受性の系統差 ………………207
　4．ヒトにおける消化器発がん感受性 ………………………………………………………209
　5．がん抑制遺伝子の遺伝多型と発がん感受性 ……………………………………………210
　6．ゲノム研究の成果がもたらすもの ………………………………………………………210

2 がん化学療法の現状と可能性
　1．消化管腫瘍化学療法の現状 ………………………………………………………………214
　2．Tumor Dormancy Therapy ………………………………………………………………216
　3．遺伝子解析とがん化学療法感受性 ………………………………………………………217

3 薬物療法
　1．NSAIDs ……………………………………………………………………………………221
　2．PPAR（peroxisome proliferator activated receptor）……………………………………223
　3．ガストリン …………………………………………………………………………………224
　4．サイクリン依存性キナーゼ（CDK）阻害剤 ……………………………………………224
　5．血管新生阻害剤 ……………………………………………………………………………224
　6．マトリックスメタロプロテアーゼ（MMP）阻害剤 ……………………………………224

4 移植（IBDや腫瘍に対する消化管移植）－小腸移植の現状と今後の展望－
　1．小腸移植の実際 ……………………………………………………………………………227
　2．小腸移植の頻度と成績 ……………………………………………………………………229
　3．小腸移植の問題点 …………………………………………………………………………230
　4．今後の展望 …………………………………………………………………………………231

5 消化管ホルモンと消化管腫瘍
　1．消化管ホルモン ……………………………………………………………………………232
　2．胃腫瘍とガストリン ………………………………………………………………………233
　3．大腸がん ……………………………………………………………………………………234

索引 ……………………………………………………………………………………………………239

I 食道がん

1 食道がんの内科治療（EMR）
―― 総論と歴史 ――

　消化管がんの治療は外科治療が主流であり，内科治療は補助的な位置にある．外科手術が主流であるうちは，がんが本当に治るとはいえない．幾多の機能が精巧に組み込まれた人の身体，神の作り賜うた人体で，切って捨てて良い所はないはずである．がんをメスで切り捨てるのは最後の手段であり，でき得れば"薬で優しく治してほしい"，ものである．"がんが薬で治る時代"はいつ来るのであろうか．がんの治療の主体が内科医となり，外科医を必要としない時代が，この21世紀中に来てほしいものであるがいかがであろうか．
　内科治療には，化学療法，免疫療法があり，また，放射線療法，温熱療法がある．さらに外科治療との接点に内視鏡的治療（endoscopic treatment）があり，遺伝子治療もその緒についたといえる．
　さて，食道がんの治療について考えてみると，やはり，外科治療が主体をなしている．日本食道疾患研究会の会員も大部分が外科医で，内科医が少ないことからもうなずける．しかし，食道がんの外科治療は開胸開腹のうえ，頸部・胸部・腹部の3領域にわたるリンパ節郭清を行い，さらに，胃や結腸を用いて食道を再建するというきわめて侵襲の大きな手術である．食道がんの初発リンパ節転移は胸部のみならず，頸部あるいは腹部へも広範囲にわたり発生するのでリンパ節の郭清範囲を縮小することは難しい[1]（図1）．もっとも侵襲の大きいのが上縦隔リンパ節郭清であり，しかもこの部分に転移が多く，予後を決定するところでもある．この食道がんの手術を完璧に行い得る外科医は全国でも数えられる位であり，熟達した外科医が少ないことは多くの患者の福音とならないことであり，外科治療の限界を示していると思われる．

　食道がんの内科治療として，以下の方法が用いられている．
　①リンパ節転移がほとんどないと考えられる粘膜がんに対する内視鏡的治療
　②リンパ節転移を有する率が50％位で，しかも転移個数の少ない症例の多い粘膜下層がんに対する化学・放射線療法
　③切除不能（外科治療適応外）例に対するステント挿入術，および化学・放射線療法

1．内科治療の問題点

A．粘膜がんに対する内視鏡的治療
　内視鏡的治療の主体をなすのが内視鏡的粘膜切除術（endoscopic mucosal resection；EMR）であり，これについては後に詳述する．その他，レーザー光と光感受性物質を用いるphotodynamic therapy（PDT）やAlgon plasma coagulation（APC）がある．PDTは遮光を必要とすること，ヘマトポルフィリン系のphotosensitiserが高価なこと，病理標本が得られないこと，などが問題である．APCはm1（上皮内がん）には良いがm2（粘膜固有層）やm3（粘膜筋板）に浸潤するものでは，一部焼けむらができやすい欠点がある．微小m1病巣の多発する症例には向いている．

B．smがんに対する化学・放射線療法
　一番の問題点は感受性（sensitivity）の予測が難しいことである．Chemosensitivityが40％，radio sensitivityが70％位であるが，特に化学療法無効例が施行前にわからないことが一番問題である．かなり副作用の強いことを考え合わせる

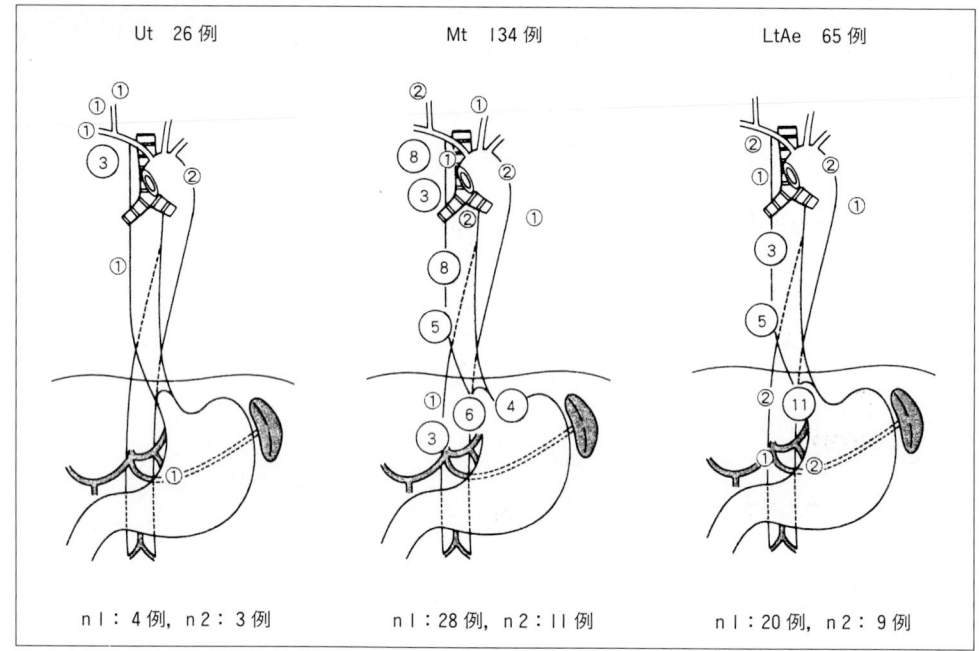

図1　初発リンパ節転移（n1：転移リンパ節1個，n2：転移リンパ節2個）

と，sensitivity の有無がわかるようになることが臨床にきわめて有用であると考える。放射線療法についても同様のことがいえる。

　さて，主病巣についてはかなりの有効性が期待できる。問題はリンパ節転移である。一般に化学療法も放射線療法も主病巣より転移リンパ節の治療効果は落ちる。西尾[2]はリンパ節転移に対する放射線効果が期待できる二つの条件として，①転移リンパ節の径が1cm以下であること，②70Gy以上の線量を照射すること，の2項目をあげている。転移リンパ節の存在する可能性のある頸胸腹部の3領域を広く照射野に含めて70Gyの照射を行うことは副作用の面からほとんど不可能である。照射野はある程度しぼらざるを得ない。その分，化学療法が補ってくれるかどうかであるが，これもなかなか困難であろう。smがんに対する化学・放射線療法ではほぼその半数のリンパ節転移のない症例の7割と微小リンパ節転移が照射内に含まれる症例，すなわち全体の40％位が救命される可能性がある。また，リンパ節腫大を認めてからの salvage operation が可能か否かであるが，発見した時は手術不能となっていることが多く，なかなか難しいと言わざるを得ない現状である。

C．切除不能食道がんに対するステント挿入術，および化学・放射線療法

　ステントの歴史は古く，昔から種々のステントや人工食道が試みられてきた。本邦では中山式人工食道が有名である[4]。

　近年の食道ステントの発達は小泉式ステント[5]に始まり，最近では covered expandable metalic stent[6]の全盛となっている（図2）。

　T4症例，特に食道気道瘻を形成した症例に対する効果は著しいものがある。むせて経口摂取のできなかった患者が，挿入直後から摂食可能となる。外科的バイパス手術を完全に駆遂したといえる。ステント挿入後の化学・放射線療法は効果が出ると穿孔の危険性がある。

2．内視鏡的粘膜切除術（EMR）の歴史

　1988年，竹本[7]は"Strip biopsy, jumbo biopsyの歩みを顧みて"という論文で語っているが，1970年頃，生検鉗子の当て方によって粘膜筋板

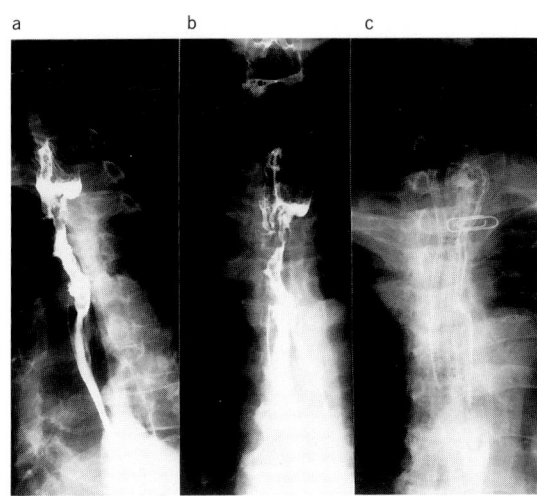

図2 ステント挿入症例
a,b：Ut 6 cm T4→気管
c：ステント（EMS）挿入後

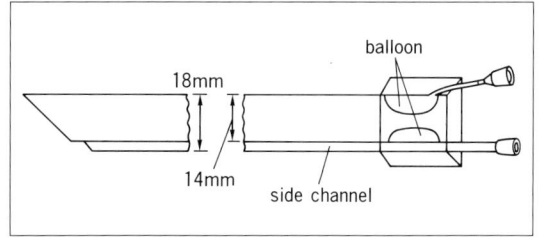

図3 EEMR-tube（クリエートメディック社製）
シリコンラバー製55 cm，外径18 mm，内径14 mm
バルーンとside channel内臓

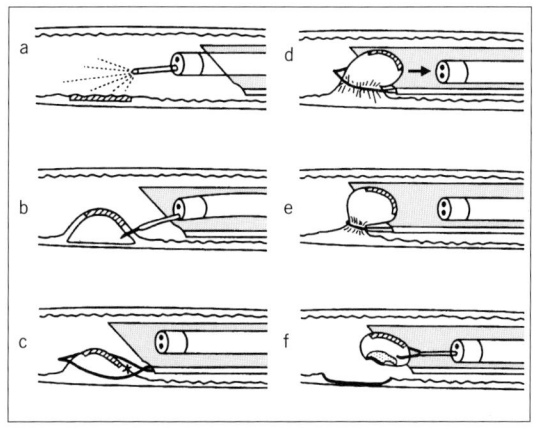

図4 EEMR-tube Method
a：ヨード染色を行い病巣の範囲を明らかにする
b：病巣の3 mm手前を穿刺して生理食塩水（含インジゴカルミン，エピネフリン）を粘膜下層に注入する
c：サイドチャンネルからスネアを挿入し病巣の上で広げる
d：内視鏡で吸引すると病巣を含んだ食道粘膜がチューブ内に引き込まれる
e：スネアを絞扼して切開電流4ポイントで切除する
f：標本を廻収して病理検索を行う

まで含んだ長い組織片が"引きちぎれて"とれることがあり，この方法を"引きちぎり生検法"として安定化したいと考えたがなかなかうまくいかなかったと述べている。このような検討のなかから"strip biopsy"という名称が生まれてきたようである[8]。Jumbo biopsy[9]も同様に大きな生検組織を採取しようとする試みから生まれてきている。

内視鏡的粘膜切除術（endoscopic mucosal resection）は浅木ら[10]，竹腰ら[11]のdouble snare polypectomyに端を発するが，現行の生理食塩水を注入して粘膜切除を行う方法は，多田ら[8]のstrip biopsy法が最初であり，時を経ずに平尾ら[12]の高張Naエピネフリン液を注入して粘膜周囲を切開してsnareをかける方法が報告された。

食道領域では1988年，筆者らは塩化ビニールチューブに直径1 cmの側孔を開け，この部分を病巣の上に当て，側孔を通して粘膜下層に生理食塩水を注入してチューブ内に嵌頓させ，チューブの外側に開いて貼り付けたスネアで絞扼して切除した。その後，多田のstrip biopsyを食道にも応用していたが，なかなか大きな標本が切除し得ず，時間もかかっていた。平尾らの方法も応用してみたが，これも困難であり名人芸を要する手技であった[13]。1989年からEEMR-tube法[14,15]を開発し（図3，図4），簡単で誰にでも同様にでき，大きな（3～5 cm）粘膜片が切除可能で，安全で合併症の少ないEMR法が確立した。門馬ら[16]はstrip biopsy法を継承して門馬鉗子を開発し（図5），井上ら[17]は内視鏡先端に透明キャップを装着するEMRC法を開発した（図6）。

3. 食道がんEMRの適応の変遷

早期食道がんに対するEMRの適応を決定するのは，①病巣の深達度，②病巣の長径，③病巣の

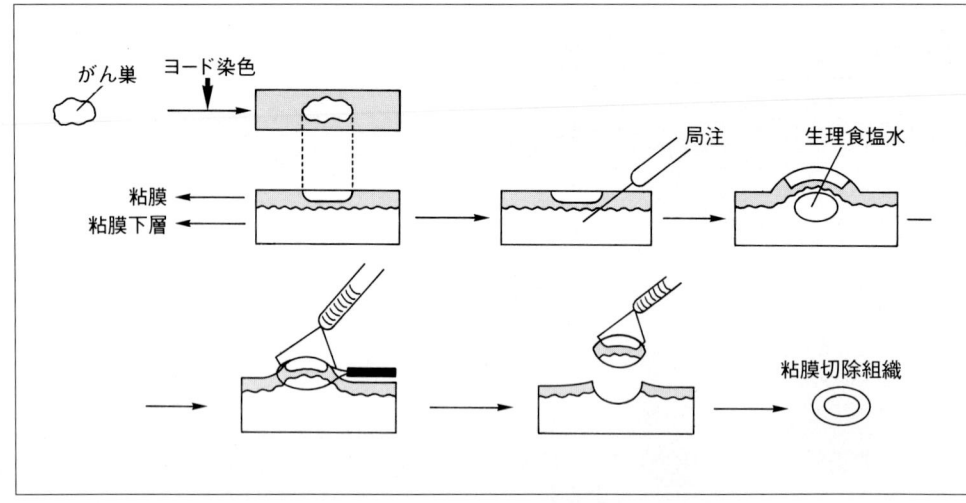

図5　ダブルチャンネル法による内視鏡的粘膜切除術
(文献[16]より)

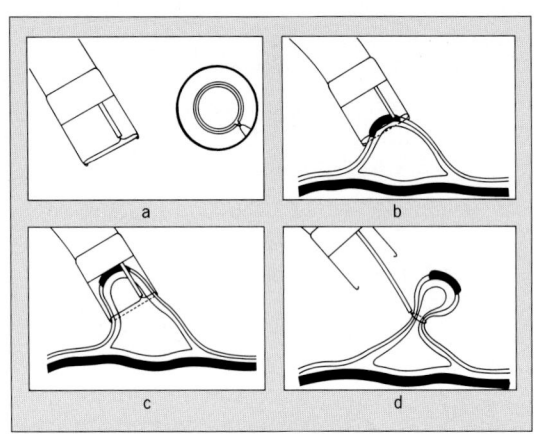

図6　EMRC法
a：内視鏡先端に透明キャップを装着し，スネアでプレルーピングしておく
b：病巣直下に生理食塩水を注入する．キャップ先端を病巣に当てる
c：内視鏡で吸引する
d：スネアを絞扼して通電切除する

(文献[17]より引用)

表1　食道EMRの適応

	絶対的適応	相対的適応
深達度	m1, m2	m3, sm1
腫瘍径	<3 cm	3〜5 cm
周在性	≦2/3周性	2/3〜全周性
病巣数	3〜4個	5〜8個

表2　食道表在がんの深達度と脈管侵襲およびリンパ節転移

深達度	症例数	脈管侵襲	リンパ節転移
m1	17	0	0
m2	15	0	0
m3	11	6 (54.5)	1 (9.1)
sm1	13	8 (61.5)	2 (15.4)
sm2	20	16 (80.0)	8 (40.0)
sm3	34	28 (82.4)	15 (44.1)

周在性，④病巣の個数，の4項目である．初期には表1の絶対的適応を守っていたが，次第に相対的適応へと適応を拡大している[18]．

A．深達度

食道表在がんでは，粘膜上皮（m1），粘膜固有層（m2）にとどまるがんでは，まずリンパ節転移はないといってよく，粘膜筋板（m3）に達するものでは約10％，粘膜下層表層（sm1）では約15％にリンパ節転移が認められる．一方，粘膜下層中層（sm2）や深層（sm3）に及ぶものでは少なくとも40％以上にリンパ節転移が認められるようになる（表2）[18]．それゆえ，m1・m2がんはEMRの絶対的適応となる．

m3・sm1がんでは10〜15％のリンパ節転移率であり，言い代えれば80％以上の症例ではリンパ節転移を認めないわけである．食道がんの外科的根治術は開胸開腹のうえ，胸部食道を切除し頸

胸腹部3領域にわたるリンパ節郭清を行い，胃あるいは結腸を用いて食道再建を行うきわめて侵襲の大きな手術である．さらに，術後のQOLに及ぼす影響も大きなものがある．このような手術は可及的に避けたいものであり，どうしても必要な症例のみに限局したいものである．そこで，m3・sm1症例に対してもEMRの適応を拡大したいと考えるようになってきた．

m3・sm1がんのなかで，smがんと同様の肉眼型（0-Ⅰ，0-Ⅲ）さらに，リンパ節転移の多い肉眼型（陥凹の周囲が軽度隆起している0-Ⅱc+Ⅱa型），腫瘍径が4～5cm以上のもの，などは最初から外科的根治術を施行する．この群のなかにm3・sm1のなかでリンパ節転移を有するものの80％以上が含まれ，この群のリンパ節転移率は33.3％となる．これら以外はEMR可能と判断されるわけで，それらにはEMRを施行して病理組織を検索する．この群にm3・sm1でリンパ節転移を有する症例の約18％が含まれる．また，この群では4％のリンパ節転移率ということになる．EMR施行して，その病理の結果，中分化型でinfβ，ly(+)のもの，infγのもの，低分化型のもの，を外科的根治術にconvertすれば，m3・sm1の症例の半数以上がEMRで治療することができ，かつ，リンパ節再発をきたす可能性を最小限に押えることができると考えられた[19]．

sm2・sm3症例に対するEMRの可能性も約半数にある．なぜなら，sm2・sm3群のリンパ節転移を有するものが50％以下であるからである．しかし，リンパ節転移の有無が正確に診断できない現在，これらの群には外科的根治術の適応を原則とし，高齢者を中心に外科的根治術を行うにはリスクが高い症例でかつ，リンパ節腫大の認められない症例に限ってEMRを適応すべきであろう．

B．腫瘍径と周在性

食道領域のEMRではヨード染色により，腫瘍の境界が明瞭に描出される．それゆえ，早くから，分割切除が容認されてきた．当初は長径2～3cmのものを対象としていたが，比較的早期に4～5cmのものも対象とするようになった．ヨード染色によってのみ，その範囲が明瞭となるようなm1がんや浅めのm2がんでは，腫瘍径がかなり大きくてもリンパ節転移がないことがわかってきたからである．最近では腫瘍長径8cmのものまで切除されるようになり，切除範囲が10cmに及ぶものまで経験するようになってきた．

周在性についても同様であり，2/3周性の病巣では，注意深く切除すれば3/4周位の切除範囲ですみ，術後の食道狭窄を発生させずにすむ．しかし，accidentalな全周切除の経験から，術後，数回～十数回のブジー拡張術あるいは内視鏡的バルーン拡張術（TTS）を行うことにより改善することがわかるにつれ，意識的に全周性の粘膜切除も行われるようになってきている．

C．病巣数

手技の熟達とともに，一度に二つあるいは三つの病巣を切除できるようになってきた．その理由の第一は，食道表在がんの19.8％が多発がん症例であり，第二は多発病巣の存在がヨード染色で容易に診断できるからである．練れない術者は無理に一度に多数の病巣を切除する必要はない．多発病巣を有する症例では，①もっとも深達度が深いと思われる病巣から切除する．②同程度の深達度であれば肛門側の病巣から切除する，の2項目が重要である．例えば，もっとも深達度の深いと思われる病巣があり，その肛側に二つの0-Ⅱb型m1がんがあったとすると，まず，もっとも深達度の深い病巣を切除し，続いて肛門側の0-Ⅱb病巣二つも切除しておく．主病巣のところで狭窄気味となると，その肛門側の病巣が切除しにくくなるからである．口側の病巣は，時期を分けて切除してもよい．ちなみに，筆者は一度に4個までは切除したことがある．5個め以上は時期を分けて切除した．

4．食道がんEMRの手技の変遷

前述の三つの方法の他，最近，小山ら[20]はフック状の高周波メスで粘膜を切開し，切離するHooking EMR法を発表している．

さて，EEMR-tube法[21]も，必要かつ十分な粘

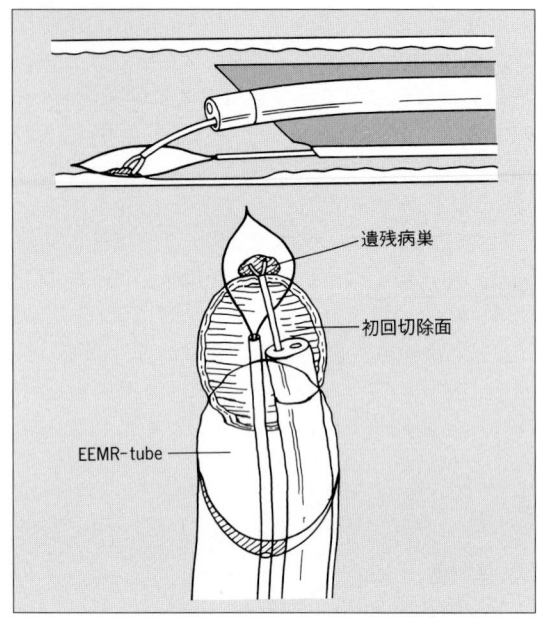

図7　EEMR-tube による strip biopsy 法

膜切除を行うために，次のような方法に改良した．

①まず，EEMR-tube を用いて，病巣の最深部を含めて長径 3 cm 以上の大きな粘膜片を切除する．

②次いで，5 mm 径以上の遺残病巣に対して EEMR-tube を用いて追加切除を行う．この際，すでに粘膜切除の行われている部分を吸引してスネアをかけないように注意する必要がある．そうでないと食道穿孔をきたす．そのためには，病巣の口側から肛門側へ切除を進めること，tube の端を粘膜切除断端に接するように位置して吸引をかけることが大切である．

③4〜5 mm の小遺残病巣を正確に切除するためには，tube のサイドチャンネルからスネアを出し，tube 内に挿入した内視鏡の鉗子孔から把握鉗子（ワニ口鉗子あるいは門馬鉗子）を出してスネアにくぐらしておく．直視下に必要十分なだけ，病巣を含んだ粘膜を把持してスネアをかけて切除する（図7）[21]．

④さらに小部分 2〜3 mm の遺残病巣や，切除標本のヨード染色で不染部が断端ぎりまできている部分について，hot biopsy 鉗子を用いてトリミングを行う．EEMR-tube 法で分括切除した境目についても，粘膜筋板や粘膜下層の食道腺やその導管の取り残しのないように hot biopsy によるトリミングを行うものである．

このようにすると，局所再発は十分に抑えられる．われわれは 409 症例 623 病巣に EMR を行っているが，局所再発率は 2.4% である（表3）．

まとめ

食道がんの内科治療，特に EMR について総論と歴史を述べた．

食道がんを含めて消化管がんに対する EMR の開発普及は 20 世紀の特筆すべき業績といえるだろう．

がんの治療の主役が外科医である時代はまだまだ続くであろう．しかしまた，外科医の育成はなかなか大変であり，その技術の習得，術前・術後を含めた患者管理など，多大な肉体的労働が要求される．そのうえ，高齢化社会を反映して operative risk の高い症例が多く，しかも，医療過誤とされかねない危険性を多く含んでいて，容赦ないマスコミの攻撃にさらされる可能性も少なくない．そのうえ，給与面で外科医が優遇されることはない．医学生の外科離れは最近著しいものがあり，女性医師の増加がそれに拍車をかけている．21 世紀中頃には外科医が希少価値となる可能性もあり，それでは国民への不利益をまねくこととなるだろう．しかし，外科治療は art であり，個人技でもある．誰が行っても同じではない．外科医によってその成績が異なるのが外科治療であり，そこに外科治療の限界があるともいえる．内科治療ががん治療の主役をなすようになって初めて"がんが治る時代が来た"といってよいわけであるが，この 21 世紀に来てほしいものである．そのためには"真にがんに効く薬"の出現が待たれるわけであるが，がんが薬で治る時代がここ 50 年程で来るかどうか，なかなか難しいものがあるかと思われる．現在の化学療法や放射線療法は，確かに個々の著効例はあるが，全体的な予後の改善が得られているかというとどうであろうか．

表3 EEMRの成績（東海大学1988－2000.12）

Total cases		497 cases	
Total lesions		736 lesions	
Cancer		409 cases	623 lesions
	m1, m2	299	451
	m3, sm1	94	106
	sm2, sm3	16	17
Dysplasia		60 cases	78 lesions
Benign tumor		28	35
Operative mortality		0 case	
Post operative hospital death		0	
Complication	perforation	5 cases (0.7%)	
	subcutaneous emphysema	1 (0.1%)	
	arterial bleeding	16 (2.2%)	
	variceal bleeding	2 (0.3%)	
	stricture	9 (1.2%)	
Prognosis	local recurrence	15 lesions (2.4%)	
	m1, m2	7	
	m3, sm1	7	
	sm2	1	
	recurrence to lymph node	3 cases	
	sm1	2	
	sm2	1	
	second primary lesion	34 cases (8.3%)	
	5 years survival rate	97.9%	

　さて，遺伝子治療はやっと始ったばかりの段階であるが，現行のような"がんを治すこと"あるいは"延命を図ること"に主眼を置いていては，その効果を期待できない。多段階発がん説を信じるのであれば，遺伝子変化をその途中でとらえて，"がん発生に至らないような予防的がん治療"が行えるようになって初めて，遺伝子治療が生きてくるのであろう。

　神の作られた人間の身体も耐用年数がほぼ決っているようである。それを越えてまで長生きするようになると，人類は衰退・滅亡への道を歩むようになるかもしれない。人間の身体の耐用年数が切れるまで，がんを発生させない内科治療が真のがん治療なのかとも思われる。

文　献

1) 幕内博康：食道癌－インフォームドコンセントの実際. 内科 83：1180-1183, 1999
2) 西尾正道, 伊藤　潤, 川島和之, 他：食道癌の照射線量, 外照射ならびに腔内照射併用. 日放腫会誌 10：49-54, 1999
3) 西尾正道：食道癌の治療, 放射線療法. 消化器病セミナー 69：143-154, 1997
4) 中山恒明, 遠藤光夫, 鈴木　茂, 他：我々が行っている食道内挿管法について. 手術 22：690-698, 1968
5) 青山法夫, 小泉博義, 阿部静夫, 他：食道ブジー挿管術, 我々の考案した新しい非観血的食道内挿管術. 横浜医学 35：35-43, 1984
6) Domschke W, Foerster E Ch, Matek W, et al：Self-expanding mesh stent for esophageal cancer stenosis. Endoscopy 22：134-136, 1990
7) 竹本忠良：Strip biopsy, jumbo biopsy の歩みを顧みて. 胃と腸 23：371-382, 1988
8) 多田正弘, 他：Strip-off biopsy の開発. Gastroenterol Endosc 26：833-839, 1984
9) 多田正弘, 飯田洋三, 竹本忠良, 他：直視下吸引生検による jumbo biopsy の開発（第1報）. Gastroenterol Endosc 22：450-456, 1980
10) 浅木　茂, 他：高周波電流によるポリペクトミー－使用器械, 術手技および術前後の管理－, 消化器ポリープの治療－内視鏡的ポリペクトミーを中心に－（中村卓次, 監修, 小黒八七郎, 小林世美, 編集）医学図書出版, 33-39, 東京 1980

11) 竹腰隆男, 田尻久雄, 大橋計彦, 他：胃生検とpolypectomy 標本診断の対比検討－Endoscopy double snare polypectomy の有用性について. 日癌治会誌 16：395-402, 1980
12) 平尾雅紀, 山崎裕之, 長谷良志男, 他：胃の腫瘍性病変に対する内視鏡的切除法. Gastroenterol Endosc 25：1942-1953, 1983
13) 幕内博康, 町村貴郎, 杉原 隆, 他：食道粘膜癌の内視鏡診断と治療. 消化器内視鏡 2：447-452, 1990
14) 幕内博康, 町村貴郎, 水谷郷一, 他：表在食道癌に対する Endoscopic Surgery. 手術 46：603-609, 1992
15) 幕内博康：D.食道粘膜癌の内視鏡的治療. 新外科学大系追補1 消化管の外科（幕内雅敏, 監修）中山書店, 東京, p 43-55, 1996
16) 門馬久美子, 榊 信廣, 吉田 操：食道粘膜癌の内視鏡的治療－内視鏡的粘膜切除術を中心に. 消化器内視鏡 2：501-506, 1990
17) 井上晴洋, 竹下公矢, 遠藤光夫, 他：早期食道癌に対する内視鏡的粘膜切除術の実際（EMRT と EMRC）. 胃と腸 28：161-169, 1993
18) Makuuchi H：Endoscopic mucosal resection for early esophageal cancer-indication and techniques. Dig Endosc 8：175-179, 1996
19) 幕内博康, 島田英雄, 干野 修, 他：m3・sm1食道癌に対する EMR の可能性. 胃と腸 33：993-1002, 1998
20) 小山恒男：食道癌に対する EMR の選択法. 消化器内視鏡 12：718-719, 2000
21) 幕内博康, 島田英雄, 干野 修, 他：食道粘膜切除術. 外科 60：632-637, 1998

（幕内博康）

I 食道がん

2 食道がんのリンパ節転移（遺伝子，外科）

食道がんにおいてはリンパ節転移が予後を規定するもっとも重要な因子であり，治療を選択するうえで転移の有無，その広がりの程度を知ることが不可欠である．近年，分子生物学的手法を含めた検出法の進歩により，リンパ節内の微小転移の検出が比較的簡便に行えるようになり，食道がんのリンパ節転移の詳細な状況把握が可能となった．微小転移は免疫染色，がん特異的マーカーなどのmRNAのRT-PCRおよびp53やK-rasのmutationにて検出されるが，これらの検出法はsentinel node navigation surgeryにも使用される重要な手法となっている．本稿では，分子生物学的手法により明らかとされてきた微小転移を含めた食道がんのリンパ節転移の状況と，それに基づく外科的治療戦略を概説する．

1．食道がんのリンパ節転移と臨床病理

食道がんではリンパ節転移がもっとも重要な予後因子である．Comprehensive Registry of Esophageal Cancer in Japan（1988～1994）によるとリンパ節転移群別の5年生存率はn（−）57％，n1（＋）32.3％，n2（＋）26.6％，n3（＋）17.9％，n4（＋）12.1％であり，1993年および1994年のリンパ節転移個数別の5年生存率は0個63％，1～3個34.2％，4～7個18.4％，8個以上10.5％である．したがってリンパ節転移個数およびリンパ節転移群は，「食道癌取扱い規約」で病期分類に関与する因子となっている[3]．食道がんのリンパ節転移は腫瘍の壁深達度に比例して増加するが，他のがん腫と異なりsmがんにおいて26.5％～45.9％（sm 1-sm 3）にすでにリンパ節転移を生じており，遠隔転移も稀ではない[15]．秋山らは壁深達度がさらに進むとpT 2で69.7％，pT 3-4では81.4％の高率にリンパ節転移が認められると報告している[1]．

2．通常病理検査（HE染色）による食道がんリンパ節転移の状況

食道がんでは頸部，胸部，腹部の3領域にわたる広範な転移が認められることが過去の詳細なリンパ節転移状況の解析によりなされ，特に胸部食道がんでは3領域郭清が標準術式とされている[1]．前述のごとく，smで高頻度にリンパ節転移が認められることから，表在がんであっても十分なリンパ節郭清が要求され，内科的治療や放射線治療を施行するうえで，リンパ節転移の広がりを考慮した治療が設定される必要がある．しかしながら，その転移のパターンには偏りが存在することも事実であり，一律に3領域郭清を適応することは患者個性に応じた治療に反するものである．すなわち，Ce食道がんでは主に，頸部主体にリンパ節転移が起こり，一部に上縦隔リンパ節転移が認められる．Ut食道がんでは頸胸部を中心に3領域にわたりリンパ節転移を生じるが，上縦隔リンパ節転移が主体で腹腔動脈周囲へのリンパ節転移の頻度は非常に少ない．胸部食道がんのなかで頻度がもっとも高い，Mt食道がんでは3領域に広範にリンパ節転移をきたし，時に腹部大動脈周囲リンパ節に転移をきたす．Lt食道がんでは時に頸部リンパ節転移を生じるが主体は縦隔と腹部であり，特に腹部リンパ節転移を広範にきたしやすく，これらの症例では腹部大動脈周囲への転移の可能性がある．Ae食道がんは頸部転移を起こすことは稀であるが，腹部リンパ節，特に

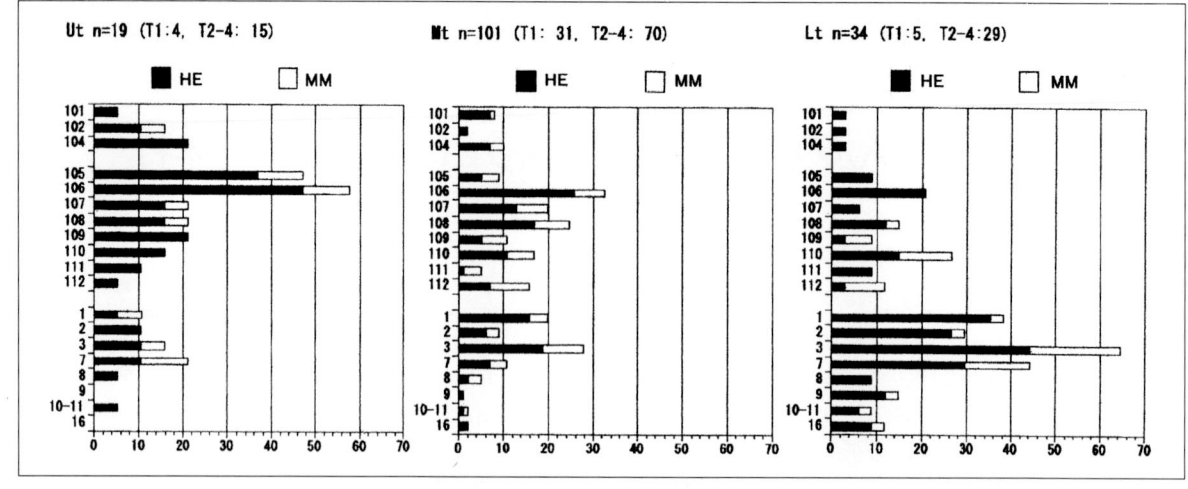

図1 腫瘍局在別転移頻度（微小転移を含む）
MM：微小転移
縦軸：リンパ節番号，横軸：症例頻度（%）
Mt症例ではT1症例の割合が高く相対的にリンパ節転移頻度が低くなっている．

表1 リンパ節転移1個のMt食道がん症例における転移部位

No. of JSDE	Mt 21 patients HE-positive	MM
101	1	0
102	0	0
104	0	0
105	0	0
106	2	1
107	1	3
108	1	2
109	0	1
110	0	2
111	0	0
112	0	0
1	0	0
2	1	0
3	1	1
7	0	0
8	0	2
9	0	0
10, 11	0	1
16	0	0

MM：微小転移

腹部大動脈周囲リンパ節への転移に注意が必要である．後述する微小転移を含めたリンパ節転移状況を図に示すが，がんの局在により，リンパ節転移の広がりが異なることを認識しなければならない（図1a, b, c）．

　微小転移を含めたリンパ節転移が1個である21例のMt食道がんにおける転移部位には，一定した傾向が認められず，比較的遠隔に単発でリンパ節転移を生じている（表1）．夏越らもリンパ節転移が1個の26症例の転移部位の検討で106 Recが7例，101が4例，傍食道リンパ節が4例，No 1, 2が5例，No 3が2例，その他が4例で必ずしも主病巣周辺のみならず，遠隔にも認められると報告している[20]．このようなリンパ節転移を郭清するには系統的な3領域郭清がやはり必要である．

　したがって，Ut，Mt，Lt症例が3領域郭清の適応症例であるが，それぞれで，重点郭清の範囲が異なる．Ce食道がんでは上縦隔に転移が疑われない症例では遊離空腸移植の良い適応になり，Ut食道がんでは上縦隔の徹底したリンパ節郭清が必要となるが，腹部郭清は胃周囲およびNo 7までに留めてよい．Mt食道がんでは3領域郭清の良い適応であるが，表在がんに関しては術中106 Recの迅速診断で陰性であれば頸部郭清を省く手術も十分根治性が期待される．頸部郭清を省

表2　腫瘍局在とリンパ節転移に応じたリンパ節郭清範囲

腫瘍局在	標準郭清リンパ節	追加郭清リンパ節	郭清省略可能リンパ節
Ce	頸部	上縦隔	
Ut	頸部・胸部・腹部		腹腔動脈周囲
Mt	頸部・胸部・腹部		頸部（106 Rec 陰性T1症例）
Lt	頸部・胸部・腹部	腹部大動脈周囲	頸部（106 Rec 陰性症例）
Ae	胸部・腹部	腹部大動脈周囲	頸部・上縦隔

いた症例に対する術後の補助療法については，今後 prospective に検討されなければならない事項である．Lt 食道がんでは進行がんでも 106 Rec 陰性症例には2領域郭清も選択可能であるが，胃上部リンパ節転移が疑われる症例では腹部大動脈周囲リンパ節郭清が必要となってくる．Ae 食道がんでは症例により左開胸で縦隔下部と腹部を重点的に郭清する術式でも根治性が期待される．表2に腫瘍局在とリンパ節転移に応じたリンパ節郭清範囲を示す．

3．リンパ節転移と遺伝子

リンパ節転移と関連が報告されている遺伝子変化は EGFR 発現または c-erbB の増幅，TGFα 発現，VEGF 発現，DCC LOH，p16不活化 MMP 発現（MMP-13，MT-MMP），TIMP 減弱，E-Cadherin または α-Catenin の減弱，Desmoglein 1 減弱，MRP 1/CD 9 の減弱，Thrombomodulin 発現，AIS 発現，13 q の LOH，19 q の LOH などが報告されている[2,4,7,8,10,12,17〜19,27,31〜36]．このなかで，表在がんのリンパ節転移の有無と相関が期待された E-Cadherin 減弱には表在がんでのリンパ節転移との相関は報告されていないが，Desmoglein 1 とリンパ節転移に相関があることが報告され，EMR 症例の選別に有用であるとされている[19]．p53との関係ではリンパ節転移と関連があるとする報告もあるが，関連がないとする報告が多い．予後に関係する Cyclin D 1 は血行性転移再発と関係する因子で，リンパ節転移との関連は認められていない．

4．リンパ節内がん細胞の遺伝子発現

リンパ節転移内でのがん細胞の遺伝子発現を検討した報告はほとんど見られない．リンパ節内での遺伝子発現は遺伝子により異なる．われわれの検討では MMP は転移初期に発現が高まっており転移初期の腫瘍増殖に関係し，後期には原発巣の発現と同程度に戻る．VEGF は原発巣でもっともその発現が高く，リンパ節転移内では発現が減少しており，転移のもっとも初期に関連して，転移を起こしたリンパ節での増殖にはあまり関与していない可能性がある（図2）[24]．E-Cadherin，FHIT と p 53 発現にはリンパ節転移部位での発現に変化が認められない[24,30]．

5．食道がんでのリンパ節微小転移の検出法

A．mRNA の RT-PCR による検出

mRNA のターゲット遺伝子として CEA，SCC，Cytokeratin が汎用される．CEA では false positive，cytokeratin では psudogene の存在に注意しなければならないが，いずれも高感度（細胞 10^6 に1個のがん細胞）でがん細胞の検出が可能と報告されている．われわれは SCC をターゲティング遺伝子として RT-PCR を行っている．手術室でリンパ節を半切し，残り半分は上記の Cytokeratin 染色および通常の病理 HE 染色に使用する．リンパ節から RNA を抽出し，われわれが独自に作成したプライマーにて RT-nested PCR を行うものである．その感度はやはり 10^6 個の細胞に1個のがん細胞が検出できる感度であるが，扁平上皮がん特異的で扁平上皮成分を含む腺

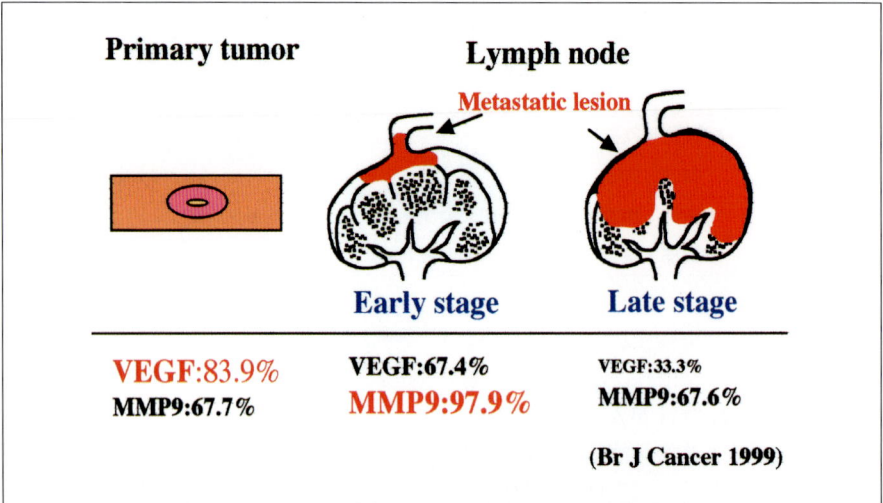

図2　リンパ節転移における遺伝子発現の変化

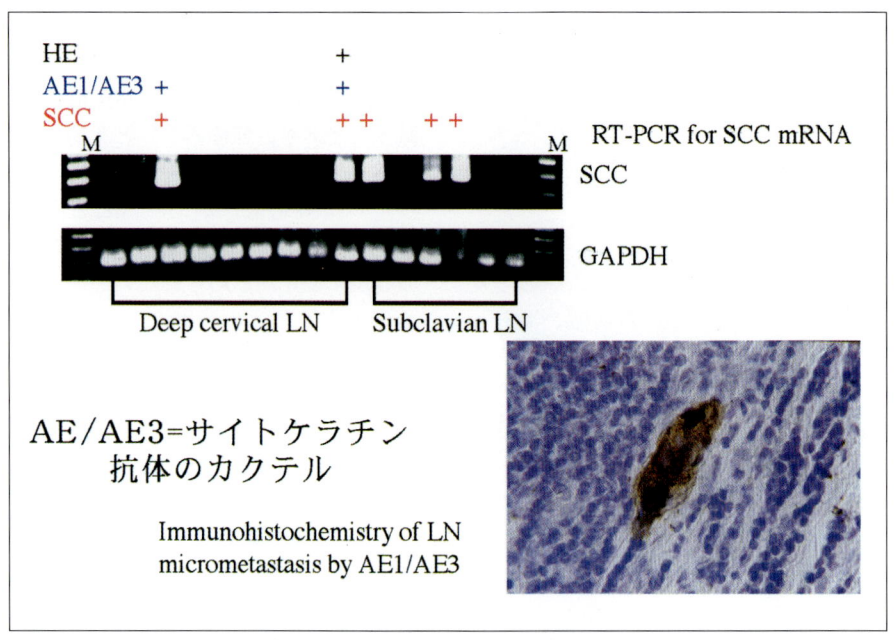

図3　リンパ節内微小転移の検出
AE1/AE3：サイトケラチン
SCC：SCCmRNA

がん以外では検出されない（図3）[13]。正常食道粘膜，皮膚にも発現しているので，検体採取時にこれらの細胞の混入を防ぐ必要がある。いずれも定性で行われてきたが，最近は定量的RT-PCRが導入されたことにより疑陽性を排除でき，検出に要する時間も短縮され，術中迅速診断の可能性が高まっている[5]。

B．免疫染色によるリンパ節転移の検出

免疫染色ではcytokeratin染色とBer-EP4が使用される。抗体としては中皮細胞に反応しないとされるBer-EP4がより特異的に上皮細胞の微

表3 微小転移検出感度

検討リンパ節数 (検討リンパ節/症例)	HE 陽性頻度	免疫染色 陽性頻度	RT-PCR 陽性頻度	対象 mRNA	発表者・年度
557 (40)	36 (6.5%)	48 (8.6%)	59 (10.6%)	SCC	Kano (2000)
400 (19)	29 (7.3%)	38 (9.5%)	106 (26.5%)	CEA	Kijima (2000)
123 (4.1)	50 (41%)	—	86 (70%)	CEA	Luketich (1998)

小転移の検出によいとする報告[11]も認められるが、少し染色性が弱く AE1/AE3 (cytokeratin に対する抗体のカクテル) が好んで使用される。以下に検出の要点を述べる。パラフィンブロックより 4 μm の連続切片を作成しオートクレーブにて抗原賦活を行い、ABC 法で免疫染色を行う。あらかじめ食道原発巣での発現を確認し (95%で陽性)、部分的発現と無発現症例は除外する必要がある[29]。染色の判定基準は当初 grade 1：陽性細胞 1 個，grade 2：陽性細胞数個，grade 3：細胞集塊形成，grade 4：HE 染色にても診断可能の 4 段階に分類していたが、最近では grade 1 以上はすべて陽性として扱われることが多い (図 3)。ただし、grade 1,2 では CD68 陰性でマクロファージでないことが確認された細胞を微小転移陽性とする。この判定基準はまだ確立されたものではない。しかしながら、SCID マウスへの移植の系で腫瘍形成能が見られた論文では明確には示されていないが、論文に掲載されている微小転移の図を見る限り grade 1 である[25]。したがって、grade 1 が検出された場合は grade 1 が腫瘍形成能を持つかどうかは別にして、そのリンパ節は腫瘍形成能があることがいえるようである。

6. 微小転移検出による
   食道がんリンパ節転移の広がり

A. RT-PCR によるリンパ節微小転移の検出

われわれの検討では HE では 36 個 (6.5%) のリンパ節転移であった 557 個のリンパ節においてサイトケラチン染色では 48 個 (8.6%)、SCCmRNA の RT-PCR では 59 個 (10.6%) で陽性と判定され、RT-PCR での検出感度がもっとも良好である[29]。また Kijima らは CEAmRNA に対する RT-PCR により HE 陰性 373 個中 79 個に CEAmRNA の発現を認めたが、これらのリンパ節の連続切片の検討で HE で 2 個、サイトケラチン染色で 11 個に微小転移を認め RT-PCR がもっとも鋭敏であると報告している[14]。いずれも、RT-PCR でもっとも高い転移の検出率であり、リンパ節の半分を使用した立体としての検討であることが反映されているものと考えられる。したがって、サイトケラチン染色で検出された微小転移より多くの微小転移の存在が示唆される (表 3)。

B. 免疫染色によるリンパ節微小転移の検出

前述のごとく、免疫染色にはサイトケラチン染色に汎用される AE1/AE3 と中皮細胞に反応しないとされる Ber-EP4 が使用される。以下にサイトケラチン染色でのわれわれの検討結果を提示する。155 例の胸部食道扁平上皮がんの 6464 個のリンパ節について微小転移を検討し、HE で 612 個のリンパ節に転移が認められたが、HE 陰性リンパ節 5852 個のうち 234 個 (4.0%) に新たにサイトケラチン陽性リンパ節が認められた。92 症例 (59.4%) が pN1 で、63 例の pN0 症例のうち 27 例 (42.9%) でサイトケラチン陽性リンパ節が認められた (表 4)。この微小転移の検出率はリンパ節転移 (pN0：1.7%, pN1：5.1%)、腫瘍深達度 (pT1：1.4%, pT2：3.4%, pT3：5.5%, pT4：5.7%)、性差 (男性：4.2%, 女性：2.9%) と有意に相関した (表 5)。微小転移の検出は頸部、胸部、腹部のリンパ節に広範にわたっており、特にリンパ節の部位による差は認めなかった (図 1)。微小転移の存在部位は腫瘍近傍のリンパ節に存在する傾向が見られたが、遠隔にも少なからず存在し、HE での転移リンパ節が 1 個以上あれば平均 2 個の微小転移が存在する[28]。

表4　症例あたりの微小転移検出率，リンパ節における微小転移検出率

症例あたりの微小転移検出率			
pN 1	92		
pN 0	63	MM 陽性 27	(42.9%)
		MM 陰性 36	
計	155		

MM：微小転移

リンパ節における微小転移検出率			
HE 陽性	612		
HE 陽性	5852	MM 陽性 234	(4.0%)
		MM 陰性 5618	
計	6464		

MM：微小転移

表5　微小転移頻度と臨床病理

男性	4.2%	pN 0	1.7%	pT 1	1.4%
女性	2.9%	pN 1	5.1%	pT 2	3.4%
				pT 3	5.5%
				pT 4	5.7%

7．微小転移によるリンパ節転移ルートの解明

　HEではリンパ節転移の転移ルートが不明であったものが，微小転移の検出により，一連の繋がったリンパの流れに沿った転移であることが明らかとなってきた[26,29]。No 16リンパ節再発10例において7例は通常病理検査ですでに腹部リンパ節転移陽性であり，腹部リンパ節転移陰性3例においても腹部リンパ節に微小転移が認められた。一方，No 16リンパ節郭清症例では病理検査転移陰性No 16リンパ節にはAE 1/AE 3陽性リンパ節は認められなかったが，2例にRT-PCR陽性例を認めた。No 16リンパ節への胸部食道がんの転移ルートはNo 19から直接No 16に繋がるルートとNo 3からNo 7を経てNo 16に至るルートが確認された[29]。

　さらに食道がんにおいて特徴的とされる跳躍転移例でも，HE陰性とされたリンパ節に微小転移が認められるかどうかを検討した。跳躍転移はリンパ節群の変更とともに変化するために，胸部食道がんで胸部縦隔リンパ節にHEで転移がなく，頸部または腹部に転移を認めるものとして検討を行ったところ，10例中8例に胸部縦隔リンパ節に微小転移が認められ，原発巣より縦隔リンパ節を通過して遠隔に転移をきたしていることが確認された（表6）。

8．微小転移の予後への関与について

　われわれの検討ではpN 0症例におけるリンパ節の微小転移は患者予後に影響を与えなかった[23]。現在までのpN 0症例における免疫染色での微小転移検出の報告例の集計ではpN 0の17%から56%の症例で微小転移が検出されるが，郭清リンパ節個数を含めた背景因子が異なるために予後への関与は相反した報告が見られる[6,11,16,21,23]（表7）。われわれの検討で微小転移が予後に影響を与えなかった理由については，リンパ節郭清の効果と考えているが，微小転移が予後に関与しない可能性も考えられる。この問題については今後，prospectiveに検討する必要がある。

9．微小転移は転移として成立するか

　がん細胞を認めたからといっても，放置した場合それが転移として成立するかどうかについては議論がある。前述のごとく，Scheneumannらはoccult metastaseと考えられるリンパ節を培養してSCIDマウスに移植することにより腫瘍を形成することから，微小転移も十分に転移巣を形成する能力があると報告している[25]。Natsugoeらは組織反応がある微小転移と組織反応がない微小転移で予後が異なることを報告し，免疫染色で転移成立の可能性を検出できることを示唆している[21]。さらに分子生物学的にどのような性格を持ったがん細胞が転移として成立するものであるが明らかにされれば，治療に応用できる可能性がある。

表6　胸部食道がんにおける跳躍転移と微小転移

症例		1	2	3	4	5	6	7	8
頸部	LN 101						HE		
	LN 102				MM				
	LN 104								
	LN 他頸部								
胸部	LN 105	MM							
	LN 106				MM	MM			
	LN 107					MM			
	LN 108	MM	MM						
	LN 109							MM	
	LN 110								
	LN 111	MM						MM	
	LN 112	MM	MM	MM					MM
腹部	LN 1								HE
	LN 2		HE				HE	HE	MM
	LN 3		MM		HE	HE			MM
	LN 4-6	MM							
	LN 7			HE	MM			HE	
	LN 8		MM						
	LN 9								
	LN 10-11								
	LN 16	HE							

MM：微小転移

表7　微小転移の予後への関与

発表者・年度	検討リンパ節個数 （1症例平均）	pN 0 における 微小転移陽性症例頻度	予後への関与
Izbicki（1997）	680（10.0）	15/39（50%）	あり
Natsugoe（1998）	1954（23.8）	12/41（36.6%）	あり
Glickman（1999）	233（8.0）	5/29（17.2%）	なし
Komukai（2000）	2845（75）	14/37（37.8%）	あり
Hosch（2001）	不明	30/54（56%）	あり
Sato（2001）	1840（36.8）	20/50（40%）	なし

10．微小転移の分子生物学的検討

　微小転移として検出された単一がん細胞において，VEGF，MMP-9，E-Cadherin の発現が見られるが[32]，原発巣の VEGF，MMP-9，E-Cadherin，CyclinD 1 発現と微小転移の有無には相関は認めていない。しかしながら，前述の跳躍転移例の8例のうち7例（87.5%）に E-Cadherin の発現減弱が認められ，このような症例での E-Cadherin の関与が示唆されている（**表8**）。

11. 微小転移からみた頸部および腹部大動脈周囲のリンパ節郭清

微小転移を加えた検討から胸部食道がんにおいて上縦隔リンパ節転移を認める症例は少なくとも頸部郭清の適応症例であり，胸部下部食道がんにおいて1,2,3,7にリンパ節転移が疑われる症例は腹部傍大動脈周囲リンパ節郭清の適応症例である．現在，下部食道がんで腹部食道周囲または胃小彎のリンパ節転移の疑われる症例ではNo 16の予防的郭清を行っているが，術中N0と思わ

表8 跳躍転移とE-Cadherin発現

リンパ節転移	跳躍転移	E-Cadherin		計
		発現	発現減弱	
pN 0		10	10	20
pN 1	なし	12	32	44
	あり	1	7	8
計		23	49	72

p=0.08

表9 予防的腹部大動脈周囲郭清症例

症例数	腫瘍局在	HE検出症例	AE1/AE3検出	RT-PCR検出
19例	Lt 13例 LtAe 6例	4例 （血行性再発2例）	1例	2例

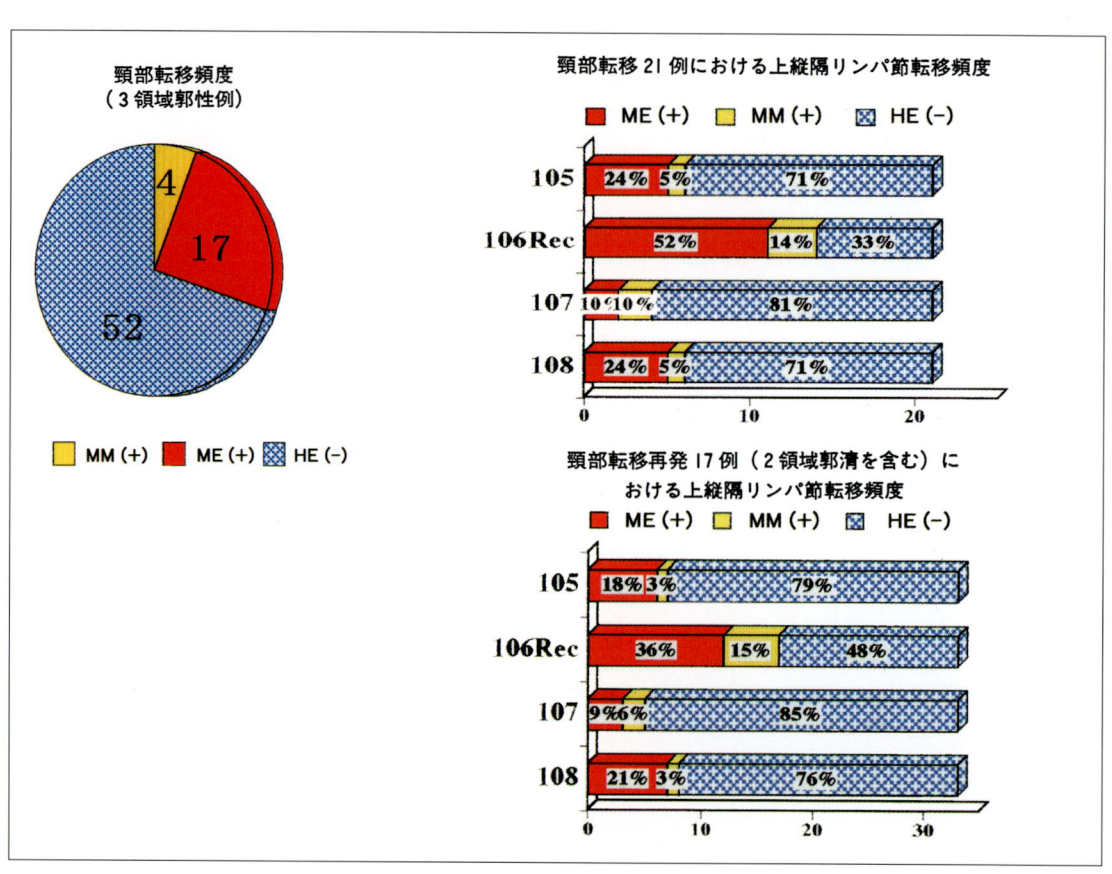

図4 胸部食道がんにおける跳躍転移と微小転移
　　MM：微小転移

れても，HE でも No 16 に転移が確認されることから，深達度 PM（T 2）以上の下部食道がんで腹部に転移が疑われる場合は，No 16 の郭清をすべきである[29]。19 例の予防的 No 16 郭清症例のうち HE で 4 例，AE 1/AE 3 で 1 例，SCCmRNA の RT-PCR で 2 例に転移を認め，HE 陽性 2 例に血行性再発を認めたが，微小転移検出例では再発を認めていない（表 9）。しかしながら，明らかな No 16 への転移がある症例では予後が不良であり，化学療法反応例に手術を考慮すべきである。

一方，頸部転移と上縦隔リンパ節転移の関係について検討すると，52 例の 3 領域郭清症例において HE で 17 例に転移を認めたが，微小転移も 4 例に認められた。頸部転移 21 例では 106 Rec に微小転移を含めて転移を 67% に認め，さらに 2 領域郭清を含めた頸部再発 17 例の検討で微小転移を含めて 106 Rec の 51% に転移を認めた。これは他のリンパ節部位に比して有意差をもって高率であった（図 4）。また Qubain らは 54 例の頸部転移陰性症例において 9 例にサイトケラチンにより微小転移を認め，これらは 106 Rec 転移と密接な関連が認められたと報告している[22]。以上のことから，微小転移を含めた反回神経リンパ節転移の有無を検討することにより鎖骨上リンパ節郭清の適応が決定できる可能性が示されてきた。

まとめ

微小転移を含めたリンパ節転移の状況から，食道がんのリンパ節転移は，3 領域に広範に認められ，系統だったリンパ節郭清が必須であると考えられる。欧米でも HE で認められた転移より遠隔に微小転移を認め，拡大郭清による食道がんのリンパ節転移の再評価が必要であるとする報告が最近なされている[9]。しかしながら微小転移の臨床的意義については相反する報告が見られ，また上縦隔リンパ節が胸部食道がんの sentinel node となり得るかについても結論が出ておらず，微小転移の有無による prospective study の結果をまたなければならない。

リンパ節転移および微小転移の検出については，教室の佐藤史顕，李志 剛，永谷史郎，加賀野井純一，前田賢人の協力にて行われたことを謝して記する。

文 献

1) Akiyama H, Tsurumaru M, Udagawa H, et al : Radical lymph node dissection for cancer of the thoracic esophagus. Ann Surg 220 : 364-373, 1994
2) Aoki T, Mori T, XiQun D, et al : Alleotype study of esophageal carcinoma. Genes chromosomes Cancer 10 : 177-182, 1994
3) Comprehensive Registry of Esophageal Cancer in Japan (1988-1994) 1 st Edition. The Japanese Society for Esophageal Diseases. 2000
4) Etho T, Inoue H, Yoshikawa Y, et al : Increased expression of collagenase-3 (MMP-13) and MT 1-MMP in oesophageal cancer is related to cancer aggressiveness. Gut 47 : 50-56, 2000
5) 藤原義之, 矢野雅彦, 塩崎 均, 他：術中迅速遺伝子診断法の確立と外科治療への臨床応用. 消化器外科 23：1675-1682, 2000
6) Glickman JN, Torres C, Wang HH, et al : The prognostic significance of lymph node micrometastasis in patients with esophageal carcinoma. Cancer 85 : 769-778, 1999
7) Harada H, Tanaka H, Shimada Y, et al : Lymph node metastasis is associated with allelic loss on chromosome 13 q 12-13 in esophageal squamous cell carcinoma. Cancer Res 59 : 3724-3729, 1999
8) Hibi K, Nakayama H, Taguchi M, et al : AIS overexpression in advanced esophageal cancer. Clin Cancer Res 7 : 469-472, 2001
9) Hosch SB, Stoecklein NH, Pichlmeier U, et al : Esophageal cancer : The mode of lymphatic tumor cell spread and its prognostic significance. J Clin Oncol 19 : 1970-1975, 2001
10) Iihara K, Shiozaki H, Tahara H, et al : Prognostic significance of transforming growth factor α in human esophageal carcinoma. Cancer 71 : 2902-2909, 1993
11) Izbicki JR, Hosch SB, Pichlmeier U, et al : Prognostic value of immunohistochemically identifiable tumor cells in lymph nodes of patients with completely resected esophageal cancer. N Engl J Med 337 : 1188-1194, 1997
12) Kadowaki T, Kadowaki T, Shiozaki H, et al :

E-Cadherin and α-Catenin in human esophageal cancer. Cancer Res 54：291-296, 1991
13) Kano M, Shimada Y, Kaganoi J, et al：Detection of lymph node metastasis of oesophageal cancer by RT-nested PCR for SCC antigen gene mRNA. Br J Cancer 82：429-435, 2000
14) Kijima F, Natsugoe S, Takao S, et al：Detection and clinical significance of lymph node micrometastasis determined by reverse transcription-polymerase chain reaction in patients with esophageal carcinoma. Oncology 58：38-44, 2000
15) Kodama M, Kakegawa T：Treatment of superficial cancer of the esophagus：A summary of responses to a questionnaire on superficial cancer of the esophagus in Japan. Surgery 123：432-439, 1998
16) Komukai S, Nishimaki T, Watanabe H, et al：Significance of immunohistochemically demonstrated micrometastases to lymph nodes in esophageal cancer with histologically negative nodes. Surgery 127：40-46, 2000
17) Miyake S, Nagai K, Yoshino K, et al：Point mutation and allelic deletion of tumor suppressor gene DCC in human esophageal squamous cell carcinoma and their relation to metastasis. Cancer res 54：3007-3010, 1994
18) Mori M, Mimori K, Sadanaga N, et al：Prognostic impact of tissue inhibitor of matrix Metalloproteinase-1 in esophageal carcinoma. Int J Cancer 88：575-578, 2000
19) Nakano S, Baba M, Natsugoe S, et al：Detection of lymph node metastasis using desmoglein 1 expression in superficial esophageal cancer in relation to the endoscopic mucosal resection. Diseases of the esophagus 11：157-161, 1998
20) 夏越祥次, 松本正隆, Sameer Qubain, 他：食道癌における反回神経リンパ節（106-rec, 101）の意義. 外科治療 83：286-291, 2000
21) Natsugoe S, Mueller J, Stein HJ, et al：Micrometastasis and tumor cell microinvolvement of lymph nodes from esophageal squamous cell carcinoma. Cancer 83：858-866, 1998
22) Qubain SW, Natsugoe S, Matsumoto M, et al：Examination of mediastinal recurrent nerve node metastasis effectively predicts cervical lymph node metastasis, including micrometastasis, in esophageal cancer. Br J Surg, 2000 (in press)
23) Sato F, Shimada Y, Li Z, et al：Lymph node micrometastasis and prognosis in patients with oesophageal squamous cell carcinoma. Br J Surg 88：426-432, 2001
24) Sato F, Shimada Y, Watanabe G, et al：Expression of vascular endothelial growth factor, matrix metalloproteinase-9 and E-Cadherin in the process of lymph node metastasis in oesophageal cancer. Br J Cancer 80：1366-1372, 1999
25) Scheunemann P, Izbicki JR, Pantel K：Tumorigenic potential of apparently tumor-free lymph nodes. New Engl J Med 340, 1687, 1999
26) 嶋田　裕, 今村正之：分子生物学的手法を用いた診断（遺伝子診断, 腫瘍マーカー）. 消化器病セミナー 69：49-69, 1997
27) Shima I, Sasaguri Y, Kusukawa J, et al：Production of matrix metalloproteinase-2 and metalloproteinase-3 related to malignant behavior of esophageal carcinoma. A clinicopathologic study. Cancer 70：2747-2753, 1992
28) 嶋田　裕, 佐藤史顕, 永谷史郎, 他：リンパ節微小転移-食道癌- 外科 63：779-785, 2001
29) 嶋田　裕, 佐藤史顕, 渡辺　剛, 他：微小転移からみた胸部食道癌の頸部郭清および腹部大動脈周囲郭清の適応. 日消外会誌 32：2463-2468, 1999
30) Shimada Y, Sato F, Watanabe G, et al：Loss of fragile tried gene expression is associated with progression of esophageal squamous cell carcinoma, but not with the patient's prognosis and smoking history. Cancer 89：5-11, 2000
31) Takeuchi H, Ozawa S, Ando N, et al：Altered p 16/MTS 1/CDKN 2 and CyclinD 1/PRAD-1 gene expression is associated with the prognosis of squamous cell carcinoma of the esophagus. Clin Cancer res 3：2229-2236, 1997
32) Tezuka Y, Yonezawa S, Maruyama I, et al：Expression of thrombomodulin in esophageal squamous cell carcinoma and its relationship to lymph node metastasis. Cancer res 55：4196-4200, 1995
33) Uchida S, Shimada Y, Watanabe G, et al：In oesophageal squamous cell carcinoma vascular endothelial growth factor is associated with p 53 mutation, advanced stage and poor prognosis. Br J Cancer, 77：1704-1709, 1998
34) Uchida S, Shimada Y, Watanabe G, et al：

Motility related protein (MRP 1/CD 9) and KAI 1/CD 82 expression inversely correlate with lymph node metastasis in oesophageal squamous cell carcinoma. Br J Cancer 79 : 1168-1173, 1999

35) Yamashita K, Mori M, Shiraishi T, et al : Clinical significance of matrix metalloproteinase-7 expression in esophageal carcinoma. Clin Cancer Res 6 : 1169-1174, 2000

36) Yano H, Shiozaki H, Kobayashi K, et al : Immunohistologic detection of the epidermal growth factor receptor in human esophageal squamous cell carcinoma. Cancer 67 : 91-98, 1991

(嶋田　裕・今村正之)

3 食道がんのリンパ節転移
―CT, MRI, EUS の現状と新しい MRI 造影剤ならびに
PET 診断によるリンパ節転移診断の可能性――

　食道がんの所属リンパ転移についての診断は，EUS の方が，MRI，CT よりも正診率が高いといわれている。EUS のリンパ節の転移については，リンパ節の大きさに関係なく，形，辺縁の形態および内部エコーを基に診断されるようになってきているが，1 cm 未満の微小リンパ節転移の診断はいまだ困難で，大きさが 1 cm を超えると転移と診断しているのが実情である。また，遠隔転移リンパ節については，EUS は無力で，MRI，CT で診断しているが，転移性の診断も，大きさが 1 cm を超えることだけで，転移と診断しているため，正診率が低く，反応性リンパ節を転移と誤ったり，1 cm 未満の微小リンパ節転移にはほとんど無力である。上記のことを改善するため最近新しい診断法が開発されている。リンパ節特異的 MRI 造影剤による転移の MR 診断，グルコースの代謝を利用した PET によるリンパ節転移の診断および RI を用いた sentineal lymph node (SLN) 診断である。これらの方法は，反応性リンパ節と転移性リンパ節の違いの診断と微小リンパ節転移の診断に貢献できるので，今回このことを中心に述べる。

1. CT, MRI, EUS のリンパ節転移診断の現状

A. CT によるリンパ節転移の診断の現状

　CT の出現以前には，おおよそ食道がんの 20%～30%のみが，外科的手術の前に正確に病期分類されただけである[1]。この CT の導入以来，病期分類の正診率は，相当に改善されてきた。腫瘍の切除を決定するための CT の効力に関する病期分類の正診率は，最近の研究では，50%から 60%であると示されている[1,2,3,4]。

　CT は，特に肝臓と副腎の転移を確認するのに有用である[2]。しかし，局所の病変の広がりやリンパ節への腫瘍細胞巻き込みの広がりの評価に関しての正診率は少ない。つまり，リンパ節転移の CT での診断は，リンパ節の大きさを基にして行われているので，正常の大きさのリンパ節内に限局性の腫瘍の巻き込みあるいは，大きなリンパ節のなかに，反応性過形成あるいは肉芽腫性炎症がある場合，間違った手術前の解釈に導かれる。

　正常の大きさのリンパ節内に限局性の腫瘍の巻き込みがある初期に，転移がはっきりしなかった症例について呈示する。Borr 3 食道がんの患者の CT 単純像を示す（図 1a）。古くからの CT での食道壁の肥厚の診断基準として 3 mm～5 mm 以上の壁の肥厚をもって行っている。この基準から，食道壁が全周性に遙かに肥厚していることがわかる。同じ時の，頸部の CT 造影像を示す（図 1b）。右鎖骨上窩に 1 cm よりやや小さなリンパ節を認める。左頸部にはリンパ節は認めない。この状態では，CT 上は，肋骨と右鎖骨とのあいだにリンパ節が隠れているため外科の主治医は，リンパ節と診断するのは不可能であった。このあとに放射線治療と化学療法を 2 ヵ月行った。3 ヵ月後の頸部の CT 単純像を示す（図 1c）。右の鎖骨上窩に腫大したリンパ節を認め，転移性のリンパ節であることが判明した。このようにリンパ節に微小な腫瘍の転移があり，まだ大きくなっていない場合には CT で転移を診断することは困難である。また，食道胃接合部の腫瘍とこの付近のリンパ腫大を CT 画像で評価することはさらに難しい。隣接する心臓からのアーチファクトや生まれつきこのレベルで食道まわりの少量脂肪のためである。このように，現在 CT では，転移性の

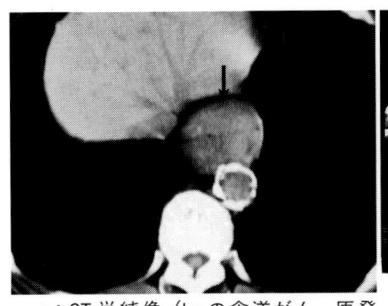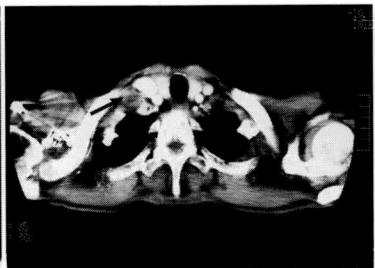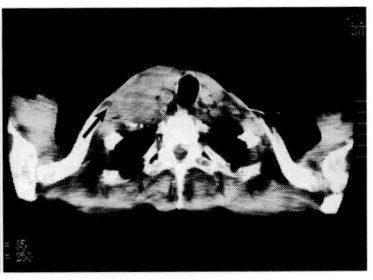

a：CT 単純像（Im の食道がん，原発巣）　　b：CT 単純像（右鎖骨上窩に小さなリンパ節を認める）　　c：CT 単純像（右頸部に大きなリンパ節を認める）

図1　CT によるリンパ節画像（Im の Borr 3 の食道がん，76 歳，男性）
a：Im 食道（→）の壁の全周性の肥厚を認める．b：同時期の頸部レベルでの CT 像である．右鎖骨上窩に 1 cm 弱（→）を認める．鎖骨と肋骨の間にリンパ節が隠れているために，はっきりと認識することができなかった．c：放射線治療と化学療法を行い，(a)(b) の CT を行った後，3 ヵ月経過した時の CT である．右頸部鎖骨上窩に 3.0×4.3 cm 大の大きさのリンパ節（→）を認め転移であることが判明した．

リンパ節を正確に診断することは，困難である．今後，新しい CT のリンパ節造影剤の開発がまたれる．

B．MRI によるリンパ節転移の診断の現状

MRI の軟部組織分解能は，CT より優れているので，食道腫瘍と血管構造のあいだの関係の評価に最適である．MRI の食道がん原発巣の浸潤程度（T）については，EUS に比べて劣るのは自明である．最近の試みとして，MR 内視鏡を用いて，内視鏡的に食道および胃の内腔に MR の微小表面コイルを挿入し，EUS に似た画像を撮る試みがなされている[5]．

しかし，撮像時間が長くかかるなど画像的には EUS に比べて今なお劣る．MRI の所属リンパ節転移に対する評価は，CT と同程度で，EUS には劣る．MRI は，動脈浸潤に関しては，sensitivity 100％，specificity 86％と高く，高橋らは，正確に大動脈の浸潤を予見し得たと報告している[6]．気管・気管支の浸潤についても，外科手術で 3 症例に見られ，MR において accuracy 100％の予見をした．また MR は，遠隔への転移の認識においては，感度は良くないが，しかしながら特異度は，100％と高い．偽陰性の結果は，正常の大きさの胃周囲リンパ節への認識の違いのためにたびたび遭遇する．Lehr らは，CT よりも MR は，胃周囲のリンパ節および腹腔のリンパ節への転移の予見には感度がよいとしている[7]．Borr 3 の Iu の食道がんの患者（68 歳，男性）の MR T$_2$ 強調画像を示す（図2a）．噴門のリンパ節の腫大を認め，高信号強度を示し，リンパ節転移であった．このように腫大した腹腔リンパ節の診断には，MRI は，非常に有用である．図2b は，単純 T$_1$ 強調画像である（Ei の Borr 2，64 歳，男性）．噴門部に 1 cm 程度の胃と同程度の信号強度のリンパ節を認める．この症例のように小さいリンパ節を認める場合に転移か，正常あるいは反応性リンパ節なのかを判断するのは難しい．この腹腔の小さなリンパ節は，手術で転移と診断された．手術前にリンパ節転移を診断するためには，新しいリンパ節特異性 MRI 造影剤の臨床応用がまたれる．

C．EUS によるリンパ節転移の診断の現状

EUS は，腫瘍の浸潤の正確な評価と局所リンパ節転移に関して明瞭な有意性がある比較的新しい技術である．この方法は，食道壁と隣接する構造物内の腫瘍の確認，広がりの評価が直接可能である．しかしながら，EUS は腫瘍で食道内腔が閉塞を起こしているときや狭窄しているときには，通過できなく困難さを伴う．付け加えれば，この方法は，リンパ節内の転移を決定するためにサイズを診断の判断基準にするので，容易に EUS を用いては，転移性リンパ節と反応性リンパ節あるいは炎症性リンパ節を区別することができない．EUS は，腫瘍の深さの評価（T stage）

I 食道がん

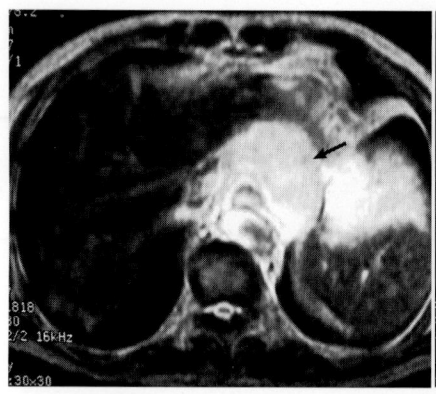
a：T_2強調画像

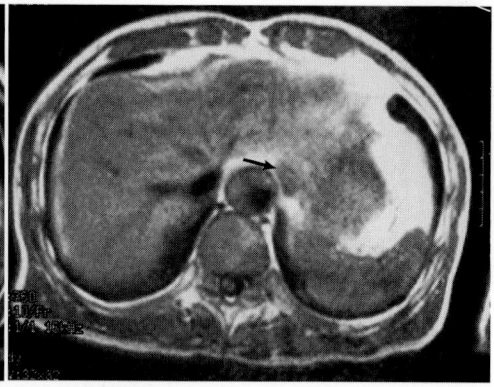
b：T_1強調画像

図2　MRI によるリンパ節の画像

　a：Iu の Borr 3 の患者（68歳，男性）の噴門部リンパ節腫大（→）T_2強調画像を示す．このように巨大であると，すぐに転移であることがわかる．b：Ei の Borr 2 の患者（64歳，男性）の MR の T_1 強調画像を示す．噴門部に 1 cm ぐらいのリンパ節（→）を認めるも，消化管との区別がこの大きさではつきづらく，リンパ節と診断するのは困難であった．

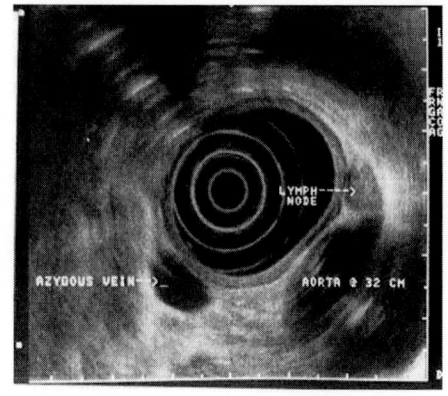

図3　EUS によるリンパ節画像（58歳，男性 Iu の Borr 2 の食道がん）
約13 mm 大に腫大したリンパ節を認める．

と所属リンパ節の状態（N stage）については CT より優れている．特に，第1群リンパ節についての認識については優れている（図3）．図に示しているような腫大したリンパ節（13 mm）なら容易にみつけることが可能である．このリンパ節は，転移性のリンパ節であることが証明された．EUS における最近の進歩には，縦隔の腫瘍やリンパ節の超音波ガイド下針生検を行う能力も含まれている．したがって，EUS は食道がんの病期分類には，理想的で最適である．EUS を用いることで，消化管の壁は，異なったエコーの五つの層として画像化される．最新の高周波数の探

触子は，さらなる層をイメージするかもしれない．EUS のイメージされた層は，一般的には粘膜組織と関係する．EUS は高い正診率とそして，食道がんの手術前病期分類（T staging）において CT より優れている．正診率（T staging）は，EUS が 76％から 89％に比べて CT は，49％から 59％と，EUS の方が優れている[8,9,10]．EUS は，初期の病期，および進行がんの病期の確認において正確である．早期食道がん（T_1）において，粘膜と粘膜下の区別は問題で，いくらかの症例においてはオーバー病期分類になる．また，EUS のリンパ節転移に対する評価は，CT より正確である．正診率（N staging）は，EUS が 72％から 80％に比べて，CT は 46％から 58％と EUS の方が優れている[9,10,11]．しかしながら，転移性リンパ節と良性リンパ節の間の差を正確に区別することには，問題が残っている．リンパ節のサイズしか決定できない CT と違って，EUS は，リンパ節の形やリンパ節の辺縁の形態や中心のエコーの状態を含めた付加的情報を提供してくれる．しかしながら，現在，組織学的な評価によってしか認識できない微小転移は，EUS ではステージを低めにしてしまうし，大きな炎症性のリンパ節は，転移として間違って判断しオーバーステージになってしまう．このことに対する改善の試みとして，特殊な EUS によるリンパ節分類の

正確さを改善する試みがなされているが，今一歩の感である。

2．新しい MRI 造影剤ならびに PET 診断によるリンパ節診断の可能性

A．新しい MRI 造影剤（開発中の造影剤）を用いたリンパ節の診断の可能性

RI を用いての SLN についての検討は，1990 年代になり，悪性黒色腫，乳がんの領域で盛んに行われ妥当性が認識され，現在，悪性黒色腫，乳がんの治療および診断に応用され，これに基づく縮小手術が行われている。消化管領域（食道，胃，大腸）でも，RI を用いての SLN についての検討が行われ，SLN の同定率は 90％程度でかなり良好な成績を収めている[12]。一方，MRI 診断においても，新しいリンパ節転移同定の試みがなされている。従来の MRI 造影剤である Gd-DTPA に代表される細胞外液性造影剤は，正常リンパ節，反応性リンパ節と転移性リンパ節を区別することができない。このことを改善すべく，各社が競ってリンパ節に特異的に取り込まれる造影剤を開発している。Fe 系の造影剤と Gd 系の造影剤がある。Gd 系造影剤は，いろいろと開発されている。その代表として，ドイツシェーリング社が開発した gadofluorine 8 がある[13,14,15,16]。この造影剤は，ミセル構造をしている。皮下注をすることで，リンパ管を通り，正常リンパ節および反応性のリンパ節のマクロファージや形質細胞に造影剤が貪食され，転移性リンパ節などの悪性のリンパ節では，マクロファージや形質細胞がないので貪食されないため取り込まれない。このため転移と正常，反応性リンパ節を区別できる。家兎を用いた症例を呈示する[17]。線維肉腫を右の大腿に移植した家兎である。左右の皮下に，50 micromol/ml の濃度の gadofluorine 8 を 1 ml ずつ注射することにより，経時的に MRI 画像（3D-FSPGR Sequence）を撮像することで腫瘍の転移性のリンパ節と反応性のリンパ節，正常のリンパ節とを区別することが可能である。図 4a は，T_2 強調画像冠状断で右大腿に不均一な高信号を呈する 4 cm 大の原発巣（▶）と腸骨リンパ節（→）の腫大を認める。この腫大したリンパ節全体が，通常では，転移と読んでしまう。図 4b は，3 DFSPGR の画像で，MR 特異性リンパ節造影剤（gadofluorine 8）を皮下注 15 分後の画像である。造影されないリンパ節転移とこの上の造影される反応性リンパ節を認める。図 4c は，gadofluorine 8 造影後 17 分の横断像（T_1 強調画像）である。通常の MR 造影では得られなかった反応性リンパ節（造影される）と，転移性リンパ節（造影されない）が明瞭に区別される。図 4d は，現在一般に臨床に使用されている MR 造影剤である Gd-DTPA 造影後（500 micromol/ml，1 ml ずつ両側 foodpad に皮下注）の横断画像（3 DFSPGR reformatting 画像）である。図 4c と同じ症例であり，ほぼ同一の位置である。反応性リンパ節も転移リンパ節も同様に染まるため区別できない。このように gadofluorine 8 は，転移と反応性リンパ節を区別できる優れた造影剤である。現在，われわれは，さらに推し進めて腫瘍 Rat を用いて腫瘍の周りにこの造影剤を皮下注し SLN についても検討中である。消化管腫瘍にも応用予定である。Fe 剤系の MRI リンパ剤には，SPIO，USPIO がある。欧米では，USPIO を静注した後に，肺がんのリンパ節，骨盤疾患のリンパ節などの転移についての研究が行われている[18,19]。リンパ節の転移の正診率は，80 から 90％ぐらいである。造影剤が，いきわたらないなどから，偽陰性を認め改善すべき点が多いが，方法を変えれば，消化管の SLN にも応用可能である。

B．PET による転移リンパ節の診断の可能性

PET は，非侵襲的な方法で，腫瘍の存在による構造の変化の認識に頼る従来の画像方法と根本的に違う。PET の腫瘍学としての応用のために一般的に活用するもっとも一般的な代謝的な現象は，悪性細胞によって増加するグルコースである[20,21]。

18 F-fluorodeoxglucose（FDG）は，いろいろながんにおいて，関連したグルコース代謝を評価するために広く用いられているグルコース類以物である。グルコースのような FDG は，組織と細胞内に輸送され細胞内 hexokinase によって

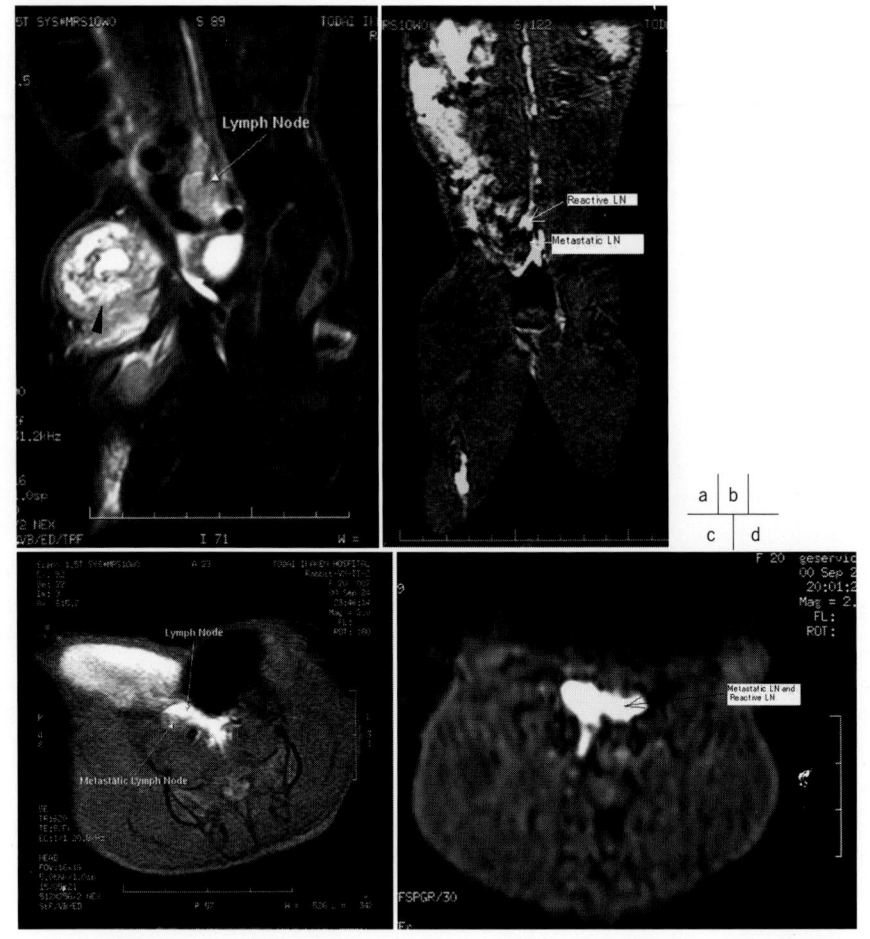

図4 新しいMRI造影剤（gadofluorine 8）による転移性リンパ節の画像
a：T$_2$強調画像．右大腿に4 cm大の原発巣（▶）を認める．また腸骨リンパ節（→）を認める．b：gadofluorine 8皮下注後15分後の3 DFSPGR画像の元画像である．造影されない転移性リンパ節とこの上の造影される反応性のリンパ節を認める．c：T$_1$強調gadofluorine 8造影画像（17分後）．造影される反応性リンパ節と造影されない転移性リンパ節との差が明瞭である．d：3 DFSPGR画像（Gd-DTPA造影後）．cの画像とほぼ同じ位置の画像である．従来のGd-DTPAの造影では，反応性リンパ節の転移性リンパ節も一緒に染まってしまうため区別できない．

phosphorylatedされる。FDPはグルコースの代謝の局所割合に関連して局所細胞に集積する．食道の扁平上皮がんと腺がんが貪欲にFDGを集積するといわれ，代謝的変化はたびたび病気の過程に関連して構造の変化に先行する．したがってPETは正常な大きさのリンパ節において転移をあらわす可能性をもっている．食道がんの患者についてのPETの役割についての報告がある．Fukunagaらは，FDG-PETは，食道がんの診断のために有用な診断法であるし，治療後の腫瘍再発認識のためにも有用であると報告している[22]．また，食道がんにおけるPETの主な貢献は，所属リンパ節転移と遠隔転移病変をみつけることである．局所的なリンパ節でさえもPETの集積は，微小転移を暗示し，より悪い予後を暗示する．症例を呈示する．52歳，男性Imの食道がんの患者で，CTで両肺門のリンパ節の腫大があり転移が強く疑われたが（図5a），PETでは取り込みを認めず転移でないことがわかる（図5b）．PETは食道がんの患者において29症例の

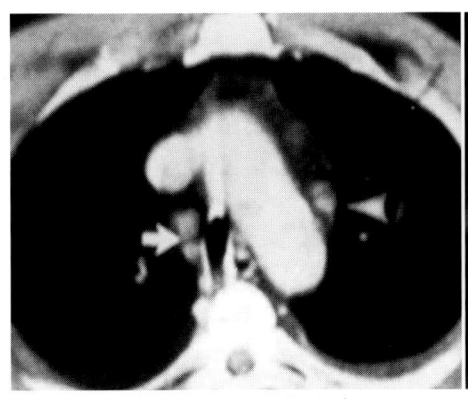

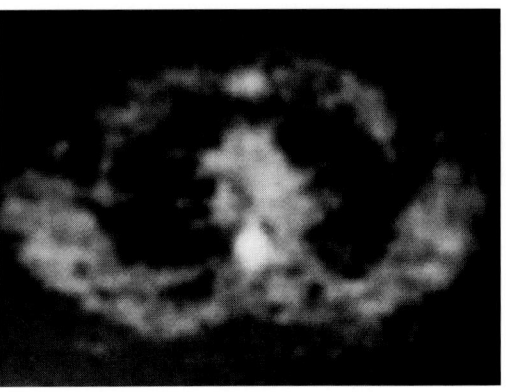

a：CT像（両側肺門リンパ節腫大）　　　　　　b：FDG-PET画像（両側肺門リンパ節腫大なし）

図5　造影CT画像とFDG-PET画像とのリンパ節についての比較（52歳，男性Imの食道がん）
a：CTでは両側のリンパ節の腫大（→）（▶）を認める．b：FDP-PETでは肺門に取り込みは認めない．生検では転移はなかったと証明された．

うち22症例（76％）においてリンパ節転移を正確に決定できた[23]．CTは，29症例のうち13症例（45％）しか正確にリンパ節の転移を判断することができなかった．一般的にPETはCTよりも良性腫瘍のために大きくなったリンパ節内の転移の存在を表すのには適している．また，PETはCTよりも他の器官への転移の認識と確認についても有用である．CTにおいて転移が微妙に疑われる変化があったときPETがFDGの集積の増加を示した時に信頼が確認される．しかしながら，FDG-PETは，グルコースの代謝における領域の変化に頼っているので，腫瘍にとっては完全に特異的ではない．つまり，肉芽性の炎症性のリンパ節におけるFDGの増加する集積は，ひとつの偽陽性の結果になる．他の研究者はPETにおいて，ときどき転移性の結節性病変が原発性腫瘍と境する時，重なって腫瘍内の取り込みと転移性の結節とも区別が困難になると報告している[24]．PETは食道の壁の向こう側の腫瘍を明確に除外することができないために，CT，EUSあるいはMRIの施行がこの評価のため必要である．

3．考案とまとめ

従来のCT，MRIでは，正確にリンパ節転移を診断することができない．EUSでさえも所属リンパ節転移の診断については，サイズを基に行っているのが現状である．近年，PETによる診断が可能になってきて転移性のリンパ節が高率に診断できるようになってきたが，原発病巣の近傍に転移性リンパ節などがあるときは，診断に苦慮するなどまだ問題点が多い．RIによるSLNの描出は，正診率は高率であるが，腫瘍近傍のリンパ節転移の描出が不適であるなど改善すべき点がある．MRIについては新しいMR造影剤であるGadofluorine 8を用い，家兎の腫瘍モデル（右大腿繊維肉腫）の腸骨リンパ節転移と反応性リンパ節を区別できた．Fe剤（USPIO）については，肺がんの転移リンパ節の正診率は，80〜90％である．食道がんについては，まだ未施行であるので早期の施行がまたれる．おそらく同等の正診率と考えられる．これらのMRI造影剤を食道のSLNの描出に用いれば，大きさの診断基準には関係なく，リンパ節転移の診断に寄与することになるであろう．

文　献

1) Inculet RI, Keller SM, Dwyer A, et al：Evaluation of noninvasive tests for the preoperative staging of carcinoma of the esophagus：a prospective study. Ann Thoracic Surg, 40：561-565, 1985
2) Roth JA, Putnam JB Jr, Lichter AS, et al：Cancer of the esophagus. In：Devita VT Jr, Hellman S, et al：eds. Cncer：principles and

practice of oncology, 4th ed. Philadelphia : Lippincott 776-817, 1993
3) Halvorsen RA Jr, Magruder-Habib K, Foster WL Jr, et al : Esophageal cancer staging by CT : long-term follow study. Radiology 161 : 147-151, 1986
4) Urmcher C, Brennam MF : Preoperative staging of esophageal cancer : comparison of endoscopic US and dynamic CT. Radiology 181 : 419-425, 1991
5) Kulling D, Feldman DR, Kay CL, et al : Local Staging of Esophageal Cancer Using Endoscopic Magnetic Resonance Imaging : Prospective Comparison with Endoscopic Ultrasound. Endoscopy 30 (9) : 745-749, 1998
6) Takahashi S, Takeuchi N, Shiozaki H, et al : Carcinoma of the Esophagus : CT vs MR Imaging in Determining Resectability AJR 156 : 297-302, 1991
7) Lehr L, Rupp N, Siewert JR : Assessment of respectability of esophageal cancer by computed tomography and magnetic resonance imaging. Surgery 103 : 344-350, 1987
8) Hordijk ML, Zander H, van Blankenstein M et al : Influence of tumor stenosis on the accuracy of endosonography in preoperative T stage of esophageal cancer. Endoscopy 25 : 171-75, 1993
9) Kalantzis N, Kallimanis G, Laoudi F, et al : Endoscopic ultrasonography and computed tomography in preoperative (TNM) classification of oesophageal carcinoma (abstract). Endoscopy 24 : 653 A, 1992
10) Tio TL, Cohen P, Coene PP, et al : Endosonography and computed tomography of esophageal carcinoma : preoperative classification compared to the new (1987) TNM system. Gastroenterology 96 : 1478-86, 1989
11) Souquet JC, Napoleon B, Pujol B, et al : Endosonography-guided treatment of esophageal carcinoma. Endoscopy 24(suppl 1) : 324-28, 1992
12) 北川雄光, 藤井博史, 向井萬起男, 他 : 消化器癌に対する sentineal node navigation surgery は実現可能か, 日外会誌 101 (3) : 315-319, 2000
13) Missselwitz B, Platzek J, Raduchel B, et al : Gadofluorine 8 : initial experience with a new contrast medium for interstitial MR lymphography. Magma 8 : 190-195, 1999
14) Misselwitz B, Platzek J, Weinmann HJ : MR lymphography after interstitial injection of contrast media. Lymphology 31 : 326-329, 1998
15) Shimada M, Hayashi S, Yoshikawa K, et al : Interstitial MR Lymphography (Comparison of Inguinal Reactive Lymph Nodes with Gadofluorine 8 and Gd-DTPA) ECR 2000 (abstract)
16) 吉川宏起, 井上優介, 吉岡直紀, 他 : 新しい MRI 造影剤. 日磁医誌 20 (6) : 302-318, 2000
17) Shimada M, Hayashi S, Yoshikawa K, et al : Interstitial MR Lymphography (Comparison of MR Imaging with Gadofluorine 8 and Gd-DTPA in Metastatic Lymph Node. ISMRM, (abstract), 2001
18) Harisinghani MG, Saini S, Weissleder R, et al : MR Lymphangiography Using Ultrasall Superparamggnetic Iron Oxide in Patients with Primary Abdominal and Pelvic Malignancies : Radiographic-Pathologic Correlation. AJR 172 : 11347-1351, 1999
19) Rogers JM, Jung CW, Lewis J, et al : Use of USPIO-Induced Magnetic Susceptibility Artifacts to Identity Sentinel Lymph Nodes and Lymphatic Drainage Patterns. I. Dependence of Artifact Size with Subcutaneous Conbidex Dose in Rats. Magn Reson Imaging 16 : 917-923, 1998
20) Strauss LG, Conti PS : The applications of PET in clinical oncology. J Nucl Med 32 : 623-648, 1991
21) Patronas NJ, Brooks RA, DeLaPaz RL, et al : Glycolytic rate (PET) and contrast enhancement (CT) in human cerebral gliomas. AJNR 4 : 533-535, 1983
22) Fukunaga T, Enomoto K, Okazumi S, et al : Analysis of glucose metabolism in patients with esophageal cancer by PET : estimation of hexokinase activity in the tumor and usefulness for clinical assessment using FDG. Nippon Geka Gakkai Zasshi 95 : 317-325, 1994
23) Fidelma FL, Dehdaashti F, Siegel BA, et al : Staging of Esophageal Cancer with ^{18}F-Fluorodeoxyglucose Positron Emission Tomography. AJR 168 : 417-428, 1997
24) Wahl RL, Quint LE, Greenough RL, et al : Staging of mediastinal non-small cell lung cancer with FDG PET, CT, and fusion images : preliminary prospective evaluation. Radiology 191 : 371-377, 1994

(嶋田守男・木暮 喬・吉川宏起)

I 食道がん

4 食道がんのセンチネルリンパ節とナビゲーション

　食道がんは深達度を基準に比較した場合，もっともリンパ節転移傾向の強い消化器がんであるといえる。また，その初発リンパ節転移部位は頸部から腹部に至るまで多彩であり，予測不能である。この性質が食道がん治療を困難にしている最大の要因であるといってよい。すなわちきわめて早期の段階からリンパ節郭清を必要とし，その範囲は頸・胸・腹3領域に及ぶ。集学的治療の一環として放射線療法を導入した場合にもその照射野はおのずと広いものとなり生体への影響は無視できない。

　1990年代，欧米を中心に乳がんや悪性黒色腫においてその臨床的有用性がほぼ実証されたSentinel node（センチネルリンパ節；SN）理論も消化器がんについてはその妥当性そのものの検証が始まったところである。リンパ流が複雑かつ多様，多方向性で跳躍転移が高頻度に認められる食道がんにこの理論は適応できるのか？　適応できるとすればどのような手技を用いてどのような臨床応用が可能なのか？本稿ではこれらの疑問について1998年以来われわれが開発してきたRI法による消化器がんのSNナビゲーションの成績に基づいて解説する。

1．センチネルリンパ節とは？

　センチネルリンパ節（Sentinel node；SN）とは腫瘍から最初にリンパ流を受けるリンパ節であり，ここに最初の微小転移が生ずると考えられている（図1）。かなり古くから存在したこの仮説は，1992年にMortonら[1]がこれを悪性黒色腫のリンパ節微小転移の術中診断に応用して以来，脚光を浴びるようになった。その後Mortonと同じJohn Wayne Cancer Instituteの乳腺外科医であるGiulianoら[2]がこの概念を乳がんに応用し，SNを指標とした乳がんのリンパ節転移診断正診率は95％を超え，すでにこれに基づいたリンパ節郭清省略が臨床応用されている。一方，消化器がんでは同時多発，多方向性の転移や解剖学的に予想外の部位への跳躍転移を認めることからこの理論は適応できないと考えられてきた。しかし，SNは必ずしも単一とは限らず，主病変の近傍に分布するとは限らないことを考えると実際にSN同定を試みずして結論を急いではいけないことがわかる。こうした経緯で教室では1998年より消化器がんのSNナビゲーションに着手している。

2．食道がんのリンパ節転移状況からみたセンチネルリンパ節の意義

　図2に教室における胸部食道がん3領域郭清施行例のリンパ節転移状況を示した[3]。胸部中部食道がんからは頸・胸・腹3領域に転移が生じる

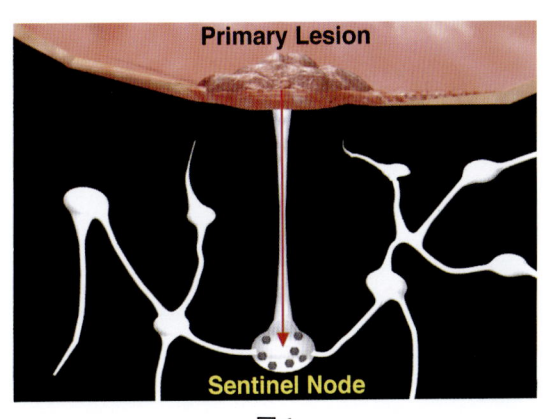

図1

28　I　食道がん

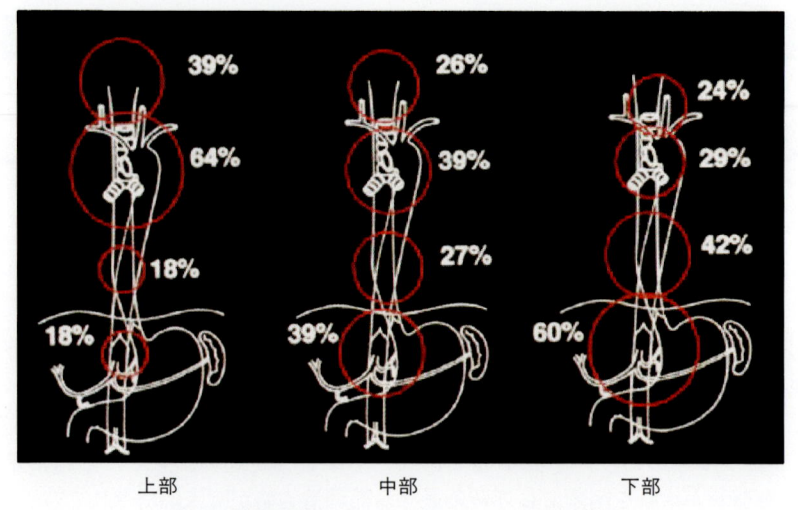

図2　胸部食道がんにおけるリンパ節転移分布

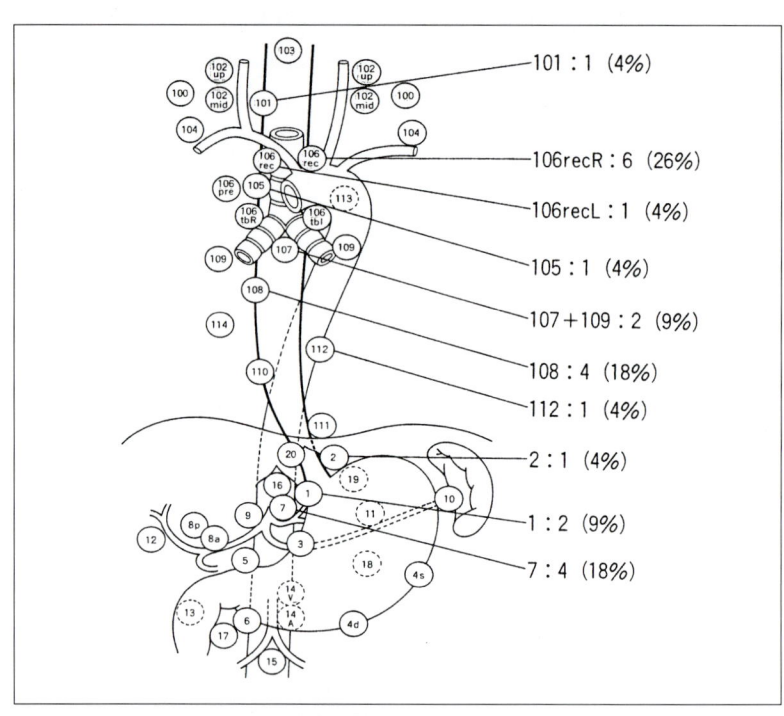

図3　胸部食道がん単発転移例
　　　－単発転移部位の分布－

のはもとより，胸部上部から腹部リンパ節，胸部下部から頸部リンパ節への転移も稀ではない．この多彩な転移様式に対処するため本邦においては1980年代より頸・胸・腹3領域郭清術の必要性が提唱されてきた．単発転移例の転移部位がその症例におけるSNであると考えれば，その分布を解析することでSNの分布傾向を探ることができる．図3には教室における胸部食道がん3領域郭清122例で単一リンパ節のみに転移を認めた23症例の転移分布を示した[4]．単発転移部位，す

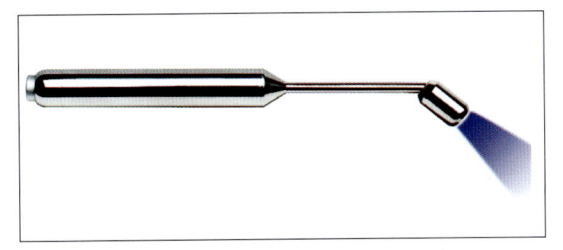

図4 携帯型術中ガンマプローブ

なわち初発転移部位についてもやはりその分布は広範囲にわたり一定の領域を特定できない。これらのデータは食道のリンパ流の特徴を示しているものと考えられる。粘膜固有層から粘膜下層のリンパ管網が豊富で食道長軸方向のリンパ流が発達しているものと推察される。すなわち食道がんのリンパ節転移は比較的深達度の浅い時期から起こり、ひとたび生じると神出鬼没で場所を選ばない。こうした特徴から「食道がんにはSN理論は適応できない」と考えられてきたのも事実である。しかし、これらの事実は個々の症例のリンパ節転移危険部位を予測するうえで過去のデータはあまり役に立たず、個々の症例についてSN同定が必要であることを示している。

3. 食道がんにおけるセンチネルリンパ節同定の手技

A. トレーサーの選択－色素法かRI法か－

現在、乳がんや悪性黒色腫においてSN同定はおもに色素法、RI法およびその併用によって行われている[5~7]。色素法は主病変もしくはその近傍にリンパ行性の色素を注入して所属リンパ節への流入を直視下に観察する方法である。特殊な設備を必要とせず簡便に施行できる反面、色素が急速に拡散・流出してしまうことから観察のタイミングが微妙で、定量性にも欠ける。色素法単独でのSN同定は、一定の領域にSNの存在が予想できる乳がんや、胃がんの一部では良好な成績が報告されているが、リンパ流が多彩で周辺を剝離授動した後でないとリンパ流を観察、追跡することのできない食道がんや直腸がんでは同定不可

能である（剝離授動した後では本来のリンパ流が破壊されてしまう）。また、リンパ流の研究に従来から用いられてきた微粒子活性炭も拡散が早く、しかも炭粉沈着を認めることの多い食道がんの所属リンパ節では微粒子活性炭は無効であることはいうまでもない。

RI法は半減期の短い安全な放射性同位元素であるテクネシウムにコロイドを結合させた粒子を病変部に投与し、所属リンパ節への集積を術前のシンチグラフィーや術中のガンマプローブ（図4）を用いた検索により同定する手法である。投与後に比較的早期に拡散してしまう色素とは異なり、RI法では可視範囲以外の検索や定量的評価を可能にし内視鏡下でのSN生検を行うためにも有用である。乳がんでも国際的にRI法もしくは併用法が普及しているように消化器がんにおいてもこの方向に向かうものと考えられる。

B. トレーサーの投与方法－術中漿膜下直接注入法か内視鏡下粘膜下層注入法か－

基本的には胃がん、大腸がんと同様、術前内視鏡を用いて粘膜下層にトレーサーであるRIコロイドを注入する方法を用いている。これまで海外で報告されている消化器がんのSN同定成績が一定しない要因のひとつに術中漿膜下直接注入法を用いていることがあげられる。われわれは図5に示すような内視鏡下粘膜下層注入法を施行している[8]。術前内視鏡下にテクネシウムスズコロイドを病変直下の粘膜下層に0.5 mlずつ全周4ヵ所に注入し、均等にリンパ流をカバーするように投与する。テクネシウムスズコロイドは粒子径が大きくSNに取り込まれた後、マクロファージに貪食されて長くとどまる性質がある。胃がんを対象としたわれわれの成績[9]では約2時間以内にSNに移行し20時間以上は安定して集積している。この安定した集積はSNの術中同定、および複数のSNを内視鏡手術においても取り残しなくサンプリングするうえで大変有利である[10]。

C. リンパ節シンチグラフィーの有用性

術前リンパ節シンチグラフィーによってある程度SN分布を把握できるのもRI法の大きな利点である。乳がんにおける胸骨傍リンパ節や鎖骨上

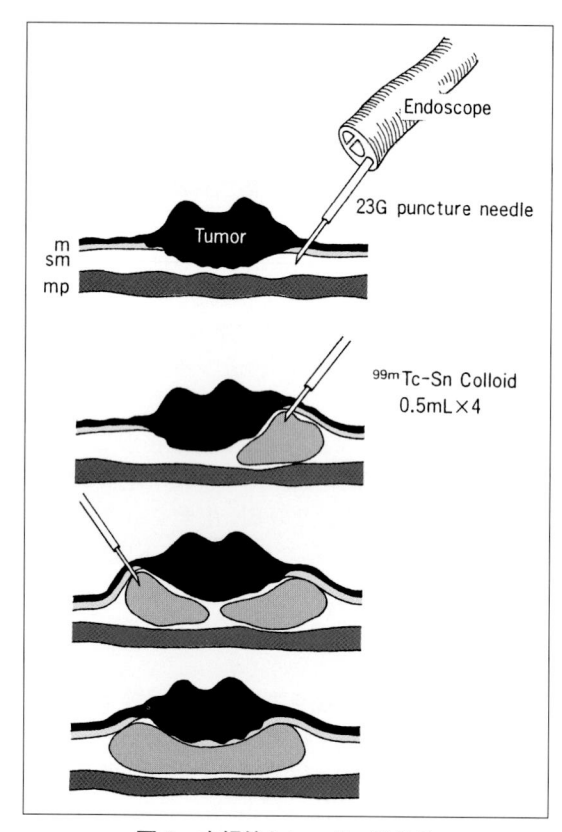

図5　内視鏡トレーサー注入法

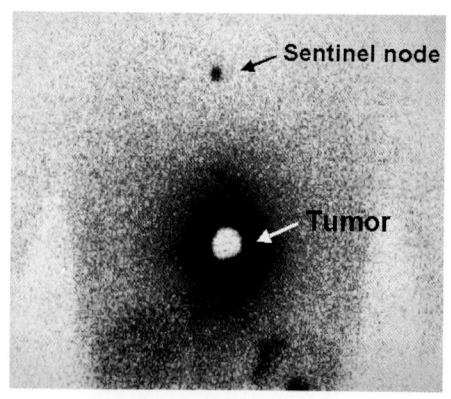

図6　食道がん症例のリンパ節シンチグラフィー

リンパ節への集積，軀幹に発生した悪性黒色腫のリンパ流の方向性同定にはリンパ節シンチグラフィーが決め手となる．また，主病変からのリンパ管そのものも描出可能な場合がある．食道がんにおいては主病変から離れてSNが存在することも稀ではなく，リンパ節シンチグラフィーは有用である．図6に胸部下部食道の主病変から頸部傍食道リンパ節（No 101）にRIが取り込まれた事例を示した．この症例ではこのSNに実際に扁平上皮がんの転移を認めた．これは開胸時の術中検索では見落す恐れのあるSNであり，色素法単独ではまったく同定不可能なSNである．胃や結腸のように剝離授動をしなくてもある程度周辺の検索が可能な臓器とは異なり，食道や直腸のSN同定においてリンパ節シンチグラフィーはきわめて重要な要素である．逆に胃や結腸ではSNがRI注入部位のごく近傍に存在することが多く，RI注入部位のradioactivityのために画像上SNを描出できないことも多い．一方，食道がんの場合でも主病変，すなわちRI投与部位近傍のSNは，投与部位からのactivity，いわゆるshine throughによって描出できないこともある．現在，この点に関して撮影条件，画像処理技術を含めて検討を行っているところである．

D．術中センチネルリンパ節同定の手技

SNに移行したテクネシウムスズコロイドのradioactivityを術中ガンマプローブ（Auto Suture Japan社製 Navigator）にて検索しSNを同定する．RI注入部は高いradioactivityを呈するためこのバックグラウンドをさけるような方向でプローブをあてて検索することが重要である．現在市販されているガンマプローブは指向性に優れ側方からのactivityを拾わない構造になっておりSNの同定に適している．現在われわれは20秒間のカウントがバックグラウンド値の10倍を超えるものをSNと定義しているが，通常SNのカウントはバックグラウンドの数10倍から100倍以上となることが多く，判定に難渋することはむしろ少ない．食道がんの場合，主病変と離れた頸部や上縦隔のSN同定は容易である．頸部のSNは体表からのガンマプローブによる検索でも検知可能であり，症例によっては局所麻酔下のサンプリングも可能である．一方，主病変近傍のSNを術野でピンポイントに同定・生検することは困難であり ex vivo での確認が必要である．現在われわれは，食道がん，胃がん，大腸がんについて標準的切除郭清術の適応となる症

表1 食道がんにおけるSentinel node navigationの成績

SN同定率	92%（34/37）
SN個数	4.8（2〜9）
転移検出感度	86%（18/21）
正診率	91%（31/34）

(Dept of Surgery, Keio Univ)

例でこの方法を用いてまずSNを同定し，その後通常の切除郭清を行っているが郭清範囲外にSNが遺残していないこと，すなわち切除郭清後の術野の確認はガンマプローブによって行うことが必須である．

4．食道がんにおけるセンチネルリンパ節同定率，転移診断成績

　これまでにわれわれは食道がん37例にRI法によるSN同定を行ったうえで標準的切除郭清を施行しそのリンパ節転移状況から食道がんにおけるSN理論適用の妥当性を検証してきた．SN同定率は92%（34/37），転移陽性例21例中18例がSNの検索によって転移が検出できた（表1）．SNが同定できた34例についてSNを指標としたリンパ節転移診断の正診率は91%（31/34）であった．少数例の検討であるが乳がんにおける初期成績にほぼ匹敵する成績であり，今後適応を限定することで臨床応用し得るものと期待している．SNとして同定されるリンパ節の個数は乳がんでは1〜2個と報告されているが，われわれの周囲4点注入法を用いた場合のSN個数は食道がんで2〜9個，平均4.8個であった．これが生理的なリンパ網構築による違いかあるいは投与法によるものかは不明であるが，SNとして術中sampling，迅速病理検索する個数としては臨床的に施行可能な範囲であると考えている．

　また食道がんにおいてSN同定が不能であったのは術前化学放射線療法施行例の1例を含む高度進行がんの2例であり，false negative（SNに転移を認めずnonSNに転移を認めた場合）の症例は，いずれも内視鏡通過不能の進行がん（T3）もしくは術前CTにて著明に腫大した転移リンパ節を指摘されていた進行がんであった．このようにがんの進行によりリンパ管が閉塞された状況ではトレーサーは本来のSNに取り込まれずfalse negativeの原因となる．本法はその適応が非常に重要であり，画像診断ではリンパ節転移を指摘し得ない症例の微小転移の有無を検索する方法であると考えるべきである．

5．食道がんにおける跳躍転移とセンチネルリンパ節

　前述のごとく胸部食道がん単発転移部位の解析から，取扱い規約の1群リンパ節を超えて2群ないし3群リンパ節への跳躍転移の頻度は50%を超える．しかし，この「跳躍」の意義をもう一度，センチネルリンパ節の概念から考えてみる必要がある．

　胸部中部食道がん，深達度sm3の1例で左鎖骨上リンパ節が術前リンパ節シンチグラフィーによりSNとして同定され，3領域郭清を施行したところ転移陽性リンパ節はこのSNだけであった症例を経験した．この転移は取り扱い規約上ではいわゆる跳躍転移とみなされるが，この症例のように一見跳躍転移と考えられる症例でも実際はSNがたまたま規約上の2群リンパ節以遠に存在したにすぎない場合がある．すなわちこうした症例の初発転移リンパ節の同定にはSNナビゲーションがきわめて有用である．解剖学的にみた跳躍転移の頻度が高いがん腫においても，トレーサーを用いてがん細胞の挙動を再現することができるかぎり，SNナビゲーションは可能であり，むしろ初発転移部位の予測ができないこうしたがん腫ほどSNナビゲーションが必要であるといえる．

6．食道がんにおけるセンチネルリンパ節ナビゲーションの臨床的意義

A．Ultra-staging

　近年欧米ではUltra-stagingという言葉がよく使われる．通常の病理検索，すなわちリンパ節最

大割面のHE染色のみでは検出できない微小転移を連続切片の作成や免疫組織染色などによって検出し正確な病期診断を行うことができるという概念である。しかし、100を超える郭清リンパ節すべてについて詳細な微小転移検索を行うことは臨床実地のうえで困難である。そこで通常の食道がん根治術においてもSNを同定しておくことでより効率のよいUltra-stagingが可能になる。

B. 頸部郭清の選択的適応

胸部食道がんについてはリンパ節転移頻度も高く、その転移領域も頸部から腹部に至るまで多彩であるため、smがんといえども頸、胸、腹3領域郭清が標準的に行われている。本法を用いてSNを同定し、pNoと判定された症例では、少なくとも両側頸部郭清を行う必要はなくなり、画一的に行われている3領域郭清の個別的適応決定に本法を用いることが可能であると考えられる。胸・腹部操作にて同定されたSNの術中迅速診断にて転移を認めず、頸部リンパ節にRIの取り込みがない場合には頸部郭清は省略できる可能性が高い。

C. 非開胸食道抜去術への応用

内視鏡的粘膜切除術(endoscopic mucosal resection, EMR)の普及により適応例の少なくなった非開胸食道抜去術も本法との組み合わせで新たな臨床的意義を持つものと考えられる。画像診断上リンパ節転移のないsmがんに対し、非開胸食道抜去術を施行したうえで、縦隔鏡下にSNサンプリングを行いpNoと判定されればそれで根治術とすることができる。

D. 集学的治療における役割

食道がんは、生物学的悪性度が比較的高い反面、化学療法、放射線療法、あるいはその併用法に対する反応が他の消化器がんに比較すると高いといえる。従来、根治切除不能な他臓器浸潤進行食道がんに対して施行されてきたこれらの集学的治療を根治手術可能な症例、特に臨床診断T1N0症例を対象に施行する試みがはじまっている。今後、大きな手術侵襲を余儀なくされる外科的治療にかわる選択肢として化学放射線療法に対する関心は高まってゆくものと予想される。

しかし、臨床診断T1N0といってもこの場合のN0はあくまで画像診断によるものであり微小転移例が含まれていることも十分考えられる。そこで、治療前にリンパ節シンチグラフィーを用いてSNマッピングを行いSNを照射野に含めることもひとつの治療戦略であろう。これにより、照射野外のリンパ節再発やまたそれを恐れるあまり不必要に広い照射野を設定することを避けられる。

7. 食道表在がんに対する「EMR+α」の治療戦略

これまでの多くの施設におけるデータの集積から深達度m2までの症例ではリンパ節転移の可能性がないことからEMRの絶対的適応となるが深達度m3となるとわずかながらリンパ節転移の可能性があることから原則的には3領域郭清の適応となってしまう。特にm3-sm1という境界領域の病変に対しては、このあまりに較差のある治療の中間的な治療すなわち「EMR+α」という治療戦略が近年模索されている。画像診断上リンパ節転移のないm3-sm1症例で、しかも耐術能に問題があるような場合には、EMRによって局所を制御したうえでリンパ節シンチグラフィーにてSNマッピングを行いこれを標的として放射線あるいは化学放射線療法を追加するといった工夫も重要である。

まとめ

リンパ行性転移は食道がんの生物学的悪性度を規定している重要な因子であり、食道がん治療における大きな標的でもある。その神出鬼没の挙動に対抗するために、画一的な拡大手術を施行することはときとして大きな犠牲を払うことにもなる。今後、非手術的治療も視野に入れた個別的集学的治療を展開していくうえでセンチネルリンパ節の概念はきわめて重要な位置を占めるものと考えられる。

文献

1) Morton DL, Wen DR, Wong JH, et al：Technical details of intraoperative lymphatic mapping for early stage melanoma. Arch Surg 127：392-399, 1992
2) Giuliano AE, Kirgan DM, Guether V, et al：Lymphatic mapping and sentinel lymphadenectomy for breast cancer. Ann Surg 220：391-398, 1994
3) Ando N, Ozawa S, Kitagawa Y, et al：Improvement in the result of surgical treatment of advanced squamous esophageal carcinoma during 15 consecutive years. Ann Surg 232：225-232, 2000
4) 北川雄光, 安藤暢敏, 小澤壮治, 他：食道癌の至適リンパ節郭清. 日外会誌, 2001
5) Reintgen D, Cruse CW, Wells K, et al：The orderly progression of melanoma nodal metastases. Ann Surg 220：759-767, 1994
6) Alex JC, Krag DN：Gamma-probe guided localization of lymph nodes. Surg Oncol 2：137-143, 1993
7) Veronesi U, Paganelli G, Galimberti V, et al：Sentinel-node biopsy to avoid axillary dissection in breast cancer with clinically negative lymph-nodes. Lancet 349：1864-1867, 1997
8) Kitagawa Y, Fujii H, Mukai M, et al：The role of sentinel nodes in gastrointestinal cancer. Surg Clin N Am 80：1799-1809, 2000
9) 北川雄光, 藤井博史, 向井萬起男, 他：胃癌に対する sentinel node navigation における RI 法の手技に関する検討. 日本外科系連合学会誌 2001（in press）
10) Kitagawa Y, Ohgami M, Fujii H, et al：Laparoscopic detection of sentinel lymph nodes in gastrointestinal cancer：Application for the novel minimally invasive surgery. Ann Surg Oncol 2001（in press）

〔北川雄光・小澤壮治・北島政樹〕

5 Barrett腺がんの診断と治療

　Barrett食道からは通常の食道粘膜より数倍～数十倍の頻度で腺がんが発生することが知られている。近年欧米では食道扁平上皮がんに比べて食道腺がん，特にBarrett腺がんが増加しているとの報告があり，Barrett食道および早期のBarrett腺がんの内視鏡診断が重要視されるようなっている。Barrett食道がんが疑われる場合，確定診断のためには
　　①腺がんであること
　　②Barrett粘膜内あるいはそれを素地として発育してきたこと
の2点を明らかにすることが必要である。

　腺がんであることは生検によって確診することができるが，Barrett粘膜由来であること，すなわちBarrett粘膜内に存在することを明らかにするにはBarrett粘膜が内視鏡などの方法にて診断できなければならない。

1. Barrett粘膜の内視鏡診断

　Barrett食道としては「胃側より連続して食道に存在する円柱上皮で，食道胃接合部より3cm以上の長さを有するもの」という定義が多く使われている[1]。これは明確な定義であるようにみえるが，食道胃接合部を客観的に識別する明確な方法が示されていないので，実際上はたとえBarrett粘膜が存在しても，その長さが2cmであるか3cmであるかを正確に決定することはできない。食道胃接合部は胃側よりのひだの終わる所として，X像造影でも内視鏡でも識別できるようにいわれているが，十分な精度は得られていない。すなわち，Barrett粘膜やBarrett食道を論じるためには食道胃接合部をどのように診断するかが明確にされなければならない。

　下部食道には縦走する柵状の血管（図1）が存在し，その長さは通常の症例では2cmから3cm（平均2.5cm）であり，食道炎のために血管透見が不良な例を除いたすべての症例に認められる[2,3]。下部食道柵状血管，食道裂孔およびsquamo-columnar junction（SCJ）の位置関係を内視鏡的に検討した結果，胃側より食道裂孔，柵状上血管下端，SCJの順に存在し，これらが一致することはあっても，順序が入れ替わることはないことを報告している。柵状血管が食道裂孔を越えて胃側にみられることは1例もなかった[2,3]。これは柵状血管が食道に固有の構造であることを示している。したがって，胃より連続して柵状血管上に円柱上皮が存在すれば，それはBarrett粘膜と内視鏡で診断できる。

　さらに三者の位置関係の頻度を検討した結果，食道裂孔より柵状血管下端が口側にあり，SCJはより口側に位置する20％の症例を除ければ，すなわち80％の症例では柵状血管の下端は食道裂孔かSCJと一致していた[2,3]。したがって，柵状血管の下端が食道下端すなわち食道胃接合部と考えるのがもっとも妥当である。De Carvalhoは解剖学的に，SCJで胃の粘膜下層から食道の粘膜固有層に血管が移行後，粘膜固有層で2.5cmの柵状血管を形成し，そこでまた粘膜下層に移行していることを示している（図2）。したがって，"Barrett粘膜"は『胃側より連続して柵状血管上ないし，それより口側に存在する円柱上皮』と定義され，強い炎症のために血管透見が不良な少数例を除いて，下部食道柵状血管とSCJの位置によって，内視鏡にて明確に診断できる。また，食道裂孔ヘルニアも食道裂孔と柵状血管下端の間に存在する円柱上皮として内視鏡にて明確に診断

2. Short segment Barrett's esophagus (SSBE)

できる．2000年6月日本食道疾患研究会はBarrett食道の定義と診断・分類法を提示した（**表1**）．

進行食道がん，進行胃がん，アカラシア，上部消化管手術例などを除く，上部消化管内視鏡検査を行った連続9018例についてBarrett粘膜の頻度をprospectiveに検討した結果，約3割にBarrett粘膜が認められたが，Barrett食道はそのなかの1％にすぎなかった．すなわち，日本ではBarrett食道はきわめて少ない．この検討では"Barrett食道"を『全周性に2 cm以上存在するBarrett粘膜』と定義している．

SSBEとはBarrett粘膜であるが，その広がりがより小さくBarrett食道の定義を満たさないも

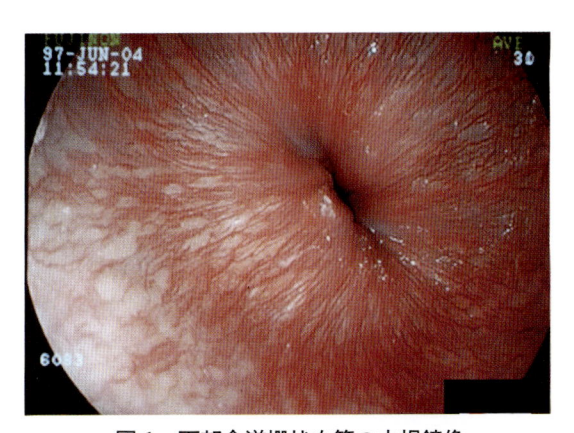

図1 下部食道柵状血管の内視鏡像

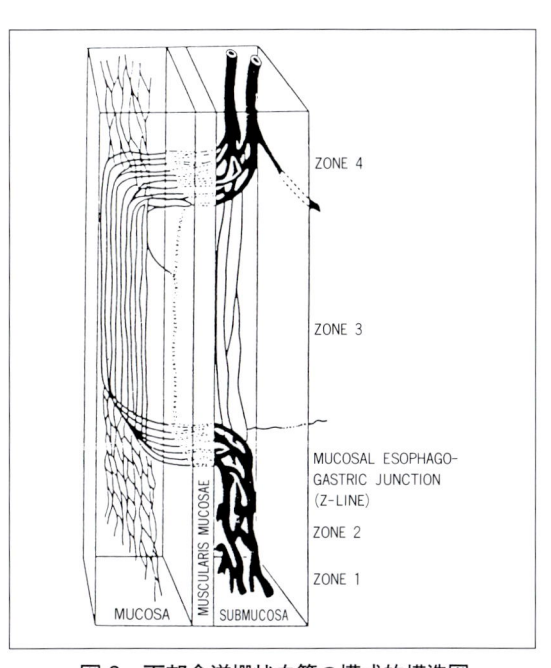

図2 下部食道柵状血管の模式的構造図
(De Calvalho, 1966)

表1 Barrett食道に関する用語と定義

1．Barrett粘膜：胃から連続して食道内に存在する円柱上皮
　（注）Barrett粘膜はcolumnar-lined esophagus（CLE）と同意
2．Barrett粘膜の診断：Barrett粘膜の診断は，内視鏡と病理組織で行う
　・内視鏡診断：内視鏡的に食道胃接合部を同定して，Barrett粘膜の存在を証明
　　下部食道の柵状血管の下端をもって食道胃接合部と定義
　　（注1）柵状血管を透視できない場合は，以下の所見を参考にする
　　　a．粘膜表面の構造の差（粘膜紋様の境界）
　　　b．胃の粘膜ひだの口側端
　　（注2）Barrett粘膜の長さは，食道胃接合部からの最長および最短距離を計測し記載
　・病理診断
　　生検診断：内視鏡的にBarrett粘膜と診断された部位の生検で病理学的に円柱上皮が認められた場合
3．Barrett粘膜の分類
　（1）Barrett粘膜が全周性で最短長が3 cm以上のものをBarrett食道とする
　　（注）long-segment Barrett's esophagus（LSBE）と同意
　（2）（1）以外のBarrett粘膜をshort-segment Barrett's esophagus（SSBE）とする

（日本食道疾患研究会　2000年6月）

のと定義されている。食道疾患研究会のBarrett食道の定義に従えば，たとえBarrett粘膜が一部で3cmを越えていても全周に越えていないものはSSBEである。

SSBEからもBarrett腺がんが生じることが報告[5,6]されるようになって，典型的Barrett食道とともに注目されるようになってきている。前述の上部消化管内視鏡検査を行った連続9018例についてのわれわれのprospectiveな検討では，SSBEは2881例（31.9%）に，Barrett食道は39例（0.4%）に認められた。SSBEとBarrett食道の比は74:1である。いかにSSBEのがん化の頻度が低いとしても，SSBEの存在する頻度はBarrett食道側より74倍であり，決しておろそかにはできない。

Barrett腺がんを早期に発見するためにはBarrett食道ばかりでなく，SSBEに対しても十分に注意を払う必要がある。Barrett粘膜，特にSSBEを診断するために下部食道柵状血管を内視鏡的に注意深く観察し，その血管上に円柱上皮が存在するかを絶えず注目していることが大切である。

3．Barrett腺がんの内視鏡診断

Barrett食道からは腺がんが生じやすく，その頻度は扁平上皮から扁平上皮がんが生じるのに比べて数倍から数十倍との報告が多い。しかも腸上皮化生を伴うspecialized columnar epithelium（SCE）に高頻度に腺がんが生じることが知られている。しかしわが国ではBarrett食道そのものが少なく，またBarrett腺がんはきわめて少ないのが実状であるが，食道胃接合部付近の腺がんは進行がんで発見されることが多く，Barrett腺がん（特にSSBEから生じたもの）と噴門部がん（胃がん）との鑑別は困難であり，多くが噴門部がんとされていると考えられる。したがって，Barrett腺がんの真の頻度を知るためにはできるだけ早期のがんを発見する必要がある。

われわれの施設でもこの10年間にBarrett腺がんと考えられる病変が28病変あり，そのうち表在がんが18病変（64%）を占めており，17病変はSSBEより生じたと考えられるものであった。すなわちBarrett食道ばかりでなく，それより短いSSBEにもより多くの頻度でBarrett腺がんが生じると考えられる。またSSBEは内視鏡検査症例の約3割に認められることより，SSBEのBarrett腺がんも十分に念頭において，食道胃接合部を観察する必要がある。

Barrett腺がんを早期に診断するためにはBarrett粘膜あるいはBarrett食道が存在するかどうかを絶えず意識しながら食道を観察し，Barrett粘膜を内視鏡にて確実に診断できることが必要である。0-IIc型あるいは0-IIa型の表在型Barrett腺がんは境界の明確な発赤として認められることが多い。扁平上皮と接している場合は明確な境界を形成するので，診断の助けとなる。IIbやIIcは発赤している場合でもBarrett粘膜との鑑別は難しいこともある。

【症例1】73歳，男性

下部食道前壁右側よりにSCJに接して，径1cm程の類円形のわずかに発赤した軽度の陥凹面を認める。その3/4周は扁平上皮に囲まれている。残りの1/4周の胃側の辺縁部の上皮は細顆粒状の凹凸を示し（図3），空気を入れて広げた像では同部に柵状血管が透見され（図4），広がりは狭いながらもBarrett上皮であることがわかる。ヨード染色（図5）ではこの発赤したわずかな陥凹面は不染となる。細顆粒状の粘膜も不染である。ヨード染色像と通常観察像を対比して観察すると，陥凹面内の口側に小隆起がみられるためm2のBarrett腺がん（0-IIc）と診断し，EMRを行った（図6）。

切除標本では狭い範囲であったがsm1であった。しかし，手術は体力的に自信がなく受けたくないとの意志が強く，外来にて経過観察中であるが，4年半後の現在，内視鏡にてもその他の検査でも再発を認めず，生検でもがん陰性であった。

4．Barrett腺がんのEMR

Barrett腺がん自体がきわめて稀である現状ではどのようなBarrett腺がんがEMRの絶対適応

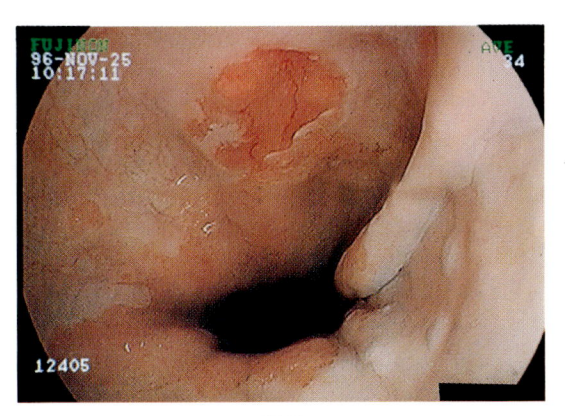

図3
【症例 1】73歳，男性．下部食道のSSBE（short segment Barrett's esophagus）に発生したBarrett腺がんの通常内視鏡像．

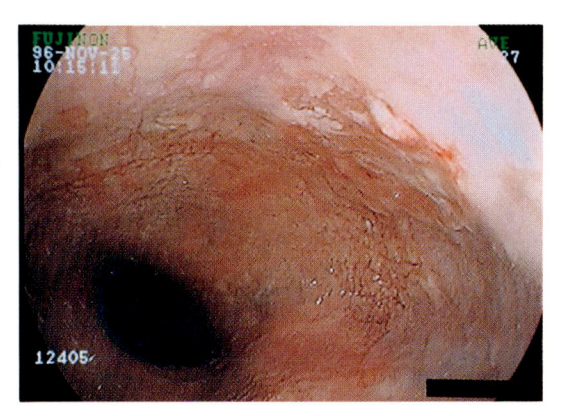

図4
空気を送気して下部食道を伸展させた状態．病変の右側の狭い範囲に柵状血管が透見される．

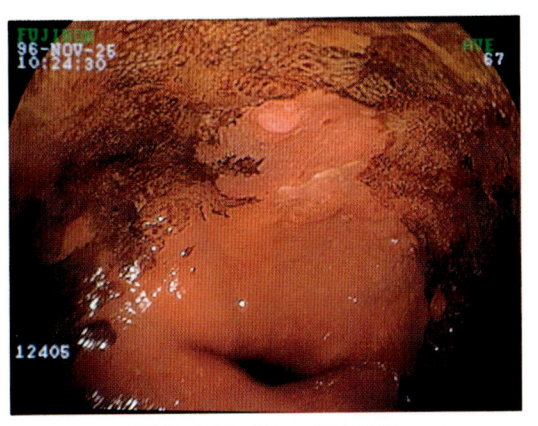

図5　図1のヨード染色像

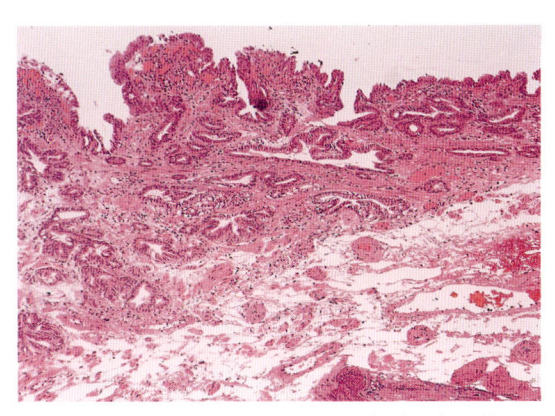

図6　EMRにて切除された標本の組織像
一部が粘膜筋板を越えて粘膜下層に浸潤している．

となるかを決めることは困難である．Barrett腺がんは腸上皮化生を伴うBarrett粘膜から生じることが知られている（specialized columnar epithelium → dysplasia → carcinoma）．したがって，Barrett腺がんは分化型が多いと考えてよいが，腺がんであるからといって早期胃がんと同様にmがんが2cm以下であればEMRの絶対適応としてよいかは不明である．すなわち，Barrett腺がんは食道がんであり，mがんとして一括して取り扱うことが妥当であるか疑問である．m1，m2，m3がそれぞれ異なる伸展様式を示す可能性がある．実際，われわれはEMRの結果，m3，ly（+）であり，手術を行った症例を経験している．まだ症例が少ないため確実なことは言えないが，この症例はBarrett腺がんは食道扁平上皮がんと同様にm3が絶対適応でないと考えるのがよいことを示している．Barrett腺がんのEMRの適応については今後さらに多くの症例で検討する必要がある．

まとめ

Barrett腺がんを早期に診断するためにはBarrett粘膜あるいはBarrett食道が存在するかどうかを絶えず意識しながら食道を観察し，Barrett粘膜を内視鏡にて確実に診断できることが必要である．そして，どこかにBarrett粘膜の通常所見と異なる所見，多くは発赤や凹凸を認めることによってBarrett腺がんを見い出すことができると考えられる．Barrett腺がんのEMRの適用について今後のさらなる検討が必要である．

文 献

1) Skinner DB, Walter BC, Riddel RH, et al：Barrett's esophagus：comparison of benign and malignant cases. Ann Surg 198：554-566, 1983
2) 星原芳雄, 木暮 喬, 福地創太郎, 他：下部食道縦走血管の内視鏡的観察とその臨床的意義. Gastroenterol. Endosc 28：941-946, 1986
3) 星原芳雄, 木暮 喬：Barrett上皮の内視鏡診断－内視鏡観察のみでBarrett上皮は診断できるか－. 消化器内視鏡 9：897-901, 1997
4) De Carvalho CAF：Sur l'angioarchitecture veineuse de la zone de transition oesophagogastrique et son interpretation functionnelle. Acta anat 64：125-162, 1966
5) Weston A, Krmpotich P, Cherian R, et al：Prospective long term endoscopic and histological follow-up of short segment Barrett's esophagus：comparison with traditional long segment Barrett's esophagus. Am J Gastroerterol 92：407-413, 1986
6) Sharma P, Morales TG, Bhattacharyya A, et al：Dysplasia in short segment Barrett's esophagus：a prospective 3-year follow-up. Am J Gastroenterol 92：2012-2016, 1997

〔星原芳雄〕

I 食道がん

6 Barrett食道腺がんの病理診断と遺伝子診断

　遺伝子診断とはDNAやRNAの塩基配列を知ることによって，疾患の診断を行うことであり，もっとも広く行われている分野は感染症である。AIDSや病原大腸菌O-157などでPCR法を用いて迅速な診断が行われていることは周知のことである。遺伝子解析に関して悪性新生物の分野では，きわめて多くの情報がもたらされているが，体系的理解が十分とは言い難い。また，遺伝子診断によって，疾患自体を診断するばかりでなく，リンパ節転移の診断，がんの進展範囲の予測，化学療法や放射線療法などの治療法の効果の予測と予後の推定が求められている。また，患者の細胞を遺伝的に修飾して，つまり遺伝子や遺伝子を導入した細胞を体内に投与する遺伝子治療に役立てるためには必須である。

　ここでは，原発性食道がん，特にその大部分を占めるBarrett食道腺がんの遺伝子診断について述べる前に，Barrett食道とBarrett食道腺がんについて簡単に総説し，Barrett食道や腺がんの遺伝子研究の基礎となるそれらの定義や，組織診断における欧米と日本の明確な差を正確に理解した後，その遺伝子異常，特にテロメレース，p53遺伝子などに関して総説的に記述する。

1．Barrett食道腺がんとは何か

A．Barrett食道腺がんの定義

　Barrett食道腺がんの定義は，Barrett上皮に完全に囲まれているか（definite case），Barrett上皮に接している（indefinite case）場合に，Barrett食道腺がんといえるであろう[10]。しかし，筆者らは，Barrett食道に接していれば，Barrett食道腺がんとしてきた。日本ではshort-segment Barrett食道（3cm以内のBarrett食道）に発生した腺がんの報告が多く，症例報告時や，分子生物学的研究用の組織の保存時には，厳密を期するために，前述の石黒の定義を想起する必要がある。

B．なぜ今，Barrett食道腺がんが注目されているか ―― 食道原発腺がんの増加と頻度の逆転 ――

　近年，欧米諸国の白人における食道腺がん，食道・胃境界部腺がんの爆発的増加と，米国における，これらの領域原発の腺がんと扁平上皮がんの発生頻度の逆転は[3,34]，食道原発腺がんの発生母地，すなわちBarrett食道に関する大きな関心を欧米において生み出している。例えば，第6回OESO（International Organization for Statistical Studies on Diseases of the Esophagus，2000年9月，パリ，Scientific Director：Giuli R）[9]では，6日間にわたり，ほぼBarrett食道とその腺がんのみが，討議されていた。前述の欧米における発生頻度の逆転は，扁平上皮がんの減少によるのではなく，腺がんの増加によることが知られている。

　一方，日本国内では，食道原発の腺がんの増加は明らかではなく，全国食道がん登録調査報告[21]によると，全食道がん症例の2％程度である。しかし，日本国内でも，食道原発の腺がんは，ごく最近，臨床上増加傾向にあるとする外科医に出会うことが多い。また，Barrett食道と密接な関係にある逆流性食道炎は，増加傾向にあるとの報告[19]が存在するので，今後，日本国内でも食道腺がんの増加が予想される。しかし，米国では，ヒスパニック系，非ヒスパニック系を問わず白人で食道腺がんの増加が著明であるが，ネイティブや

アフリカ系では腺がんの増加は明らかではなく，扁平上皮がんと腺がんの頻度の逆転は，依然おきていないことは記憶しておきたい[34]。以上，食道原発の腺がんに関して多くの考察が行われているが，欧米における食道腺がんの増加に関しては，十分な病因的考察は行われていない。

C. 日本におけるBarrett食道とBarrett食道腺がん

Barrett食道は胃食道逆流症（GERD）や*H. pylori*除菌によるGERDの発症などとの関連が最近よく知られるようになった。これらを背景として，Barrett食道と食道原発の腺がんに関する関心が，日本国内でも高まってきている。このため，日本消化器病学会をはじめ多くの学術集会や研究会で，Barrett食道や食道原発の腺がんに関するシンポジウムなどが数多く開かれ，多くの雑誌で特集が組まれ総説が書かれてきている[18]。この結果，Barrett食道とBarrett食道腺がんに関する問題点が洗い出されてきている。第41回食道色素研究会（2000年6月）のまとめとして，①食道胃接合部（切除標本）の定義，②Barrett食道腺がんの肉眼病型分類，③Barrett食道腺がんの定義，④Barrett食道内のがんの深達度と潰瘍の分類の4点がBarrett食道とBarrett食道腺がんに関する今後解決すべき問題点としてあげられた[28]。以上に関しては筆者らの別の総説を参照されたい[30]。

2．日欧の分子生物学的研究の結果は比較可能か：組織診断の問題点

A. metaplasia → dysplasia → adenocarcinoma sequenceを引用して問題ないか

現在までの，Barrett食道腺がんに関する原因遺伝子や遺伝子異常などを解析する分子病理学的研究は，形態学的に病変の異型度を分類し，異型度に応じた遺伝子異常を解析することが普通である。しかし，消化管の粘膜内がんや表在がんの組織診断に関しては，欧米と日本の病理医の間には，診断基準に大きな差があることが広く知られてきている。一方，食道の原発性腺がんにおいては多段階の発生過程，つまり，metaplasia → low-grade dysplasia → high-grade dysplasia → carcinoma sequenceが，主に欧米の学者により主張されている。これは浸潤がんの周囲にhigh-grade dysplasiaを頻回に伴うことが，根拠となっている。しかし，近年に欧米で出版された消化管病理学の教科書的著書を見ると，筆者らを含めた日本人病理医から見ると，high-grade dysplasiaや一部のlow-grade dysplasiaは，粘膜内の高分化型腺がんと判定できるもので，組織診断基準の明らかな違いを理解できる。つまり，前記のがん発生に関するsequenceは，単に「浸潤がんの周囲に粘膜内がんが存在する」ということにすぎない場合が多い。いまだに，米国ではBarrett食道におけるhigh-grade dysplasia（日本人病理医から見ると粘膜内高分化型がん）に関する長期追跡などに関する論文が出版され[14,35]，各過程の遺伝子診断も行われている。もちろん，日本人病理医も時にdysplasiaという用語を用いるが，これは欧米のそれとは異なることを銘記すべきであって，無批判に米国からの論文をわれわれは引用すべきではない。これらの誤解は，単に欧米の病理医の問題ではなく，日本人の消化管の病理を専門とする研究者の問題でもあることを記憶すべきであろう[29,30]。米国での上記のsequenceの最近の動向を紹介するために，以下に文章を紹介したい。Haggitt教授に関する伝記的な文章（2000）のなかで，「Barrett食道内のdysplasiaが腺がんの前駆病変であり，内視鏡的生検はBarrett食道患者のがん死の危険の減少の助けとなることを示した画期的な研究」を出版したとして彼は高く評価されている[2]。

また，high-grade dysplasiaの追跡研究では，異型度が減少したとの論文があり，これらの病変を筆者らは，検鏡したいと望んでいる。

B. 欧米の病理医のdysplasiaは欧米において確立した診断基準か

欧米の病理医のなかでも，ドイツのStolte教授は，1999年のVirchows Archの総説のなかで，日本人病理医と同様な診断基準で病理組織診断を行っているとしている[29,31]。これは病理診断

に基づく治療に関する臨床的な問題ばかりでなく，現在のところ組織診断を基準として病変を分類し，遺伝子診断のに関するデータを解析している論文では，すでに述べたが，データの解釈がまったく異なる場合があり，混乱を引き起こす原因となっている．この点に関しては，日本で発行されている消化管専門の学術誌によるWeb利用を強くすすめるDixon教授によるレターがGastric Cancerに掲載されている[4]．またイギリス，ニュージーランド，オーストラリアで病理学を講じてきているJass教授も日本の消化管を専門とする病理医に an excellent ambassador for Japanese pathologyを目指すように，強くすすめている[12]．

また，日本国内では，あまりいわれることの少ない事柄ではあるが，欧米の病理医の間でもBarrett食道やそのdysplasiaに関する組織診断には，個人の間で差の大きいことが知られている[23]．欧米の病理医でもlow-grade dysplasiaと反応性の変化の区別は容易ではなく，high-grade dysplasia, low-grade dysplasiaともにセカンドオピニオンを求めるべきであるとする総説があるほどである[6]．このような現実のなかで，客観的な指標として遺伝子診断を含めた生物学的マーカーは，組織診断を補い，統一する手助けとなることが欧米で求められている[6,15]．

C. 実際の組織診断における欧米と日本の差異，low-grade dysplasiaとは何か

Kyoto Symposium on Esophageal Cancer（2000年7月，会長：今村正之・京都大学教授）が開かれ，このなかで欧米と日本の病理医の間で意見交換が行われた．17病変について顕微鏡を用いて，Vienna分類[26,27]に従い行った[31]．この時の診断結果を要約すると，日本人病理医の診断する粘膜内の高分化型腺がんと欧米の病理医の診断するhigh-grade dysplasiaが，category 4と5に分類され，この点ではよく一致したが，腺がんの浸潤に関しては，欧米双方の病理医のなかでも，一致は困難であった．しかし，強調したいことは，前記の一致した結果は当然であり，この分類が，表面的な一致を目指したものでしかないからである[13]．筆者らはこの点を大きな問題点と考

えている．この分類のcategoryを用いて雑誌に投稿するようすすめる論文があるが[26]，前記の問題点により，筆者らはこの意見に反対であり，実際，使用されるようにはならないであろう．近い将来，食道と胃では，日本人病理医の病理診断が前述のStolte教授に受け入れられているように，世界のスタンダードになると考えている．一方，異型の弱いがんに関しては，日本人がcategory 4とし，欧米の病理学者はcategory 3とし，欧米では異型の弱いがんでは，適切な治療が受けられない可能性がある．

あまり注目されない病変であるlow-grade dysplasiaに関しても不明な点が多い．欧米でのlow-grade dysplasiaに関しては，筆者の1人（田久保）の留学中の経験では，単なる腸上皮化生粘膜や再生上皮であることが多く，high-grade dysplasiaが日本における粘膜内がんであることは欧米でも周知されてきているが[6]，米国の病理学者のいうlow-grade dysplasiaの実体についても，すでにp53蛋白の過剰発現[6]などが報告されいることから，考察を深める必要であろう．

3．Barrett食道腺がんの遺伝子診断

すでに述べてきたように，日本国内のBarrett食道や食道原発の腺がんの頻度のきわめて低率なことから，日本国内の多数症例を扱った病理形態学的な研究や原因遺伝子や遺伝子異常などを解析する分子病理学的研究は必ずしも盛んではない．本稿では，欧米のデータを批判的に検討してBarrett食道と食道原発の腺がんについて，総説的に記述する．これらの研究は，現在膨大な研究成果を生み出し，今後も多くの論文が発表されると考えられるが，がんの発生，進展全体を把握することを意識した研究とは言い難いものもあり，この総説も前記の範疇を越えないかもしれないが，前節で述べてきた組織学的考察を基に，Barrett食道腺がんの分子遺伝学的研究成果を以下に総説したい．主に欧米の論文のレビューとなるが，改めて論文自体を読み直す場合には，欧米と日本のBarrett食道腺がんにおける組織学的相違

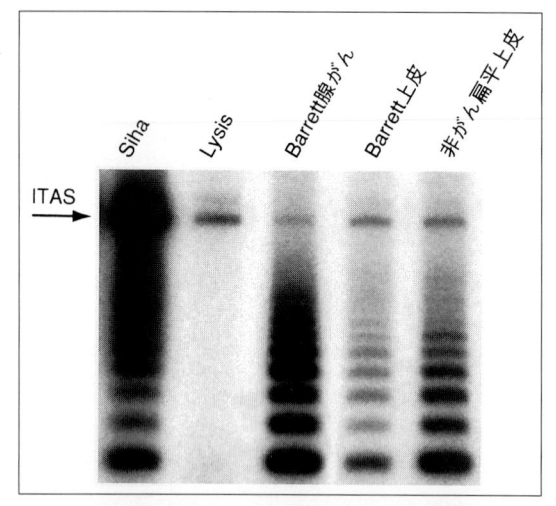

図1 Barrett食道腺がん，Barrett上皮粘膜と非がん部の扁平上皮粘膜のTRAP法によるテロメレースの検出

Siha細胞は陽性コントロール，lysis bufferは陰性コントロール。非がん部の食道粘膜はがん組織よりも陽性を示す頻度は低いが，ここでは食道からのすべての材料は陽性を示した。

を，必ず想起願いたい。

A. DNAのフローサイトメトリー

従来から各種の腫瘍で，DNAのフローサイトメトリーの結果が報告されているが，同様にBarrett食道腺がんでも報告されている。すでに食道腺がん（79～100%）およびその前駆病変でもaneuploidが観察され，その頻度は組織学的異型度と相関すると報告されている[33]。DNAのフローサイトメトリーは悪性化のスクリーニングに有用とされ，またフローサイトメトリーの結果とリンパ節転移，予後との関連を主張する論文も散見される。Barrett上皮の初回の生検のフローサイトメトリーによる検討と追跡調査では，aneuploidとtetraploidの増加例では，high-grade dysplasiaやがんに進展し，変化のないものでは進展しないと報告されている。

B. Barrett食道，high-grade dysplasiaと腺がんのテロメレース活性

細胞分裂に伴うテロメアの短縮を補うテロメレースは，通常のTRAP法により活性を測定すると，従来がん組織でのみ陽性であり，非がん組織では陰性であるとされていた。しかし，非がん部の消化管上皮細胞や血管内皮細胞でも陽性であるとする論文が増加してきている。非がん部の消化管粘膜をTRAP法によりテロメレース活性を測定すると，同様に陽性を示すことが多く，これは，通常，粘膜固有層に浸潤する末梢リンパ球や，分裂能を有する消化管上皮の幹細胞がテロメレース活性を有するためであると説明されている。しかし，非がん部粘膜において，がんと同程度な高度なテロメレース活性を示すことも稀ではなく，食道の重層扁平上皮では，特にこの傾向が強く，剖検，生検，手術材料のTRAP法では，非がん部の食道粘膜でも23～73%は陽性を示し，Barrett上皮でも陽性（50%）であることが少なくない[22]（図1）。また，腺がんや扁平上皮がんでも時に陰性であることから，TRAP法のみにより食道において良，悪性を区別することはできないと考えられるようになった[8,32]。さらに，TRAP法によるテロメレース活性検討では食道炎でも陽性を示すことが知られている[1]。

一方，テロメレースに対する抗体も市販（Santa Cruz Biotechnology）されているが，筆者らは免疫染色に工夫を加えたが報告し得るほどの，良好な免疫染色の結果を得ることができなかった。しかし，いくつかの論文のなかで食道や婦人科がんで結果が報告されている。

テロメレースを構成するRNA成分（hTR）の in situ hybridization（ISH）法によれば，腺がんとhigh-grade dysplasiaの両者ともに，すべての病変で高度（精巣と同程度）に高頻度（100%）に発現しており，low-grade dysplasiaとBarrett上皮では，高度に発現している例は存在せず，発現がないか中等度に発現しているとし，特に粘膜の深層で発現しているとする報告がある[20]。また，非がん部の重層扁平上皮では，基底層の細胞で弱く発現し，幹細胞に相当すると考えられている[7]。

以上の論文からは，粘膜内病変は，high-grade dysplasiaよりも日本において頻回に用いられている用語である「粘膜内腺がん」を用いることが適切であることがわかるが，欧米では，特に米国では用いられることは稀である。

将来は，テロメレースの酵素本体ともいうべき human telomerase reverse transcriptase (hTERT) の発現を ISH 法により検討することにより，hTERT の発現パターンにより，良，悪性の鑑別の可能性が予言されている[17]。hTERT の mRNA 発現は，RT-PCR 法による検討では，Barrett 上皮，dysplasia と腺がんは，正常食道粘膜よりもいずれも高度に発現していたとしている。

炎症や悪性新生物におけるテロメア長の変化に関する論文もかなりの数が報告されているが，Barrett 上皮や食道の腺がんに関する論文は乏しい。食道炎による頻回の細胞回転はテロメアの早期の消耗を導き，腫瘍の発生を容易にすると考えられている。今後の展望としては，通常，体細胞でテロメレース活性が低く，がん細胞で高いことから，テロメレースを標的としたがん治療の可能性が注目されている。当然，逆転写酵素阻害剤やテロメレースの各成分に対する発現の抑制が考えられる。つまり，がん細胞のテロメレース活性の阻害とテロメア短縮により細胞老化を導くことが考えられている。一方，がん細胞のテロメア自体の機能喪失を導く治療法も考えられ，テロメア結合蛋白を直接の標的としたテロメアの機能の喪失を導く治療法が考えられる。

C．Ki-67 と PCNA

細胞増殖関連蛋白に対するモノクローナルである Ki-67 (MIB-1) と PCNA 染色による Barrett 食道腺がんの検討では，両者とも発現する細胞数の著明な増加が報告されている。Ki-67 は増殖能を定量するためのきわめて正確なマーカーであり，Barrett 上皮では腺頸部から底部にかけて陽性細胞を見る。high-grade dysplasia では増殖帯が広がり食道内腔に接する表層上皮まで染色される[16]。染色陽性細胞数は Barrett 食道粘膜，low-grade dysplasia, high-grade dysplasia およびがんの順に増加するとされている。現在では，Barrett 食道腺がんに限らず，Ki-67 の発現のパターンを，日常の組織診断時に，参考にする病理医に出会う。

D．p53, Rb, p16, bcl-2, cyclin E, COX-2

Barrett 食道腺がんにおけるがん抑制遺伝子である p53 遺伝子蛋白の過剰発現に関する研究は，1991 に最初の論文が発表され，以後数多くの論文がある。例えば，p53 蛋白の過剰発現は，Barrett 食道粘膜，low-grade dysplasia, high-grade dysplasia およびがんではそれぞれ，0，9，55，87%と報告され，Barrett 食道における腫瘍の progression の客観的マーカーであるとされている[37]。現在までに報告されている p53 蛋白過剰発現に関する多くの論文のなかでは，食道腺がんの p53 蛋白の過剰発現は半数以上 (53〜87%) の症例と報告されている。最近では，p53 蛋白の過剰発現を日常の組織診断時に参考にする消化管病理医に出会うし，研究会などで良性，悪性の鑑別困難症例に関しては，p53 蛋白の免疫染色結果を質問する場面に出会う。

他の部位のがんと同様に，Barrett 食道腺がんにおいても p53 遺伝子変異の検索が多くの方法により行われ，きわめて多くの報告がある。それらの結果は，概略として，変異率では，40%以上であり，p53 の locus の欠失は 70%以上であり，これは high-grade dysplasia における頻度と変わらず[36]，さらに 100%との報告も存在する。p53 遺伝子変異は，diploid 細胞でも証明され，同様に変異は aneuploid 細胞でも検出され，さらにこれらの変化は low-grade dysplasia でも見い出されることから，腺がん発生過程の初期の変化であると説明されている。また p53 遺伝子変異の有無と，予後や術前放射線，化学療法などの治療に対する反応の程度について解析されているが，必ずしも十分な結論が得られていない。免疫染色の結果は通常 p53 遺伝子変異の頻度よりも高く報告されていることが多い。

Rb 遺伝子産物の免疫染色に関しては，dysplasia の程度の進展に従い，染色性の低下が報告されているが，Rb 遺伝子の変異の報告は見あたらない。しかし 13q の LOH の検討に関する報告はあり，予後不良と関連している[24]と報告されているが，Rb 遺伝子産物の染色結果と LOH 検索の結果は必ずしも一致していない。Rb 遺伝子の機能をコントロールする上流の遺伝子である p16 遺伝子の欠失は，Barrett 食道腺がん

では，80～90％に検出されているが，変異はかなり低率であると報告されている．しかし，Barrett食道腺がんにおけるp16遺伝子の解析では，変異に関しては高頻度の報告はない．

bcl-2遺伝子産物は，プログラムされた細胞死，つまりアポトーシスをブロックする．bcl-2蛋白発現は，食道炎を伴う粘膜，Barrett上皮，low-grade dysplasiaで増強が観察され，腺がんやhigh-grade dysplasiaでは減弱もしくは消失する．当然，腺がんやhigh-grade dysplasiaではアポトーシスが抑制されていることが考えられている．

Cyclin Eの発現は，Barrett上皮では観察されず，low-grade dysplasiaで9.5％，high-grade dysplasiaで17.6％，腺がんでは14.3％と報告されている[25]．

Cyclooxygenase-2（COX-2）は広く炎症と組織の破壊部位では発現が増強していることが知られている．さらに，食道炎粘膜，Barrett食道粘膜，食道腺がんで高率に発現していることが知られている．なお，アスピリンの服用者では，食道がんのリスクの低下が報告されている[5]．今後，アスピリンやCOX 2阻害剤とBarrett食道腺がんにおけるCOX 2発現などとの関係が明らかになるかもしれない．

E．その他

Barrett食道腺がんの多段階発生の過程では，Y染色体（Barrett食道腺がんでは90％以上で，dysplasiaの程度に応じて高頻度となる）を含めた多くの染色体の欠失（3p，5q，7q，9p，18q）が報告されている．特に最近では，comparative genomic hybridization法により，きわめて多くの欠失が報告されてきている．

さらに成長因子やそのレセプター（EGF，EGFR，TGF-α，c-erbB2）に関しても論文が多く，EGFRの過剰発現はdysplasiaの程度に相関し，EGFR遺伝子の増幅はBarrett食道腺がんでは30％に観察されている．しかし，免疫組織学的染色結果とEGFR遺伝子の増幅は相関しないとする論文がある．EGFはBarrett上皮に発現するが，dysplasiaと腺がんの間に発現に差はないとする論文がある[11]．

接着因子に関する検索もなされており，Barrett食道腺がんの90％までの頻度で，E-cadherinやα-cateninやβ-cateninの発現が減少するとするかなりの数の報告がある．E-cadherinのlocusの欠失は65％の食道腺がんで検出されている．

この他，APC，H-ras，myc，K-rasなどのがん関連遺伝子の関与が知られ，数多くの論文が発表されている．

まとめ

Barrett食道腺がんに限らず，遺伝子異常を検出し，診断することは，きわめて膨大な情報を生み出し，これらの解析技術が求められている．医学的立場に立つ研究者は少数の遺伝子の異常のみ興味を集中するのではなく，体系的な理解が必要であろう．現在でもなお正確な組織診断に基づくBarrett食道（がん）患者の診療が重要であるが，遺伝子診断はただ単に組織診断よりも正確で，予後を展望できる診断法を得るためばかりでなく，内視鏡的粘膜切除術やレーザー治療などの後の監視マーカーとしての役割や，すでにテロメレースの項で述べたが，Barrett食道腺がんの遺伝子治療のためにも必須のアプローチである．

これまで，がんは病理組織学的に分類され，組織診断に基づき治療法が選択されてきたが，より治療に対する効果を予想できる診断法が求められている．この点からは，数千個以上の遺伝子の発現情報を容易に得られるマイクロアレイによる解析など，がんの治療効果と遺伝子発現プロファイルとの関係の解析が進行中である．

文献

1) Bachor C, Bachor OA, Boukamp P : Telomerase is active in normal gastrointestinal mucosa and not up-regulated in precancerous lesions. J Cancer Res Clin Oncol 125 : 453, 1999
2) Bronner MP, Rubin CE : Rodger C Haggitt, a biography. Hum Pathol 31 : 1185, 2000
3) Devesa SS, Blot WJ, Fraumeni JF Jr : Changing patterns in the incidence of esophageal and gastric carcinoma in the United States. Cancer 83 : 2049, 1998
4) Dixon MF : A wider audience for Japanese

research through use of the Web. Letter to the editor. Gastric Cancer 3：56, 2000
5) Funkhouser EM, Sharp GB：Aspirin and reduced risk of esopphaegal carcioma. Cancer, 76：1116, 1995
6) Geboes K, Eyken PV：The diagnosis of dysplasia and malignancy in Barrett's oesophagus. Histopathology, 37：99, 2000
7) Hiyama T, Yokozaki H, Kitadai Y, et al：Overexpression of human telomerase RNA is an early event in oesophageal carcinogenesis. Virchows Arch, 434：483, 1999
8) Ikeguchi M, Unate H, Maeta M, et al：Detection of telomerase activity in esophageal squamous cell carcinoma and normal esophageal epithelium. Langenbeck's Arch Surg 384：550, 1999
9) International Organization for Statistical Studies on Diseases of the Esophagus：Book of Abstract of the World 6 th Congress（2000年9月1-6日, パリ（UNESCO本部）, Scientific Director：Robert Giuli）. Paris, p 46-54, 2000
10) 石黒信吾：私信
11) Jankowski J, Hopwood D, Wormsley KG：Expression of epidermal growth factor, transforming growth factor alpha and their receptor in gastro-oesophageal diseases. Dig Dis 11：1, 1993
12) Jass JR：私信
13) Jass JR：Discrepancies between East and West. Cancer 88：969, 1999
14) Krishnadath KK, Wang KK, Taniguchi K, et al：Persistent genetic abnormalities in Barrett's esophagus after photodynamic therapy. Gastroenterology 119：624, 2000
15) Krishnadath KK, Reid BJ, Wang KK：Biomarkers in Barrett esophagus. Mayo Clin Proc 76：438, 2001
16) Lauwers GY, Kandemir O, Kubilis PS, et al：Cellular kinetics in Barrett's epithelium carcinogenic sequence：roles of apoptosis, bcl-2 protein, and cellular proliferation. Mod Pathol 10：1201, 1997
17) Lord RV, Salonga D, Danenberg KD, et al：Telomerase reverse transcriptase expression is increased early in Barrett's metaplasia, dysplasia, adenocarcinoma sequence. J Gastrointest Surg 4：135, 2000
18) 幕内博康：Barrett食道とBarrett食道癌. 日消誌 97：1233, 2000
19) Manabe N, Haruma K, Mihara M, et al：The increasing incidence of reflux esophagitis during the past 20 years in Japan. Gastroenterology 116：A 244 AGA abstracts G 1061, 1999
20) Morales CP, Lee EL, Shay JW：In situ hybridization for the detection of telomerase RNA in the progression from Barrett's esophagus to esophageal adenocarcinoma. Cancer 83：652, 1998
21) 日本食道疾患研究会全国登録委員会（井手博子委員長）：全国食道がん登録調査報告. 日本食道疾患研究会, 千葉市, 1998
22) Ozawa S, Ueda M, Koyanagi K, et al：Telomerase activity and abnormal expression of p 16 and cyclin D 1 in Barrett's esophagus. Gastroenterology 112：A 635（abstract）, 1997
23) Reid BJ, Haggitt RC, Rubin CE, et al：Observer variation in the diagnosis of dysplasia in Barrett's esophagus. Hum Pathol, 19：166, 1988
24) Roncalli M, Bosari S, Marchetti A, et al：Cell-cycle related gene abnormalities and product expression in esophageal carcinoma. Lab Invest 78：1049, 1998
25) Sarbia M, Bektas N, Müller W, et al：Expression of cyclin E in dysplasia, carcinoma, and nonmalignant lesions of Barrett esophagus. Cancer 86：2597, 1999
26) Schlemper RJ, 加藤 洋, Riddell RH, 他：消化管上皮性腫瘍（gastrointestinal epithelial neoplasia）の新しい国際コンセンサス分類（Vienna classification）. 胃と腸 34：1043, 1999
27) Schlemper RJ, Riddell RH, Kato Y, et al：The Vienna classification of gastrointestinal epithelial neoplasia. Gut 47：251, 2000
28) 食道色素研究会：第41回食道色素研究会抄録集（平成11年6月17日）. 日消外会誌 33：421, 2000
29) Stolte M：Diagnosis of gastric carcinoma：Japanese fairy tales or Western deficiency？ Virchows Arch 434：279, 1999
30) 田久保海誉, 新井冨生：Barrett食道と食道表在腺癌の病理－最新の話題. 外科 63：389, 2001
31) Takubo K, Arai T, Ishiguro S：A discussion on patient presentation and the pathologic diagnosis of superficial carcinoma of the esophagus：high-grade dysplasia and mucosal carcinoma from the Japanese standpoint. In：Imamura M ed., Superficial Esophageal Neoplasms：

Pathology, Diagnosis and Treatment. Springer Verlag, Berlin, New York, Tokyo 2001 (in press)
32) Takubo K, Nakamura K, Izumiyama N, et al : Telomerase activity in esophageal carcinoma. J Surg Oncol 66 : 88, 1997
33) Teodori L, Gohde W, Persiani M, et al : DNA/protein flow cytometry as a predictive marker of malignancy in dysplasia-free Barrett's esophagus : thirteen-year follow-up study on a cohort of patients. Cytometry 34 : 257, 1998
34) Vega KJ, Jamal MM : Changing pattern of esophageal cancer incidence in New Mexico. Am J Gastroenterol 95 : 2352, 2000
35) Weston AP, Sharma P, Topalovski M, et al : Long-term follow-up of Barrett's high-grade dysplasia. Am J Gastroenterol 95 : 1888, 2000
36) Wu T-T, Watanabe T, Heitmiller R, et al : Genetic alterations in Barrett esophagus and adenocarcinomas of the esophagus and esophagogastric junction region. Am J Pathol 153 : 287, 1998
37) Younes M, Lebovitz RM, Lechago LV, et al : p 53 protein accumulation in Barrett's metaplasia, dysplasia and carcinoma : a follow up study. Gastroenterology 105 : 1637, 1993

（田久保海誉・本間尚子・新井冨生）

dysplasia か adenoma か

1．Dysplasia の定義

　ドーランド医学大辞典によると，Dysplasia とは『形成異常，異形成症，化生，病理学では成熟細胞の形，大きさ，構成における変化をいう』と定義されている。多くの先天的異常に対して Dysplasia（異形成）という病名が与えられており，たとえば外胚葉性異形成症（Ectodermal dysplasia），鎖骨頭蓋形成異常（Cleidocranial dysplasia）などである。一方，病理学的にも線維性骨異形成症（Fibrous dysplasia of bone），子宮頸部異形成症（Dysplasia of uterine cervix）などに使われている。食道，胃，大腸の病変に対しても病理学的に Dysplasia という用語が用いられているが，後述するようにその定義は必ずしも同一ではない。

2．消化管の Dysplasia と Atypia

　腫瘍性病変は消化器に限らず異型度（Atypia）というものさしで病変の構造異型（Structural atypia：SAT）と細胞異型（Cellular atypia；CAT）を測定して，その病変が悪性であるか否かを判断している。その結果，その病変が正常な組織とは異なり異形成（Dysplasia）であるかがん（Carcinoma）であるかが判定される。すなわち atypia は状態であり Dysplasia は病名（病変）である。しかしながら，本邦では atypia，あるいは atypism（これは atypia に至る過程を指すことが多い）と Dysplasia は異型をあらわす同意語として用いられることが多い。たとえば大腸腺腫における異型は mild atypia, moderate atypia, sever atypia というように atypia という用語は用いられる。一方，日本の基準では粘膜内がん（intramucosal carcinoma）と診断される病変に対して，欧米では adenoma with sever dysplasia と呼ばれることがあり，これを腺腫内に sever dysplasia すなわち carcinoma と判別がつかない病変が存在すると評価するか，腺腫に高度異型（severe atypia）が認められると評価するかは難しいところであり，Atypia と Dysplasia が同義語として使われている。こ

のようなことを踏まえると Dysplasia＝Atypia であり Dysplasia という用語は病理学的には不要であるという考え方も成り立つが潰瘍性大腸炎に伴う腫瘍性異型上皮巣に対して dysplasia という用語が用いられており，これは医学的に十分意味のある用語である．

3．胃における Dysplasia

　胃病変における Dysplasia は本邦ではほとんど使われることはないが，Ackerman の Surgical Pathology の Figure を参考にすると，再生異型からいわゆる Adenocarcinoma *in situ* までを含んだ病変と理解される．胃の腫瘍性異型上皮は Adenoma（腺腫；小腸型，胃型，大腸型）とも表現され Dysplasia との使い分けは混迷している．平坦・陥凹病変に dysplasia を，隆起に adenoma を用いているようにも思える．これらのあいまいさが本邦で Dysplasia が使われないもっとも大きな理由であろう．われわれは現状では胃において Dysplasia という病理診断名が適切であるとは考えていない．胃の adenoma はがん化する（しやすい）のであろうか．小腸型腺腫のがん化の率は4％（7/170）であったとする報告もみられる．その他の報告を見ても adenoma のがん化の率は見掛け上高くない．したがって，胃における adenoma はがん化する可能性のある病変としてよりも，良性悪性の境界領域として病理診断の質を問われる病変ということになる．また，胃における adenoma の存在はがんを合併する高危険群のマーカーとなり得ることは周知の事実である．胃の adenoma のがん化率を考えるうえで，何と比較するかという点と，時間軸をどこまで延長するかという点が問題となる．胃の adenoma は正常粘膜と比較すると，はるかにがん化する率は高いわけであり，時間軸をもっと延長するとそのがん化の率は上がるはずである．細胞生物学的には胃にも metaplasia-adenoma-carcinoma sequence が存在するのであろう．いずれにしても高齢化がすすむ社会背景を考えると今後ますます診断と治療選択の2面から取り扱いが重要になってくるであろうが，人間の寿命を考えた時間軸を設定すると，現状での adenoma の臨床病理学的意義は病理診断の質を問われる病変あるいは合併病変に注意する必要がある信号ととらえたほうがよいのかもしれない．

　胃の adenoma における遺伝子変化に対する検索も多くの報告がある．胃腺腫でも多くの遺伝子異常（複製エラー，テロメラーゼ活性化，p53変異，APC 変異，p21発現低下，p27発現低下，サイクリン E 発現過剰など）が存在し，異型を伴わない腸上皮化生よりもほとんどの場合で高率であるとされている．また胃がんに先行した腺腫においては2年以上腺腫にとどまっているものと比較すると，p53およびサイクリン E の異常蓄積/過剰発現が明らかに高頻度であり，p27の発現減弱も認められている．経時的な検討により，経過中組織学的に中等度異型にとどまっているようなものは p53の異常がなくサイクリン E は弱陽性で p27の発現がよく保たれているとの報告もある．したがって adenoma における遺伝子検索は良性悪性の境界病変の質的診断の補助マーカーとしての意味づけも考慮されるが，対象の設定がまちまちであれば，その結果も多様にならざるを得ない．

（編者）

7 逆流性食道炎と下部食道扁平上皮がん

　日本経済の発達が生活環境や食文化の欧米化をもたらしたのと同様に，種々の疾患に関しても欧米化傾向がみられている．従来，逆流性食道炎は日本に少なく欧米諸国に多いといわれてきたが，日本人を取り巻く諸因子の変化や高齢化，さらに *Helicobacter pylori*（*H. pylori*）除菌療法が今後ますます盛んに行われることにより，わが国における逆流性食道炎の増加が予想されている．

　欧米では食道扁平上皮がんの頻度は減少し，腺がんが増加しており，欧米での逆流性食道炎の流布は結果としてこれを背景とした Barrett 食道や食道腺がんの増加をもたらしたと解釈され，日本でも逆流性食道炎への関心が高まっている．

　一方，現在のところ日本における食道がんは扁平上皮がんが大部分を占めている．臨床的に診断されないまでも潜在的逆流性食道炎患者は以前から相当数いたことは容易に想像されるが，現在のところ日本では食道腺がんの増加傾向は明確に現れていない．

　本稿では逆流性食道炎の診断と治療の現状，さらに細胞周期関連因子からみた逆流性食道炎と下部食道に発生するがんとの関連について言及する．

1．逆流性食道炎の動向

　MEDLINE で esohagitis, gastroesophageal reflex, gastoroesophageal reflex disease をキーワードに検索された文献数は，1960年代後半より増加を示し近年その傾向は顕著である．医学中央雑誌で逆流性食道炎ないし食道炎の検索では，MEDLINE での動向から約20年を経て1980年代より文献数が増加している．文献数の増加は実際の逆流性食道炎患者数を直接的に反映するものではないが，少なくとも逆流性食道炎と診断される患者数が年々増加し，研究者の注目を集めていることは間違いないであろう．

　日本における食道炎の頻度は，1977年当時の初回内視鏡検査例の約3％であったが[1]，最近の報告では10～20％程度である[2,3]．逆流性食道炎と診断される患者数を変動させる要因として，酸分泌能亢進，*H. pylori* 感染率の減少，高齢者人口の増加，食文化の欧米化などがあげられる．これらの要因以外にも，内視鏡診断学とそれを支えるハード面の向上や逆流性食道炎に対する臨床医の関心の高まりが，影響を与えている．

　逆流性食道炎の程度はともかく患者数の増加は確実視されており，本疾患の病態把握ならびに診断学と治療学のさらなる向上が責務であり，わが国における下部食道がんの今後の動向をも左右する重要課題である．

2．逆流性食道炎の病態

　逆流性食道炎は胃食道逆流（Gastroesophageal reflex；GER）を病因とする疾患のひとつで，胸やけなどの典型的症状を呈するもの以外にも GER を病因とする難治性喘息や慢性再発性咽頭炎，非心臓性胸痛などがある．臨床的に胸やけ症状を呈する疾患を胃食道逆流症（gastor-oesophageal reflex disease；GERD）と総称することもある．一般に GERD の診断基準が胸やけという自覚症状によるのか，酸逆流という現象に起因するか，あるいは粘膜障害なのか，漠然としている．以下は総称として用いる．

　GER を起こす要因として，食道裂孔ヘルニア，

下部食道括約筋（lower esophageal sphincter；LES）異常，腹圧上昇，胃収縮，一過性LES弛緩などがあげられている。特に逆流は食後に多くみられ，食事による物理的な胃の拡張刺激や脂肪や蛋白質を含有する食物からの刺激で血中に遊離されるコレシストキニン（CCK）などに誘発される一過性LES弛緩が重要視されている[4,5]。また，H. pylori除菌により，体部胃炎の改善に伴う胃酸分泌回復，制酸剤の中止，体重増加が逆流性食道炎発症の主な機序に指摘されているが，除菌後に上昇した胃内nitric oxide（NO）がLESの神経伝達物質として働き，LES弛緩を誘発する可能性が指摘されている[6]。

3．逆流性食道炎の臨床診断

A．問　診

GERDの診断は，通常自覚症状と内視鏡検査によってなされているが，自覚症状と内視鏡所見は必ずしも一致しないことがあり，食道疾患研究会やロサンゼルス分類に代表されるような内視鏡所見がみられないendoscopic negative GERD（endoscopic negative reflux disease：ENRD）という概念がある。したがって，逆流性食道炎を含めGERDの診断をするうえで，問診の重要性はいうまでもない。

逆流性食道炎の典型的な自覚症状に胸やけや呑酸があるが，狭心症様の胸痛，嗄声，慢性咳嗽，咽喉頭異常感，咽頭痛，耳痛を訴えることもしばしばあり，これらの領域の疾患との鑑別が必要である。

CarlssonやDentら[7]が開発した患者自己記入式質問票（QUEST）による問診結果をスコア化した客観的評価法が診断に有用との報告もある。

B．X線診断

現在，逆流性食道炎の形態診断は内視鏡が中心となっており，粘膜の微細な変化をバリウム造影法で描出することに限界があることは事実であり，逆流性食道炎の診断に汎用されていない。

しかしながら，消化管X線検査は，食道裂孔ヘルニアの存在とその形態，食道・胃の外部からの圧排の有無とその方向の判断に有効であり，また，VTRやDR連続撮影を併用することにより壁運動を含めた逆流状態の判定など機能的診断も可能であり，形態と機能診断を兼ね備えた病態の多角的な把握に有用な検査法であることも忘れてはならない。

C．内視鏡診断

逆流性食道炎すなわちGERによって生じた食道粘膜の炎症性障害を内視鏡的に評価することは，もっとも一般化された検査法である。内視鏡的に所見のないENRDに関しても生検することにより，組織学的に粘膜障害を診断することが可能であり，内視鏡検査の有用性は高い。逆流性食道炎の内視鏡診断学の向上に伴いその分類も漸次変遷を重ねている。次に代表的な内視鏡分類をあげる。

わが国では，1973年に食道疾患研究会により，①色調変化型（discoloring type），②びらん・潰瘍型（erosive and/or ulcerative type），③隆起肥厚型（uneven type）の3型に分類する内視鏡診断基準が提示された[8]。本文類では，典型的なびらんや潰瘍を呈する食道炎以外に，色調変化のみや粘膜の肥厚を呈する食道炎が存在することを指摘している。また，内視鏡的に食道のびらんと潰瘍の判別が困難なことから，びらん・潰瘍型として一つに分類されているが，その病変の広がりや重症度を評価するまでには至っていなかった。

重症度の評価の観点から，1978年に報告されたSavary & MillerによるStage分類（I～IV）が用いられるようになった[9]。Stage I～IIIはびらん・潰瘍性病変の広がりから3段階に重症度を評価するもので治療による可逆的な病態を反映することから一次汎用された。しかしながら，Stage IVにはびらん・潰瘍に非可逆的な狭窄やBarrett食道などの慢性化した状態が含まれるため，治療によりびらん・潰瘍が縮小してもStageが不変であるという不具合を生じた。

H_2受容体拮抗剤（H_2 receptor antagonist；H_2RA），さらにプロトンポンプ阻害剤（Proton pump inhibitor：PPI）の登場による治療学ならびに内視鏡解像度の向上による診断学の近年の進歩に対応するべく，ロサンゼルス分類が1994年

表1 逆流性食道炎の内視鏡分類：ロサンゼルス分類（改変）

Grade	内視鏡所見
Grade N	内視鏡的に変化を認めないもの。
Grade M	色調の変化はあるが，粘膜障害はみられないもの。(minimal change)。
Grade A	長径が5mm未満の粘膜傷害で，粘膜ひだに限局されるもの。
Grade B	少なくとも1ヵ所の粘膜傷害の長径が5mm以上あり，それぞれ別の粘膜ひだ上にある粘膜傷害が互いに連続していないもの。
Grade C	少なくとも1ヵ所の粘膜傷害が2条以上のひだに連続して広がっているが，全周性でないもの。
Grade D	全周性の粘膜傷害。

（文献[11]より引用改変）

の第10回世界消化器病会議に提唱された[10]。本分類では，mucosal break（粘膜傷害：より正常にみえる周囲粘膜と明確に区別される白苔ないし発赤を有する領域）という概念が導入され，粘膜傷害の程度によりA～Dの4段階に分類されており，狭窄やBarrett食道などの治療による変化の少ない慢性病変は付記項目となっている。

一方，臨床的にENRD患者が多数存在し，内視鏡的にmucosal breakがなくとも生検標本で逆流性食道炎に特徴的な所見が得られることは多い。また，すでに日本では色調変化のみを呈する食道炎が存在することを指摘している。これらの点に関して考慮し，Grade NとMを追加したロサンゼルス分類（改変）を表1に示す[11]。

D. 食道内酸灌流試験（Bernstein test）

食道内酸灌流試験（Bernstein test）は，食道内に人工的に酸（0.1Nの塩酸）を灌流させることにより偽GER現象を作り出し，酸曝露と患者の症状とを結びつけて立証する機能検査である。酸注入により胸やけなどの症状の再現性があり，生理食塩水注入により症状が消失すれば本試験陽性となる[12]。Barrett食道での陽性率低下や技法的に酸注入時間を延長することにより高感度となるが特異度は低下するといった問題がある。

E. 胃食道シンチグラフィー

胃食道シンチグラフィーは，^{99m}TcDTPAを用いることにより比較的苦痛なく生理的に食道運動機能を評価する方法である。アイソトープの食道通過時間，通過率，通過様式などを指標としているが，その評価法は確定しておらず報告者により感度に差がみられる。最近の報告では24時間食道内pHモニタリングに比べ感度が低いとされている[13]。また，アイソトープの取り扱いや設備面からもわが国では，あまり普及していない。

F. 食道内圧測定

逆流性食道炎の病態的側面から，食道・胃運動機能の内圧を測定することによりLES圧や食道蠕動運動を評価する検査法である。内圧測定には従来，infused catheter法が主流であったが，microtransducerを用いたintraluminal strain gauge法が導入され，さらにsleeve sensorの開発により，生理的条件下で24時間連続測定と安定したLES圧測定が可能となっている。

G. 食道内pHモニタリング

食道内pHを測定することにより胃内容物の食道への逆流の程度を判定する検査法で，生理的条件下での食道内酸逆流を証明する客観的な方法として世界的に普及している。一般に本法の適応は，非典型的症状を有しGERDを疑う症例や治療に難渋している症例があげられている[14,15]。なお，胆汁や膵液を含むアルカリ性の十二指腸液の逆流による食道炎に対する食道内pHモニタリングの解釈については一定の見解が得られていない。

表2 ロサンゼルス分類と病理組織像との対応

	基底細胞増生			乳頭層延長			毛細血管拡張		
	0	1+	2+	0	1+	2+	0	1+	2+
Grade M（23例）	8	12	2*	17	3	3	0	12	6
Grade A（27例）	12	9	5*	15	5	7	5	16	9
Grade B（8例）	2	4	2	12	1	5	1	5	2
Grade C（3例）	1	0	2	1	0	2	0	2	1

＊1例　検出不能　　　　　　　　　　　　　　　　　　（文献24)より引用）

4．逆流性食道炎の病理診断

　逆流性食道炎の病理組織像は重傷度により異なり，もっとも高度な粘膜傷害としての潰瘍・びらん形成から一見すると変化に乏しいものまで多様である。一般的にいわれている逆流性食道炎の組織像として，①基底細胞増生，②乳頭層延長，③乳頭血管の拡張，出血，④上皮の風船状膨化（balloon cells），⑤glycogenic acanthosis，⑥上皮内の細胞浸潤，⑦潰瘍・びらん形成などがあげられている[16,17]。基底細胞増生と乳頭層延長は逆流性食道炎を代表する所見であり，逆流に対する扁平上皮の反応性変化と捉えられ，上皮のturn-overの亢進を反映すると考えられている[17]。基底細胞が上皮の15％を超えて増生し，乳頭層が上部1/3を超えて延長する場合は逆流性食道炎を示唆する所見といえる。これらの所見は逆流性食道炎を示唆する臨床症状と相関し，内視鏡所見に乏しい症例でもしばしば認められる[18,19]。しかし，標本がtangentialに切れている場合は正確な判断ができないため，垂直方向に切れている標本で行うべきである。乳頭血管拡張については，内視鏡像の発赤（red streak）に相当するといわれており[20,21]，当施設で行った下部食道生検材料61例（ロサンゼルス分類（改）のGrade M：23例，Grade A：27例，Grade B：8例，Grade C：3例）の検討では，Grade M，Aなどの粘膜損傷の軽度の症例で基底細胞増生や乳頭層延長が明らかでなくとも，乳頭層の血管拡張が高頻度にみられており，逆流性食道炎を示唆する重要な所見と考えられる[22〜26]（表2）。しかし，単独所見として認められる場合は，生検時のartifactとみなされる可能性があるので注意が必要である。balloon cellsは血漿成分が細胞内に滲出し，細胞質が膨化した結果と考えられ，上皮上部に主として出現し，逆流性食道炎を示唆する所見であるが特異的でない。glycogenic acanthosisも特異的ではないが，逆流性食道炎を示唆する所見の一つとしてあげられる[27]。上皮内の細胞浸潤については，従来の炎症同様に急性炎症では好中球，慢性化すればリンパ球，形質細胞が浸潤し，また好酸球浸潤は逆流性食道炎に特異的とされているが正常人でも出現することがあり，意義については明らかでない。これらの上皮内の細胞浸潤は基底細胞増生や，乳頭層延長とよく相関するとされている[28]。潰瘍・びらん形成は内視鏡的にもmucosal breakが存在するはずであり，組織学的には潰瘍は粘膜筋板から粘膜下層まで，びらんは上皮から粘膜固有層までのさまざまな組織欠損や修復像が認められる。周囲上皮にはしばしば高度な基底細胞増生や核異型，著明な上皮索の延長が認められ，扁平上皮がんとの鑑別が困難なことがある[29]。

5．逆流性食道炎の治療

A．治療の原則，方針

　逆流性食道炎に対する治療は，食事・生活指導，薬物療法，外科的治療に大別される。食事・生活指導はすべての患者が対象となるが，その効果は必ずしも十分とはいえない。薬物療法におけるPPIの有効性は高く評価されており現在治療の中心となっているが，PPIが無効ないし抵抗する症例に対して腹腔鏡などを用いた低侵襲性の外科的治療が最近注目されている。

B. 食事・生活指導

　食事による物理的な胃の拡張刺激や脂肪や蛋白質を含有する食物からの刺激で血中に遊離されるCCKなどに誘発される一過性LES弛緩がGERを起こす要因として重要視されている[5]。したがって，1回の食事量や脂肪摂取の制限を指導することに意義があり，また胸やけを直接的に誘発するような酸度の高い食物や胃酸分泌を亢進させるような刺激物は避けるべきとされている。

　食道内酸クリアランスを改善させ酸曝露時間を短縮させるうえで，摂食直後の臥位は避け，就寝の際は上半身をやや挙上させファーラー位をとらせることも有用である。また，右下側臥位になると一過性LES弛緩が発生しやすく胃酸の逆流が起こりやすいが，左下側臥位では一過性LES弛緩も少なく逆流したとしても噴門部が胃泡内にあるため胃酸の逆流は少ないといわれている[30]。

　高血圧症その他合併症を有する患者に対して，カルシウム拮抗剤や抗コリン剤などのLES圧を低下させる作用がある薬剤の使用には考慮しなければならない。

C. 薬物療法

　逆流性食道炎の治療薬として酸分泌抑制剤および消化管運動機能賦活剤が主に使用されている。酸分泌抑制剤としてはH_2RAとPPIがあるが，それぞれの特徴を理解したうえで使い分けをしなければならない。PPIは，プロトンポンプ自体を抑制するためヒスタミン，アセチルコリン，ガストリン受容体のどの酸分泌刺激に対しても強力かつ持続的な酸分泌抑制作用を有し，長期投与による作用の減弱もなく安全性にも問題がないとされている[31]。最近PPIの長期投与が保険診療上可能となったこともあり，初期治療から維持療法にわたり汎用されている。一部PPI治療抵抗性を示す重症逆流性食道炎の存在も知られており，Nocturnal acid breakthrough（NAB）と呼ばれるPPI投与中の夜間に胃内pH低下の関与が示唆されている[32]。

　一方，H_2RAはPPIに比べ内服後の効果発現が早く内服後2〜3時間で胃内pHを4.0以上に上昇させることが知られているが，長期投与による作用の減弱がある。酸分泌抑制剤の連用が必要でない軽症の逆流性食道炎患者が，症状が発現したときに必要に応じて内服するのに適している。また，日中に比べ夜間の酸分泌を強力に抑制するためNABを示す患者に対して，PPIに追加して就寝前のH_2RA内服が有効といわれている[33,34]。

　消化管運動機能賦活剤は，逆流性食道炎の病態的見地から理にかなった薬物と考えられ軽症例では有効性が報告されているが，多くの場合本剤のみでの治癒は困難であり，酸分泌抑制剤と併用されている。

D. 外科的治療

　薬物療法でも症状，所見の改善しない重症例が一般に外科的治療の適応と考えられている。最近は，低侵襲性の腹腔鏡下噴門形成術が行われるようになり，その成績も安定化が図られている[35,36]。PPIによる維持療法の有効性に関して広く認識されるところであるが，同時に患者に半永久的な内服を強いることとなる。したがって，患者の年齢，社会的背景，服薬コンプライアンスあるいはコスト面を総合的に判断し，個々の患者に対して外科的治療適応の是非を考えていく必要がある。

6．逆流性食道炎と下部食道がん

　慢性炎症と発がんに関する数多くの研究がなされており，食道においては逆流性食道炎-Barrett食道-Barrett食道腺がんのシーケンスが考えられている。欧米での食道がんの動向として扁平上皮がんの減少と腺がんの増加がみられ，逆流性食道炎の流布がBarrett食道や食道腺がんの増加をもたらしたと解釈されている。一方，現在のところ日本では食道がんの動向に著変はみられず，扁平上皮がんが大部分を占めている。欧米での逆流性食道炎は日本と比較してロサンゼルス分類のGradeが高い症例が多いことを考えれば，このような日本と欧米における食道がんの動向の差は逆流性食道炎の程度に帰因している可能性がある。

　潰瘍形成などの高度な粘膜剝離に対する粘膜の

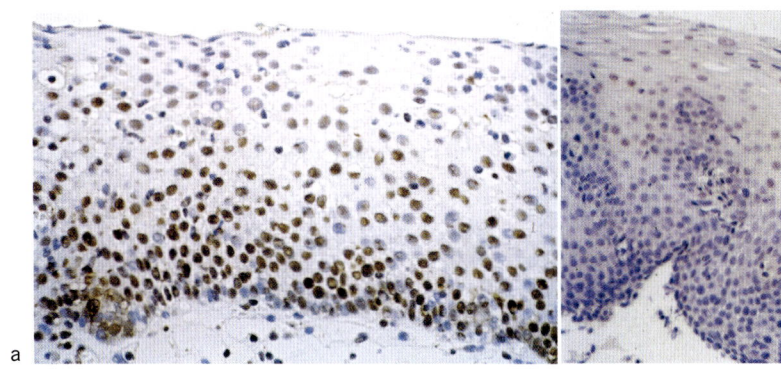

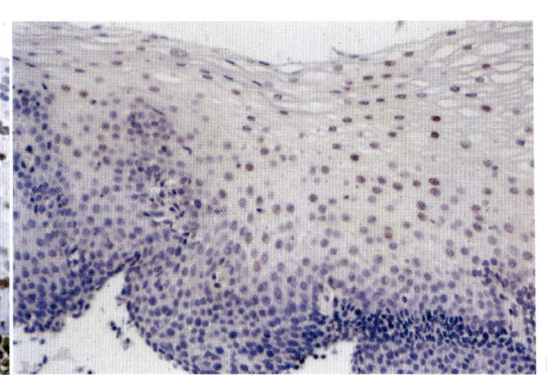

図1 逆流性食道炎における増殖関連因子に対する免疫組織化学
a：PCNA；基底側から表層にかけて多数の陽性細胞を認める
b：表層を中心に陽性細胞を認める

修復過程に，本来扁平上皮に分化する予定であった幹細胞の遺伝子にメチル化などのepigeneticな修飾が加わり，円柱上皮の形質が発現したものがBarrett食道であり，さらに種々の遺伝子異常が加わり，がんの形質を得たものがBarrett食道腺がんと考えられる。

一方，日本人にみられるような比較的軽症の粘膜傷害では，上述のようなダイナミックな粘膜の改築は起こらず，酸の逆流による持続性の慢性刺激により表層上皮細胞の脱落と上皮の再生が行われている。このような細胞回転が亢進した状況が続くと，細胞増殖の制御機構に破綻をきたすことが予想され，さらに種々の遺伝子異常が加わり中部・下部食道の扁平上皮がんへ進展すると考えられる。

食道扁平上皮がんでは，細胞周期の促進因子であるcyclin D1の過剰発現や遺伝子増幅が報告されており[37]，発がん過程の初期段階で異常が生じると考えられている。一方，cdk（cyclindependent kinase）の阻害蛋白でG1およびG1/S期における細胞周期の抑制因子として働くp21，p27などの異常も報告されている[38]。逆流性食道炎を対象としたわれわれの検討では，正常な扁平上皮ではPCNA，p21，p27は基底細胞層にのみに陽性を認め，内視鏡的にGrade B，Cを示し基底細胞増生が明らかな症例では，PCNA陽性の増殖細胞は著明に増加していた。しかし，内視鏡的にはGrade M，Aを示し，HE染色では乳頭層の血管拡張以外に著変を認めない症例のなかに，明らかなPCNA陽性域の拡大とp21，p27陽性細胞の発現異常が認められており，明らかな炎症や基底細胞増生などの変化がなくても，上皮の細胞周期調節機構に異常が存在していることを示唆するものと考えている[22〜26]（図1a, b）。

まとめ

われわれ日本人を取り巻く種々の環境や文化の変化，高齢化，さらにH. pylori陰性者の増加により，わが国における逆流性食道炎の増加が予想されている。現時点では，欧米型の重症逆流性食道炎は少なく，またこれに帰因すると考えられるBarrett食道やBarrett食道腺がんの頻度も少ない。わが国における逆流性食道炎に対する速やかな対応は，下部食道扁平上皮がんの減少とともにBarrett食道腺がんの蔓延を未然に防ぐものと考えられる。

文 献

1) 鈴木 孝, 服部和彦：食道炎の頻度と臨床像. 日消誌 74：1446, 1977
2) 古川徳昭, 小山孝則, 野田孝博, 他：胃食道逆流症（GERD）の頻度：内視鏡検査によるprospectiveな検討. 日消誌 94：191, 1997
3) 水間美宏, 小林正夫, 傍島淳子, 他：症候としての胸やけの頻度－消化器外来および人間ドックにおける検討－. 日消誌 94：223, 1997
4) Kahrilas PJ, Shi G, Manka M, et al：Increased frequency of transient lower esophageal sphin-

5) Clave P, Gonzalez A, Moreno A, et al : Endogeneous cholecystokinin enhances postprandial gastroesophageal reflux in humans through extrasphincter reports. Gastroenterology 115 : 115, 1998
6) Hirsch DP, Holloway RH, Tytgat GNJ, et al : Involvement of nitric oxide in human transient lower esophageal sphincter relaxations and esophageal primary peristalsis. Gastroenterology 115 : 1374, 1998
7) Carlsson R, Dent J, Bolling-Sternevald E, et al : The usefulness of a structured questionnaire in the assessment of symptomatic gastroesophageal reflux disease. Scand J Gastroenterol 33 : 1023, 1998
8) 食道疾患研究会, 編：食道炎の内視鏡診断基準. 金原出版, 東京, 1973
9) Savary M, Miller G : The esophagus Handbook and Atlas of Endoscopy. (ed Sassmann AG), Solothurn, Switzerland, 1978
10) Armstrong D, Bennett JR, Blum AL, et al : The endoscopic assessment of esophagitis : A progress report on observer agreement. Gastroenterology 111 : 85, 1996
11) 星原芳雄：逆流性食道炎の診断−内視鏡. 消化器病セミナー72, 逆流性食道炎−新しい視点（浅香正博, 編）. へるす出版, 東京, p 83, 1998
12) Bernstein LM, Backer LA : A clinical test for esophagitis. Gastroenterology 34 : 760, 1958
13) Shay SS, Abreu SH, Tsuchida A : Scintigrapy in gastroesophageal reflux disease : a comparison to endoscopy, LEPS and 24-H ph Score, as well as to simmultaneous pH monitarion. Am J Gastroenterol 87 : 1094, 1992
14) Paterson WG, Murat BW : Combined ambulatory esophageal manometry and dualprobe pH metry in evaluation of patients with chronic unexplained cough. Dig Dis Sci 5 : 1117, 1994
15) Kahrilas PJ, Quigley EMM : American Gastroentelogical Association ; Clinical esophageal pH recording : A technical review for practice guideline development. Gastroenterology 110 : 1981, 1996
16) Frierson HF : Histological criteria for the diagnosis of reflux esophagitis. Pathol Annu 1 : 87, 1992
17) Riddell RH : The biopsy diagnosis of gastroesophageal reflux disease, carditis, and Barrett's esophagus and sequelae of therapy. Am J Surg Pathol 20 (Suppl 1) : S 31, 1996
18) DiGiorgio CJ, Orenstein SR, Shalaby TM, et al : Quantitative computer-assisted image analysis of suction biopsy in pediatric gastroesophageal reflux. Pediatr Pathol 14 : 653, 1994
19) Ismail-Beigi F, Horton PF, Pope CE : Histological consequences of gastroesophageal reflux in man. Gastroenterology 58 : 163, 1970
20) Geboes K, Desmet V, Vantrappen G, et al : Vascular changes in the esophageal mucosa. An early histologic sign of esophagitis. Gastrointest Endosc 26 : 29, 1980
21) Kobayashi S, Kasugai T : Endoscopic and biopsy criteria for the diagnosis of esophagitis with a fiberoptic esophagoscope. Am J Dig Dis 19 : 345, 1974
22) 日下利広, 小野祐子, 平林かおる, 他：逆流性食道炎の病理. Mebio 16 : 21, 1999
23) 日下利広, 甲斐原司, 酒井太郎, 他：GERD 胃食道逆流症−診断 組織学的診断. Modern Physician 19 : 1543, 1999
24) 平林かおる, 日下利広, 小野祐子, 他：病態および診断 病理からみた診断上の問題点. Gastroesophageal Reflux Disease GERD の診断と治療−GERD の臨床と今日的意義−（常岡健二, 監；木暮喬, 星原芳雄, 編）. メディカルレビュー社, 東京, p 93, 1999
25) 藤田幹夫, 日下利広, 平林かおる, 他：逆流性食道炎−発症病理, 診断方法−病理診断法. 日本臨牀 58 : 1813, 2000
26) 井村穣二, 日下利広, 市川一仁, 他：GERD における病理診断の問題点と今後の展望. 消化器内視鏡 12 : 1531, 2000
27) Vadva MD, Triadafilopoulos G : Glycogenic acanthosis of the esophagus and gastroesophageal reflux. J Clin Gastroenterol 17 : 79, 1993
28) Black DD, Haggitt RC, Orenstein SR, et al : Esophagitis in infants. Morphometric histological diagnosis and correlation with measures of gastroesophageal reflux. Gastroenterology 98 : 1408, 1990
29) Lewin KJ, Riddell RH, Weinstein : Gastrointestinal pathology and its clinical inplications. Igaku-shoin, 1992

30) 木下芳一, 足立経一, 藤代浩史, 他：GERD の治療法の進歩. Mebio 6：17, 2001
31) Klinkenberg-Knol EC, Nelis F, Dent J, et al：Long-term omeprazole treatment in resistant gastroesophageal reflux disease：efficacy, safety, and influence on gastric mucosa. Gastroenterology 118：661, 2000
32) Katz PO, Anderson C, Khoury R, et al：Gastro-oesophageal reflux associated with nocturnal gastric acid breakthrough on proton pump inhibitors. Aliment Pharmacol Ther 12：1231, 1998
33) Katsube T, Adachi K, Kawamura A, et al：Helicobacter pylori infection influences nocturnal gastric acid breakthrough. Aliment Pharmacol Ther 14：1049, 2000
34) Peghini PL, Katz PO, Castell DO：Ranitidine controls nocturnal gastric acid breakthrough on omeprazole：a controlled study in normal subjects. Gastroenterology 115：1335, 1998
35) Klingler PJ, Hinder RA, Cina RA, et al：Laparoscopic antireflux surgery for the treatment of esophageal strictures refractory to medical therapy. Am J Gastroenterol 94：632, 1999
36) Landreneau RJ, Wiechmann RJ, Hazelrigg SR, et al：Success of laparoscopic fundoplication for gastroesophageal reflux disease. Ann Thorac Surg 66：1886, 1998
37) Jiang W, Zhang YJ, Kahn SM, et al：Altered expression of the cyclin D 1 and retinoblastoma genes in human esophageal cancer. Proc Natl Acad Sci USA 90：9026, 1993
38) Singh SP, Lipman J, Goldman H, et al：Loss or altered subcellular localization of p 27 in Barrett's associated adenocarcinoma. Cancer Res 58：1730, 1998

〔市川一仁・武田　純・井村讓二〕

1 胃がんに対する内視鏡治療 ── 総論と歴史 ──

　がん病変を確実に根治させる基本戦略は，がん病変を早期に診断することにつきる。胃がん多発国である本邦においては，胃がんに対する対策，特に早期発見に対する努力が長年にわたって行われてきた。

　この胃がんに対する早期診断は画像診断が中心的に検討された。胃X線検査においては二重造影法が導入され粘膜像が得られるようになり，胃内視鏡検査においては，色素内視鏡，電子スコープの導入により，より分解能の高い画像が得られるようになった。こういった画像診断の進歩，さらに，胃集団検診の一般化により，早期胃がんの診断が確実に行われるようになってきた。

　こういった早期胃がんは，外科手術によってほぼ確実な根治効果が期待されることになった。しかし，こういった早期胃がんの外科手術の積み重ねは，多くの早期胃がんが，リンパ節などへの転移が見られない病変であることを明らかにすることになった。すなわち，早期胃がんの多くは発生した胃粘膜の局所にとどまり，他への転移がないことが周知の事実になった。さらに，より小さな早期胃がんである微小，小胃がんが頻繁に発見されるようになってきた。そのため，すべての早期胃がんに一定のリンパ節郭清を伴う手術が必要となってきた。こういった背景ならびにQOLから優れた治療を求めるという社会的要請から早期胃がんに対する内視鏡治療が行われるようになる。ただ，外科手術で根治できる病変に対して，内視鏡治療を適用することによる一定の抵抗感があったのも事実であり，当時は外科手術の適応外の病変に限り検討するという制限があった。

　しかし，実際に内視鏡治療を行うにあたって，どういう病変を選択するのかという適応の設定が問題となった。さらに，いかなる治療法で治療すべきか，また，果たして期待すべき根治効果が得られるのかが検討されてきた。

　こういう疑問に一定の成果が証明された現状においては，さらに内視鏡治療の適応が拡大できないのか，また，一定に発生する遺残の異時性多発早期胃がんに対して，いかに対応すべきか検討されている。こういった内視鏡治療における歴史的背景と，今後の課題について明らかにする。

1．内視鏡治療の手技

　内視鏡が診断から治療への模索を始めた治療内視鏡の導入時より，早期胃がんに対するアプローチが行われている。この治療法の先達としては，1969年，常岡[1]が内視鏡的ポリペクトミーによる隆起型早期胃がんの治療の可能性を示唆した。また，1970年，氏家ら[2]は早期胃がんにマイトマイシンを局注し，治療を試みた歴史がある。しかし，早期胃がんに対する内視鏡治療が根治療法を目指して，本格的に取り組まれたのは，レーザー内視鏡の登場後である。1979年，水島ら[3]の報告に始まり，多くの施設で検討が行われた。

　最初に行われた治療は，YAGレーザー，マイクロウェーブによる熱凝固作用で治療しようとするものであった。また，腫瘍親和性光化学物質の前投与後，低出力の色素レーザーまたアルゴンレーザーの照射により，がん細胞内に光化学反応を発生させ，腫瘍を壊死に至らせる光化学療法（PDT；photo-dynamic therapy）も検討されてきた。この治療は用いられている薬剤の半減期が長いため，長時間の斜光を要す点が欠点であった。そのため，現在，半減期の短い薬剤による治療法が検討されている。また，長年検討された

フォトフィリンによるPDTも保険適応となってはいるが，切除法によって切除が難しい早期胃がん病変に適応が限定されたものとなっている。

こういう熱凝固による組織破壊法に対して，内視鏡により大きな組織片を把持する試みが行われていた。これはポリペクトミーの適応を拡大するために，また，生検組織片があまりに小さいため，その欠点を補うことを目的に開発が行われた。内視鏡下に大きな組織片を採取するには，穿孔，出血などの偶発症が生じないように，また，目的とする病変は完全に切除するという，相反する作用に明確に答えを出す必要性があった。このようなことを目的に，HSE-ER (hypertonic saline epinephrine endoscopic resection)[4]，Double snare polypectomy[5]，Strip biopsy[6]が開発された。

HSE-ERは病変の周囲をHSE局注後に針状メスで切開する手技である。この手技は広範な切除を可能としたが，針状メスで切除するため，一定の深さの切開が難しく，穿孔が一定の頻度生じることが課題であった。この手技が基本となってITナイフによる切除法が後に開発されることになる[7]。

Double snare polypectomyは一方のスネアに病変を持ち上げて，他方のスネアで切除する手技である。そのため，病変が隆起性病変に有用な手技であった。

Strip biopsyは粘膜下に生食を注入し，局注によって生じた隆起を把持鉗子で固定し，スネアで絞って切除する方法である。粘膜下に生食を局注することにより，陥凹性病変でも容易に切除できるとともに，生食が粘膜下と筋層との間に存在するため，筋層への高周波電流による作用が少なくなり，穿孔などの偶発症を阻止することを目的として開発された。

この生理食塩水が介在することがいかなる電気生理学的意義があるのかが検討されている。それによると，生食が注入されるため，また，広い粘膜をスネアで絞るため，局所の高周波抵抗が低下する。通常のポリペクトミーでは局所の高周波抵抗が増し，ジュール熱が局所に発生し，局所の水分が失われる。それにより，局所に火花発電が生じて組織が切除される。

しかし，strip biopsyによる生食局注は局所の高周波抵抗が低下するため，通常のポリペクトミーの手技とは異なる切除が必要となっている。すなわち，局所にジュール熱を発生させ白色化させるほど通電すると，局所のみならず，深部組織へ通電させることになり，穿孔などの偶発症を起こす引き金になり得る。そのため，本法においては，白色化する前に切除する必要があることが明らかになっている[8]。

こういった組織切除法と熱凝固作用による組織破壊法のどちらを用いるべきかという検討が以前行われた。手技的にはレーザー内視鏡などの組織破壊法が容易であるが，病変が切除回収でき，適応，効果判定が組織学的に実証できる点で，組織切除法が第1選択の治療法として選択された。

この切除法には出血，穿孔の偶発症が少なからず報告されてきた。出血に対してはクリップによる縫縮術が予防止血においても，出血後の治療においても効果的である。また，穿孔においては，クリップによる縫縮，胃液の持続吸引などの保存的量法でかなりのものがコントロールできることが明らかになっている。

また，strip biopsyの手技では完全切除例が7割前後にとどまるため，完全に病変を切除する手技の開発が行われている。注入する液体を粘稠度の高いものにすると，隆起が持続して切除しやすいということから，50%グルコース・脂肪乳剤の局注が検討された。現在，ヒアルロン酸を注入する方法が検討されている。また，大きな切除を確実にするため，4点同定法[9]，さらにITナイフによる切除が行われてきている。このように，切除法が開発されてきているが，外科手術のようにかなりの時間がかかっていること，偶発症が増加してきていることが問題点として指摘されている。

2．適応・効果判定の設定から適応拡大へ

早期胃がんに対する内視鏡治療はあくまでも局所治療法である。そのために，局所にとどまっている病変を選択して治療することが絶対条件になる。mにとどまる早期胃がんでリンパ節転移は1

～4％，sm浸潤で20％前後にリンパ節転移が明らかになっている。そのため，理論的にはほとんどの早期胃がんは内視鏡治療の適応となり得る。しかし，実際にはリンパ節などへの転移の有無の実証が術前の画像診断では不可能である。そのため，過去の外科手術材料の病理学組織学的検討から，リンパ節などへの転移がない病変が選択され，適応とされた。潰瘍のない深達度mの分化型腺がんで隆起型は2cmまで，陥凹型は1～2cmまでとする報告が多かった。最近示された胃がん学会の内視鏡学会のガイドラインでは，「2cm以下の肉眼的粘膜がん（m）と診断される病変で，組織型が分化型（pap, tub 1, tub 2）。肉眼型は問わないが，陥凹型ではUl（－）に限る」を適応としている。

しかし，こういった適応は，早期胃がん全体の2割前後にあたり，さらなる適応拡大は可能である。また，QOLから優れた治療法として本治療法が位置づけられるにつけ，適応拡大への検討がなされている。従来の外科手術材料の病理組織学的検討から適応拡大の可能性が指摘されている。

深達度に関しては，sm microinvasion（sm1）にとどまる分化型胃がんにおいても[10]，リンパ節転移がないことが明らかにされている。大きさに関しては，潰瘍を有さないmにとどまる分化型胃がんは3cmまで[11]，また，大きさに関係なく転移はないという報告がなされている。さらに，未分化型も5cm以下のmにとどまる潰瘍を有さない病変に関しても本治療の適応であるという報告もある。

しかし，こういった原発病変の正常から適応拡大をするという間接的設定では一定の限界が生じる。そのため，直接的にリンパ節転移の有無を証明する検討がなされてきている。

センチネルリンパ節は領域リンパ節のなかでももっとも早く転移するリンパ節として定義されている。すなわち，このセンチネルリンパ節に転移がなければ，他のリンパ節にも転移がないと診断できるという概念である。すでに乳がんなどで縮小手術の基準となって実際に用いられている。このセンチネルリンパ節の生検により，リンパ節転移がないという直接的証明を行おうというものである。現在手術中，また，腹腔鏡下でこのセンチネルリンパ節の有無が検討されている。パテントブルー，ICGなどの薬剤によって検討され，センチネルリンパ節の概念が早期胃がんで有効なのかが検討されてきている[12]。ただ，このセンチネルリンパ節は，現在は開腹下で検討されているため，これを内視鏡治療の適応決定に用いるには多少無理がある。すなわち，開腹下でセンチネルリンパ節が転移陽性とわかって，あえて内視鏡治療をするより，すでに開腹しているので，縮小手術で済ませる方が合理的であるからである。直接的な適応決定の試みをいかに内視鏡治療の選択の範囲ですませることができるのかが今後の課題である。現在行われている超音波内視鏡でのFine needle aspiratoryがこの問題を解決してくれる可能性が期待されている。

内視鏡治療は転移がないと推定される早期胃がんに対して，できるだけ少ない治療侵襲で局所治癒を得ることを目的としている。そのために局所の効果判定が不可欠となる。早期胃がん病変を局所根治するために，どういう切除が必要なのか，そのminimumの設定をすることがこの効果判定の意義といえる。すなわち，それ以上に切除されていれば局所根治が得られているという基準を設定することである。

そのため，切除標本を伸展固定し，病変をAH法（Alucianblue Hematoxylin）で染色して実体顕微鏡観察する。病変の境界が切除断端に近い部位を中心にして2mm間隔で組織切片を作成する。そして組織切片において周囲に正常粘膜が存在することを確認して完全切除例とした。問題は周囲にどれだけの正常粘膜が存在する必要があるのかが検討された。数腺管の正常粘膜が周囲にあれば十分であるという報告があった。これは実体顕微鏡下で正常粘膜が周囲を取り囲んでいることが重要であり，組織切片はその確認で十分であるという考えに基づいていた。また，2mm20腺管が必要であるという報告もあった。これは，病変周囲に微小多発病変が少なからず存在するという経験に基づいていた。胃癌学会のガイドラインは1mm10腺管が必要であるとしている。

この効果判定は一括で切除された症例での判定であり，分割切除に関しては明確な効果判定がない。分割切除に関しては，側方断端は判定不能で

あり，垂直断端はmにとどまることを設定するにとどまっている。

3．遺残病変，異時性多発早期胃がんに対して

早期胃がんに対する内視鏡治療は治療侵襲を少なくすることを目的としている。そのために，治療範囲は局所治癒するできるだけ少ない範囲に限定することになる。また，治療法によっては，ゆとりを持った切除が困難なことが少なくない。そのために，一定の遺残が生じることになる。

この遺残病変の発生に関しては，一括切除で完全切除例に生じることはない。不完全切除で分割切除となった症例に発生することになる。このことは，これまで行われてきた効果判定が妥当であることを証明している。この遺残成因として分割切除，特に治療手技によるものが推定されている。一方において，分割切除される場合には，かなり広範囲に切除される症例が多く，そのなかにも遺残が発生することも少なくない。また，遺残は切除した潰瘍瘢痕の周囲に発生する。そのため，病変の範囲の設定の間違いなのではないかという意見もある。いずれにせよ，不十分な治療あるいは間違った病変の診断のいずれか，また，両方の要因により遺残は発生する。

そのために，周囲を多点の生検で範囲を設定しよういう試み，マーキングをきちんとして切除しようという治療が行われている。遺残を発生させないように，広範囲の切除を行う施設，また，内視鏡治療が難しい病変に対しては，腹腔鏡切除を選択する施設もある。

この遺残病変は病変のなかに潰瘍を形成するため，その人工潰瘍がリンパ節などの転移をきたす要因となり得るか否かが不明であった。そのため，遺残病変に対して外科手術を選択するか，追加の内視鏡治療で対応するかの議論がなされている。ただ，mにとどまる遺残病変に対しては，内視鏡治療で根治効果が得られることが，多くの施設で報告されている。

このmにとどまる段階で，いかに遺残病変を発見するかが次の課題である。この遺残病変の診断に頻回の内視鏡診断は不必要であり，1ヵ月，6ヵ月，1年の経過観察で十分であると報告されている[13]。

遺残病変の発生は，内視鏡治療においては最大の問題であるが，現在の適応病変であれば内視鏡治療の範囲で対応できることが明らかになってきている。

また，内視鏡治療においては胃粘膜が治療前とまったく変わらない形で残ることになる。そのために，QOLから優れているとはいえるが，逆に異時性多発早期胃がんの発生に注意が必要となる。$H.\ pylori$ の除菌により，この異時性多発早期胃がんの発生が抑制されるという報告がある[14]。また，1〜2年の経過観察で異時性多発病変は内視鏡治療の適応病変で発見され，外科手術をしないで内視鏡治療で根治されるという報告もある[15]。

遺残病変の発生，異時性多発早期胃がんの発生は，治療後の最大の問題点であるが，外科手術の治療法の選択の必要はほとんどなく，内視鏡診断，内視鏡治療の範囲で対応できる。

4．総括と今後

早期胃がん，特に微小，小胃がんといった病変が見つかるようになってきた。こういった病変に対して，外科手術せずに，できれば，生検と同じ負担で治療できないのかという夢から，この治療は発生した。この20年あまり早期胃がんに対する内視鏡治療は検討され，根治効果が明らかになり，一般的治療法として位置づけられるようになってきている。この治療は小さな早期胃がんに対して，できるだけ少ない治療侵襲で局所治癒させることが目的で行われているものである。その結果，根治効果が得られ，さらに胃機能が遺残するため，QOLから優れた治療法として位置づけられるようになってきた。

さらに，QOLに優れた治療法を求める時代的背景から，その適応拡大が行われてきているのが現状である。ただ，QOLの圧力で安易に適応拡大するのは危険であり，一つ一つの事実の積み重ねが必要であるといえる。

一方において，外科領域において，腹腔鏡を用いての治療法が開発され，一定のリンパ節郭清が腹腔鏡下に行われるようになってきている。そのため，リンパ節への転移を伴っている可能性があるか否かの診断が切除範囲を決めるとともに，治療法としての選択に重要になってくる。

それとともに，小さな胃がんをいかに客観的に見つけるかが，内視鏡治療の前提として重要といえる。確かに，画像診断の精度が向上するにつれ，微小，小胃がんの診断頻度が上昇してきた。しかし，どうして診断しているのかといえば，色，形による主観診断の枠を越えているとはいえない。この診断手法をいかに客観化するかが今後の課題といえる。そのため，がんの自家蛍光を用いた診断手法が検討されているが，食道のルゴール染色法，大腸の拡大内視鏡の精度に追いついていないというのが現状である。

文献

1) 常岡健二, 内田隆也：われわれの考案した内視鏡下の胃ポリープ切断採取法. Gasteroenterol Endosc 11：174-183, 1969
2) 氏家 忠, 他：ファイバースコープによる直視下胃壁内注射に関する研究（第4報）. 早期胃癌に対する局所療法（マイトマイシン使用）の試み. Gasteroenterol Endosc 12：310, 1970（抄）
3) 水島和雄, 他：YAGレーザーの臨床への応用（第2報）. Gasteroenterol Endosc 21：1289-1296, 1979
4) 平尾雅紀, 小林多加志, 長谷良志男, 他：胃の腫瘍性病変に対する内視鏡的切除法. Gasteroenterol Endosc 25：1942-1953, 1983
5) 伊谷賢次, 竹腰隆男, 藤井 彰, 他：異型上皮, 早期胃癌に対する endoscopic double snare polypectomy (EDSP) の評価. Prog Digest Endosc 26：130-135, 1985
6) 多田正弘, 村田 誠, 村上不二夫, 他：Strip off biopsy の開発. Gasteroenterol Endosc 26：833-839, 1984
7) 小野裕之, 後藤田卓志, 近藤 仁, 他：ITナイフを用いた EMR へ適応拡大の工夫－消化器内視鏡 11 (5)：675-681, 1999
8) 市川義人：内視鏡と電気メス－特集電気メスの新潮流. Clinical Engineering 12 (3)：227-231, 2001
9) 稲土修嗣, 田中三千雄：Strip biopsy における4点固定法の開発と胃病変に対する臨床的評価. Gasteroenterol Endosc 36：939-948, 1994
10) 加藤 洋, 柳沢昭夫, 宇都出公也, 他：早期胃癌におけるより安全で信頼性の高い内視鏡切除－病理の立場から. 消化器内視鏡 5：1153-1159, 1993
11) 大柴三郎, 芦田 潔, 田中雅也, 他：切除材料からみた早期胃癌内視鏡的切除の適応拡大の可能性－多施設集計による検討. 胃と腸 28：1421-1426, 1993
12) 三輪晃一：胃癌縮小手術における根治性確保の工夫－内視鏡的リンパ系抽出法. 医学のあゆみ 170：940-941, 1994
13) 多田正弘, 時山 裕, 中村弘毅, 他：早期胃癌に対する内視鏡治療の効果判定－特に不完全切除例の効果判定. 胃と腸 33：1559-1565, 1998
14) Uemura N, et al：Effect of Helicobacter pylori eradication on subsquent development cancer early gastric cancer. Cancer Epidemiology Biomarlors and Preventive 10：639-642, 1997
15) 多田正弘, 檜垣真吾, 松元裕輔, 村上敦司, 廖 昭銘, 苅田幹夫, 柳井秀雄, 沖田 極：術後経過からみた早期胃癌内視鏡的根治切除の限界と対策－長期経過からみた Strip biopsy の問題点と対策（特に同時・異時性多田正弘多発病変の検討）. 胃と腸 28 (13)：1441-1451, 1993

（多田正弘・田中祥介・有馬美和子）

II 胃がん

2 EMRの適応を越える早期胃がんの内視鏡治療

　早期胃がんに対する内視鏡的粘膜切除術（EMR）が開発されてから約20年になろうとしている。この間，早期胃がん症例数の増加に伴い対象となる早期胃がん症例も増加している。また，内視鏡の普及に伴いEMRを手掛ける施設も増加し，そのようななかでEMRの適応となる早期胃がんについても現在までに一定の見解が得られており，「隆起型で長径2cm以下の分化型mがん，陥凹型で長径1cm以下のUl（−）分化型mがん」としている施設が多い[1〜5]が，独自の適応基準を設定している施設も散見される（表1）。この適応を越えるものに対しては相対的治療適応のある場合にEMRが行われているが，切除組織の病理組織所見で切除断端陽性や脈管侵襲を認めたものに対しては追加治療として外科手術を選択する施設が多く[6〜10]，「適応を越える早期胃がん」が内視鏡治療のみで経過観察された場合の予後についてはこれまで評価されたことはなかった。そこで，今回われわれは内視鏡治療だけで経過観察しているEMR適応外症例をも含むあらゆる症例でEMR後の予後について検討を行った。

1. 対　象

　対象は1983〜1998年の間に当センターにおい

表1　各施設におけるEMRの適応基準

年代	発表者	施設	大きさ			組織型
			隆起型	陥凹型	深達度	
1993	長山	大阪市大第I外科	問わない（sm≦1cm）	≦1cm	m	問わない
1993	山本	社保埼玉中央外科	≦2cm	≦1cm	m	問わない
1993	小野	岩手県立中央	≦2cm（分化）≦0.5cm（未分化）		m	
1995	磯崎	大阪医大消化器外科	＜1cm（ul（−））			問わない
1996	小林	神奈川県立がんセンター第3外科	≦2cm	≦1.5cm	m	分化
1997	井田	朝日村上記念内科	≦2cm（分化）≦1cm（未分化）		m	
1997	石原	癌研消化器外科	≦2cm（UI（−））			未分化では
1997	桜本	北里大学外科	≦2cm	≦1cm（UI（−））	m	分化
1998	上原	山田赤十字外科	≦2cm（分化）≦1cm（未分化）		m	
1999	加治	富山県立中央外科	≦4cm	≦2cm（UI（−））	m	分化
2000	石後岡	勤医協中央外科	問わない（UI（−））		m	分化

表2　mがんのリンパ節転移率（1994）

	症例数	転移率
国立がんセンター	1315	3.4
東京女子医大消化器病センター	1128	2.8
癌研付属病院外科	1120	1.4
都立駒込病院外科	978	1.1
大阪府立成人病センター外科	870	3.6
愛知県立がんセンター消化器外科	848	1.7
新潟県立がんセンター外科	813	2.1
京都府立医大第2外科	253	3.5
山梨医大第1外科	148	1.4
横浜市立大学第2外科	126	2.4
		平均 2.34%

表3

術前・術中のがんの進展度	Practice	Research
Stage Ⅰa	EMR 開腹縮小手術（DⅠ+α）	腹腔鏡下局所切除
Stage Ⅰa（smがん） Stage Ⅰb	縮小・標準切除＋D2郭清	縮小手術 機能温存手術（PPG，迷走神経温存など）
Stage Ⅱ Stage Ⅲa（T4除く） Stage Ⅲb（T3, N2）	標準切除＋D2郭清	術後化学療法 Neoadjuvant 予防的拡大手術（脾摘，LUAE，D3など）
Stage Ⅲa Stage Ⅲb（T4 or bulkyN2）	治療的拡大手術（他臓器合併切除＋D2以上郭清）	術後化学療法 Neoadjuvant 予防的拡大手術
Stage Ⅳ Stage Ⅳ（根治不能）	治療的拡大手術 姑息手術，化学療法 放射線療法	Neoadjuvant Neoadjuvant 化学療法

てEMRを施行された441症例（490病変）で，平均年齢は68±9歳，男女比は3.6：1である。

2．EMRの適応

当初1cm前後の隆起型mがんがpolypectomyの延長として治療され根治した症例の報告[11]が散見されるなかで，より大きな生検組織を得る技術として多田ら[12]によりEMR法が開発されたが，内視鏡技術や処置具の進歩に伴いかなりの大きさのものまで切除可能であることが示されるに至り，臨床的にはリンパ節転移再発の可能性が常に危惧されてきた。学会においても早期胃がんEMR治療における適応がしばしば議論され，各医療機関における早期胃がん外科手術症例の検討から，リンパ節転移の可能性がきわめて低いmがん症例（表2）が対象とされ，①隆起型では，大きさ2cm以下の分化型mがん，②陥凹型では，大きさ1cm以下のUl（−）分化型mがんとのコンセンサスが得られた。

その後，日本胃がん学会により胃がん全般に対する治療法の指針が検討され（表3），早期胃がんに対するEMR治療はやや適応が拡大され，次

表4 対象症例

期間	：1983～1998年
症例数	：441症例（490病変）
平均年齢	：68±9歳
男女比	：3.6：1
適応病変	：373病変（76.1％）
非適応病変	：117病変（23.9％）

表6

	切除組織断端	局所生検
A群	−	−
B群	＋	−
C群	＋	−→＋
D群	＋	＋

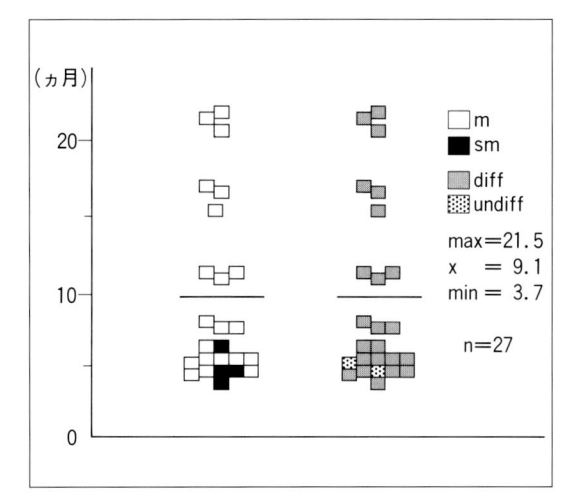

図1 遺残再発症例における生検陽性化までの期間

表5 EMRの適応から見た治癒切除群と非治癒切除群の比較

	適応病変（％）	非適応病変（％）			
		大きさ	深達度	組織型	計
治癒切除群	312（63.7）	39	27	14	80（16.3）
非治癒切除群	61（12.4）	12	17	8	37（ 7.6）
計	373（76.1）	51	44	22	117（23.9）

適応病変での遺残再発率は61/373（16.4％）
非適応病変では37/117（31.6％）

のような指針が示されている。すなわち，大きさ2cm以下の分化型mがんで陥凹型においてはUl（−）を条件とする。

この適応基準に基づいて，1983年以降1998年末までに当センターでEMRを施行した早期胃がん症例を分類したものが表4である。これまでの適応基準では陥凹型がんの適応を1cm以下とすることが多かったため，全体の約27％が適応外となっていたが，今回，陥凹型においても2cm以下を適応と考えることで，適応症例は全体の76.1％と増加している。結局，これ以外の症例ではリンパ節転移の可能性が高く，相対的治療適応以外にはEMRの対象となることはないが，表5からわかるように全体の23.9％が適応外病変であり，1項目だけが適応外となっているものの内訳は大きさ29.2％，深達度39.6％，組織型16.7％，2項目が適応外となっているものの内訳は大きさ＋深達度7.3％，深達度＋組織型6.3％，大きさ＋組織型0％，さらに3項目とも適応外となっているものは1.0％であった。

3．EMRの適応と治癒切除率

EMRの適応が治癒切除率にどう影響するかを検討するに際して，治癒切除について一定の基準を設ける必要がある。EMRでは高周波電流を用いて病変を切除するため，切除断端においていわゆるburning effectが経験される。そのため，切除断端が病変の境界に重なった症例においては，断端陽性であっても遺残再発する場合としない場合とがあり，ある期間経過観察してはじめて局所の治癒が確認される。また，この場合，EMR後局所の生検がしばらくの間陰性と診断され，その後陽性化することも経験される。このような症例ではおそらく遺残組織が極端に少ないため，

表7 分割切除と遺残再発

分割切除数	病変数	遺残再発数（率）
1	418	76 (18.2)
2	48	14 (8.5)
3	17	6 (35.3)
4	5	1 (20.0)

EMR後しばらくは組織の熱変性の影響で遺残がん組織を診断し難いことや，がん組織を正確に生検できなかったことによる偽陰性の可能性が考えられる。このような観点から切除組織断端とEMR後局所生検におけるがんの有無によりEMR症例を分類すると，その経過から表6に示す4群に分類することが可能である。ここで，局所生検陰性が陽性化するような症例はC群にあたり，C群の各症例において生検が陽性化するまでの期間を表したものが図1である。これより切除断端陽性でEMR後しばらくは局所生検陰性であっても，遺残のあるものの75%が1年以内に，残り25%は2年以内に生検陽性となっており，2年を超えて生検が陽性化した症例をこれまでに経験していない。したがって，現時点ではEMR後局所の生検が2年以上陰性であれば局所における治癒は得られていると判断している。

そこで2年以上の期間にわたって局所生検陰性が確認されている症例を治癒切除症例と考え，1998年までの症例を対象に適応症例と非適応症例とで，治癒切除群と非治癒切除群とを比較検討したものが表5である。これによると適応症例では非治癒切除となる割合が16.4%であるのに対し，非適応症例では31.6%と約2倍であり，その原因として大きさや組織型よりも深達度の影響が大きくなっていることがわかる。

適応を越える大きさの病変で治癒切除となっている症例では，分割切除されているものが多く，表7に示すように分割切除数と遺残再発率との間には相関を認めない。したがって，一括切除困難な大きさの病変に対しスネアーによるEMRを施行する際には，一括切除に拘るよりも竹下ら[13]の主張する計画的分割切除を行うことで，むしろ遺残再発を減らすことができると考えられる。

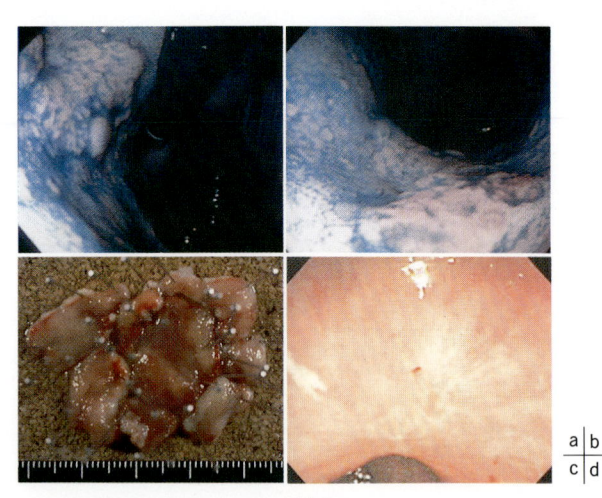

図2

【症例1】77歳，男性

胃体上部から下部の小彎に広がる縦軸方向に長い広範Ⅱa病変（図2a, b）で，これに対し分割切除を行った。切除時の記載に従い，これをコルク板上に固定したものが図2cで，4×3 cm前後の病変と見られる。組織学的には高分化腺がんで，深達度はmであった。断端については完全な再構築が難しいため評価できないが，EMR後3年を経過して遺残再発を認めていない（図2d）。

4．遺残再発はEMRの否定的要因か？

竹腰ら[14]は，胃角小彎，胃体部前後壁，および噴門部では切除断端陽性率が高く，がん遺残率が20〜25%以上になっているとし，これらの領域のEMRは慎重でなければならないとしている。また，荒井ら[15]は，多発早期胃がんの発生頻度が早期胃がん全体の18.9%に及ぶとして，EMRの適応に慎重でなければならないとしている。また，大柴ら[16]も，EMRの適応として「病巣を完全に切除すること」をあげ，がん巣の遺残を避けるために1回で完全切除が行われなければならないとしている。石後岡ら[7]も平賀ら[17]や赤松ら[18]の論文を引用して，「断端陽性または不明例に対しては経過観察ではなく，追加外科切除を施行し根治性を重視すべきである」と述べている。藤田ら[8]

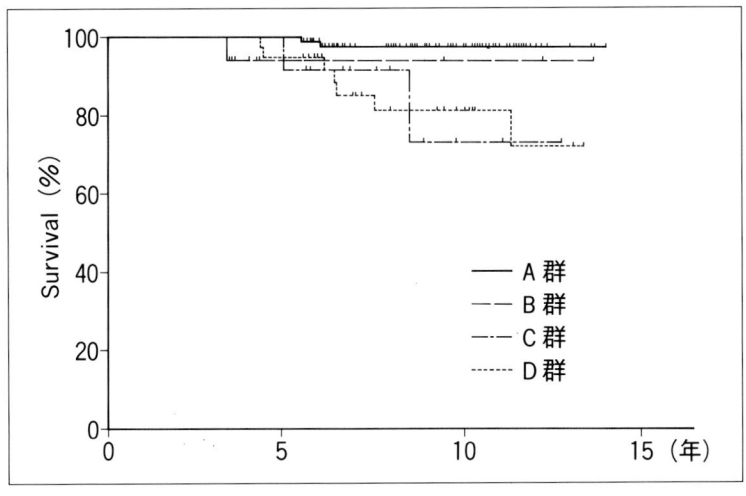

図3　各群における生存率

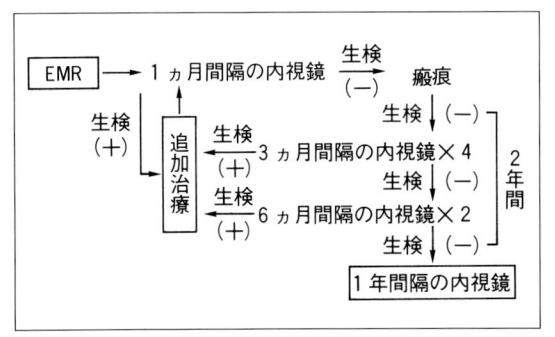

図4　C群症例の検討から導入したEMR後サーベイランス

表8　遺残再発89症例の経過

根治	外科手術	他病死	がん死	不明
57	17	6	0	9

も，EMR後断端陽性症例に対しては，遺残部位が不確実になりやすく，初回EMRの瘢痕部に対しての再EMRは困難であるとの考えから，腹腔鏡下手術を含めた追加切除を行うとの立場である．加治ら[10]もEMRでは一括切除を原則とし，切除後組織診断で不完全切除が疑われた場合，外科的切除を考慮する必要があると述べている．これらの意見はいずれも遺残再発が内視鏡治療の根治性を低下させるとの考えに基づいているが，われわれは早期に適切な診断がなされる限り，遺残再発は決して予後を悪化させないと考えている．図3は他病死を含む各群の生存曲線を示したものであり，C，D群で生存率が悪化している原因はいずれも他病死によるもので，逆に本来EMRの適応にはならないような重篤な合併症を有する症例に対し，相対的治療適応としてEMRを行っている症例で必然的に遺残再発をきたしていると考えることができる．

EMRを早期胃がん治療として選択している施設において，適応病変であっても切除断端陽性例や遺残再発例に対し外科手術を選択している施設がほとんどであり，まして適応外病変に対しては積極的に内視鏡治療で根治を目指すという施設は皆無である．確かにそのような症例に対し追加外科手術を施行し，リンパ節転移を認めたとする報告も散見されるが，はたしてそのリンパ節転移が遺残再発をきたしたために発生したものであるかという点に関しては不明である．われわれはこれまでに遺残再発症例89例を経験し，外科手術あるいは他病死した23症例を除く57症例に追加内視鏡治療を施行し，2年以上の経過観察期間（最長118ヵ月，最短24ヵ月，平均55.2±25ヵ月）を経た現在，全例で根治が得られている（表8）．この間，腹部超音波検査やCT検査でリンパ節転移や遠隔転移を認めていない．すなわち，遺残再発は内視鏡的治療を継続できる症例において，予後の悪化要因にはならないと考えられる．

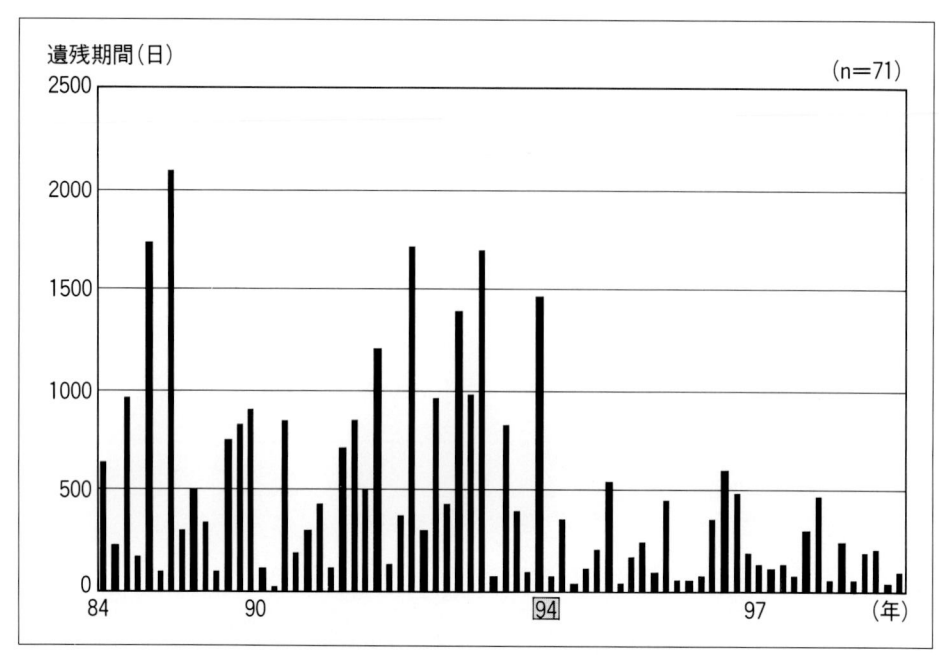

図5　遺残再発症例における遺残期間の推移

われわれは早期胃がんEMR後の遺残再発病変の根治性を低下させる要素として，二つのことがあると考えている．一つは初回EMR後遺残再発が発見されるまでの期間である．すなわち，遺残再発病変の発見が遅れることで遺残再発病変の増大をきたし，根治までに必要とされる追加内視鏡治療回数も多くなると考えられる．このようなことを防ぐためには遺残再発病変の早期発見が必要とされ，その手段として，①早期胃がんEMR後サーベイランスを一定の計画に基づいて行う．②できる限り小さいうちに遺残再発病変を発見する．①については，先に述べたC群症例の検討に基づくサーベイランスを計画的に行っており(図4)[19]，②については1994年以降，拡大内視鏡を用いた経過観察により遺残再発病変の早期発見が可能となっている[20]．これにより遺残再発病変において，根治が得られるまでの遺残期間の短縮を認めている（図5）．

まとめ

一般に，早期胃がんに対するEMRは適応病変に対する根治的治療と外科手術不能例に対する姑息的治療とに分けて考えられてきたが，われわれは非適応病変であっても内視鏡的治療により十分根治を期待できる症例のあることを経験しており，内視鏡的治療が選択された症例に対しては，状況に応じた治療法を組み合わせることであくまで内視鏡治療による根治を目指すべきと考えている．

今回の検討で示したように，EMR後遺残再発をきたした病変においても，適切な発見時期および内視鏡治療法を選択することで内視鏡的治療のみで根治を得ることが可能であり，その間，リンパ節転移や遠隔転移をきたした症例を経験していない．また，EMRの適応になる症例に比較し，リンパ節転移の可能性がおよそ10倍は高いと考えられる症例においても，これまで相対的治療適応として内視鏡的治療を施行し，リンパ節転移や遠隔転移をきたした症例を経験していない．このことはそのような症例でたまたまリンパ節転移がなかったと考えることもできるが，今後，このような症例が増えるに従い，リンパ節転移はあってもEMR後それら転移巣がviableとならずに消退したと考える可能性も生まれてくる．辻谷ら[21]も指摘するように，縮小手術といえども術後3ヵ月前後は栄養状態が悪化し，術前の状態に復するのに1年を要するとすれば，その間に低下した免疫機能の下でリンパ節に転移したがん病巣が

図6

a	b	c
d	e	f

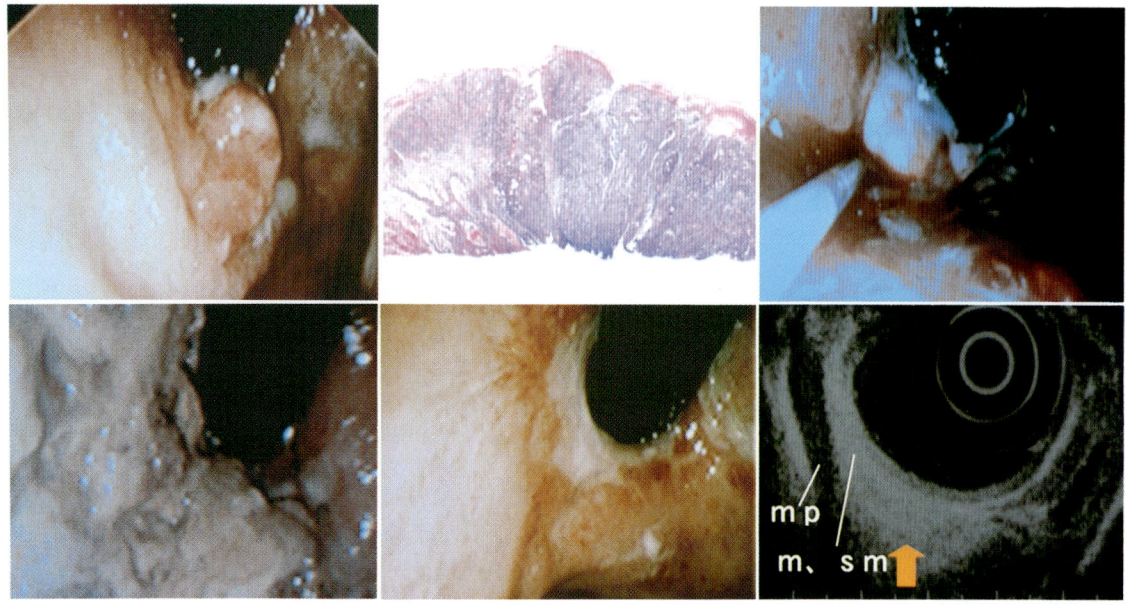

図7

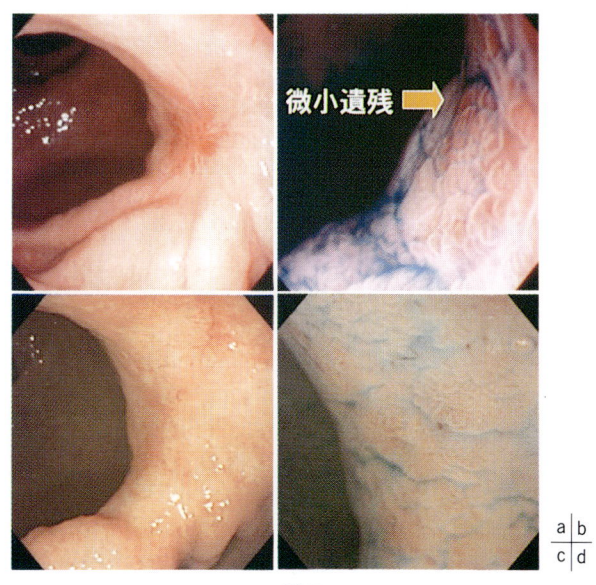

a	b
c	d

微小遺残 →

viableとなる可能性は，内視鏡的治療に比較し外科手術治療で明らかに高いと考えられる．われわれはこのような面からリンパ節転移や脈管侵襲を検討することも，21世紀の消化管がんに対する内視鏡的治療の適応を考えるうえで重要になってくると考えている．

【症例2】84歳，女性

噴門部後壁に辺縁の粘膜下腫瘍様隆起を伴う陥凹性病変を認め，陥凹内にも隆起を伴っている（図6a）．内視鏡所見より粘膜下層への広範ながん浸潤が疑われたが，基礎疾患の糖尿病に伴う腎機能障害などの合併症を認め，かつ高齢であることより，内視鏡治療を選択した．最初，陥凹内の隆起部分をEMRを施行し，切除組織全域に広がるがんの存在から，広範な粘膜下層域へのがん浸潤が確認された（図6b）．隆起部を取り除いた後の陥凹面に対しエタノール局注を計15回施行し（図6c），局注後は厚い白苔に覆われた広範な潰瘍が形成された（図6d）．潰瘍が治癒した後の領域性瘢痕（図6e, f）に遺残と見られる所見はなく，その後，心筋梗塞で亡くなるまでの6年間リンパ節転移や遠隔転移を含む再発を認めず，通常の日常生活が可能であった．

【症例3】61歳，男性

胃体下部後壁にⅡc病変を認めEMRを施行した．切除組織片はtub 1，大きさ19×15 cm，深達度sm 1で断端陽性であり，遺残病変に対しエタノール局注を施行した．経過中，局所生検の陰性化が得られずに局注を繰り返し，計8回施行し

た時点（図7a）で，局注後の瘢痕部に拡大内視鏡観察で微小遺残を認めた（図7b）。これより同部に対し，さらに2回のエタノール局注を追加し（図7c），拡大内視鏡観察により遺残の消失を確認した（図7d）。この間，生検により約1600日間にわたって局所の遺残が確認されたがリンパ節転移や遠隔転移を認めず，その後4年間遺残再発を認めていない。

文献

1) 春日井達造, 伊藤克昭：胃腫瘍の内視鏡的治療とその遠隔成績；全国主要施設に対するアンケートの集計報告. Gastroenterol Endosc 30：160-173, 1988
2) 西田寿郎, 春間 賢, 田中信治, 他：高齢者早期胃癌に対する内視鏡治療法の検討；内視鏡的治療と外科的治療の予後の比較. 日老医会誌 30：376-381, 1993
3) 鈴木博昭, 増田勝紀, 藤崎順子, 他：早期胃癌の内視鏡治療の適応と治療法の選択. Prog Dig Endosc 42：26-31, 1993
4) 出口 康, 磨伊正義：早期胃癌の内視鏡治療と縮小手術—適応と方法および功罪. 胃と腸 30：71-76, 1995
5) 谷 雅夫, 竹下公矢, 遠藤光夫, 他：早期胃癌の内視鏡治療成績：EMRCとNd-YAGレーザーの評価. Prog Dig Endosc 46：82-86, 1995
6) 渥美正英, 児玉 正, 上平博司, 他：術後サーベイランスと再発の早期発見. 胃と腸 28：1433-1442, 1993
7) 石後岡正弘, 内沢政英, 古山準一, 他：内視鏡的粘膜切除術の治療成績からみた早期胃癌に対する内視鏡治療のstrategy. 消化器科 30(3)：392-396, 2000
8) 藤田晃司, 大谷吉秀, 石川洋一郎, 他：内視鏡的粘膜切除後胃切除術が施行された早期胃癌症例の検討. Prog Dig Endosc 50：160-163, 1997
9) 磯崎博司, 岡島邦雄, 藤井敬三, 他：胃幽門側早期胃癌の治療方針の選択—リンパ節転移状況からみた選択—. 消化器外科 18：1513-1522, 1995
10) 加治正英, 小西孝司, 木村寛伸, 他：リンパ節転移陽性粘膜内胃癌の臨床病理学的検討—内視鏡的粘膜切除術の適応について—. 日臨外会誌 60 (12)：3093-3097, 1999
11) 小黒八七郎, 福富久之, 鈴木荘太郎, 他：隆起性胃癌に対するポリペクトミーの経験. Prog Dig Endosc 5：77-80, 1974
12) 多田正弘, 村田 誠, 村上不二夫, 他：Strip-off biopsyの開発. Gastroenterol Endosc 26：833-839, 1984
13) 竹下公矢, 谷 雅夫, 井上晴洋, 他：胃腫瘍性病変EMRの分割切除による完全切除の判定基準. 胃と腸 33 (12)：1599-1608, 1998
14) 竹腰隆男, 藤井 彰, 馬場保昌：早期胃癌に対する内視鏡的切除の限界—長期予後からみた限界と対策—. 臨床消化器内科 8：649-660, 1993
15) 荒井邦佳, 北村正次, 宮下 薫：早期胃癌に対する縮小手術と内視鏡的粘膜切除術の問題点—多発早期胃癌における微小癌を中心に—. 日消外会誌 25：1953-1957, 1992
16) 大柴三郎, 芦田 潔, 田中雅也, 他：内視鏡的粘膜切除術後に外科手術が行われた早期胃癌症例の検討—胃癌研究会内視鏡治療委員会報告—. 胃と腸 29：1162-1170, 1993
17) 平賀裕子, 田中信治, 春間 賢, 他：早期胃癌の内視鏡的粘膜切除術における局所遺残・再発に関する検討. Gastroenterol Endosc 40：2102-2112, 1998
18) 赤松泰次, 宮田和信, 大和理務, 他：早期胃癌に対する内視鏡治療の問題点とその対策—遺残・再発例26例の臨床経過—. Gastroenterol Endosc 36：465-470, 1994
19) 光永 篤, 岸野真衣子, 小西洋之, 他：早期胃癌EMR後のサーベイランス—遺残再発の早期発見—. 胃と腸 33 (13)：1695-1703, 1998
20) 光永 篤, 星野容子, 岸野真衣子, 他：内視鏡的粘膜切除術（EMR）と拡大観察. 消化器内視鏡 13 (3)：355-361, 2001
21) 辻谷俊一, 貝原信明：消化器癌手術の縮小化を考える—胃癌の縮小手術—. 消化器外科 18：559-566, 1995

（光永 篤・中村真一・村田洋子）

II 胃がん

3 進行がんのPDTとその周辺

　PDT（光線力学的療法：Photodynamic Therapy）とは，腫瘍親和性光感受性物質（PS：photosensitizer）を腫瘍に取り込ませたのち，レーザー光などの光照射によって光化学反応を起こして腫瘍を選択的に破壊する治療法である。PDTに関する最初の報告は，1903年のTappenierら[12]までさかのぼる。しかし，本格的にPDTを開始したのはDaughertyらで[1]，1979年にレーザーが登場して以来，各種臓器のがんに対してPDTの臨床検討が広く行われるようになった。日本では1980年から早田らが中心性肺がんに対するPDTの臨床応用を開始し[2]，胃がんに対するPDTの有用性は三村らが最初に報告した[4]。したがって，PDTは20世紀最後の20年間に発展してきた新しい治療であるといえよう。筆者らは1988年から金蒸気レーザー（GVL：gold vapor laser）を，1993年からはエキシマダイレーザー（EDL：excimer-dye laser）を用いて，進行がんを含む手術不能の消化器がんに対してPDTを行ってきた。これらの経験から，進行胃がんに対するPDTを中心とした内視鏡治療について症例を提示して解説し，現況での問題点と将来展望について述べる。

1．PDTの原理と方法

A．PDTの原理

　PSには腫瘍親和性があり，腫瘍組織内に正常組織より10倍以上多く取り込まれ，しかも長時間とどまる特性がある。腫瘍内に取り込まれたPSと正常組織内のPSとの濃度差が最大になる時間帯に，腫瘍とその周囲に特定の波長を持つ光を照射することによって，主に腫瘍組織内において溶存酸素（$^3O_2$）から一重項酸素（$^1O_2^*$）が生成される。この一重項酸素は非常に反応性に富んでいて，その周囲の腫瘍組織を破壊するとされている[11]。PDTの原理はまだ完全には解明されておらず，最近ではPDTは腫瘍組織を壊死に陥らせるのみならず，治療後短時間のうちにアポトーシスも起こしていることが明らかになってきている[10]。

B．PDTの使用機器と方法

　筆者らは，1988年からGVL（当時のアメリカLaser Sonics社製）を，1993年からはEDL（浜松ホトニクス社製）を用いてPDTを行ってきた。PSとしては最初はHpD（ヘマトポルフィリン誘導体：photofrin I，アメリカPhotofrin Medical Incorporation社製）を使用し，1997年からはPHE（ポルフィマーナトリウム：フォトフリン®注，日本ワイスレダリー（株））を使用している。まず，レーザー照射を行う48時間前に2～3 mg/kgのHpDあるいは2 mg/kgのPHEを患者に静注する。できるだけ病変を正面視できるように，その存在部位によって直視，側視，前方斜視のファイバースコープを使い分け，内視鏡TVシステムを用いてレーザー照射を行う。レーザー光は直径600 μmの石英ファイバーで導光し，経内視鏡的にGVLでは150～400 mW，EDLでは160～320 mWの先端出力で，病変部とその周囲に対して1回あたり5～40分間照射する。PS投与後の患者は光過敏状態となるため，4週間前後は直射日光にあたらないよう遮光し，日焼け止めクリームなどを適宜使用させる。レーザー潰瘍に対しては，急性潰瘍に準じた治療をその病期に応じて行う。

2．進行胃がんに対する PDT の実際

PDT が，胃がんの治療に大きな役割を果たしたと考えられる症例を 2 例提示する．

A．症例呈示
【症例 1】65 歳，男性，農業

1984 年頃よりアルコール性肝硬変，1987 年頃より高血圧，うっ血性心不全，不整脈と診断され近医通院加療中であった．1990 年 1 月，吐血にて近医に緊急入院．内視鏡検査で胃角部小彎中心に多発性の不整潰瘍を指摘され，生検の結果，高分化型管状腺がんであった．手術が考慮されたが，種々の合併症のために手術不能と判定され，レーザー治療目的で紹介された．

図 1a に治療前の内視鏡所見を示す．胃角部小彎を中心として易出血性の不整な潰瘍性病変を認め，前壁および後壁にまで広範な広がりを示した．胃透視（図 1b）でのひだの集中や断裂などの所見とあわせ，Ⅱc 類似進行胃がんと考えられた．病変が広範囲であることや易出血性の深い潰瘍を伴っていることから，1 回のレーザー照射のみでは治療困難と考えられた．患者および家族への十分な説明と同意のうえ，GVL による PDT を中心とする集学的治療を行うことにした．図 2a～d に，2 回目に行った PDT 後の内視鏡所見の変化を示す．先端出力 400 mW の GVL を，胃角部小彎前壁を中心に 7 分弱照射した時点で照射部位は著明な浮腫状変化を示し，そのままレーザー照射を続けると浮腫により狭窄をきたす可能性があったため中止した（図 2a）．図 2b はその 1 週間後で，広範なレーザー潰瘍を認めその中央には出血壊死組織が残存した．1 ヵ月後にはレーザー潰瘍は著明に縮小し（図 2c），3 ヵ月後には瘢痕治癒した（図 2d）．潰瘍性病変は消失したものの，胃角部小彎を中心に広がる発赤帯を認め，生検でもがんの遺残が確認された．これまでの治療で吐血はまったくみられなくなり，貧血が改善し食欲も回復して外来通院可能となっていたが，遺残したがんに対して PDT を追加することにした．その後の内視鏡的変化を図 3a～f に示す．図 3a は 5 回目の PDT 施行前で，胃角部小彎を中心に前後壁に広がる不整な隆起を認め，一部には潰瘍性病変を伴った．図 3b は 6 回目の PDT 施行 2 週間後で，広範なレーザー潰瘍を認めた．

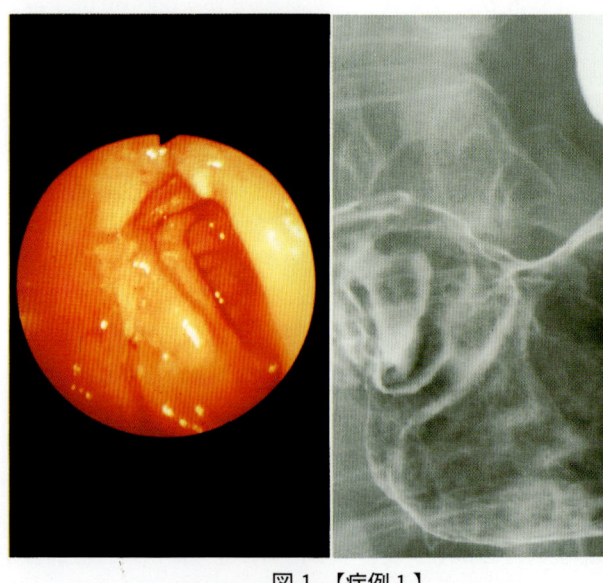

図 1 【症例 1】
 a：治療前の内視鏡所見（1990 年 3 月 20 日）.
   胃角部小彎に易出血性の不整な潰瘍性病変．
 b：治療前の胃透視所見（1990 年 3 月 26 日）.
   Ⅱc 類似進行胃がん．

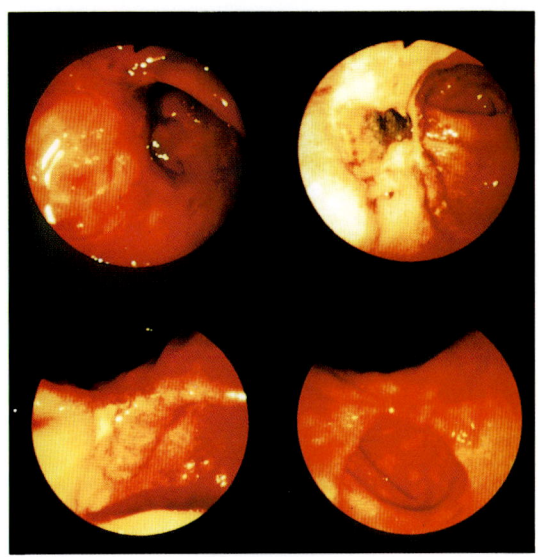

図3c は 9 回目の PDT 施行前で，図3d はその 3 週間後であるが，胃角部以外に幽門前庭部に深い潰瘍性病変が出現した。

9 回目の PDT が終了した1994年初頭から1996年末頃まで PS が入手不可能となり，また PS のストックもなくなってしまったため PDT が行えなくなった。1994 年 6 月再度吐血をきたし，テガフール，ウラシル配合剤（UFT®）の投与と免疫強化剤（レンチナン®）の局注を試みたが心不全が出現したため中止した。以後はやむなく内視鏡的に経過観察を続けるのみとなった。図3e は 1995 年 7 月 15 日の内視鏡所見で，幽門前庭部小彎中心にいくつか出現した潰瘍が融合し，幽門のすぐ口側で内腔の著明な狭窄がみられた。図3f は死亡する 2 ヵ月前，1996 年 1 月 20 日の内視鏡所見で，幽門前庭部小彎の潰瘍性病変は大きく，また深くなった。時折吐血をきたして貧血が進行し，さらに肝不全が進み，1996 年 3 月 19 日に死亡した。

以上の治療経過を表1 に示す。PDT 以外の治療として，入院当初より UFT の経口投与を行っ

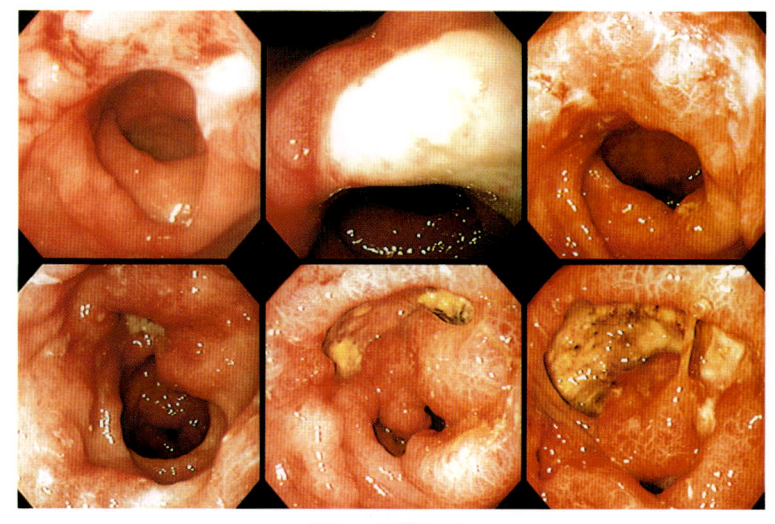

図2　【症例1】
a：2 回目の PDT 施行直後．レーザー照射部位は浮腫状に変化
b：同 1 週間後．広範なレーザー潰瘍を認め中央に出血壊死組織が残存
c：PDT 施行 1 ヵ月後．レーザー潰瘍は縮小
d：PDT 施行 3 ヵ月後．レーザー潰瘍は瘢痕治癒

図3　【症例1】
a：5 回目の PDT 施行前（1992 年 1 月 13 日）
b：6 回目の PDT 施行 2 週間後（1992 年 6 月 3 日）
c：9 回目の PDT 施行前（1993 年 10 月 16 日）
d：9 回目の PDT 施行 3 週間後（1993 年 12 月 18 日）
e：無治療で経過観察中（1995 年 7 月 15 日）
f：死亡 2 ヵ月前（1996 年 1 月 20 日）

表1　症例1の臨床経過

PDT (3.29)	PDT (6.28)	PDT (9.20)	PDT (2.15)		PDT (1.22)	PDT (5.20)		PDT (3.4)	PDT (6.10)	PDT (11.27)				死亡 (3.19)
YAG (4.13) 2550 J										YAG (11.27) 1640 J				
											局注	局注	局注	
<UFT> --------					<UFT> --------						<UFT> --------			
吐血 ↓					肝性昏睡						吐血 ↓	心不全	吐血 吐血 ↓	
図1a (3.20)	図2a〜d (6.28〜)				図3a (1.13)	図3b (6.3)		図3c (10.16)	図3d (12.18)				図3e 図3f (7.15)(1.20)	
1990		1991			1992		1993			1994		1995	1996	

表2　症例1に行ったレーザー治療の詳細

	施行年月日	使用レーザー	出　力	照射時間 (min)	エネルギー (J)	HpD投与量 (mg)
1	'90.3.29 4.2	GVL GVL	350 mW 380 mW	15 12	315 273.6	126
2	6.28	GVL	400 mW	7.12	170.88	159
3	9.20	GVL GVL	350 mW 330 mW	3 ⎞ 10 ⎠	261	157.5
4	'91.2.15	GVL	300 mW	16	288	158.75
5	'92.1.22 1.23	GVL GVL	180 mW 200 mW	20 20	216 240	126
6	5.20 5.21	GVL GVL	200 mW 260 mW	20 20	240 312	126
7	'93.3.4	EDL	4 mJ, 40 Hz	31	300	158.75
8	6.10	EDL	4 mJ, 40 Hz	30	300	157.5
9	11.27	EDL	4 mJ, 40 Hz	15	150	157.5
				<Total>	3066.48	1327

たが，著明な白血球低下をきたしたため約9ヵ月で中断．白血球数回復後再び投与を行ったが，同様に白血球が低下しさらに肝性昏睡が出現したため約6ヵ月で中止した．その後レンチナン局注時に再投与したが，しばらくして中止したことは前述した．PDT以外にNd-YAGレーザー（YAG）照射も行ったが，これは隆起性病変の一部を破壊する目的で行ったものであり，本症例の場合は潰瘍性病変が主体であったため2回にとどまった（照射エネルギー，計4190 J）．1990年3月から1993年11月までの間にHpDを計9回投与（計1327 mg）し，GVL照射を10回（計2316.48 J），EDL照射を3回（計750 J）行い，PDTによるレーザーの総照射エネルギーは3066.48 Jであった（表2）．

表3に症例1の主要検査所見を示す．外来通院中は毎日のように，また時には入院中にも飲酒を続けたため，肝機能は徐々に悪化していったが，HpD投与が原因と考えられる検査値の異常は特に認めなかった．日光過敏症に関しては，治療開始当初は遮光を十分に守らず，田植えが心配になって無断外泊した際に顔面浮腫および皮膚の露出部の著明な日焼けを認めたが，ステロイド含有軟膏の塗布などにより1週間後には軽快した．PDTを繰り返していた間は日焼けが目立ったが，1994年以降は徐々に回復し皮膚露出部のところどころにシミが残る程度であった．PDTは本症例のような易出血性で深い潰瘍性病変に対して安

3 進行がんのPDTとその周辺 73

表3 症例1の主要検査所見

	<'90.3.20>	<'95.7.17>
WBC （/μl）	3800	2500
RBC （×10⁴/μl）	398	343
Hb （g/dl）	12.8	11.5
Ht （%）	39.1	35.9
血小板（×10⁴/μl）	7.2	4.5
TP （g/dl）	6.7	6.2
ALB （g/dl）	3.5	2.8
T-Bil （mg/dl）	1.0	1.2
D-Bil （mg/dl）	0.3	0.4
GOT （IU/l）	86	23
GPT （IU/l）	48	11
CHE （IU/l）	60	23
γ-GTP （IU/l）	180	48
T-chol （mg/dl）	110	84
K （mEq/l）	3.1	3.6
S-AMY （IU/l）	180	259
血糖 （mg/dl）	108	123
CEA （ng/ml）	3.8	5.7
AFP （ng/ml）	8	10

全かつ有効な治療法であり，繰り返し施行しても遮光に注意すれば特別な副作用はないと考えられた。

　金蒸気レーザーはメイプルリーフ金貨に高熱を加えて金を気化し，高速パルス放電することで金蒸気を励起して得られた，波長628.7 nmの赤色レーザー光であるが，装置としてはやや不安定で出力が一定しなかった。したがって，本症例に対しては180 mWから400 mWまでのさまざまな出力でのレーザー照射を行うことになった（表2）。180〜200 mW程度の低出力でも，ある程度以上の照射時間であれば十分な治療効果が得られた。400 mWの出力では照射部位が急激に浮腫状の変化をきたし（図2a），また患者自身も熱感を訴えたため光化学作用以外に熱効果が加わったものと考えられた。結果的に，先端出力が300〜350 mW前後でレーザー照射を行った時がもっとも理想的な治療が行えた。EDLは新しいレーザーで出力も安定しており，GVLに比べるとピーク出力が高い。4 mJ, 40 Hzでのレーザー照射が推奨されているが，これは160 mWに相当する。GVLとEDLとを単純に比較するわけにはいかないが，この出力でEDLによるPDTを行うと，300〜350 mWのGVLでPDT

を行った場合に比べて治療効果が劣るように思われた。

【症例2】80歳，男性，無職

　1992年8月，S状結腸憩室穿孔のためS状結腸切除術施行。術後10日目に壊死性胆嚢炎が出現したため胆嚢摘出術が行われたが，以後，腹壁瘢痕ヘルニアが生じた。1995年春頃より嚥下困難および食欲低下が出現し，近医受診。同年6月の内視鏡検査の結果，EC-junction直下に亜有茎性の隆起病変を指摘され，生検の結果，高分化型管状腺がんであった。高齢および腹壁瘢痕ヘルニアのため胃全摘術は不能と判定され，内視鏡治療目的で紹介された。

　図4a〜cに治療前の内視鏡所見を示す。EC-junction直下に亜有茎性で硬く不整な1型腫瘍を認め，形状記憶合金製スネアを用いて病変を計測すると長径2.5cmであった（図4c）。当時はPSが入手できずPDTは施行不可能であったため，患者および家族への十分な説明と同意のうえ，局注と高周波切除を組み合わせた内視鏡治療を行うことにした。内視鏡治療に伴う出血を予防するため，まず腫瘍の基部にエピネフリン加生食（エピネフリン濃度0.05mg/ml）を局注し（図4d），腫瘍には純エタノールを局注して腫瘍縮小を図った。1週間後に腫瘍の一部を高周波切除し，さらにその1週間後にも高周波切除を追加した（図4e, f）。その後もUFTの経口投与を行いながら，月に1回の割合で局注および高周波切除，あるいはホットバイオプシーを繰り返したが，腫瘍は消失することなく（図5a），追加治療を怠ると急激に増大した。1996年4月になってPDTの保険診療が認可され，1996年末にようやくPHEが入手できEDLによるPDTが可能となった。患者および家族への説明と同意のうえ，残存腫瘍を高周波で腫瘍縮小したのち，直ちにPDTを行うendoscopic combined therapy（ECT）を施行した。図5bは，再び増大した腫瘍にホットバイオプシーを行った直後である。図5cはEDL照射中で，図5dはその翌日の内視鏡所見である。出血壊死に陥った病変表層の壊死物質を除去したのち，さらにEDLの照射を追加した。症例1での経験から，EDLの出力を4 mJ, 80

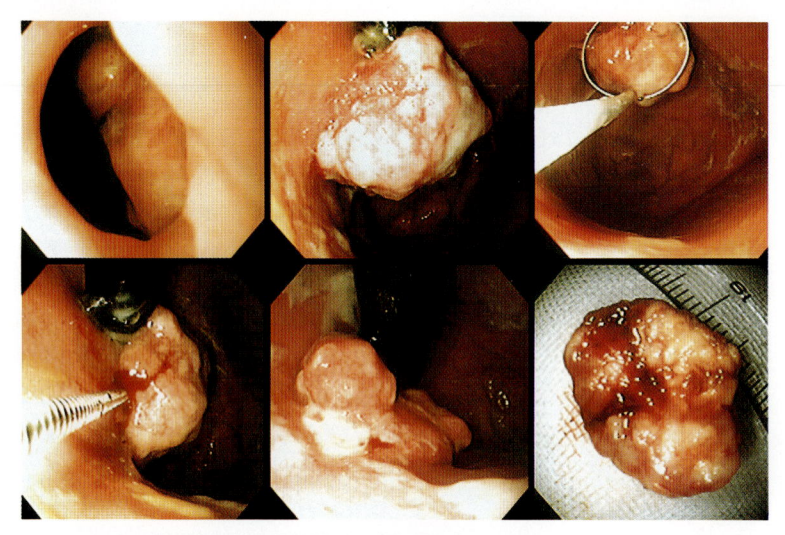

図4 【症例2】
a：治療前の内視鏡所見（1995年6月24日）
b：同，反転像
c：径2cmの形状記憶合金製スネアによる病変の計測
d：エピネフリン加生食局注
e：腫瘍の部分切除後（1995年7月8日）
f：追加切除した腫瘍組織

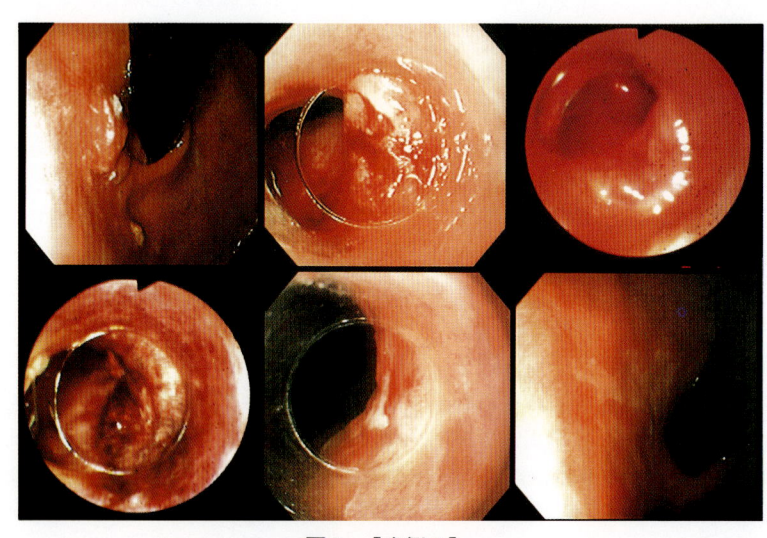

図5 【症例2】
a：高周波切除後の遺残腫瘍（1996年9月7日）
b：ホットバイオプシー追加（1997年1月18日）
c：レーザー照射中（PDT施行中，1997年1月31日）
d：PDTの翌日（1997年2月1日）
e：PDT施行1ヵ月後（1997年3月1日）
f：PDT施行約1年後（1998年1月17日）

Hz（320 mW）にして，PHE 静注後 48 時間目と 72 時間目にレーザー照射を行った（照射エネルギー，計 593.2 J）。病変を正面視して効率よくレーザー照射を行うため，透明フードをスコープ先端に装着し，2 回目のレーザー照射時には壊死物質を除去して深部までレーザー照射を行った。図 5e に PDT 施行 1 ヵ月後の，図 5f に約 1 年後の内視鏡所見を示す。PDT によってがんは完全に消失し，1999 年 2 月 22 日に老衰のため自宅で亡くなるまで再発転移は認めなかった。

高周波切除や局注療法，YAG をはじめとする高出力レーザー照射は，腫瘍縮小を目的とする内視鏡治療の代表であるが，正常組織も破壊するために胃壁深部への治療が難しい。高周波切除や局注療法では出血の危険が伴うし，YAG では穿孔の危険もあるため思い切った治療が困難である。一方，PDT は腫瘍選択的破壊を特徴としているため，出血や穿孔などの心配なしに潰瘍性病変に対して効果的な治療が可能である。本症例の場合，高周波と局注の繰り返しでは一度も腫瘍が消失しなかったが，PDT によって局所治癒が得られた。

B．PDT を中心とする併用療法

進行がんに対する PDT の適応は，呈示した症例のように高齢者や他の合併症などにより手術不能でかつ強力な化学療法など他の治療も困難な症例か，病名告知のうえ手術を勧めたにもかかわらず頑強に拒否する場合に限られる。このような症例に対して，最初は PDT 単独での治療を行った。**症例 1** 以外にも早期類似進行胃がん症例では PDT のみで著効を示す症例を認めたが[6]，高度進行がんに対しては PDT 単独では治療効果に限界があった。しかし YAG との併用（YAG・PDT 療法）によってかなりの効果が期待できることが判明した[3]。腫瘍縮小を目的とする内視鏡治療のなかでも高周波切除や局注療法，YAG と PDT とは，それぞれまったく異なったメカニズムを持つ治療法である。これらを計画的に組み合わせて，腫瘍選択的破壊という PDT の特徴を生かした ECT を考案した[7,8]。ECT を施行した進行胃がん症例は，保険などの関係から 10 症例にとどまっているが，8 例に著効がみられ，うち 2 例は局所治癒した。

3．現況での問題点

日本で保険認可されたのは，PHE を PS とし EDL または YAG-OPO レーザーを用いた PDT のみであり，消化器がんにおける保険適用病変は，表在型食道がんと表在型早期胃がんとに限られている。その詳細は省略するが，胃に関していえば「手術不能かつ EMR が不可能で，画像診断上リンパ節転移のない粘膜下層までの胃の腫瘍」ということになる。一方，世界各国においては，PDT は進行がんを主な治療対象としている[9]。早期類似進行胃がんに対しては PDT 単独でも治療効果があり，一部の進行胃がんに対しては PDT を中心とする ECT によって局所治癒の可能性があるにもかかわらず，日本では進行胃がんの PDT そのものが保険認可されていないことが大きな問題であろう。PDT 用のレーザーは高価であり，PS も保険認可されたとたん 20 倍以上の価格に跳ね上がった。今後の日本の医療経済を考えた場合，このようなコスト面での問題は PDT の普及を妨げる要因になる可能性がある。がんに対する化学療法では多剤併用療法があたり前であるのに，内視鏡治療では併用療法は市民権を得ていない。併用療法である ECT が手術不能の進行胃がんに対するきわめて優れた内視鏡治療であることを，今後さらに広めていかなければならない。

4．進行がんに対する PDT の将来展望

癌研外科における胃がん治療 10000 例の解析によれば，深達度 pm の胃がんのうち 4 cm 未満の腫瘍の場合，70％近くがリンパ節転移を認めなかった[5]。20 世紀の進行胃がんに対する治療といえば手術か化学療法しか考えられなかったが，リンパ節転移のない約 70％の患者に対しては局所治療のみで十分である。PDT が普及し，ECT が広く行われるようになれば，進行胃がんに対する治療も大きく変化するものと思われる。

まとめ

　筆者が研修医の頃は，内科治療だけで治せるがんといえば白血病などの血液疾患のみであり，多剤併用療法による化学療法で total kill cell が目標とされていた．その後，早期胃がんに関しては内視鏡的粘膜切除（EMR）の普及により，内科的に治療することが可能になった．21世紀の消化器がんの治療を語る場合，患者の QOL を保つことができる内科治療が不可欠となるのは間違いない．遅ればせながら進行胃がんに対しても，多種の内視鏡治療その他の治療の併用により total kill cell を目指し，胃を切らずその機能を温存したまま治療する方向性を考えるべきであろう．PDT は，その治療のひとつの中心として大いに期待できる．

　謝　辞　金蒸気レーザーおよびエキシマダイレーザーを使用させていただいた城陽江尻病院名誉院長江尻通麿先生に深謝いたします．

文　献

1) Daugherty TJ, Kaufman JE, Goldfarb A, et al : Photoradiation in the treatment of recurrent breast carcinoma. JNCI 62 : 231, 1979
2) Hayata Y, Kato H, Konaka C, et al : Hematoporphyrin derivative and laser photoradiation in the treatment of lung cancer. Chest, 81 : 269, 1982
3) 味元秀樹, 中村哲也, 和田　謙, 他：上部消化管癌性狭窄に対するレーザー治療－金蒸気レーザーの使用経験. 診療と新薬 28：1022, 1991
4) 三村征四郎, 大谷　透, 今西　清, 他：老年者胃癌の治療－局所療法－. 老年医学 21：997, 1983
5) 中島聰總：胃癌10,000例の表解析. 癌研外科における胃癌治療10,000例 1946-1990年, 癌と化学療法 21（別刷）：1811, 1994
6) 中村哲也, 味元秀樹, 江尻一成, 他：進行食道癌および胃癌に対するレーザー治療－金蒸気レーザーによる光線力学的療法. 診療と新薬 28：1028, 1991
7) 中村哲也, 藤盛孝博：パルス波レーザーによる早期胃癌に対する内視鏡的治療. 上部消化器癌の先進的内視鏡治療手技（小黒八七郎, 鈴木　茂, 編）. 日本メディカルセンター, 東京, p 121, 1995
8) 中村哲也, 石井洋治：光線力学的治療（PDT）（5）進行癌に対する PDT 照射の工夫. 臨牀消化器内科 14：1165, 1999
9) 中村哲也：「Special Report」光線力学的療法（PDT）の現状と将来. 消化器診療 44：17, 1999
10) 田尻久雄, 吉田茂昭：光線力学的治療（PDT）（2）PDT とアポトーシス. 臨牀消化器内科 14：1141, 1999
11) 竹村　健, 中島　進, 阪田　功：光線力学的治療法のメカニズム. 癌と化学療法 23：16, 1996
12) Tappenier H, Jesionek A : Therapeutishce Versuche mit Fluoreszierenden Stoffe Muench Med Wochschr 50 : 2042, 1903

　　　　　　　　　　　（中村哲也・江尻通麿）

II 胃がん

4 スキルス胃がん
—— 診断から治療まで ——

　スキルス胃がんは，Borrmann 4 型胃がん，スキルス，linitis plastica など一般に混同して使用されている．組織学的にびまん性に浸潤し，粘膜より深部では著明な間質の線維増生を伴いながらびまん性に広がる未分化型がんであることにはほぼ一定の見解が得られているが，がんの広がりの程度や占拠部位の点で差がみられる．

1．スキルス胃がんの分類

A．Konjetzny の分類

　Konjetzny[1]は，硬性型 Borrmann 4 型がんを Skirrhus と Carcinoma fibrosum の 2 亜型に分類した．Skirrhus は肉眼的に胃壁各層の区別ができず，浅く広い潰瘍がみられる．胃全体に広がることは稀で，リンパ節，腹膜，臓器転移があり，悪性である．一方，Carcinoma fibrosum は，胃壁各層の区別が可能で，潰瘍はみられず，がんの浸潤は胃全体に広がり，リンパ節転移はあるが，それほど悪性ではない．2 亜型の相違点を表 1[1]に示す．Carcinoma fibrosum は，linitis plastica とほぼ同義語であり，巨大雛壁を特徴とする．

　中村[2]は，linitis plastica の特徴について肉眼的には胃壁全体は肥厚して硬く，胃は管状あるいは leather bottle 状を呈している．胃粘膜面は一般的に一様平坦で，粘膜ひだは肥大・蛇行し，原発巣と考えられる限局性の腫瘤形成は認められない．そして，組織学的には線維形成の著しい未分化型がんの広範囲に及ぶびまん性浸潤であるとし，胃底腺領域の IIc 様病変がその初期像である可能性を指摘している．われわれの検討でも，prelinitis 状態として胃底腺領域にできる IIc -like 型（図 1）あるいは Ménétrier 型（図 2）の sm massive から mp がんが，linitis 型の初期変化として重要であることと，線維化の完成に TGF-βR II の異常とがん細胞の粘液形質からみた脱分化が関与することが示された[3]．

B．Ming の分類

　Ming[4]は，胃がんを肉眼所見により 5 型に分類し，Borrmann's type 4 carcinoma に対応するものとして，胃壁の肥厚と硬化を特徴とする diffusely infiltrative carcinoma をあげ，それを 2 型に亜分類した．一つは，がんが比較的限局（幽門前庭部）して存在する involvement of the large but limited area であり，もう一方は，がんが全胃に広く浸潤している involvement of the entire stomach で，がんの存在範囲による分類である．

C．岩永の分類

　岩永ら[5]は，スキルス胃がんを，①雛壁型（胃体部の前壁，後壁，大彎の粘膜皺襞が肥大しているもの），②びらん型（粘膜表面のびらんが目立つもの），③狭窄型（胃壁が肥厚・硬化し，狭窄状のもの）の三つに亜型分類した．これらの亜型分類別にみた臨床病理学的特徴を示したのが表 2 である．リンパ節転移および腹膜播種は，びらん型に高率にみられ，腹膜および後腹膜を経由した周囲臓器への浸潤は，雛壁型で高率に認められた．

表1　Borrmann 4型胃がん・硬性型の2亜型の相違点（Konjetzny）

	Skirrhus	Carcinoma fibrosum
①胃壁各層の区別	不可能 （一様ながん浸潤）	可能 （広く厚く隆起した粘膜，厚く線維性の粘膜下層，肥厚してきわだって見える筋層）
②潰瘍性変化	著明でないが，浅く広い潰瘍形成あり	潰瘍形成なし
③性状	Ca. fibrosum に比較して髄様時に線維性で，その際は Ca. fibrosum に似る	純粋に線維性
④悪性度	悪性 リンパ節，腹膜および臓器転移あり	それほど悪性ではない リンパ節転移はある
⑤広がり	胃全体に広がることは稀	胃全体に広がる
その他		⑥胃全体が均等に縮小し，そのままの形態を保つ ⑦漿膜には白色の線状・斑状肥厚，すなわち lymphangitis carcinomatosa がある。 結腸間膜および大小網の収縮により横行結腸が引っ張り上げられている

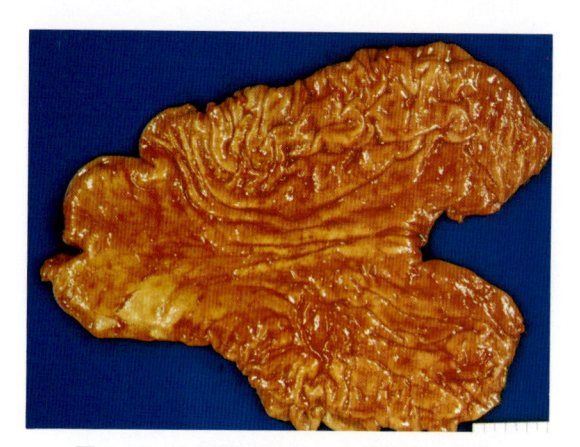

図1　IIc like 型進行がんの切除標本肉眼像

図2　Ménétrier 型進行がんの切除標本肉眼像

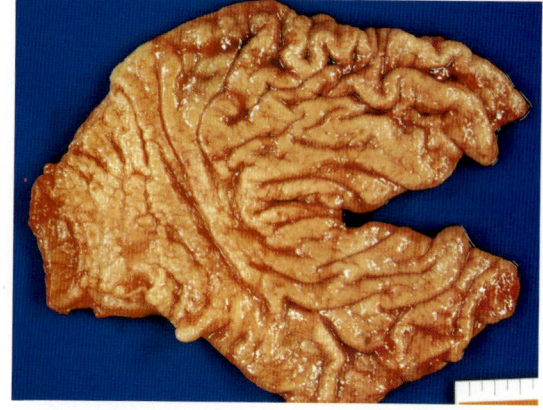

表2　スキルス胃がんの肉眼形態の亜型分類別にみた臨床病理学的特徴（1983〜1994年）

	雛壁型 43例	びらん型 50例	狭窄型 8例
リンパ節転移陽性率	67%（29/43）	90%（45/50）	88%（7/8）
腹膜播種（P 0/P 1/P 2〜3）	65/14/21%	56/6/38%	50/0/50%
深達度（T 2/T 3/T 4）	2/70/28%	8/40/52%	13/25/63%
下腹腔洗浄細胞診陽性率 （P 0, T 3〜4）	26%（7/27）	38%（9/24）	33%（1/3）
左副腎へのがん浸潤 組織（＋）/肉眼（−）	13%（3/23）	0%（0/23）	0%（0/1）
横行結腸・間膜浸潤 組織（＋）/肉眼（−）	17%（4/23）	10%（2/21）	0%（0/2）

組織（＋）/肉眼（−）：組織学的がん浸潤陽性例/肉眼的がん浸潤陰性例

2. 診 断

A. X線検査

予後不良であるスキルス胃がんを治療するには，leather bottle stomach といった典型的な形態に至る前段階，いわゆる latent の段階での発見が重要となる。スキルス胃がんは，他のタイプの胃がんと違って，がんが粘膜下組織や筋層をパラパラと浸潤するため，粘膜面に境界を作らず，内視鏡的に病変全体を描出することが難しいので，がんの広がりを診断できるX線検査が有用なことがある。

X線検査では，高度な壁不整や壁硬化像を伴い，胃体部を中心とした内腔の縮小や巨大雛壁がみられたり，幽門前庭部が対称性に狭小化する。初期像としては，陥凹境界が明瞭で，ひだの中断がみられ，陥凹面の顆粒状変化に乏しい，などといった所見があげられる。しかし，初期病変と考えられている胃底腺領域の微小陥凹をX線的に診断するには，熟練を要する。

B. 内視鏡検査

スキルス胃がんでは，内腔の狭窄を伴い，びまん性の結節状粘膜を有する伸展性の不良がみられるが，粘膜表面への病変の露出は一般にわずかであるため，生検の仕方によっては診断が困難なこともあり，胃生検には，より慎重な対処が必要である。このようながんの多くは，初期像として胃底腺粘膜領域に存在するひだ集中を伴わない陥凹性病変（IIc型病変）で（図3），陥凹面は比較的平滑であり，陥凹周囲に隆起所見を伴っているため，これを見逃さないことが重要である。また，多発するびらんや血管透見の異常などが内視鏡所見として認められることもある。鑑別の必要な類似病変には，結核やサルコイドーシスなどがあげられる（図4，図5）。

C. 分子生物学

（1）胃がんにおける遺伝子変異

胃がんの発生および進展には，遺伝子不安定性，がん遺伝子の活性化，がん抑制遺伝子の不活化など，複数の遺伝子異常の蓄積が必要である。高分化腺がんと低分化腺がんおよびスキルス胃がんでは，共通あるいはそれぞれに特徴的な遺伝子異常がみられ，それらの発生・進展に異なった

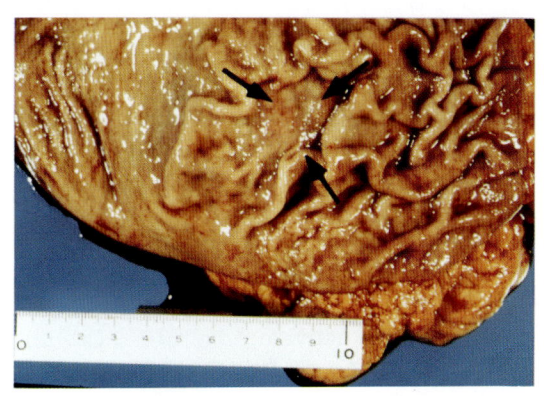

図3　胃底腺粘膜領域に存在するひだ集中を伴わないIIc型病変

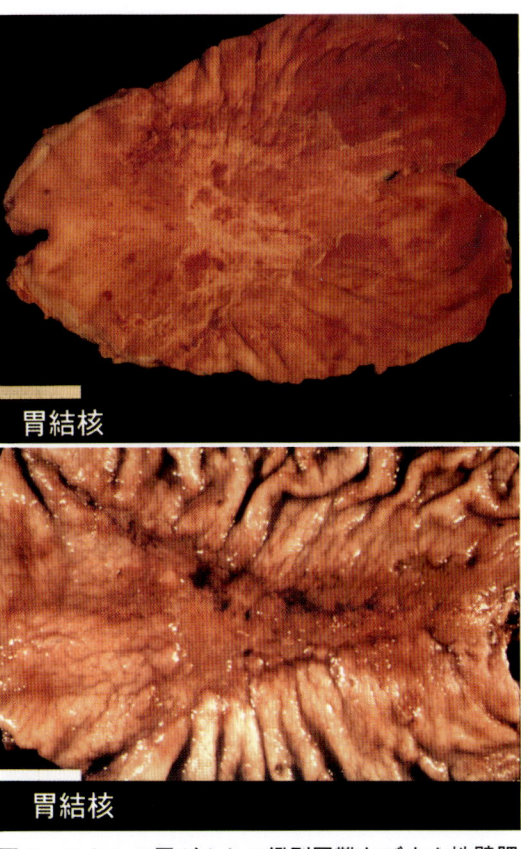

図4　スキルス胃がんとの鑑別困難なびまん性壁肥厚と浅い地図状潰瘍を合併した胃結核症例

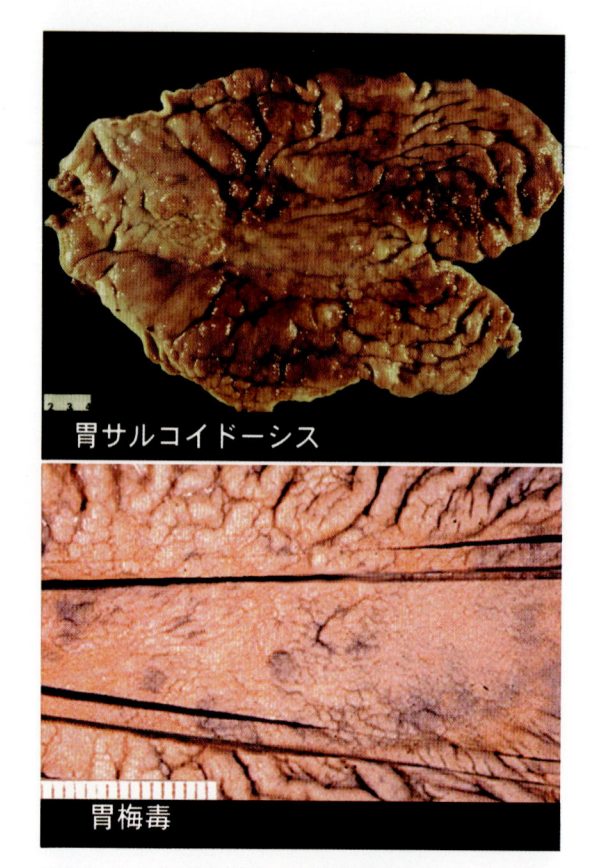

図5 スキルス胃がんとの鑑別困難なサルコイドーシス症例
　肉眼的には，悪性リンパ腫，びまん性胃がん（巨大雛壁症を含む），結核，梅毒などの特異性炎が鑑別の対象になるが，組織像で診断する以外にない．

genetic pathwayの存在が示唆されている（**表3**）[6~8]．

（2）遺伝子不安定性

　種々の遺伝子異常の蓄積の契機は，遺伝子不安定性（genomic instability）と考えられる．遺伝子の不安定性は，染色体に広く分布するマイクロサテライト配列の異常（replication error；RER）として検出することが可能である．RERは，一般に胃がんでは頻度が高く，20～40％と報告されているが，スキルス胃がんでは，69％とさらに高頻度にRERを認めている[9]．このことは，スキルス胃がんの発生に遺伝子不安定性が深く関与しており，通常のがんに比べて遺伝子異常の蓄積が起こりやすいことを示唆している．また，RERは，高分化腺がんの前がん病変である腺腫やがん周囲の腸上皮化生粘膜にも，20～30％の頻度でみられる[9]．これは，遺伝子不安定性ががん化のearly eventに関与する変化であることを裏付ける．

（3）テロメアとテロメラーゼ

　テロメアは，染色体末端に存在する6塩基（5'-TAAGGG-3'）の反復配列で，染色体構造の保持に関与している．DNAを合成する一種の逆転写酵素であるテロメラーゼは，生殖細胞や幹細胞を除いて，正常細胞には発現しない．ほとんどの胃がんでは，テロメア長が短縮し，テロメラーゼ活性を有している．テロメラーゼ活性は組織型で差はなく，がんの進行度とも差はみられない．

（4）増殖因子レセプター遺伝子

　c-met遺伝子は，化学発がん物質で処理した骨肉腫細胞から単離された遺伝子であり，HGF/Scatter factorのレセプターをコードしている．c-met遺伝子増幅が，高分化腺がんの19％にみられたのに対して，スキルス胃がんでは39％と高頻度でみられた．スキルス胃がん由来の胃がん培養株（HSC-39, KATO-III, NTAS, NKPSおよびHSC-43）のすべてで，c-met遺伝子増幅が確認されている．さらに，c-met遺伝子の増幅は進行がんのみに認められ，遺伝子増幅を伴う症例は予後不良である[10]．

　増殖因子受容体の一つであるc-erb B2の増幅は，反対に，高分化腺がんの20％でみられたのに対してスキルス胃がんを含む低分化腺がんでは，まったくみられない[11]．

　胃印環細胞がんから樹立された培養株KATO-IIIから増幅した遺伝子として単離されたK-sam遺伝子は，FGFファミリーのレセプターをコードする[12]．K-sam遺伝子の増幅は，高分化腺がんではみられないのに対して，スキルス胃がんでは，33％の症例でみられる[13]．また，K-sam遺伝子の過剰発現を伴う症例は予後不良である．

（5）増殖因子

　線維芽細胞とスキルス胃がん細胞とがparacrine的に働き，activateされた線維芽細胞が，EGF, b-FGF, HGF, PDGFやTGF-βなどの増殖因子を産生し，細胞の増殖とコラーゲン合成を促進し，線維性間質形成に作用する（**図**

表3 組織型別にみた胃がんにおける遺伝子異常の頻度

遺伝子異常	高分化腺がん (%)	低分化腺がん (%)	遺伝子の機能
複製エラー	20〜40	20〜70*	遺伝子不安定性
K-ras 変異	10	0	シグナル伝達
c-met 4 増幅	19	39*	HGF レセプター
K-sam 増幅	0	33*	FGF レセプター
c-erbB2 増幅	20	0	増殖因子レセプター
c-erbB 過剰発現	50	25	EGF レセプター
p 53 欠失・変異	60	75	転写因子
APC 欠失・変異	40〜60	0	細胞接着・シグナル伝達
DCC 欠失	50	0	細胞接着
染色体 1p 欠失	30	38	不明
染色体 1q 欠失	44	0	不明
染色体 7q 欠失	53	33	不明
染色体 12q 欠失	30	31	不明
染色体 16p 欠失	42	36	不明
カドヘリン/カテニン欠失	0	50*	細胞接着
CD 44 異常転写産物	100	100	細胞接着
bcl-2 欠失	43	0	アポトーシス制御
cyclinE 遺伝子増幅	20	10	細胞周期
テロメラーゼ活性	100	90	染色体構造制御・不死化

*スキルス胃がんに特徴的な異常

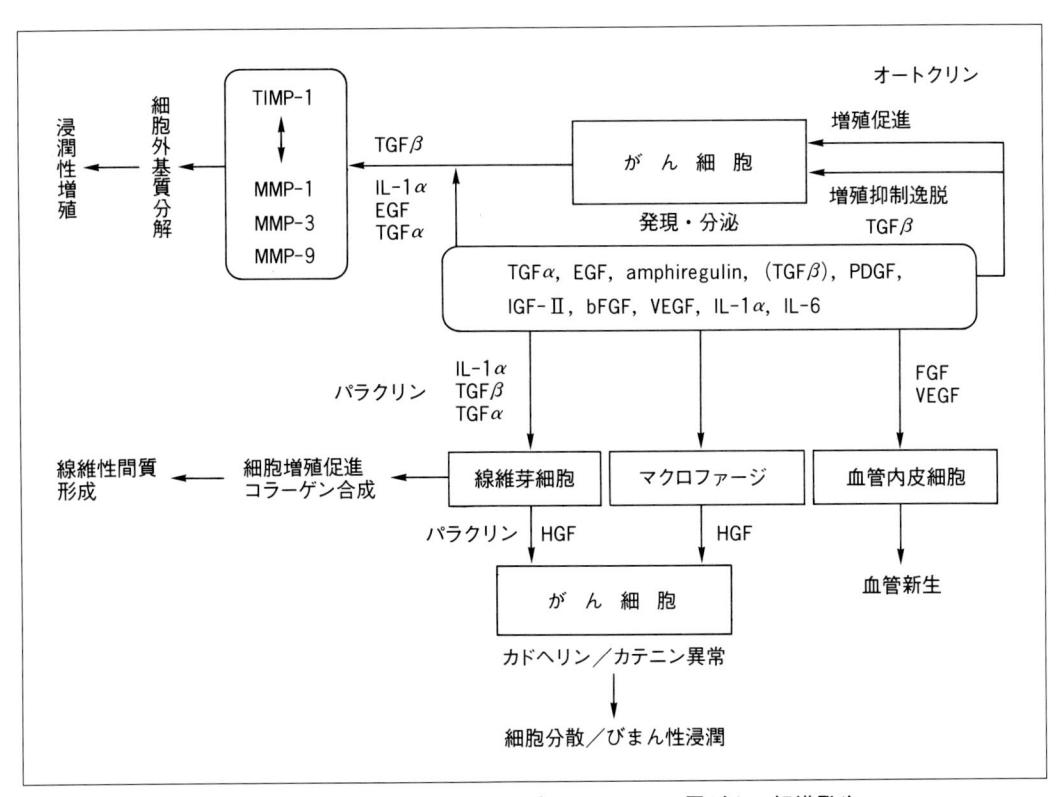

図6 増殖因子/サイトカインを介したスキルス胃がんの組織発生

6)[14〜16]。スキルス胃がんのびまん性の浸潤には，局所の細胞外基質の分解が重要であるが，それを司るプロテアーゼおよびそのインヒビターの発現は，増殖因子やサイトカインによって調節されている[17]。そして，浸潤局所の蛋白分解は，プロテアーゼとプロテアーゼインヒビターのバランスによって調節されている。がん細胞で産生されるEGFやTGF-αなどは，autocrine的にがん細胞自身におけるMMP-1，MMP-3，MMP-9などの細胞外基質分解酵素の発現を誘導し，がん細胞の浸潤に都合のよい環境を提供する[14]。がん細胞から産生される増殖因子やサイトカインのほとんどが細胞増殖を促進させるように作用するのに対して，TGF-βのみが，抑制させるように作用する。TGF-βは，線維芽細胞におけるMMP-1やMMP-3などの発現を抑制し，TIMP-1の発現を誘導する。TGF-βは，間質線維芽細胞の増殖とコラーゲン合成の促進，蛋白分解の抑制，がん細胞におけるコラーゲン合成の促進を介して，スキルス胃がんの間質形成に関与している。また，TGF-βの細胞増殖抑制作用には，p53非依存性の$p21^{waf1}$の誘導，CDK活性の低下，Rb蛋白のリン酸化減少などが関与している。

（6）接着因子

がん細胞の接着性低下はスキルス胃がんの重要な特徴である。細胞間接着を規定している分子のうち，Ca^{2+}依存性細胞接着分子カドヘリンファミリーが重要な役割を果たしている。カドヘリンには，E (epithelial)-カドヘリン，N (neural)-カドヘリン，P (placental)-カドヘリンなどがあり，上皮組織由来の胃がんでは，E-カドヘリンが特に重要である。この機能喪失は，スキルス胃がんの形態形成・浸潤様式に深く関与している[18]。膜貫通型の糖蛋白であるE-カドヘリンは，細胞外ドメイン同士で結合する。細胞内には裏打ち蛋白であるα-，β-，γ-カテニンが存在し，カドヘリンの機能を調節している。正常粘膜や高分化腺がんではα-カテニンとカドヘリンの発現がよく保たれているのに対して，スキルス胃がんでは発現がないか著しく低下している[19]。稀に，E-カドヘリンの発現したスキルス胃がんもみられるが，これらでは，α-カテニンの発現消失，遺伝子変異，欠失などがみられる。また，スキルス胃がんにおけるP-カドヘリン発現低下ないし消失も示されている[20]。

CD44は血球系細胞のみならず種々の上皮系細胞にもみられ，生体におけるcell-to-cell interactionに重要な役割を果たす細胞接着分子である。転移巣を含めた20例の胃がん手術材料の検討では，全例で異常転写産物が発現し，さらに，転移巣でも同様の異常転写産物の発現が示された。なおかつ，高分化腺がんとスキルス胃がんを含めた低分化腺がんでは，異常転写産物の発現パターンが異なっていた[21]。

（7）がん抑制遺伝子

主たるがん抑制遺伝子の一つであるp53遺伝子の欠失および変異による不活化は，DNA修復の破綻，アポトーシスの抑制，異常増殖によりがん化に関与する。p53遺伝子の欠失および変異は，胃がんでは組織型や進行度によらず約60％の症例に認められ，スキルス胃がんでの特異性はみられない[22]。

染色体の対立遺伝子領域の欠失 (loss of heterozygosity；LOH) はさまざまであり，染色体1q, 5q, 7q, 18qのLOHが高分化腺がんのみにみられるのに対して[23]，スキルス胃がんを含めた低分化腺がんでのLOHは，染色体1pで38％，12qで31％，16pで36％と比較的高頻度である[24]。

（8）DNAメチル化

遺伝子転写調節領域のCpG部位のメチル化によって，がん抑制遺伝子を含む多くの遺伝子の発現が種々のがんで抑制されている。低分化腺がんでみられる細胞接着分子カドヘリンの不活化には，約30％で，メチル化による発現抑制が関与している[25]。

3．治 療

A．外科的治療

進行胃がん全般に対するリンパ節郭清については，大動脈周囲リンパ節を含めて確立されている[26,27]。

スキルス胃がんの外科的治療としては，拡大手術として左上腹内臓全摘術 (left upper abdominal exenteration；LUAE)，LUAE＋Appleby

手術[28]などが行われている。LUAEは，胃と横行結腸を切除して，結腸間膜とともに後腹膜を切除する。さらに，膵体尾部，脾臓，胆嚢，左副腎を一塊として切除する。本術式は，漿膜浸潤がんに対して根治度の高い術式と考えられている。適応について，大橋らは，①漿膜浸潤が広範囲に認められるもの，②胃周囲へのlymphatic permeationを生じ始めたもの，③がん腫や胃周囲のリンパ節転移が胃の周囲臓器に直接浸潤したもの，④小網・大網結腸間膜などへ腹膜播種を生じ始めたものを対象とすると述べている[29]。また，Appleby手術を行う際には，肝動脈に至る血管の変異がないということが重要であるため，術前血管造影が行われている。しかし，漿膜浸潤や転移再発などを考慮すると，スキルス胃がんの場合，過剰な侵襲を与えるよりはむしろ，早く退院させた方がQOLの点からもbetterであるかもしれない。スキルス胃がんと診断された症例は，開腹時にすでに治癒切除不能であることが多い。また，バイパス手術すら困難な症例もみられる。しかし，姑息的な手術を行って長期に生存する例もみられるため，こういった症例を見極めることが重要になってくる。手術療法のみの単独では，治療効果に限界があるため，治癒切除した場合でも，補助的な治療が必要であると思われる。

B．化学療法

根治切除率が低く，仮に根治切除が可能だったとしても，播種性腹膜転移が多いことから，補助療法が必要となる。現在のところ，主に化学療法が行われているが，スキルス胃がんに対して効果的な抗がん剤はない。一般的に行われているのは，MTX-5FU併用療法，LV-5FU併用療法，CDDP-5FU併用療法などである。特に，MTX-5FU併用療法[30]がもっとも適当なレジメであると考えられている。腹膜転移の予防および治療のため漿膜浸潤胃がんに対して，腹腔内抗がん剤投与による治療を行い，腹膜のmicrometastasisが抑制される可能性も報告されている[31]。Sugarbakerらは，結腸がんの腹膜転移に対して腹膜切除による播種巣の可及的な除去に加えて腹腔内抗がん剤投与を併用している[32]。しかし，術後化学療法は縮小効果はあっても生存期間の延長効果はあまりみられていない。

最近は，術前化学療法が行われてきている。特に，夜間投与により，効果を高め，副作用を減らしたサーカディアンリズム投与法が用いられている。また，腫瘍血管新生を抑制することにより，がんの増生，転移を制御しようとする抗血管新生療法が試みられている。転移抑制作用をもつ血管新生阻害薬は，海外では臨床試験が行われており，今後の治療法の一つとして考慮される。

C．免疫療法

スキルス胃がんの患者は，著明な免疫抑制状態を示しているため，手術や化学療法との併用治療として，OK-432，PSK，レンチナンなどの免疫療法が行われている。OK-432の腫瘍内投与や腹腔内投与など試みられ，有用性もいわれてはいるが，十分なものではなく，腹膜播種への対象療法や集学的治療の一つとして位置づけされている。

D．動注療法

動注療法は，血行性に腹腔内臓器への抗がん剤の投与が可能であり，反復投与も可能である。副作用や入院期間の短縮といったQOLの点からも有用であり，特に術後の再発予防に使用されている。しかし，現在の抗がん剤には，治療効果に限界がみられる。

E．ホルモン療法

スキルス胃がんが女性に高率であることや，エストロゲンレセプターがみられることから，ホルモン療法が行われている。化学療法との併用で，延命効果が得られたとする報告もみられるが，症例が少なく，評価は不十分である。

F．温熱化学療法

温熱の腫瘍細胞に対する抗腫瘍性の機序として，DNA，RNA合成阻害とともに細胞膜障害が指摘されている。抗がん剤との併用は，薬剤の細胞内移行を増加させ，効果増強作用がみられる。温熱単独療法よりも抗がん剤との併用による相乗効果が期待されている。腹腔内抗がん剤投与と温熱療法の併用では，3年生存率の改善がみられている[33]。持続腹膜灌流療法（continuous hyperthermic peritoneal perfusion；CHPP)[34]は腹膜播種再発を抑制し，予後改善の可能性が期待されるが，開腹時にすでに腹膜播種が認められるような症例については，CHPPの効果は認められず，がん細胞が腹膜組織の深部にまで浸潤している症例には限界がある．

まとめ

スキルス胃がんの特徴として，若年女性に好発し，見つかった時にはすでに広範囲びまん性に浸潤しているため，根治切除が困難な症例が多い．生物学的悪性度が高い理由としては，①早期粘膜病変から深部に広範囲に進展するため早期発見が難しい．②がんの進展時に腹膜転移をきたしやすく，またリンパ行性転移も高度である．③再発性の腹膜転移をきたしやすい，などがあげられる．なかでも，進展様式は，通常胃がんでみられる播種性腹膜転移よりも後腹膜転移が多い．播種性腹膜転移が腹水や腹腔内転移結節を生じるのに対して，後腹膜転移は，胃周囲に遺残したがん細胞が漿膜下を下腹部に広がっていくため，腸管，特に直腸（Douglas窩）の狭窄や尿管の狭窄（水腎症）が特徴的である．スキルス胃がんの特徴である異常な間質の増生は，その悪性度と関連するとの報告もある[35]．このような臨床的特徴を呈する背景に関する臨床的・分子生物学的研究が行われ，スキルス胃がんの集学的治療に役立てられることを期待する．そのためにもprelinitis−linitisに関する臨床的情報の集積が必要である．より早期な病変における遺伝子異常と進行した病変における遺伝子異常を比較し（サブトラクション），関与因子を明らかにすることで治療法や予防さらに遺伝子診断も可能になるであろう．この分野の解析に形態学的追跡だけでは限界がある．

図1,2,3は，田畑胃腸病院より，図4は，堀出病院および消化器病センターより，図5は，福井県立病院および東静病院よりの提供．

文 献

1) Konjetzny GE：Die Geschwülste des Magens. Dtsch Chirurg 46：1921
2) 中村恭一：胃癌の構造（2版）．医学書院, pp 200, 1990
3) 森田賀津雄，藤盛孝博，冨田茂樹，他：pre-linitis状態における癌細胞の特性；癌細胞の粘液形質ならびに細胞増殖活性．胃と腸 35：927, 2000
4) Ming SC：Tumors of the esophagus and stomach. Atlas of tumo pathology, Washington, 174, 1973
5) 岩永 剛，古河 洋，谷口春生，他：Borrmann 4型胃癌の肉眼形態別にみた癌の進展形式．癌の臨床 29：120, 1983
6) Tahara E：Molecular mechanism of stomach carcinogenesis. J Cancer Res Clin Oncol 119：265, 1993
7) Tahara E：Genetic alterations in human gastrointestinal cancers：The application to molecular diagnosis. Cancer 75：1410, 1995
8) Tahara E, Semba S, Tahara H：Molecular biological observations in gastric cancer. Seminars in Oncol 23：307, 1996
9) Semba S, Yokozaki H, Yamamoto S, et al：Microsatellite instability in precancerous lesions and adenocarcinomas of the stomach. Cancer 77：1620, 1996
10) Kuniyasu H, Yasui W, Kitadai Y, et al：Frequent amplification of the c-*met* gene in scirrhous type stomach cancer. Biochem Biophys Res Commun 189：227, 1992
11) Kameda T, Yasui W, Yoshida K, et al：Expression of ERBB 2 in human gastric carcinomas：relationship between p185^{ERBB2} expression and the gene amplification. Cancer Res 50：8002, 1990
12) Katoh M, Hattori Y, Sasaki H, et al：K-sam gene encodes secreted as well as transmembrane receptor tyrosine kinase. Proc Natl Acad Sci USA 89：2960, 1992
13) 田原榮一：ヒト胃癌の発生・増殖・進展；分子病理学的アプローチ．日病理会誌 81：21, 1992
14) Yoshida K, Tsujino T, Yasui W, et al：Induction of growth factor-receptor and metalloproteinase genes by epidermal growth factor and/or transforming growth factor-α in human gastric carcinoma cell lines MKN-28. Jpn J Cancer Res 81：793, 1990
15) Tanimoto H, Yoshida K, Yokozaki H, et al：Expression of basic fibroblast growth factor in human gastric carcinomas. Virchows Arch B Cell Pathol Incl Mol Pathol 61：263, 1991
16) Yashiro M, Chung YS, Sowa M：Role of orthotopic fibroblasts in the development of scirr-

hous gastric carcinoma. Jpn J Cancer Res 85：883, 1994
17) 滝野隆久, 佐藤　博, 清木元治：MMPs, TIMPsの分子生物学と癌における発現の制御. 日本臨床 53：1791, 1995
18) Shimoyama Y, Hirohashi S：Expression of E -and P-cadherin in gastric carcinomas. Cancer Res 51：2185, 1991
19) Ochiai A, Akimoto S, Shimoyama Y, et al：Frequent loss of alpha catenin expression in scirrhous carcinomas with scattered cell growth. Jpn J Cancer Res 85：266, 1994
20) Yasui W, Sano T, Nishimura K, et al：Expression of P-cadherin in gastric carcinomas and its reduction in tumor progression. Int J Cancer 54：49, 1993
21) Yokozaki H, Ito R, Nakayama H, et al：Expression of CD 44 abnormal transcripts in human gastric carcinomas. Cancer Letters 83：229, 1994
22) Yokozaki H, Kuniyasu H, Kitadai Y, et al：p 53 point mutations in primary human gastric carcinomas. J Cancer Res Clin Oncol 119：67, 1992
23) Sano T, Tsujino T, Yoshida K, et al：Frequent loss of heterozygosity on chromosome 1 q, 5 q and 17 p in human gastric carcinomas. Cancer Res 51：2926, 1991
24) Horii A, Nakatsuru S, Miyoshi Y, et al：The *APC* gene, responsible for familial adenomatous polyposis, is mutated in human gastric cancer. Cancer Res 52：3231, 1992
25) Suzuki H, Itoh F, Toyota M, et al：Distinct methylation pattern and microsatellite instability in sporadic gastric cancer. Int J Cancer 83：309, 1999
26) 米村　豊, 橋本哲夫, 片山寛次, 他：胃癌における大動脈周囲リンパ節の分類と郭清の意義. 日消外会誌 18：1995, 1985
27) 高橋　滋, 徳田　一, 松繁　洋, 他：胃癌の超拡大郭清における腹部大動脈周囲リンパ節郭清術式. 日消外会誌 22：2507, 1989
28) Furukawa H, Hiratsuka M, Iwanaga T：A rational technique for surgical operation on Borrmann type 4 gastric carcinoma：left upper abdominal evisceration plus Appleby's method. Br J Surg 75：116, 1988
29) 大橋一郎, 高木国夫, 梶谷　鐶：進行胃癌に対する左上腹部内臓全摘術の適応と方法. 消化器外科 7：1535, 1984
30) 北村正次, 荒井邦佳, 宮下　薫, 他：Borrmann 4型胃癌に対する集学的治療の1つとしてのSequential Methotrexate・5 FU 療法. 日消外会誌 25：1, 1992
31) 小林　理, 奥川　保, 岡田賢三, 他：漿膜浸潤胃癌に対する腹膜播種性転移の予防と治療. 癌の臨床 38：1089, 1992
32) Sugarbaker PH, Jablonski KA：Prognostic features of 51 colorectal and 130 appendiceal cancer patients with peritoneal carcinomatosis treated by cytoreductive surgery and intraperitoneal chemotherapy. Ann Surg 221：124, 1995
33) 貝原信明, 前田迪郎, 浜副隆一, 他：手術と温熱療法の併用によるスキルス胃癌の治療. 癌と化学療法 15：1269, 1988
34) Hamazoe R, Maeta M, Kaibara N：Intraperitoneal thermochemotherapy for prevention of peritoneal recurrence of gastric cancer-Final results of a randomized controlled study. Cancer 73：2048, 1994
35) 紀藤　毅, 山村義隆：スキルス胃癌における外科治療上の問題点；亜分類を中心に. 癌と化学療法 15：1256, 1988

（森田賀津雄・冨田茂樹・堀内秀樹）

5 胃がん－進行がんのリンパ節転移と画像診断

　過去10年足らずの間に，spiral volumetric (helical) CTの技術が飛躍的に進歩し，わが国の日常臨床の場に急速に普及したため，良好な空間分解能を持ったthin sliceの画像が，容易に得られるようになった。またMRにおいても，各種の高速撮像法の開発によって空間分解能の改善が得られ，その優れた組織分解能をリンパ節などの小病変の質的診断に役立てられるようになってきている。したがって，現在では多くの施設で，直径が5 mmを超えるリンパ節のCTによる存在診断が可能であるといっても過言ではない。

　本稿では，これらのいわゆる断層画像における上腹部リンパ節の解剖学的位置関係について概説するとともに，実際の症例を呈示し，解説を加えたい。

1．断層画像における腹腔リンパ節の診断

　上腹部は，多数の実質臓器が隣接し，その間を縫うように消化管が走行する複雑な解剖学的構造を持つ。さらに，これらの臓器固有の動・静脈が複雑に分岐・走行している。本稿の主題となる進行胃がんのリンパ節転移の画像診断は，このような複雑な解剖学的位置関係の理解にはじまるといえる。

　「胃癌取扱い規約」[1]による腹腔リンパ節の名称と番号，およびその断層像における位置関係を図1に示す。一般に，がん腫はまず近傍の1群リンパ節に転移することが知られている。その後，リンパ流に沿って順次2群から3群リンパ節へと転移していく。胃がんの場合，がん腫の発生部位によって1群から3群リンパ節の定義が若干異なっており，注意を要する[1]。

　一方，胃がんの転移経路は，原発巣の発生部位により異なるが，以下のような経路が一般的であり，記憶しておくと読影に際して有用である。まず，小彎側においては左胃動脈に沿って左胃動脈幹，総肝動脈幹から腹腔動脈幹リンパ節に順次転移していく。小彎幽門側では右胃動脈から総肝動脈に，大彎幽門側では胃大網動脈，胃十二指腸動脈から総肝動脈に沿って，総肝動脈幹，腹腔動脈幹リンパ節へと転移していく。また，噴門大彎側では，短胃動脈（胃脾間膜）から脾門部に至り，脾動脈に沿って脾門，脾動脈幹，腹腔動脈幹リンパ節へと順次転移していく経路が知られている。

　2群リンパ節に転移をきたした後，リンパ流に沿ってさらに順行性に3群リンパ節へ転移していくが，時にリンパの閉塞による逆行性の転移をきたす場合がある。3群リンパ節としては，肝十二指腸間膜内，膵後部リンパ節，腸間膜根部，中結腸動脈周囲リンパ節などがあり，最終的には大動脈周囲リンパ節に転移する。大動脈周囲リンパ節からは，胸管に沿って左鎖骨下リンパ節に転移するが，前述の逆行性転移をきたして骨盤部のリンパ節に転移することもある。横断像における各リンパ節の解剖学的位置を図2に示す。

　1群リンパ節は手術時にがん腫とともに切除されるため，術式に関与する可能性のある2群リンパ節以降の転移を診断することが大切である。

2．胃がんリンパ節転移の画像診断

A．CT

　CTがその良好な空間分解能と客観性から，腹腔内のリンパ節の画像診断における主役であることは議論の余地がない。一般に胃がんの転移に

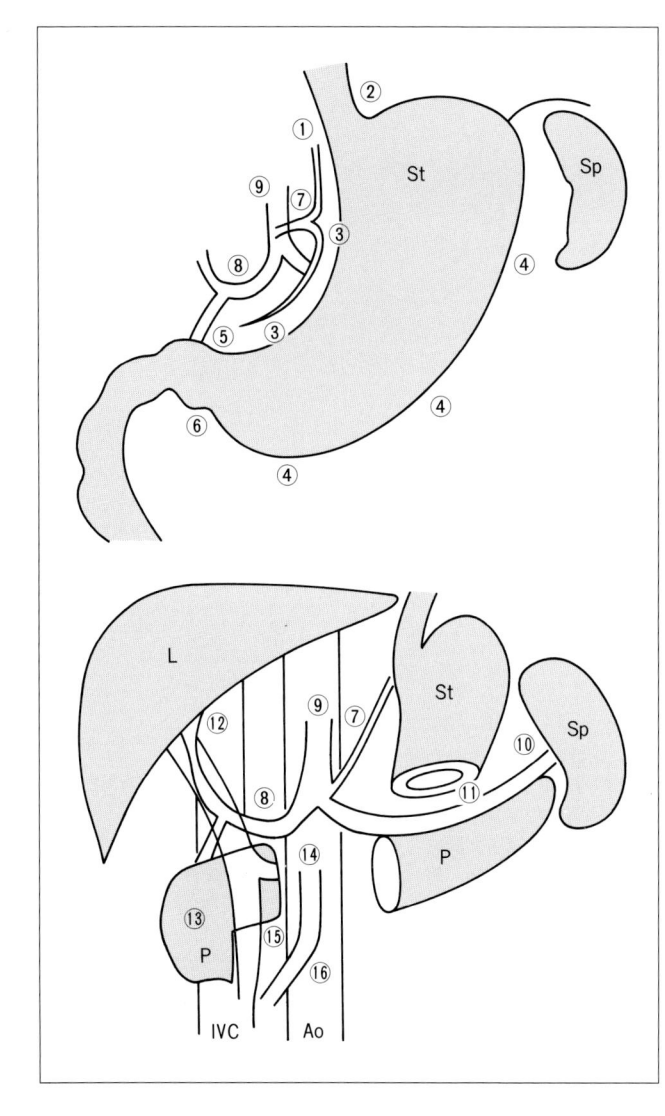

図1
①右噴門リンパ節
②左噴門リンパ節
③小彎リンパ節
④大彎リンパ節
⑤幽門上リンパ節
⑥幽門下リンパ節
⑦左胃動脈幹リンパ節
⑧総肝動脈幹リンパ節
⑨腹腔動脈幹リンパ節
⑩脾門リンパ節
⑪脾動脈幹リンパ節
⑫肝十二指腸間膜内リンパ節
⑬膵頭後部リンパ節
⑭上腸間膜動脈に沿うリンパ節
⑮中結腸動脈周囲リンパ節
⑯腹部大動脈周囲リンパ節
St：胃
Sp：脾
L：肝
P：膵
Ao：大動脈
IVC：下大静脈

よって腫大したリンパ節は，CT上などから低濃度の腫瘤像として描出される。腫大リンパ節の大きさや原発巣の病理学的性状によっても異なるが，内部に壊死や変性を示唆する低吸収域を伴うことも多い。通常の10 mm厚の撮影では，1 cmを超えるリンパ節は単純CTでも容易に描出される。しかし，腹腔内の脂肪組織の少ない症例などでは，周辺臓器との分離が困難なこともある。したがって，血管などの周囲組織との分離には，造影CTが必須である（図3，図4）。造影CTでは，血管や膵などの実質臓器がよく造影され，リンパ節はそれらに比べると造影を受けないことが多い。しかし，内部の性状を反映して，輪状に造影効果を認めることもある。

当初，がんの転移によって腫大したリンパ節は，境界明瞭な円形の腫瘤として認識される（図5）。その後，増大するにしたがって相互で癒合したり，原発巣と一塊となって描出されるようになる。また，がんがリンパ節自体の被膜を破って進展した場合，境界不明瞭となり，周囲の脂肪組織の濃度が上昇することもある（図6～8）。

また最近では，一度の息止めによって多数の断層の情報が得られるMulti-detector row CT（MD-CT）の出現により，撮像時間の短縮とthin sliceでの空間分解能の改善が可能となった。このため，5 mmあるいはそれ以下のsliceによ

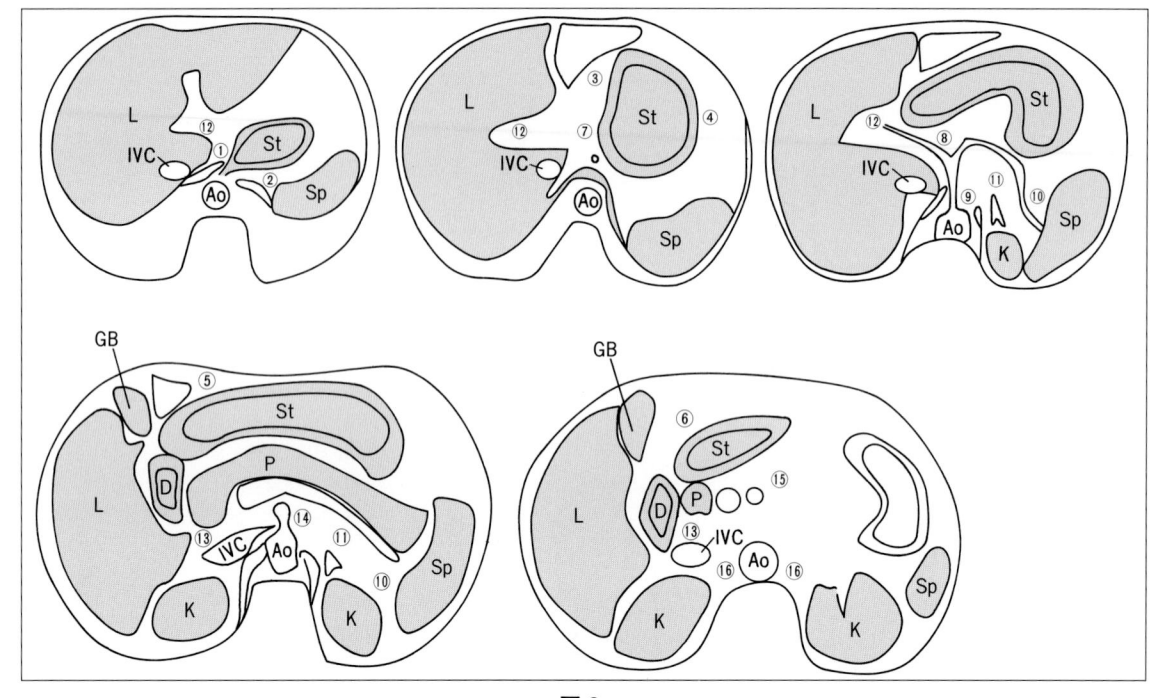

図2

①右噴門リンパ節　⑨腹腔動脈幹リンパ節　St：胃
②左噴門リンパ節　⑩脾門リンパ節　Sp：脾
③小彎リンパ節　⑪脾動脈幹リンパ節　L：肝
④大彎リンパ節　⑫肝十二指腸間膜内リンパ節　P：膵
⑤幽門上リンパ節　⑬膵頭後部リンパ節　Ao：大動脈
⑥幽門下リンパ節　⑭上腸間膜動脈に沿うリンパ節　IVC：下大静脈
⑦左胃動脈幹リンパ節　⑮中結腸動脈周囲リンパ節　K：腎
⑧総肝動脈幹リンパ節　⑯腹部大動脈周囲リンパ節　D：十二指腸
　　　　　　　　　　　　　　　　　　　　　　　GB：胆嚢

る高解像度のdynamic CTも比較的容易に行われるようになっており，さらに小さなリンパ節の同定が可能となりつつある（図8）。

その反面，がん以外の原因で腫大したリンパ節と転移によるものを鑑別することは困難であり，画像診断が進歩した今日でも，直径10 mmを超える腫大を陽性と診断している施設が多い。今後，後述するMRIや核医学検査を併用した質的診断能の向上が期待される。

進行胃がんのリンパ節転移を，より正確にCTで診断するには，造影剤を用いたdynamic CTをより薄いslice厚で撮影し，慎重に読影することが肝要である。

B．MR

CTと同様に，近年のMR撮像技術の進歩にはめざましいものがある。さまざまな高速撮像法の進歩により，撮像時間の短縮と空間分解能の改善が成し遂げられた。また，腹部領域でも，他の領域と同様に脂肪抑制像を得ることができるため，腹腔内の脂肪組織内に存在するリンパ節も良好に描出されるようになっており，胃がんのリンパ節転移の診断能はCTと同等であるという報告も見られるようになっている[2]。また，元来組織分解能の良好なMRは，CTでは診断できない10 mm以下のリンパ節の質的診断に寄与する可能性があるため，今後リンパ節転移の画像診断における主役となり得るmodalityの一つといえよ

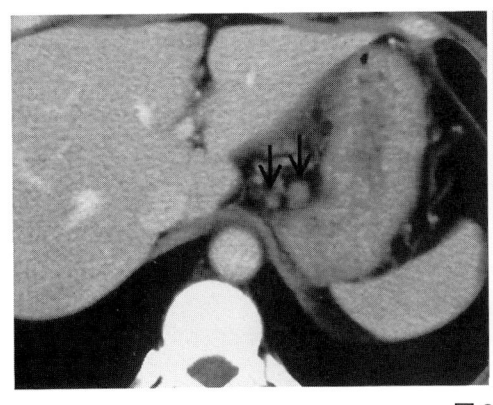

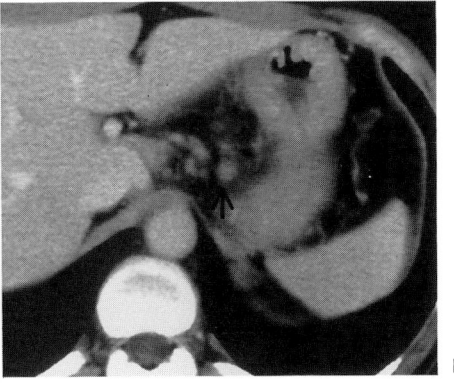

図3
a, b：10 mm 厚の CT で，直径約 10 mm およびそれ以下の大きさのリンパ節（①，③）が描出されている（→）

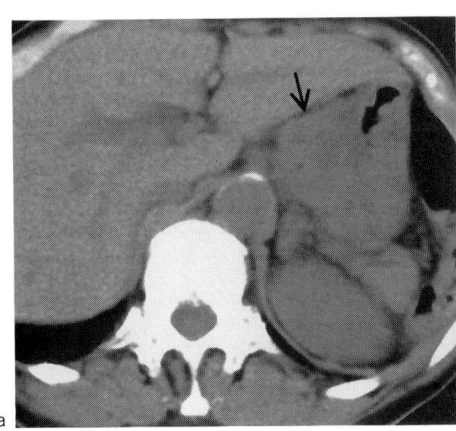

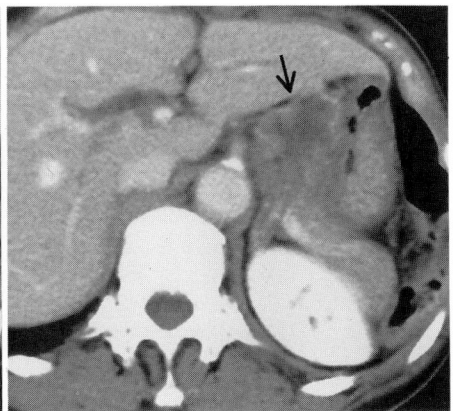

図4
a：単純 CT では，転移によって腫大したリンパ節（→，①と③が一塊）と胃壁との境界は不明瞭である
b：同レベルでの造影 CT では，腫大リンパ節は輪状に辺縁部のみが造影されている（→）

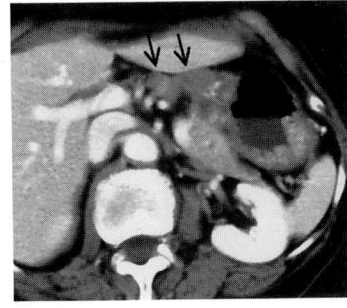

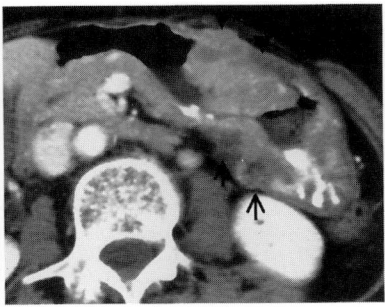

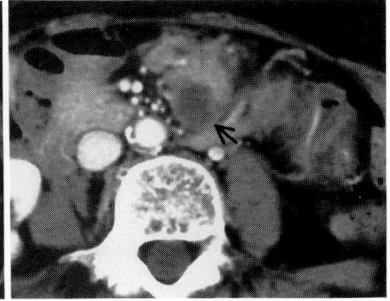

図5
a：小彎リンパ節（③），左胃動脈幹リンパ節（⑦）が腫大している（→）
b：胃がんによる壁肥厚と一塊となった大彎リンパ節腫大（→）
c：上腸間膜動脈に沿うリンパ節（⑭）が腫大している（→）

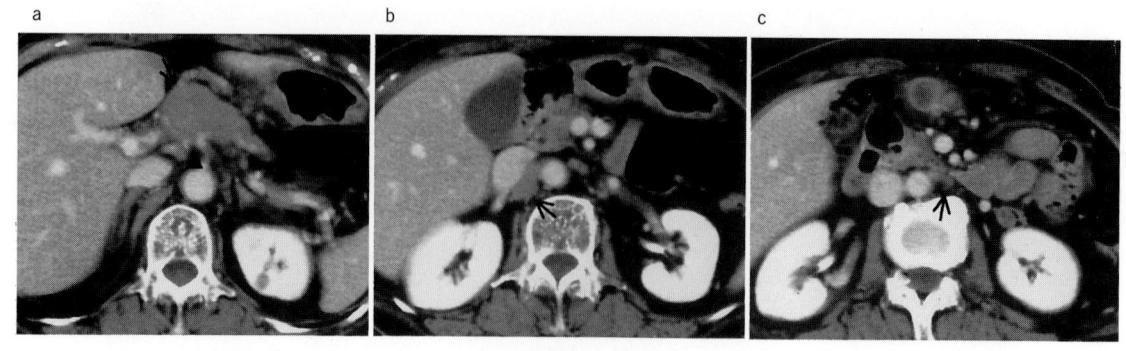

図6
a：総肝動脈（▶）の前面に総肝動脈幹リンパ節（⑧）の腫大がみられる（→）
b：大動脈周囲リンパ節腫大（⑯）がみられる（→）
c：幽門下リンパ節の腫大，大動脈周囲リンパ節腫大（⑯，→）がみられる

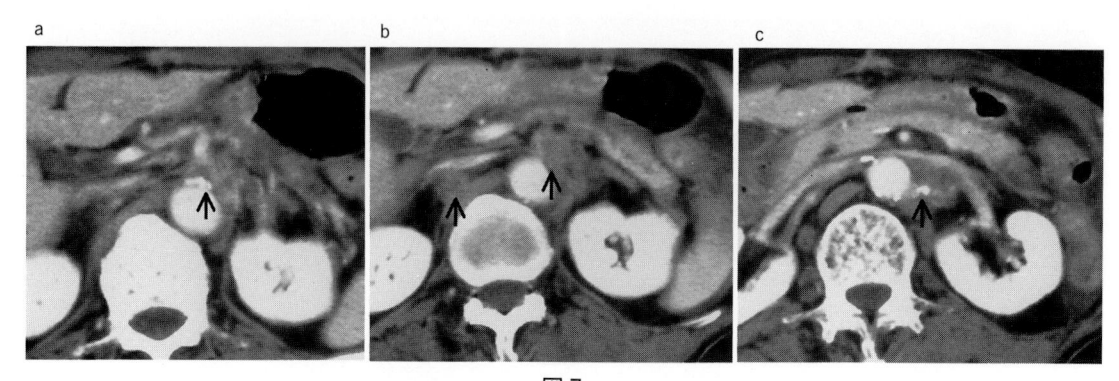

図7
a：腹腔動脈幹リンパ節（→）
b：腹腔動脈幹リンパ節（→）
c：大動脈周囲リンパ節（→）
いずれのリンパ節も周囲との境界が不明瞭で，不整形を呈しており，リンパ節外へのがんの浸潤が示唆される．

う。

C．その他

体外超音波検査は，その簡便性から腹部画像診断におけるルーチン検査として普及していることは周知の事実である。胃がんのリンパ節転移の描出能も良好であるが，消化管ガスに弱いこと，術者の技術による診断能のばらつきがあることなどから，CTにまさる診断能を有するとは言い難い。

内視鏡超音波は，胃がんの進達度診断に非常に有用である。リンパ節転移についても胃壁周囲の第1群リンパ節の描出能は良好である。しかし，胃壁から離れたリンパ節の描出は困難であることも多く，進行胃がんにおけるリンパ節転移診断のみを目的に行われることは少ない。

また，質的診断を目的に^{67}Gaや^{201}Tlによる腫瘍シンチグラフィーが有用なことがある。しかし，空間分解能に限界があるため，常に行われる検査法ではない。また近年，positron emission CT（SPECT）が全身の転移巣を一度のスキャンで診断でき，高い質的診断能持つ検査法として注目を集めている。今後，もっとも期待される診断法であるといえる。

まとめ

進行胃がんのリンパ節転移における画像診断は，各modalityの空間分解能の改善によって進

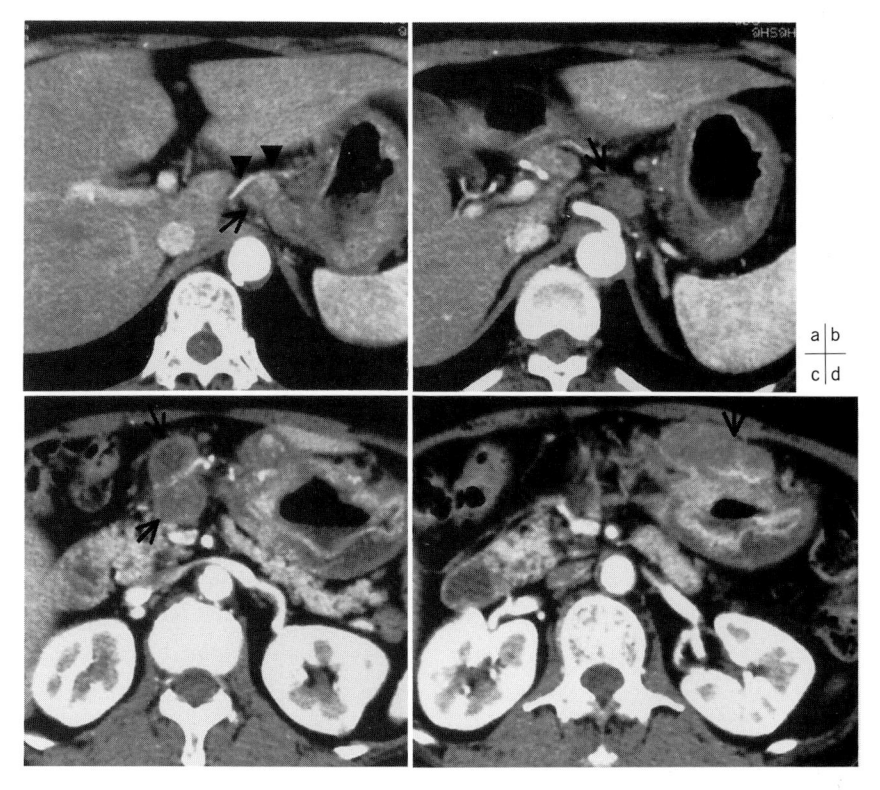

図8 スライス厚5 mmでの dynamic CT 動脈相
a:造影された左胃動脈(▶)が明瞭に描出されており,その背側に⑦のリンパ節が腫大しているのがわかる(→)
b:総肝動脈の全面に,腫大したリンパ節(⑧)が描出されている(→)
c:幽門上リンパ節(⑤)が腫大している(→)
d:大彎リンパ節(④)が腫大している(→)

歩している.しかし,最終的には大きさによる転移の有無の診断にとどまっており,今後質的診断能の高い検査法の開発がまたれる.

文 献

1) 日本胃癌学会,編:胃癌取扱い規約(第13版).金原出版,東京,p 3-17, 1999
2) Sohn KM, Lee JM, Lee SY, et al:Comparing MR imaging and CT in the staging of gastric carcinoma. AJR 174:1551-7, 2000

(杉本幸司・桑田陽一郎・杉村和朗)

II 胃がん

6 *H. pylori* と胃悪性腫瘍

1. *H. pylori* 感染と胃がんに関する疫学研究

A. 代表的なコホート研究

ヒトにおける発がんとの関連を検討するにあたっては，疫学的なデータが判断の重要な材料となる。1994年にIARC（International Agency for Research on Cancer）は *H. pylori* 感染が胃がんの明らかな危険因子であると認定しているが（Group 1 carcinogen）[4]，その判断において重要な根拠となったのはFormanら[9]，Parsonnetら[18]，およびNomuraら[16]によるコホート研究の結果である（表1）。*H. pylori* に関する疫学研究の場合，*H. pylori* 感染の診断はほとんど血液中の抗 *H. pylori* 抗体の測定で行われている。抗体測定法は感染のスクリーニングとしては妥当な方法ではあるが，その特異性・感度の問題とともに，胃粘膜の萎縮・腸上皮化生の進行に伴い感染している *H. pylori* 数が減少し，*H. pylori* 抗体価も低下してしまう場合があることに留意しなければならない。したがって，特に採血時の年齢が高い場合は，*H. pylori* 感染率は過小評価されていると考えるのが妥当である。

Formanらの研究[9]では，22000人以上の男性のみのコホートが対象となっているが，実際には単一のコホートを対象としたのではなく，British United Provident Association（BUPA）study（20179人，ロンドンおよびイングランド南西部）とCaerphily collaborative heart disease（CCHD）study（2512人，南ウェールズ）の二つのコホートについての解析を総合したものである。この研究では組織学的な検索は行われておらず，また，胃がんの部位についても情報はない。しかしながら，29名の胃がん患者は全員死亡しているので，全例とも進行がんであったことは確かと思われる。患者および対照症例の採血時の平均年齢は54歳（41～62歳），採血から胃がんの診断までの期間は平均6年（4ヵ月～14年）である。二つのコホートを合わせたデータでみると表1に記されたようなORとなるが，個別のコホートについてのデータをみると，BUPA studyではOR2.86（95% CI0.99～9.03），CCHD studyではOR2.25（95% CI0.14～137.58）となり微妙なデータとなっている。

Parsonnetらの研究[18]の対象となったコホートはカリフォルニア州のthe Kaser Permanente Medical Care Programの128992人であるが，この研究では胃悪性腫瘍症例186例中，組織学的データが参照可能であった症例が149例あり，そのうち腺がん症例が109例で，表1に示されているORは腺がんについてのORである。この研究における採血時の平均年齢は53.7歳，採血から胃がん診断までの平均期間は14.2年である。109例の胃がんは，組織学的には分化型（intestinal type）81例，未分化型（diffuse type）28例であり，それぞれの組織型におけるORは，分化型がん3.1（95% CI1.5～6.6），未分化型8.0（95% CI1.0～64.0）であり，分化型腺がんのみならず未分化型腺がんにおいてもリスクの増大がみられている。しかし，27例の噴門部がんについてみるとOR0.8（95% CI0.3～2.1）であり有意な相関はない。また，性別による解析では，男性（76症例）ではOR2.0（0.9～4.5）であるのに対し，女性（33症例）ではOR18（2.4～134.8）であり，女性におけるORが高値となっている。

表1 *H. pylori* 感染と胃がんに関する主要なコホート研究の結果

研究	コホート（人数）	胃がん患者数	*H. pylori* 陽性率（％）	OR	95％ CI
Forman（1991）	22691	29	69	2.8	1.0～8.0
Parsonnet（1991）	128992	109	84	3.6	1.8～7.3
Nomura（1991）	5908	109	94	6.0	2.1～17.3

Nomura らの研究[16]は，1900～1919 年生まれのハワイの日系人の男性のコホートが対象となっている。採血時の平均年齢は 59 歳で，採血から胃がん診断までの平均期間は 13 年である。胃がん症例 109 例全体について検討した OR は表1のようであり，組織型別には分化型がん，未分化型がんともに有意なリスクの増大が認められている。また，109 例の胃がん症例中には噴門部がん 5 例が含まれており，この 5 例の *H. pylori* 陽性率は 2/5（40％）と低く，この 5 例を除いた 104 症例でみると *H. pylori* 陽性率は 97％となり，OR も 12（95％ CI 2.8～50.8）とさらに高値となる。また，1900～1909 年生まれの群と，1910～1919 年生まれの群とに分けて解析すると，前者では OR 3（95％ CI 0.8～11.1），後者は OR 15（95％ CI 2.0～113.5）となり，年齢の若い群で OR が高値である。これは主として後者において，対照症例の *H. pylori* 陽性率が低いことに起因している。

B. 本邦でのケースコントロール研究

Asaka ら[1]は 213 例の胃がん症例（平均年齢 60.1 歳）と対照例との *H. pylori* 陽性率を比較し，胃がん症例では 88.2％が *H. pylori* 陽性であるのに対し，対照症例では 74.6％であり，胃がん症例で有意に *H. pylori* 感染率が高いことを示している。この報告のデータに基づく OR は 2.56（95％ CI 1.48～4.44）と見積もられる[12]。このケースコントロール研究では，組織別には分化型がんも，未分化型がんもともに有意差が認められているが，早期胃がん症例で対照群と比較して *H. pylori* 感染率に有意差が認められたのに対し，進行がん症例では有意差は認められていない。

Kikuchi らのケースコントロール研究[13]では 40 歳未満の胃がん症例（105 例）が扱われており，対照群と *H. pylori* 陽性率を比較すると，総合的な OR は 13.3（95％ CI 5.3～35.6）と非常に高い OR が得られている。早期胃がん，進行胃がんともに有意差は認められており，組織型別にも分化型がん，未分化型がんともに有意差が認められている。また，性別での検討では，男性での OR 6.8（95％ CI 2.4～18.8）に対し女性では OR 32.8（95％ CI 6.2～330.4）であり，ここでも女性の OR が高くなっている。

C. これまでの疫学研究のまとめ

Huang ら[12]は *H. pylori* と胃がんに関する疫学研究 19 報告についてのメタ解析を行っている。表2に示すように，全体として OR は 1.92（95％ CI 1.32～2.78）であり，個々の研究では *H. pylori* と胃がんとの有意な関係が認められないものもあるが，総合的に判断すると *H. pylori* 感染が胃がんのリスクを増大させていると結論される。ただし，噴門部がんについては *H. pylori* 感染によるリスクの増大は認められない。分化型がん，未分化型がんともにリスクの増大は認められているが，進行がんよりは早期がんで OR は有意に高い。これは前述のように，萎縮胃粘膜，腸上皮化生胃粘膜での *H. pylori* 抗体価の低下，*H. pylori* 感染の消失などが影響している可能性も考えられる。また，表3に示すように，対象者を年齢別に階層化して OR を検討すると，年齢層の低いほど OR は高く，これは，低い年齢層では対照群の *H. pylori* 感染率が低いことに起因している。すなわち，対照群では年齢とともに *H. pylori* 感染率が上昇するのに対し，胃がん症例では若年者から一貫して *H. pylori* 感染率が高いのである。このパターンは，消化性潰瘍症例で若年者から高齢者に至るまで一貫して *H. pylori* 感染率が高いのと同様のパターンである。

以上をまとめると，疫学的に *H. pylori* 感染は

表2　H. pyloriと胃がんに関する主な疫学研究についてのメタアナリシス

サブグループ	n	OR	95% CI	サブグループ間の比較
全研究	19	1.92	1.32〜2.78	
コホート研究	5	2.24	1.15〜4.40	p=0.2
ケース・コントロール研究	14	1.81	1.16〜2.84	
分化型がん	10	2.49	1.41〜4.43	p=0.3
未分化型がん	10	2.58	1.47〜4.53	
早期がん	3	6.35	1.88〜21.5	p=0.01
進行がん	3	2.13	0.42〜10.7	
噴門部がん	6	0.92	0.61〜1.38	p<0.001
非噴門部がん	10	3.08	1.78〜5.31	

(Huang, et al. 1998)

表3　年齢階層別オッズ比

年齢（歳）	OR	95% CI
20〜29	9.29	3.43〜34.04
30〜39	7.27	4.33〜12.2
40〜49	3.65	2.52〜5.29
50〜59	1.86	1.42〜2.44
60〜69	1.46	1.14〜1.88
≥70	1.05	0.73〜1.52

(Huang, et al. 1998)

非噴門部の胃がん（分化型・未分化型とも）のリスクとなっていると結論されるが，全体としてのORは数倍以下であることから，H. pylori感染とともに他の環境因子，遺伝的因子などの役割も同時に重要であるということになる。H. pylori感染率が高いにも関わらず胃がん発生率の低い地域が存在していることも，H. pylori以外の因子の重要性を示唆していると考えられる。

2. 動物モデルにおけるH. pylori感染と胃がん

A. H. pylori感染動物モデル

Helicobacter属の細菌は20種類近く見い出されており，そのなかには各種哺乳類動物の胃粘膜に感染する菌種も少なくない。H. pyloriは原則的にヒトの胃粘膜にのみ感染する細菌なので，実験動物の胃粘膜に感染させるためには工夫が必要である。従来，H. pylori感染動物モデルとしては，サル，ミニブタ，ビーグル犬などが報告されていたが，これらは臨床分離株を用いて大量の菌を接種した場合にやっと感染の成立が認められるモデル系であり，コンスタントに効率的なH. pylori感染モデルとして扱うには問題が多い。マウスを使ったモデル系としては他のHelicobacter属細菌であるH. felisの感染モデルと，マウスに安定して感染するH. pylori株であるH. pylori Sydney strainを用いた感染モデルが報告されている。H. felis感染マウスでは長期的に萎縮性胃炎が進展することが確認されており[14]，Sydney strain感染モデルでもH. pylori感染についてのさまざまな解析が行われてきている。しかしながら，これらのH. pylori感染動物モデルでは長期経過後に胃がんが発生することは報告されていない。

B. スナネズミ感染モデル

スナネズミ（Mongolian gerbil）を使ったH. pylori感染モデルはYokotaら[28]により開発された。スナネズミではH. pylori標準株，臨床分離株ともに安定した感染を成立させることが可能であり，また，H. pyloriの感染成立により，非常に強い胃粘膜の炎症が生じることが特徴である。Hirayamaら[10]は，H. pylori感染スナネズミで6ヵ月程度経過すると胃潰瘍が発生し，腸上皮化生も進展してくることを報告した。消化性潰瘍と腸上皮化生の進展がみられることは，ヒトにおけ

る H. pylori 感染症を考えるうえでスナネズミがきわめて有用なモデル系である可能性を示しているが，一方，スナネズミは広く用いられている実験動物ではなく，遺伝子解析や免疫学的解析が困難であるという欠点も有している．そのため，スナネズミモデルでの病態解析は一般的な病理組織学的解析に限られる．

C. H. pylori 感染スナネズミにおける胃がんの発生

Sugiyama ら[22]は，H. pylori 感染スナネズミにおける低用量の化学発がん剤（N-methyl-N-nitrosourea；MNU）の効果について検討し，H. pylori（ATCC 43504 株）感染のみでは40週の時点までに胃がんの発生はないが，MNU を低用量使用した場合には，H. pylori 非感染群では胃がんの発生は認められなかったのに対し，H. pylori 感染群では胃がんの発生が認められたと報告した．さらに Watanabe ら[26]は，H. pylori 感染後62週の時点まで観察を継続し，H. pylori 感染単独で，特に発がん剤を併用しなくとも 10/37（37％）のスナネズミに分化型腺がんが認められたと報告した．この場合，発生した腫瘍が病理組織学的に真に胃がんかどうかについては議論はあるが，少なくとも胃がん様の病変が H. pylori 感染単独で生じることが明らかになったことの意義は大きい．Honda ら[11]も，スナネズミへ H. pylori を接種し，18ヵ月後までの観察で分化型腺がんが生じる例のあったことを報告している．さらに，H. pylori 感染スナネズミで除菌治療を行うと，H. pylori 感染が継続した動物と比べて MNU による化学発がんが有意に抑制されることも報告されている[21]．

3．H. pylori 感染と胃がんについての臨床的検討

Uemura ら[24]は内視鏡的粘膜切除術で治療した早期胃がん症例で H. pylori 除菌を行うと，その後の異所性再発胃がんの発生頻度が H. pylori 非除菌群に比べて有意に低下することを報告している．彼らは内視鏡的粘膜切除術を行った132例中65例では H. pylori 除菌を行い，67例では H. pylori 感染をそのままとした．3年後までの経過観察で，H. pylori 除菌群では異所性再発がんの発生は認められなかったのに対し，H. pylori 感染のある患者では，6例（9％）に異所性再発がんが認められ，H. pylori 感染のあることは少なくともプロモーター作用を有していることが示唆された．

H. pylori 除菌後に炎症細胞浸潤などの急性・慢性炎症所見が消退していくことは一般に認められているが，胃粘膜萎縮や腸上皮化生などの慢性胃炎に伴った所見が変化（改善）するかどうかは明らかではない．H. pylori 除菌後，これらの所見の改善を認めるとする報告もあるが，否定的な意見もあり[23]，また，胃粘膜萎縮や腸上皮化生の変化を定量的に正確に評価できるかどうかについての方法論的な問題もある．

4．H. pylori 感染による胃発がんのメカニズム

A．炎症と発がん

慢性炎症とがんとのさまざまな形での相互作用はよく認識されている[2]．各種の炎症刺激で Tumor necrosis factor-α（TNF-α），Interleukin-1β（IL 1-β）などの炎症性サイトカインやケモカイン類の発現が誘導され，好中球をはじめとして各種の炎症細胞の浸潤が起こる．これらの炎症性サイトカイン，ケモカイン類は，同時に接着因子などをはじめとする各種の遺伝子の発現も誘導している．炎症局所では，活性酸素代謝産物（Reactive oxygen species；ROS）の産生が増大しており，産生された ROS は DNA 傷害の原因となり，また，DNA 修復作用も抑制されるので，遺伝子異常が蓄積しやすい環境となる．特に，消化管粘膜など外来性に常にある程度の発がん物質への曝露が避けられない組織では，その相乗作用は無視できなくなると考えられる．

B．H. pylori 感染時の胃粘膜の状況

H. pylori 感染胃粘膜では，TNF-α，IL-1β などの炎症性サイトカインや，IL-8 をはじめと

する各種ケモカインの産生が増大しており，急性的・慢性的な炎症所見が認められるが，この胃粘膜の炎症惹起過程については，H. pylori の主要な病原因子の一つである Cag A の役割が従来より注目されている[20]。一方，H. pylori に由来する胃粘膜傷害因子としては，空胞化サイトトキシン（Vac A）や，ウレアーゼに由来するアンモニアの産生などが検討されてきている。また，H. pylori 感染胃粘膜では ROS の産生が増大していることも報告されており[7]，胃粘膜傷害により上皮層の細胞回転が亢進していることと，その間に遺伝子変異が蓄積されていくことが，確率的に胃粘膜における発がんを促していると考えられる。H. pylori 由来因子により，直接的に胃粘膜上皮細胞のがん抑制遺伝子の不活化やがん遺伝子の活性化が起こっているかどうかはよくわかっていない。また，H. pylori 菌株の多様性が H. pylori 感染症の臨床的経過に影響を与えている可能性も考慮する必要がある[3]。

分化型胃がんの発生母地としての慢性萎縮性胃炎，腸上皮化生の意義はよく知られているが，大多数の H. pylori 感染胃粘膜では，早晩，胃粘膜萎縮，腸上皮化生が生じてくる。萎縮性胃粘膜，腸上皮化生粘膜では遺伝子レベルでの変化も生じており，p53 の異常[15]，マイクロサテライト不安定性（Microsatellite instability）[19]などがみられるとともに，DNA の低メチル化[6]などのエピジェネティック変化も生じている。

また，各種のサイトカインの遺伝子多型（polymorphism）が，各個体のがん感受性に影響を与えている可能性についても最近認識されてきており，たとえば，TNF-α の遺伝子多型と非ホジキンリンパ腫の病態との関連などが報告されている[25]。胃がんに関しては IL-1β の遺伝子多型との関連が注目されている[8]。IL-1β は炎症性サイトカインであるが同時に強力な酸分泌抑制効果も有しており，IL-1β 遺伝子多型のうち IL-1β 高産生型のものでは，H. pylori 感染の際，酸分泌効果がより強く現れ，前庭部胃炎が胃体部に進展し，低酸症，胃粘膜萎縮がより強く出現するとされる。したがって，H. pylori 感染時に相対的に胃がんのリスクが増大する可能性が考えられている。

5．H. pylori 感染と MALT リンパ腫

胃の悪性腫瘍としては胃がんのほかに悪性リンパ腫も考慮に入れる必要がある。H. pylori 感染のない正常な胃粘膜には明らかなリンパ装置は存在しないが，H. pylori 慢性感染時にはリンパ濾胞などのリンパ装置が胃粘膜内に形成され，これらのリンパ装置は Mucosa-associated lymphoid tissue（MALT）といわれている。頻度的には胃がんの 1/10 以下であるが，MALT の濾胞辺縁帯の B 細胞から発生する腫瘍があり，MALT リンパ腫と呼ばれている。胃粘膜における MALT の形成が H. pylori 感染と密接に関連している以上，H. pylori 感染は MALT リンパ腫の明らかな危険因子である。MALT リンパ腫は low-grade（低悪性度）と high grade（高悪性度）に分類されるが，低悪性度 MALT リンパ腫では H. pylori 除菌を行うことにより病変部が消退することが報告されている[27]。MALT リンパ腫においても各種の遺伝子異常が蓄積することが知られているが[17]，悪性度の低い段階では H. pylori による抗原刺激の除去のみで腫瘍の増殖が抑制されると考えられている。

6．H. pylori 除菌と胃がんの予防

H. pylori 感染が胃がんのリスクを高めていることは明らかであるが，H. pylori 感染のある慢性胃炎患者に除菌を行って，その後の発がんのリスクを低減できるかどうかについては必ずしも明らかではない。前述のように H. pylori 除菌後，急性・慢性炎症所見が消退していくことは認められており，局所における酸化ストレスもおそらく低減すると考えられるので，全体としては好ましい状況になると考えられるが，除菌後の胃粘膜萎縮，腸上皮化生の改善の可能性については，現段階では結論は出ていない。H. pylori 除菌を行い，その後の胃がんの発生を比較検討する疫学的介入試験も行われているが，倫理的な問題もあり，多くの参加者を募ることは無理があると考えられ

る．一方，除菌後に胃食道逆流症が生じ，バレット食道や食道腺がんのリスクが増大する可能性を指摘する意見もあり[5]，一律に H. pylori 除菌を勧めることについての批判もある．したがって，胃がんの予防（ある程度のリスクの軽減）のために H. pylori 感染を治療するかどうかは，これまでに得られているデータを基にして各人が判断すべきで事柄であろうと思われる．

文献

1) Asaka M, Kimura T, Kato M, et al : Possible role of *Helicobacter pylori* infection in early gastric cancer development. Cancer 73 : 2691-2694, 1994
2) Balkwill F, Mantovani A : Inflammation and cancer : back to Virchow ? Lancet 357 : 539-545, 2001
3) Blaser MJ, Berg DE : *Helicobacter pylori* genetic diversity and risk of human disease. J Clin Invest 107 : 767-773, 2001
4) IARC, Schistosomes, liver flukes and *Helicobacter pylori*. IARC Working Group on the Evaluation of Carcinogenic Risks to Humans. Lyon, 7-14 June 1994. IARC Monogr Eval Carcinog Risks Hum 61 : 1-241, 1994
5) Chow WH, Blaser MJ, Blot WJ, et al : An inverse relation between cagA+ strains of *Helicobacter pylori* infection and risk of esophageal and gastric cardia adenocarcinoma. Cancer Res 58 : 588-590, 1998
6) Cravo M, Pinto R, Fidalgo P, et al : Global DNA hypomethylation occurs in the early stages of intestinal type gastric carcinoma. Gut 39 : 434-438, 1996
7) Davies GR, Simmonds NJ, Stevens TR, et al : *Helicobacter pylori* stimulates antral mucosal reactive oxygen metabolite production in vivo. Gut 35 : 179-185, 1994
8) El-Omar EM, Carrington M, Chow WH, et al : Interleukin-1 polymorphisms associated with increased risk of gastric cancer. Nature 404 : 398-402, 2000
9) Forman D, Newell DG, Fullerton F, et al : Association between infection with *Helicobacter pylori* and risk of gastric cancer : evidence from a prospective investigation. Bmj 302 : 1302-1305, 1991
10) Hirayama F, Takagi S, Kusuhara H, et al : Induction of gastric ulcer and intestinal metaplasia in mongolian gerbils infected with Helicobacter pylori. J Gastroenterol 31 : 755-757, 1996
11) Honda S, Fujioka T, Tokieda M, et al : Development of *Helicobacter pylori*-induced gastric carcinoma in Mongolian gerbils. Cancer Res 58 : 4255-4259, 1998
12) Huang JQ, Sridhar S, Chen Y, et al : Meta-analysis of the relationship between *Helicobacter pylori* seropositivity and gastric cancer. Gastroenterology 114 : 1169-1179, 1998
13) Kikuchi S, Wada O, Nakajima T, et al : Serum anti-*Helicobacter pylori* antibody and gastric carcinoma among young adults. Research Group on Prevention of Gastric Carcinoma among Young Adults. Cancer 75 : 2789-2793, 1995
14) Lee A, Chen M, Coltro N, et al : Long term infection of the gastric mucosa with *Helicobacter* species does induce atrophic gastritis in an animal model of *Helicobacter pylori* infection. Zentralbl Bakteriol 280 : 38-50, 1993
15) Murakami K, Fujioka T, Okimoto T, et al : Analysis of p 53 gene mutations in *Helicobacter pylori*-associated gastritis mucosa in endoscopic biopsy specimens. Scand J Gastroenterol 34 : 474-477, 1999
16) Nomura A, Stemmermann GN, Chyou PH, et al : *Helicobacter pylori* infection and gastric carcinoma among Japanese Americans in Hawaii. N Engl J Med 325 : 1132-1136, 1991
17) Ott G, Katzenberger T, Greiner A, et al : The t (11 ; 18) (q 21 ; q 21) chromosome translocation is a frequent and specific aberration in low-grade but not high-grade malignant non-Hodgkin's lymphomas of the mucosa-associated lymphoid tissue (MALT-) type. Cancer Res 57 : 3944-3948, 1997
18) Parsonnet J, Friedman GD, Vandersteen DP, et al : *Helicobacter pylori* infection and the risk of gastric carcinoma. N Engl J Med 325 : 1127-1131, 1991
19) Semba S, Yokozaki H, Yamamoto S, et al : Microsatellite instability in precancerous lesions and adenocarcinomas of the stomach. Cancer 77 : 1620-1627, 1996
20) Shimada T Terano A, Chemokine expression

in Helicobacter pylori-infected gastric mucosa. J Gastroenterol 33：613-617, 1998
21) Shimizu N, Ikehara Y, Inada K, et al：Eradication diminishes enhancing effects of Helicobacter pylori infection on glandular stomach carcinogenesis in Mongolian gerbils. Cancer Res 60：1512-1514, 2000
22) Sugiyama A, Maruta F, Ikeno T, et al：*Helicobacter pylori* infection enhances N-methyl-N-nitrosourea-induced stomach carcinogenesis in the Mongolian gerbil. Cancer Res 58：2067-2069, 1998
23) Sung JJ, Lin SR, Ching JY, et al：Atrophy and intestinal metaplasia one year after cure of *H. pylori* infection：a prospective, randomized study. Gastroenterology 119：7-14, 2000
24) Uemura N, Mukai T, Okamoto S, et al：Effect of *Helicobacter pylori* eradication on subsequent development of cancer after endoscopic resection of early gastric cancer. Cancer Epidemiol Biomarkers Prev 6：639-642, 1997
25) Warzocha K, Ribeiro P, Bienvenu J, et al：Genetic polymorphisms in the tumor necrosis factor locus influence non- Hodgkin's lymphoma outcome. Blood 91：3574-3581, 1998
26) Watanabe T, Tada M, Nagai H, et al：*Helicobacter pylori* infection induces gastric cancer in mongolian gerbils. Gastroenterology 115：642-648, 1998
27) Wotherspoon AC, Doglioni C, Diss TC, et al：Regression of primary low-grade B-cell gastric lymphoma of mucosa- associated lymphoid tissue type after eradication of *Helicobacter pylori*. Lancet 342：575-577, 1993
28) Yokota K, Kurebayashi Y, Takayama Y, et al：Colonization of *Helicobacter pylori* in the gastric mucosa of Mongolian gerbils. Microbiol Immunol 35：475-480, 1991

〔島田忠人・吉浦健太・寺野　彰〕

II 胃がん

7 EMRと腹腔鏡下手術の選択

近年,腹腔鏡を含めた内視鏡技術の発達に伴い,早期がんの手術を腹腔鏡下手術,内視鏡手術など,より低侵襲のもので行えるようになってきた。治療成績に差がない限り,低侵襲で,術後のQOLに影響のない治療が患者にとって有益であることは言うまでもない。

しかし,低侵襲性にこだわり,適応を誤ると従来の手術で根治可能であったような病変が患者の命を奪ってしまうことになるということを忘れてはいけない。

治療の適応に関して述べる場合,根治を目指したいわゆる絶対的適応と患者の年齢,状態,希望などを考慮した相対的適応を区別して考えることが不可欠である。本稿では根治を目指した絶対的適応としての胃がんに対する治療選択について述べる。

1. EMR

EMRは病変粘膜を粘膜下層の一部とともに内視鏡下に切除する局所切除術であり,当然のことながらリンパ節郭清はできない。したがってその適応となる病変は局所粘膜切除のみで根治が望めるもの,すなわちリンパ節転移の可能性が無視できるような病変である。

現在一般に受け入れられている早期胃がんに対するEMRの適応は,深達度mの高分化型腺がんで,かつ2 cm以下の隆起型(I型またはIIa型)がん,または1 cm以下の潰瘍性変化を伴わない陥凹型(IIc型)がんである。これらの適応病変ではリンパ節転移の可能性が無視できるだけ低いというのがその根拠となっている。

しかし,近年技術的進歩,治療成績の集積により,EMRの適応拡大の可能性が議論されている。現在検討されている項目は以下のようなものである。

①潰瘍性変化を伴わない深達度mの高分化型腺がんならば大きさの制限は不要ではないか。
②高分化型で2 cm以下の場合liftingできれば潰瘍瘢痕を伴っていても適応としていいのではないか。
③低分化型でも1 cm以下でmならば適応としてよいのではないか。
④高分化型腺がんで潰瘍性変化を伴わなければ500μmまでの粘膜下浸潤なら脈管浸潤がない限り適応としてよいのではないか。

これら適応拡大の可能性に関しては今後のデータの集積による評価が必要であるが,このようにより危険性の高い病変も対象としていく場合,局所での確実な病変の切除とその詳細な病理学的検討は不可欠のものとなってくる。

EMRの方法としては多田ら[1]によって開発されたstrip-biopsy法,井上ら[2]による透明プラスチックキャップを用いる吸引法(EMRC)などがもっともよく用いられている方法である。しかし,一般的にEMRでは10 mm以上の病変では不完全切除や分割切除となる割合が高く[3],20 mm以上となるとさらに一括切除は困難となる。多田ら[4]は不完全切除例で分割切除で治療された症例のうち37.6%が残存再発したとしており,分割切除された標本では再構築が難しいことから,病変の完全切除の判断ができない場合が多く,これが遺残再発の原因とする意見もある。したがってEMRの適応拡大を進めていくためには技術的な改革が必要であり,多分割による不完全切除の率が高まるようであればより確実に一括切

除が望める腹腔鏡下胃局所切除術などを考慮すべきである。

EMRにおいて十分な側方マージンを確実に取るための方法として病変周囲粘膜をニードルナイフによってプレカットする方法がある。これはもともと平尾ら[5]によって報告されたHSE局注を併用した内視鏡的粘膜切除法（ERHSE）で用いられた手法であるが，内視鏡下でニードルナイフを用いて筋層を傷つけず粘膜のみを切開していくことは技術的に困難と考えられていた。この粘膜切開をより安全に行うために細川ら[6]はITナイフを用いる方法を紹介しているが，その詳細は別稿に譲る。われわれはニードルナイフによる粘膜切開を安全に行うために粘性物質であるヒアルロン酸ナトリウム溶液を局注する方法（EMR using sodium hyaluronate；EMRSH）[7,8]を行っている。このヒアルロン酸ナトリウムの局注により，粘膜隆起は急峻かつ長時間維持されるため十分な筋層との距離が確保され，安全な粘膜切開が可能となるのである[9,10]。

大きな病変を一括切除しようとする際，周囲粘膜の切開だけでは不十分であり，スネアで掴みきれないような病変に対しては粘膜下層を直接切開していく方法が試みられている。これまでに，いくつかの方法が報告されているが，ここではわれわれの開発した先端細径型フードを用いた方法を紹介する。

A．当科における EMR の適応

国立がんセンターの成績[11]をもとに深達度m，Ul（－）の分化型腺がんは大きさの制限なくEMRの適応としている。Ul（＋）の場合はlifting が可能であれば最大径3 cmを限度に適応，未分化がんは原則適応外としている。

B．ヒアルロン酸ナトリウムを EMR に用いる利点

ヒアルロン酸ナトリウムは分子量が大きく，低濃度で高い粘性を発揮する。そのため，粘性が高いにもかかわらず浸透圧には影響が少ない。また，生体に対する抗原性，毒性は認められず，安全性が確立されている[9]。

このような性質からEMRの際の粘膜下注入に用いた場合，次のようなメリットがある。
① 粘膜隆起が長時間持続[9]，しかも粘膜切開を行った後でも粘膜隆起が保たれる。
② 少量混入したエピネフリンの影響が長時間持続することと，粘性による物理的な圧力のためか，出血が少ない。
③ 等張液に調合して使用するため，組織傷害がなく，安全に使用可能である。

C．具体的方法

ニードルナイフの先端で切除予定粘膜の全周にマーキングを行った後，エピネフリン，インジゴカルミンを少量加えた0.5％ヒアルロン酸ナトリウム溶液（1.0％ヒアルロン酸ナトリウム〔アルツ等〕を生理食塩水で2倍に希釈し，エピネフリンを0.01 mg/ml，インジゴカルミンを0.04 mg/mlとなるように添加する）を切開予定線上の粘膜下に局注し，粘膜隆起を形成する。この粘膜隆起上の粘膜をマーキングに沿ってニードルナイフで切開していく。ヒアルロン酸ナトリウムの局注と，ニードルナイフによる切開を繰り返し，腫瘍全周の粘膜切開を完成させる。この際正しい層（粘膜下層）に充分量の局注を行うことが安全に切開していくために重要なことである。全周の粘膜切開の後，腫瘍中心部の局注が不十分であればヒアルロン酸ナトリウムの局注を追加し，腫瘍全体を筋層から浮かせておく。その後内視鏡先端に装着した先端細径フードの先端で切開創を開きながらニードルナイフによる粘膜下組織の切開を進めていき，粘膜を筋層から剥離するのである。

この方法では粘膜の剥離をスネアに頼らないため，大きさ場所にかかわらず，一括切除が可能となる。また，先端細径フードで開き，充分な視野を確保して粘膜下組織を切開していくため安全性にも優れている。インジゴカルミンの添加により，局注された粘膜下層の認識が容易であり，エピネフリンを添加したヒアルロン酸ナトリウムの使用で，出血も少ない。たとえ出血があっても先端細径フードで良好な視野を保て，狙撃性が良好であるため，ニードルナイフでの凝固やアルゴンプラズマコアグレーターの使用で容易に止血できるのである。最近は高周波電流装置にエルベ社のICC 200を用いており，endocut mode の使用と

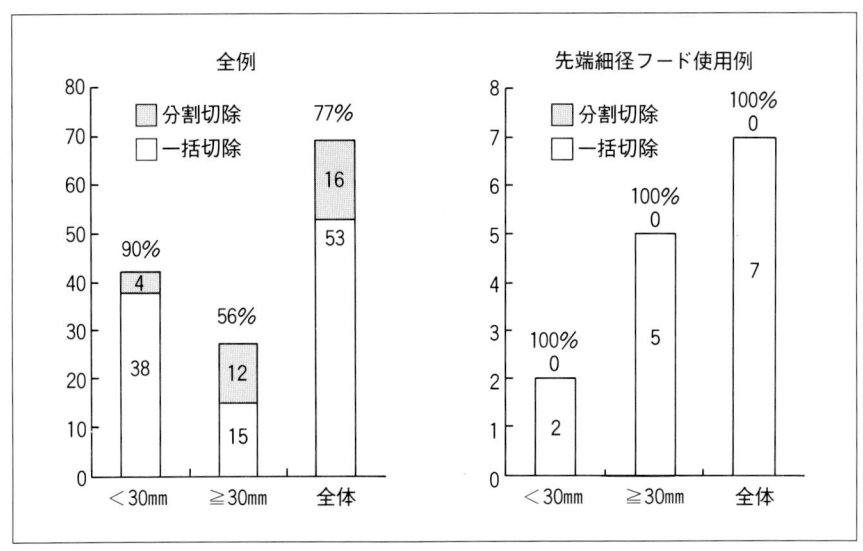

図1 切除粘膜径別一括切除率

先端細径フードの併用でニードルナイフによる粘膜切開が非常に容易となった。

D. 当科における EMR の成績

当科では 1998 年 6 月より EMRSH を開始しており，2001 年 5 月までに行った深達度が sm 微小浸潤以下であった 69 例（早期胃がん 54 例，胃腺腫 15 例）の治療成績を示す。

69 例の内訳は腫瘍長径 20 mm 未満が 40 例，20 mm〜29 mm が 19 例，30 mm〜39 mm 3 例，40 mm 以上が 7 例であった。対象 69 例の腫瘍長径の平均は 19.6（5〜60）mm で，それに対し，切除粘膜の大きさの平均は 29.7（15〜73）mm と大きく，一括切除率は全体で 77%（53/69），腫瘍長径 30 mm 未満で 80%（47/59），30 mm 以上で 60%（6/10）であった。切除粘膜径で見ると 30 mm 未満で 90%（38/42），30 mm 以上で 56%（15/27）であった（図1）。部位別の一括切除率は胃前庭部，胃角部で，83%（29/35），胃体部，噴門部で，71%（24/34）であった（図2）。腫瘍の大きさや局在のために EMR を断念した症例は 1 例も認めなかった。69 例中先端細径フードを併用したのは 7 例であり，この 7 例全例（100%）で一括切除が可能であった（腫瘍長径平均 24.4（9〜55）mm，切除粘膜長径平均 38.3（24〜73）mm）（図1）。病変遺残率は，

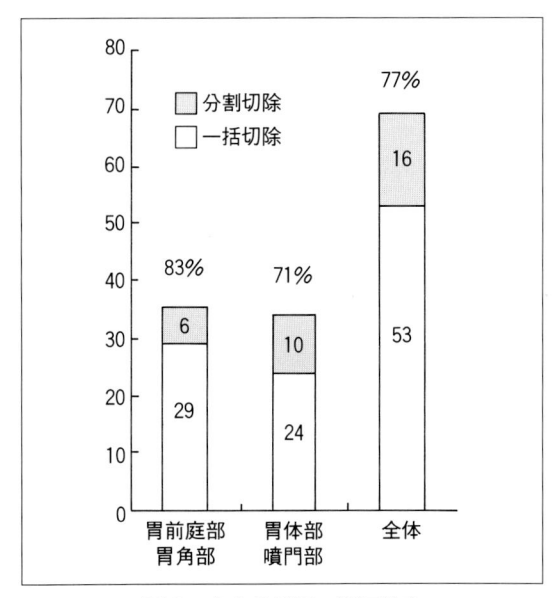

図2 病変部位別一括切除率

3 ヵ月後の判定で，0%（0/47），1 年後の判定で 5%（1/20）であった。遺残を認めた 1 例は分割切除例であったが，遺残病変に対しては EMR で一括切除が可能であった。合併症として，3 例（3/69：4%）に術後出血を認めたが，輸血，手術を必要とするような出血例や穿孔例は 1 例も認めなかった（図3）。

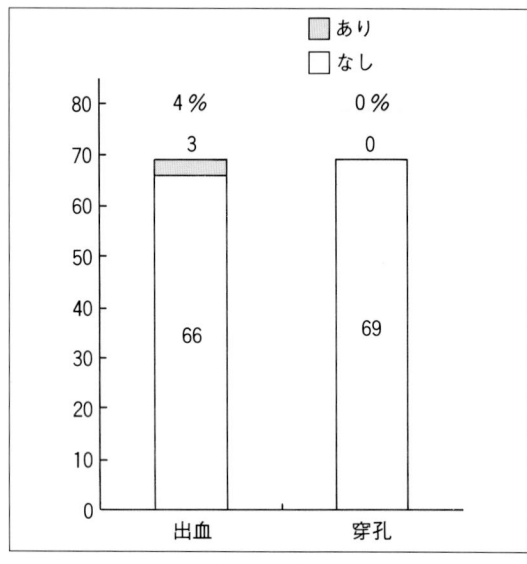

図3 合併症

2. 腹腔鏡下手術

胃がんに対する腹腔鏡下手術は，リンパ節郭清を伴わない腹腔鏡下胃局所切除術とリンパ節郭清を伴う腹腔鏡下胃切除術に大別される。当然のことながらこの両者では適応が異なり，区別して考える必要がある。

A. 腹腔鏡下胃局所切除術

リンパ節郭清が十分に行えないため，その適応はやはりリンパ節転移の可能性の無視し得る早期胃がん症例ということになる。腹腔鏡下手術といえども全身麻酔を必要とする手術であり，低侵襲性という点ではEMRの方が勝っている。したがってEMRが適応となるものはEMRで治療されるべきであり，本法の適応はリンパ節転移の可能性の無視し得る早期胃がん症例のうちEMRにて切除困難とされるものに限られてしまう（胃がんの場合全層切除が必要でかつリンパ節転移の可能性が無視できるような病変は現時点では確定できない）。EMRに比しての利点は十分なマージンを持った一括切除の確実性が高い点である。

(1) 腹腔鏡下胃楔状切除

大上ら[12]によって開発されたLesion lifting法が基本である。術中内視鏡により病変を確認しつつ，腹腔側から病変部位を吊り上げ，自動縫合器により胃壁全層部分切除を行うものである。本法では水平方向のみならず，垂直方向も十分なsurgical marginがとれることがメリットであるが，幽門部近くの病変では狭窄の可能性もあり，注意が必要である。病変を吊り上げるという術式上病変の局在による制限があり，前壁や大彎側の病変が本法のよい適応である。リンパ節に関しては病変周辺のサンプリングに止まり，郭清としては不十分であるため基本的には粘膜がんが適応であり，EMRと比し，根治度と適応はほぼ変わらないこととなる。

(2) 腹腔鏡下胃内手術

トロカールを腹壁を経由し，胃壁も貫通させることで，腹壁外より胃内に直接鉗子類を挿入して，手術操作を行う臓器内手術であり[13]，早期胃がんに対しては粘膜切除術が行われる。EMRに比べ，処置具の使用に自由度が増し，より確実な一括切除が行えるのが利点である。Lesion lifting法による局所切除が困難な後壁，小彎，噴門部，穹隆部の病変がよい適応である。しかし，基本的に粘膜切除術であることはEMRと変わりなく，EMRでも治療可能であれば侵襲性から考えてEMRが選択されるべきである。

B. 腹腔鏡下胃切除術

ハーモニックスカルペルその他の腹腔鏡用手術器具の進歩，さらに手術手技の向上により，従来腹腔鏡下では困難とされていたリンパ節郭清を伴う胃切除術が可能となっている。現在では腹腔鏡下の幽門側胃切除以外にも，胃全摘術や噴門側胃切除，あるいは機能温存手術として幽門輪温存胃切除などの報告もあり，技術的にはすべての胃手術が腹腔鏡下に施行可能となってきている[14,15]。

本邦で広く行われている術式は腹腔鏡補助下幽門側胃切除術であり，リンパ節郭清の範囲はD1+αが一般的である。したがってその適応はEMRなどの局所切除と十分な郭清を伴う根治術の中間の病変となり，以下のような適応が提唱されている[16]。

①胃の領域でMないしLのもの
②深達度でsm1までのもの
③粘膜切除の適応を越えたもの

の3条件を満たすもの。

具体的には隆起型で2cm以上，陥凹型で1cm以上のmがん，潰瘍病変を有するmがん，sm微小浸潤がん，未分化型のmがんなどということになる。しかし，技術的にD2リンパ節郭清も可能であると報告されており[17,18]，今後D2郭清を標準化してさらに適応が広がることが予想される。

まとめ

胃がんに対するEMR，腹腔鏡下手術の適応に関して述べた。術前の深達度診断でsmが否定できない症例にはEMRより腹腔鏡下胃局所手術の方が有利であるという意見もあるが[3]，筆者の考えは異なる。確実に局所の一括切除が行えるならばやはりこのような場合もEMRを第1選択とすべきである。なぜなら摘除標本の病理診断で明らかなsm浸潤が認められれば根治術としてはリンパ節郭清を含めた胃切除の適応であり，腹腔鏡下の局所切除では不十分なのである。同じくその後に根治的手術の追加が必要となるのであればより低侵襲のEMRの方が有利である。現在のようにリンパ節転移の危険度の判断を局所の深達度に頼る限り，筆者の紹介したような確実性の高い一括切除が望めるEMR法を用いれば現実的には腹腔鏡下胃局所手術の適応はほとんどなくなってしまう。今後sentinel nodeの生検[19]や，分子生物学的手法を用いたリンパ節転移の危険度の判断が確立されればリンパ節転移の危険性が無視できるような局所浸潤がんの同定が可能となり，腹腔鏡下胃局所切除術の絶対適応例が出てくる可能性がある。また，局所浸潤を示したがんすべてにリンパ節転移を認めるわけではないので相対的適応としての腹腔鏡下胃局所切除術の役割は当然検討されるべきである。

今後技術が確立されていくと，リンパ節郭清の必要でない早期胃がんは原則としてすべてEMRで治療可能となり，前述したような深達度以外のリンパ節転移の危険性を示す指標が確立しない限り，腹腔鏡下胃局所切除の意義は失われていくと思われる。そして，腹腔鏡下手術はD2リンパ節郭清を伴った手技が一般的となり，従来の開腹術に取って代わる標準術式となっていくことが予想される。

文献

1) 多田正弘, 村田 誠, 村上不二夫：Strip-biopsyの開発. Gastroenterol Endosc 26：833-837, 1984
2) 井上晴洋, 竹下公矢, 遠藤光男, 他：早期胃癌に対する内視鏡的粘膜切除術－透明プラスチックキャップを用いる方法（EMRC）. Gastroenterol Endosc 35：600-607, 1993
3) 横山伸二, 高嶋成光：早期胃癌に対するlesion-lifting法による腹腔鏡下胃局所切除術の適応. 消化器外科 20：1493-1499, 1997
4) 多田正弘, 時山 裕, 中村弘毅, 他：特集 鏡視下手術をめぐるcontroversy 2. 内視鏡的治療の立場から. 外科 60：375-378, 1998
5) 平尾雅紀, 高桑良平, 川島秀昭, 他：早期胃癌に対するHSE局注を併用した内視鏡的粘膜切除法. 胃と腸 23：399-409, 1988
6) 細川浩一, 吉田茂昭：早期胃癌の内視鏡的粘膜切除術. 癌と化学療法 25(4)：476-483, 1998
7) 山本博徳：ヒアルロン酸ナトリウム局注法－Endoscopic mucosal resection using sodium hyaluronate（EMRSH）. 消化器内視鏡 New Procedure（山中桓夫, 村田洋子, 他編）. メジカルビュー社, 東京, p 146, 2000
8) 山本博徳：手技の解説 ヒアルロン酸ナトリウムを用いた内視鏡的粘膜切除術. 臨床消化器内科 16(3)：375-380, 2001
9) Yamamoto H, Yube T, Isoda N, et al：A novel method of endoscopic mucosal resection using sodium hyaluronate. Gastrointest Endosc 50：251-256, 1999
10) Yamamoto H, Koiwai H, Yube T, et al：A successful single-step endoscopic resection of a 40 millimeter flat-elevated tumor in the rectum：endoscopic mucosal resection using sodium hyaluronate. Gastrointest Endosc 50：701-704, 1999
11) 小野裕之, 後藤田卓志, 山口 肇, 他：ITナイフを用いたEMR－適応拡大の工夫. 消化器内視鏡 11(5)：675-681, 1999
12) Ohgami M, Kumai K, Otani Y, et al：Laparoscopic wedge resection of the stomach for early gastric cancer using a lesion-lifting method. Dig Surg 11：64-67, 1994
13) 大橋秀一：腹腔鏡下胃内手術. 手術 48：333-337, 1994
14) Barlehner E：Laparoscopic gastric resection

and gastrectomy. In : Endoscopic Gastric Surgery (ed Hanish, et al). Springer, Berlin, p 112, 1999
15) Uyama I, Sugioka A, Fujita J, et al : Purely laparoscopic pylorus-preserving gastrectomy with extraperigastric lymphadenectomy for early gastric cancer : a case and technical report : Surg Laparosc Endosc 9 : 418-422, 1999
16) 伊藤　契, 小西敏郎, 外村修一：胃の腫瘍性疾患 早期胃癌-EMR, 鏡視下手術の適応-. 外科治療 82：732-740, 2000
17) 宇山一朗, 杉岡　篤, 松井英男, 他：手術手技　リンパ節郭清を伴う腹腔鏡下胃切除術. 手術 54(7)：941-946, 2000
18) 谷村慎哉, 東野正幸, 福永洋介, 他：胃癌に対するHALSを用いたリンパ節郭清を伴う腹腔鏡下胃切除. 日消外会誌 33：864, 2000
19) 三輪晃一, 木南伸一, 寺田逸郎, 他：胃癌縮小手術の見直し-適応と限界-. センチネルリンパ節生検による胃癌の縮小手術（解説/特集）. 外科 62：1248-1253, 2000

（山本博徳・井戸健一）

II 胃がん

8 ITナイフを用いたEMR

早期胃がんに対する根治的治療は，大きく内視鏡切除（Endoscopic Mucosal Resection：EMR），腹腔鏡手術および開腹手術に分けられる．特にEMRは，機能温存の点からみると外科手術に比べ明らかに優れており，広く施行されるようになってきた．当院においても，EMR症例は年々増加し，1996年からは年間100例を超え，現在総数1000例以上となり早期胃がん治療の約4割を占めている（図1）．当院のEMRの適応は，腹腔鏡手術の一般的な適応とされている病変を含むため，腹腔鏡手術を行う必要性はほとんどない．したがって，当院における早期胃がんの治療選択は，内視鏡か，開腹手術かということになる．その選択にあたっては，原則としてがんの組織型と深達度によって決定される．

近年，EMRの適応拡大が模索されているが，十分な根治性を確保したうえでの議論が必要である．ここでいう適応とは手術可能，根治可能な患者に対するものであり，合併症などで外科手術を施行できない場合のEMRは，適応云々よりも，とりあえず局所のコントロールを目指すものである．いわゆる相対適応と呼ばれるが，やむをえず行うものであり，混同せぬよう注意を要する．

適応拡大において考慮しなければならない点は，①リンパ節転移のリスク，②技術的側面の2点である．本稿ではEMRの適応と，当院で施行しているITナイフを用いた手技および合併症に対する対応について述べる．

1．EMRの適応

A．一般的な適応
（1）リンパ節転移のリスクからみた適応

EMRか外科切除かの選択においてまず考慮しなければならないことは，リンパ節転移の有無である．しかし，早期胃がんでは，リンパ節転移があるかないかについて，現在の画像診断を駆使しても判定することはほとんど不可能である．したがって，過去の外科切除例の検討から個々の症例におけるリンパ節転移のリスクを判断することになる．表1に当院にて外科切除された単発早期胃がんのうち粘膜内がん（mがん）1770例におけるリンパ節転移と臨床病理学的所見の関係を示す．mがんでは約3％のリンパ節転移が存在した．EMRは転移に対しては無力であり，もし転移がある場合に全員死亡すると仮定すると，現在の本邦における手術関連死亡率は幽門側胃切除において0.2～0.5％程度であるので，すべてのmがんに対してEMRを施行した場合には胃切除に比べて，約10倍近いリスクをもつこととなる．そこで，このmがんのなかでEMRが外科的切除と同等の成績をあげ得る，すなわちリンパ節転移の非常に少ないpopulationは何かということが問題となる．表1に示すように，$p<0.001$でリンパ節転移のリスクが高い群は，未分化型，潰瘍所見のある症例，脈管侵襲（リンパ管，血管）がある症例である．これらを踏まえて，胃がん学会では表2に示したように，「2 cm以下」「潰瘍所見のない Ul（－）」「粘膜内がん（mがん）と考えられる分化型腺がん」を絶対適応とするガイドラインを発表した[1]．

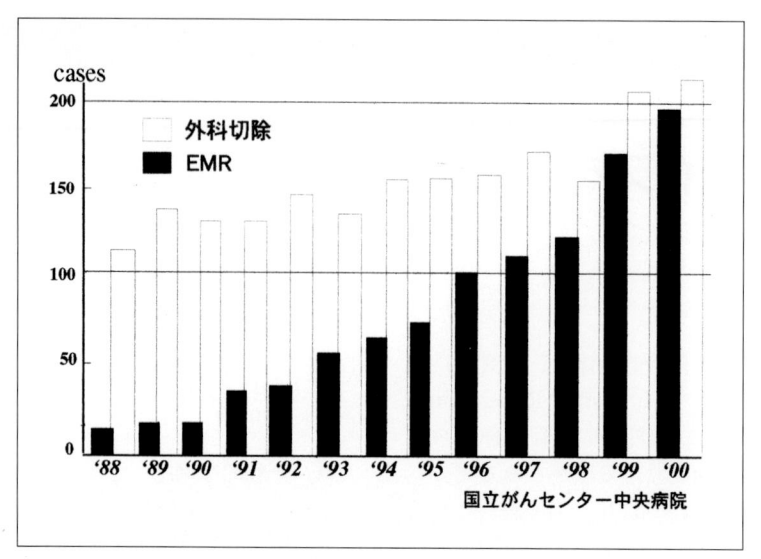

図1　早期胃がん治療の年代別推移

表1　mがんにおける臨床病理学的因子とリンパ節転移

		n	リンパ節転移 (−)	リンパ節転移 (+)	転移率	p値
肉眼型	隆起型	317	314	3	0.9%	<0.05
	陥凹型	1453	1402	51	3.5%	
組織型	分化型	961	953	8	0.8%	<0.001
	未分化型	809	763	46	5.7%	
潰瘍所見	(−)	694	684	10	1.4%	<0.001
	(+)	1076	1029	47	4.4%	
脈管侵襲	(−)	1750	1702	48	2.7%	<0.001
	(+)	20	14	6	30.0%	
		1770	1716	54	3.1%	

性別，年齢，局在部位；not significant　　　（国立がんセンター中央病院）

表2　EMRの適応（ガイドライン）

1）分化型腺がん
2）2 cm以下
3）潰瘍所見を認めない
4）明らかなsm所見を認めない

適応の原則：
　リンパ節転移がほとんどないこと
　腫瘍が一括切除できる大きさ部位にあること

（2）EMR後の組織学的判定と術前診断の精度

　切除されたEMR標本の評価に関しては統一された明確な基準はなく，各施設にゆだねられているのが現状である．最近では，一括切除と同等の治癒切除率が得られるとして分割切除により，大きな病変に対してもEMRが行われるようになってきた．しかし，分割切除された標本では，切除断端の焼灼や構築上の問題などから病理組織学的評価が困難となる例がしばしばみられる．分割切除では組織学上，判定不能または非治癒切除となる場合が多く，その場合には明らかに再発率が高い．

　一方，術前診断の精度について検討してみると，当院ではmがんを正しくmがんと診断したものが84％（459/548）であった[2]．さまざまな診断機器を駆使してもその正診率は90％を超えることはなく[3,4]，適応病変と考えてEMRを施行しても結果的に適応外病変であるものが1割近く

表3 分化型mがん，UI(−)例のリンパ節転移

腫瘍径	LN転移	（転移率：95% CI）
≦10 mm	0/163	(0.0%：0〜2.2%)
≦20 mm	0/274	(0.0%：0〜1.3%)
≦30 mm	0/305	(0.0%：0〜1.2%)
>31 mm	0/187	(0.0%：0〜2.0%)
	0/929	(0.0%：0〜0.4%)

（国立がんセンター中央病院：1962〜1999／癌研究会附属病院：1987〜1998）

表4 分化型mがん，UI(＋)例のリンパ節転移

腫瘍径	LN転移	（転移率：95% CI）
≦10 mm	0/94	(0.0%：0〜3.8%)
≦20 mm	0/181	(0.0%：0〜2.0%)
≦30 mm	0/213	(0.0%：0〜1.7%)
>31 mm	7/230	(3.0%：1.2〜6.2%)
	7/718	(1.0%：0.4〜2.4%)
3 cm以下	0/488	(0.0%：0〜0.8%)

（国立がんセンター中央病院：1962〜1999／癌研究会附属病院：1987〜1998）

表5 EMRの適応（当院）

1) 分化型腺がん
2) 明らかなsm所見を認めない
3) 潰瘍所見（−）腫瘍径に制限なし
   潰瘍所見（＋）3 cm以下

一括切除を条件とする　（国立がんセンター中央病院）

含まれることになる。

「適応」とは術前に判断されるものであり，最終的に切除標本にて病理組織学的な診断がなされた後に，術前の適応の正誤が判定されることになる。術前診断が完全なものでない以上，正確な病理組織診断を施行可能な標本を得る必要があり，そのため胃がん学会のガイドラインの適応の原則には，「腫瘍が一括切除可能な大きさ・部位にあること」という一項が特に設けられている。表1に示したように，リンパ節転移のリスクが高い脈管侵襲に関しても，EMR施行後の組織学的検索によって判定されるため適応のなかには入り得ないが，施行後脈管侵襲が証明されたならば当然外科手術を考慮しなければならない。このように正確な組織学的判定という点から，EMRには一括切除が望まれている。一括切除可能な病変が適応とされるゆえんである。

B. 適応拡大

EMRの利点を鑑みると，今後必然的にその適応は拡大していくと思われる。しかし，手技的に可能であるからといって盲目的に適応拡大することは戒めなければならない。根治を念頭においたうえで，科学的な根拠に基づいて適応の拡大を進めていく必要がある。適応拡大において考慮しなければならない点は，いかにリンパ節転移のリスクが低い集団を抽出するかということと，一括できちんと切除可能かどうかの技術的側面の2点である。

（1）リンパ節転移のリスクからみた適応拡大

従来の適応拡大を提案する報告は，しばしば非常に少数例の検討をもとに結論を導いており，科学的な根拠に基づくとは言い難い。われわれは，リンパ節転移のリスクの検討を行う際に，95%信頼限界（95% CI）を呈示した。たとえば，1000例中1例も転移がなかったという場合，「そのような症例で転移がある確率は0〜0.4%の間である」ということが5%の危険率で統計学的に保証できるということを意味する。この場合，転移の可能性は最大限に見積もっても0.4%以下であり，そのような症例には外科切除ではなくEMRを選択する方がbetterであると考え得る。症例が少なく，21例中1例も転移がなかったという場合の95%CIの上限は16.1%であり，転移の可能性が低いとはいえない。われわれは，根拠となるべきデータを示すため，当院の単発早期胃がん外科切除例のデータに加え，癌研究会附属病院病理の協力を得て計3016例のmがんについて検討を行った[5]。表3，表4に結果を示す。分化型mがん，かつUl（−），脈管侵襲陰性であればリンパ節転移は0%（0/929）であり，この場合，95% CIは0〜0.4%，また同条件でUl（＋）の場合は，3 cm以下のとき0%（0/488），95% CIは0〜0.8%となり，外科切除の成績とほぼ同等と考えられる。したがって，表5に当院の絶対適応を示すが，この条件を満たせばEMRの適応となると考えている。前述したように，正確な組織学的検討を施行可能であることが必要条件であ

表6 完全切除率（一括切除かつ断端陰性）

	～10	11～20	21～	31～	total
strip biopsy	51% (124/242)	31% (42/136)	26% (7/27)	0% (0/10)	41% (173/418)
IT knife	84% (121/144)	82% (120/146)	71% (62/87)	74% (35/47)	80% (338/424)

対象：適応病変（当院） EMR 842 cases　　　　　　　　（1987～2001.4）

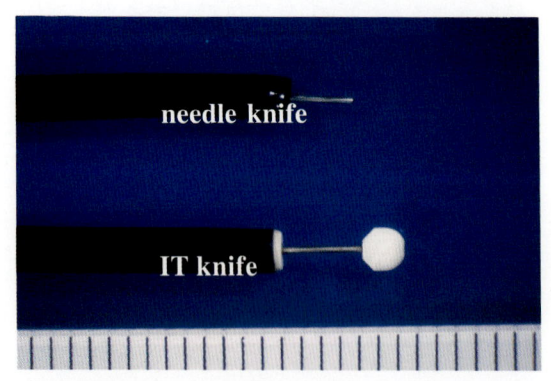

図2　IT ナイフ（Insulation-Tipped electrosurgical knife）

り，一括切除にて行うことが前提である．

さらに，未分化型がんや sm 微小浸潤がんに対しても適応拡大の可能性が示唆されている．未分化型がんについては潰瘍所見のない 10～20 mm 以下の症例に，sm 微小浸潤がんについては低分化型成分を含まない筋板から 500 μm 以内の症例であれば可とする意見がある[6]．しかし，これらに関しては，現時点では統計的に十分な信頼性をもった報告はなく，臨床研究として行っている．

（2）技術的側面とEMR後の組織学的判定

一括切除で断端陰性の場合には，局所の遺残再発は理論的にあり得ず，経過観察の際にはむしろ新病変の検索が主となるため annual check で十分と考える．一方，分割切除では組織学上，判定不能または非治癒切除となる場合が多く，その場合には明らかに再発率が高い．組織学的な判定が不明瞭な場合には，厳重な経過観察が必要であり，患者の精神的・肉体的負担は増し，QOLの低下につながる．また，狭義の適応病変に対するEMRでは，再発した場合に追加の内視鏡治療を施行することで多くは治癒が得られると思われる．しかし，適応が拡大された場合にはさらに治癒切除率が下がる可能性が高く，この場合にはリンパ節転移，遠隔転移等のリスクが生じるため患者の予後にかかわってくると考えている．EMRの対象となる病変は本来外科手術にて100％に近い治癒率が得られるということを十分踏まえたうえで適応拡大を考えていかなければならず，そのためにも，われわれは一括切除を目指している．適応拡大した病変は，ガイドラインの適応病変に比べ手技的に困難さが増し，従来の EMR 法では対応が困難と考えられた．そこで，われわれは IT ナイフを用いた粘膜切除法を開発した．

2．ITナイフを用いたEMR

従来の stirp biopsy 法や透明キャップ法によるEMRでは，潰瘍瘢痕の存在する場合には病変が局注にて持ち上がらない，大きな病変を一括切除することは困難であるなど，適応拡大していくうえで技術的な困難さがあった．そこでわれわれは，従来の高周波針状ナイフの先端にセラミック製の小球を接続することにより，粘膜切開が容易かつ安全に施行可能とした IT ナイフ（Insulation-tipped electrosurgical knife）を用いた新たな EMR 手技を開発し 1996 年から臨床応用した（図2）[7,8]．病変の周囲をITナイフで切開し，粘膜下層をさらに剥離して，そのまま切除，またはスネアをかけて病変を切除する方法である（図3）．その長所は，①大きな病変を一括切除可能，②潰瘍瘢痕を有する病変に対しても可能，③絶縁チップにより穿孔の危険性が減少，④マーキングの外側を切開し，内部を切除するため，遺残の危険性が減少，⑤ strip biopsy 法で比較的困難とされる小彎や後壁などの病変に対しても有効，などである．

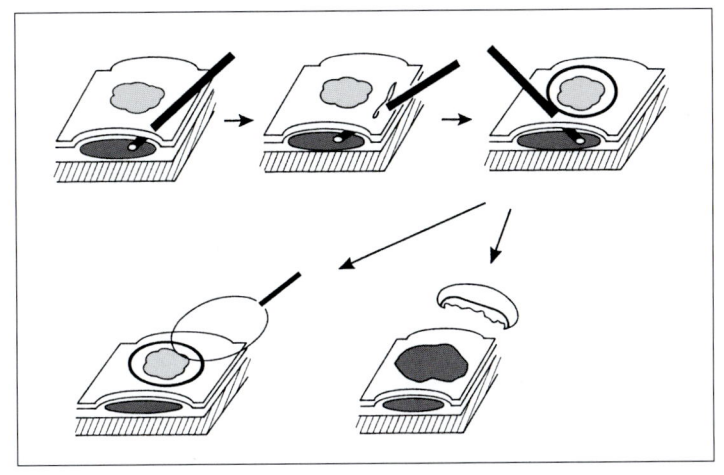

図3　IT knife 法

図4

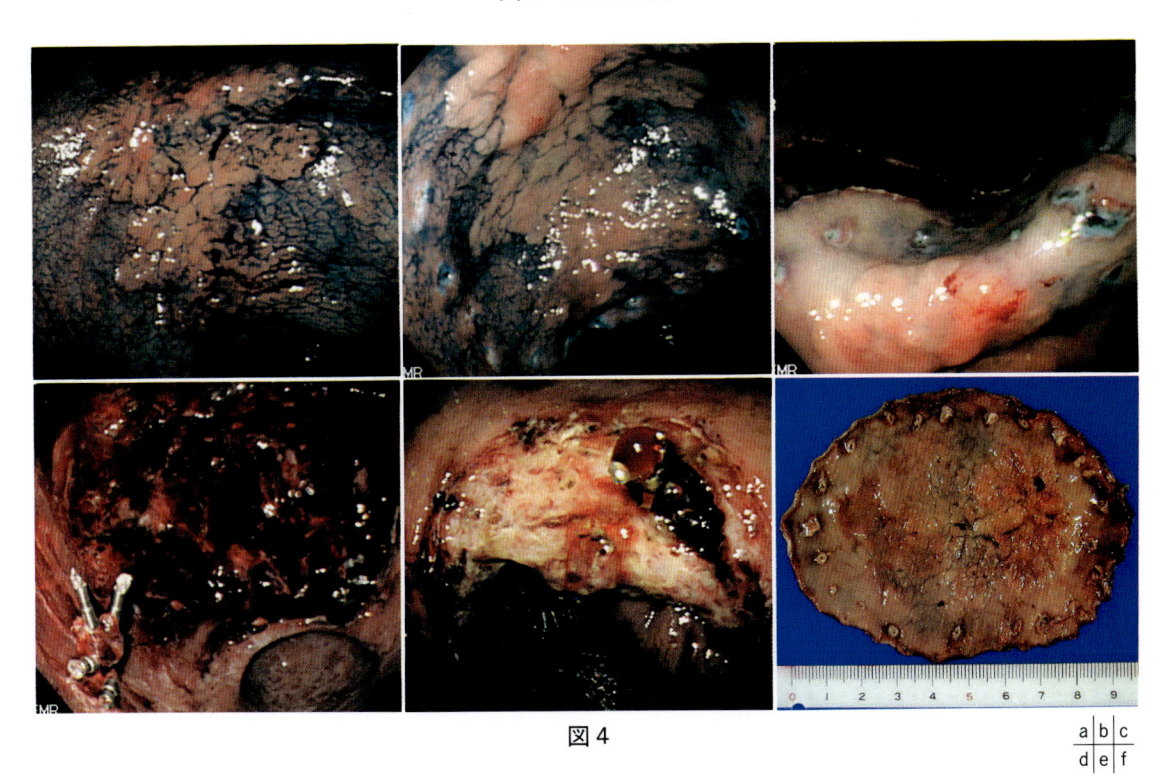

表6に方法別の一括切除率を示す。20 mmを超える大きな病変に対する一括かつ断端陰性の切除率は，strip biopsy 法では 7/27（26%）に対してITナイフ法では 97/134（72%）とその向上は明らかであった。どの大きさの病変に対しても明らかにITナイフ法が良好な成績であり，一括で切除する方法としての有効性が示された。本法の欠点として，出血がやや多いことと手技の習熟に時間がかかることがあげられる。出血については後述するが，手技の習熟に関しては，当院のレジデントを例にあげると，われわれの指導下で10〜20例行えば，ガイドラインの適応病変に対

図5

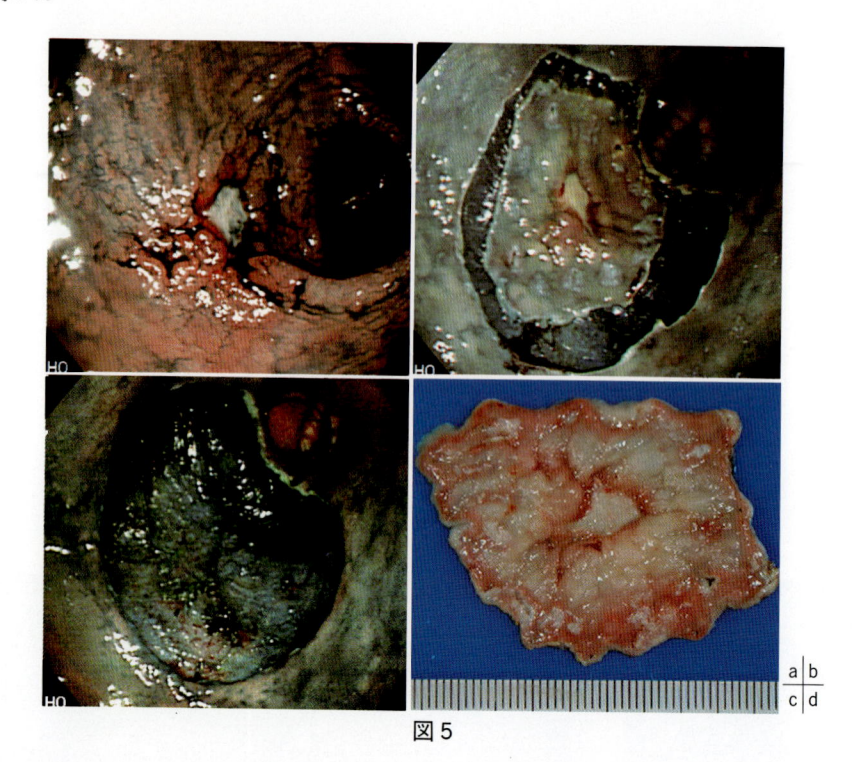

してはほぼ問題なく切除できるようになっている。習得はじめのITナイフのあて方のコツさえのみこんでしまえば，技術は急峻なlearning curveを描く。

症例呈示

（1）大きな病変

【症例1】68歳，男性，体下部〜前庭部小彎，IIa，58 mm，tub 1（図4）

前庭部前壁に約5 cm大のIIa病変を認めた（図4a）。マーキング後，ITナイフで全周切開し，切除した（図4b, c, d）。切除片の大きさは96×65 mm，病理組織学的診断は0-IIa，tub 1，62 mm，深達度m，ly 0，v 0，断端がん（−）であった（図4f）。図4eは翌日のEMR後潰瘍を示す。患者の自覚症状は軽度の膨満感のみであった。

（2）潰瘍（瘢痕）所見を伴う病変

【症例2】74歳，男性，体下部前壁，IIc＋III，24 mm，tub 1（図5）

本症例は他院にて外科切除を勧められ，セカンドオピニオンを求めて来院した。内視鏡所見では潰瘍は存在するが，明らかなsmがんの所見は認められず，大きさも3 cm以下であったためEMRの適応と判断した（図5a）。ITナイフにて全周切開し（図5b），粘膜下層の剝離を施行して一括切除した（図5c）。切除片の大きさは47×35 mm（図5d），病理組織学的診断は0-IIc，tub 1，24 mm，深達度m，ly 0，v 0，断端がん（−）であった。

3．EMR時の合併症対策

A．出　血

ITナイフを使用する場合，切開するという性格上，出血の頻度が高くなる。出血がおびただしい場合は視野の確保が困難になり，切除に支障をきたすのみならず，緊急手術が必要になる場合もある。現在は，粘膜切開および粘膜下層剝離をEndocut modeを有する切開波で施行しており，また切開中血管を視認した際にはあらかじめ凝固波で凝固させ出血を防いでいる。ホットバイオプシー鉗子，APC，クリップなどを駆使して，こまめに出血を止めることが重要である。止血の際には出血点を確認してピンポイントで止める必要

表7 患者管理

	初期	現在
DIV	IVH	末梢ルート
NG tube	3日間	1晩
抗生剤	CEZまたはCMZ/3日間	2日間
飲水開始	ガストログラフィン造影にてleakのないことを確認しDay 8	Day 3
摂食開始	Day 9	Day 4
退院	Day 14	Day 7

（EMR施行日：Day 0）

がある。われわれは，"いちごミルクサイン"と呼んでいるが，白色水溶液であるマーロックス®，アシドレス®を散布してコントラストをつけることにより出血点を判別しやすくなる[9]。

B．穿孔に対するクリップによる縫縮術[10]

穿孔は従来緊急手術が必要と考えられており，当初はわれわれもそれに準じていた。しかし，患者QOLに優れたEMRを選択したにもかかわらず，穿孔を起こし開腹手術になってしまうことに内科医・内視鏡医として忸怩たるものがあった。そこで，1994年よりEMR時の穿孔に対して，クリップを用いて孔を閉鎖し，保存的に治療することを試みた。その背景には，消化性胃潰瘍の穿孔に対する保存療法の成功例が報告されていたこと，胃内は通常の細菌が住めない環境であり，汎腹膜炎の危険性が少ないと考えられることがあった。

1987年から1999年12月までの期間に，873病変に対してEMRを施行し，穿孔を54例経験した（約6％）。1993年までに経験した4例は緊急手術が施行された。内視鏡的クリップ縫縮術を導入した1994年以降の50例中，1例のみ緊急手術が必要であったが，他の49例（98％）は保存的治療にて著変なく経過した。これを踏まえ，現在はEMR前に患者に対して約5～10％に穿孔が生じること，内視鏡にて保存的に治療するが緊急手術が必要となる場合があることを，あらかじめ十分説明し同意を得ている。

クリップによる縫縮方法は大きく二つあり，一つは孔をクリップにて完全に閉じるいわゆる縫縮術-simple closureであり，もう一つは小網もしくは大網でパッチをあてるomental patchと名付けた方法である。使用する器具はオリンパス社製HX-5 LR-1を用いている。

C．患者管理

EMR時には，血圧，酸素飽和度，心電図など各種モニタリングは必須である。穿孔を起こした場合，air leakによりある程度の気腹が生じるが，これが著しい場合には呼吸状態の増悪や，神経原性ショックが起こり得る。このような状況が生じるのを防ぐために，気腹が強い時には腹部エコーにて確認のうえサフロー針等で穿刺・脱気を行う。

穿孔後の管理について**表7**に示す。当初は，IVHにて栄養管理し，1週間の禁飲食とするなど厳重に管理したが，患者の状態がきわめて良好なため，漸次これらの規制を緩め得た。孔の閉鎖が完全であれば，**表7**の「現在」の欄に示した管理方法にて，合併症のないEMR患者とほぼ同様な経過にて退院可能である。

まとめ

早期胃がんの治療に占めるEMRの比重はさらに大きくなると思われる。遺残再発を防ぎ，根治性を高めるために従来のstrip biopsy法のほかにも，さまざまなEMR手技が開発されつつある。当院で開発されたITナイフもその一つである。ITナイフ法は，粘膜を切開し，かつその後に粘膜下層を剥離することにより大きな病変であっても一括切除するという，EMRに新たな方向性をもたらしたと考えている。一括切除を目的とした他の方法もいくつかの施設から発表されるようになり，より簡便，適切なEMR手技が今後開発・進展していくものと思われる。

文 献

1) 日本胃癌学会，編：胃癌治療ガイドライン．金原出版，東京，p 8, 2001
2) 小野裕之，吉田茂昭：内視鏡からみた深達度診断．胃と腸 36：334, 2001
3) Sano T, Okuyama Y, Kobori O, et al：Early

gastric cancer-Endoscopic diagnosis of depth of invasion. Dig Dis Sci 35：1340, 1990
4) 長南明道, 望月福治, 池田 卓, 他：早期胃癌治療のための精密検査-深達度を読む. 胃と腸 28：57, 1993
5) Gotoda T, Sasako M, Yanagisawa A, et al：Incidence of lymph node metastasis from early gastric cancer-estimation with a large number of cases at two large centers. Gastric Cancer 3：219, 2000
6) Gotoda T, Ono H, Katai H, et al：Evaluation of the necessity for gastrectomy with lymph node dessection for patients with submucosal invasive gastric cancer. British Journal of Surgery 88：444, 2001
7) 細川浩一, 吉田茂昭：早期胃癌の内視鏡的粘膜切除術. 癌と化学療法 25：476, 1998
8) 小野裕之, 後藤田卓志, 近藤 仁, 他：IT ナイフを用いた EMR-適応拡大の工夫-. 消化器内視鏡 11：675, 1999
9) Fujishiro M, Ono H, Gotoda T, et al：Usefulness of Maalox for Detection of the Precise Bleeding Points and Confirmation of Hemostasis on Gastrointestinal Hemorrhage. Endoscopy 32：196, 2000
10) 小野裕之：EMR 後の穿孔に対するクリップによる縫縮術. 臨床消化器内科 16：123, 2001

（小野裕之・後藤田卓志・斉藤大三）

II 胃がん

9 21世紀の内視鏡機器

　胃鏡が開発されて100年以上が経過した21世紀初頭の内視鏡機器は，その開発当時からは想像もできない驚異的な発展を遂げた．TVカメラが開発された時点でさえも，現在の電子内視鏡のようなきわめて小型の体内観察装置に発展することは想像だにされなかったに違いない．したがって，これからの100年，すなわち21世紀中にさらにどんな発展を遂げるかを想像することはきわめて困難であり，内視鏡という概念さえも消え去っている可能性すらある．しかし現在の技術のうえに実現を見通せる範囲のほんの少し先であるならば何とか考えることができそうである．ここでは消化器内視鏡に絞って，21世紀中の比較的近い将来の発展の形を探ってみることにする．

　近年，MRI（Magnetic Resonance Imaging），X線CT（Computed Tomography）などの画像診断装置における解像力の向上にはめざましいものがあり，将来，少なくとも病変の発見はこれらの機器に任せることになる可能性が高いともいわれている．したがって，内視鏡は病変の性状や進行度などのより詳細な観察診断や低侵襲性を生かした処置にその性能を発揮することになると考えられる．

　内視鏡機器の発展にはいくつかの方向が考えられる．主なものとしては，"患者の負担軽減"，"診断性能の向上"，"処置能の向上"，および"操作性の向上"などがあげられる．

　以下，これらの方向の行き着く先にある"夢の消化器内視鏡"を描いてみることにする．

1．21世紀の内視鏡機器

　先に述べた内視鏡の発展の姿を図1に表してみる．

　患者の負担軽減という方向では，限りなく細径化が追求される．観察性能，処置能力を維持しながら挿入部が細くなり，最終的にはその挿入部さえも操作部から分離され，いわゆるカプセル型の内視鏡へと進化する．

　診断性能は，観察時の解像性能と撮影された画像の解析技術の向上，さらには超音波内視鏡や蛍光内視鏡に代表される内視鏡を介して診断を行う診断機器の発展等が相俟って総合的に向上していくと考えられる．

　処置能の向上としては細径化と調和しながら，鉗子口の大口径化や処置具の高機能，高性能化が一つの方向として存在し続けるものと考えられるが，感染防止に対する考え方が徹底し，内視鏡のカプセル化が実現すると，鉗子口のあり方や処置具の形態は現状とはかなり異なったものとなるであろう．

　操作性の向上の行き着く先は機器の無線化と術者の意のままになる操作性である．光学ファイバーによる照明方式への決別があり，映像信号伝達方式の無線化がある．手指による操作はボイスコントロールへと発展し，最終的には意思をその脳波によって伝達し内視鏡をコントロールするところまでの発展が期待される．

　実際にはこれらの機能，性能をすべて兼ね備えた究極の内視鏡はなかなか現れず，それぞれの幾つかの機能，性能で特長づけられた幾種類かの内視鏡が併存していくことになると考えられる．

　以下，本稿ではそれぞれの発展の方向をもう少し詳細に検討してみる．

A．患者の負担軽減

　現行の内視鏡診断は一部の特殊な内視鏡を除い

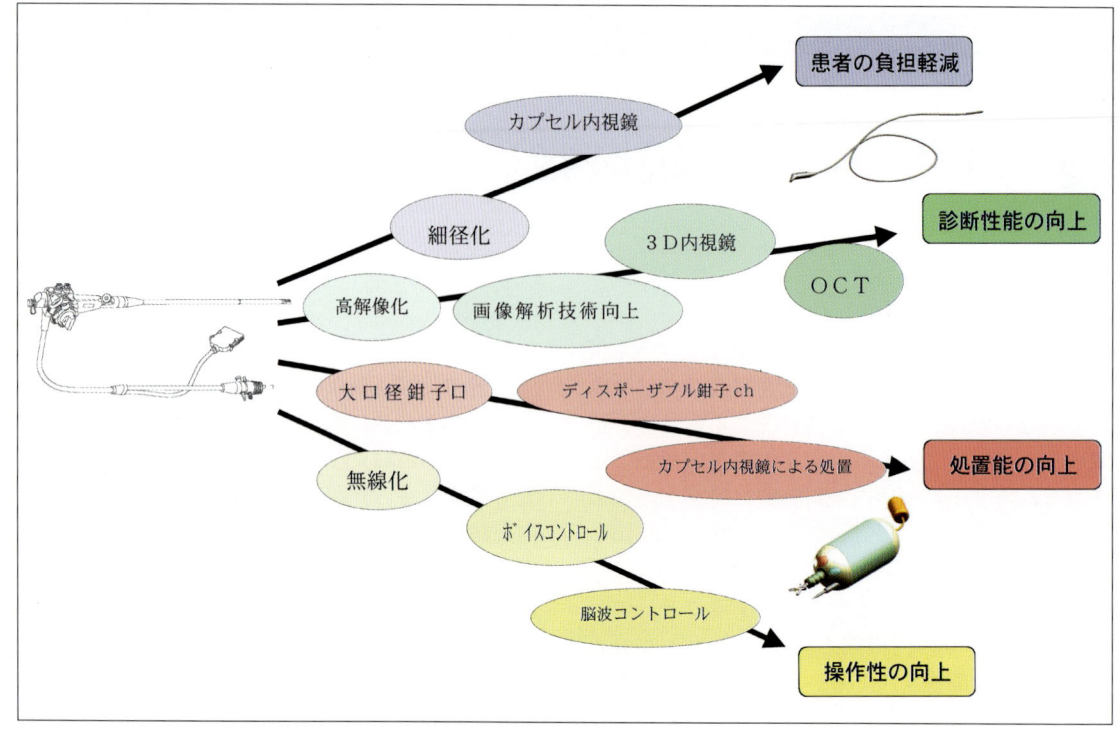

図1　21世紀の内視鏡－発展の姿

て，細いものでも直径 8 mm 程度の軟性挿入部を数分から数 10 分間経口状態で，あるいは経肛門の状態で体内に保持し，診察を受けなければならない。これは患者にとってはきわめて苦痛を強いられることであり，特に経口診察時の口内異物感と咽喉部の苦痛，および経肛門診察における S 状結腸部での苦痛と穿孔の危険性は患者にとって大きな肉体的，精神的な負担となっている。

　このような患者の負担を軽減することを目的として内視鏡の改良は進められ，挿入部の細径化や挿入補助手段が発展することになる。その究極の姿は内視鏡の先端の観察センサ部が操作部から切り離され，苦痛発生部位に異物が長時間存在しない形態となることであろう。

（1）細径化

　現行内視鏡の挿入部の基本的な構成要素は撮像光学系とセンサ，その信号伝達ケーブル，鉗子チャンネル，照明用ライトガイドバンドル，および挿入姿勢コントロールワイヤなどであるが，それぞれの要素の小型化と素材の進歩から次のような細径内視鏡の将来の姿が浮かびあがってくる。

①センサ

　画素数が現行程度で十分とすると，大きさが数分の 1 までになることは容易に想像することができ，そのうえ数百万画素の高画素化さえ夢ではないであろう。

②光学系

　センサの小型化に伴った程度の光学系の小型化は容易に達成できると考えられる。屈折率分散型のガラスや光学プラスチックに非球面成型技術の進歩が相まって，1 枚のレンズで事足りることさえ考えられる。

③信号伝達ケーブル

　挿入部外皮，鉗子チャンネルなどの素材との兼用，あるいはそれらの素材への編み込み，さらには無線化によって容積としては考慮する必要がなくなると考えられる。

④照明系

　超小型，高輝度の LED に置き換えられる。

⑤挿入姿勢の制御

　外皮等の挿入部の構造材には形状記憶機能が付与された超弾性・導電性プラスチックが使われ，

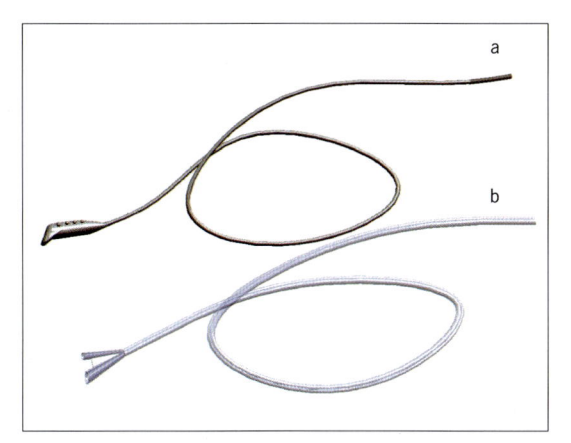

図2　細径内視鏡の将来像
　a：細径内視鏡
　b：鉗子チャンネル付きディスポーザブルシース

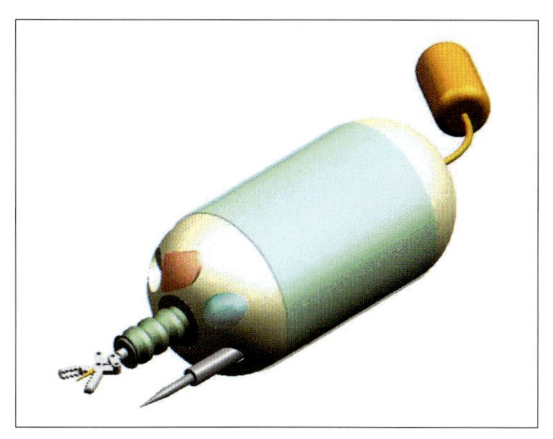

図3　カプセル内視鏡の想像図

ワイヤなどの機構部品は不要となる。
⑥鉗子チャンネル
　内視鏡を媒体とする感染の防止，特に現行の滅菌処理では感染防止の達成が困難な狂牛病などに対処するため，鉗子チャンネルはディスポーザブルにならざるを得ない，すなわち鉗子チャンネルは内視鏡に付属するものではなく，鉗子チャンネルを有するディスポーザブルなシースにきわめて細い内視鏡が付属して使用される図式が考えられる。
　以上のような各要素の進歩から描き出される将来の細径内視鏡の姿を図2に示す。

(2) カプセル内視鏡
　2000年に試作品が発表され，臨床画像が公開された現在では夢の内視鏡とは呼べなくなってしまった。しかし，実用に供するためにはまだまだ解決しなければならない課題がきわめて多く，ここではそれらの課題を克服した将来のカプセル内視鏡について述べてみる。
　今後，カプセル内視鏡の機能や性能は飛躍的に向上し，最終的には処置機能や自走機能が付与され，図3に示すような形状に進化すると想像される。性能や機能は向上しても，人間が経口で飲むという使用方法に関する基本的な概念が変わらない以上，形状は現行の試作品からさほど変化しないと考えられる。しかしその限られた容積がゆえに，将来の進化した細径内視鏡に比較してその機能もきわめて限定されたものとならざるを得ず，診察対象も限定されたものとなる可能性が考えられる。すなわち，カプセル内視鏡以外では到達しにくい小腸の診察や長時間の定点観察が主な使用目的となるかもしれない[1]。
　センサの小型化，高感度化，高画素化，低消費電力化が進み，画質は容易に目的に合致した性能に到達し，トランスミッタの進歩によってデータの送受信に関する問題も克服できると考えられるが，解決に困難が伴う課題の一つに移動手段がある。将来のマイクロマシン技術や超小型電池の進歩に期待がかかるが，特に動力源となる電池の開発は重要となろう。図3に示すように，カプセル内視鏡の発達過程において電源カプセルを内視鏡とは別に飲み込み，体内でドッキングさせ電力供給を受けることも考えられる[2]。
　また，同様な方法で不活性ガスのマイクロタンク，あるいは水分などと反応して生体に無害なガスを発生する錠剤を別に飲み込み，必要な場所でガスの放出を行い，送気問題を解決することが考えられる。
　カプセル内視鏡に処置機能を持たせることも必要となる。極小のマニピュレータや超小型のレーザーガンの搭載が想像されるが，ここでも電力供給の問題の解決が必須となる。
　以上のような課題を解決したカプセル内視鏡はさながら深海探査艇か宇宙船の縮小版といった姿になる。

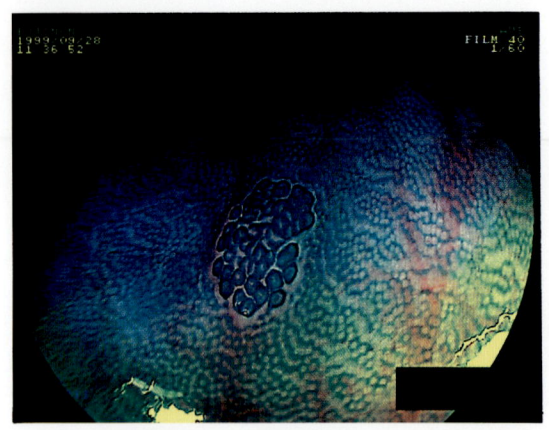

図4　85万画素CCD搭載内視鏡（EC-485 ZW）観察画像

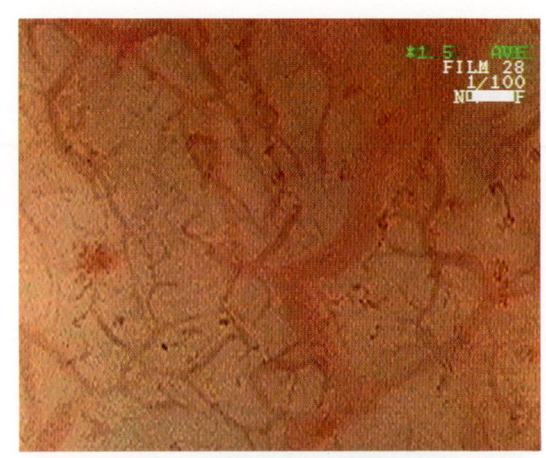

図5　上部消化管拡大観察画像
〔光学拡大×100＋電子拡大×1.5（14インチモニタ上）〕

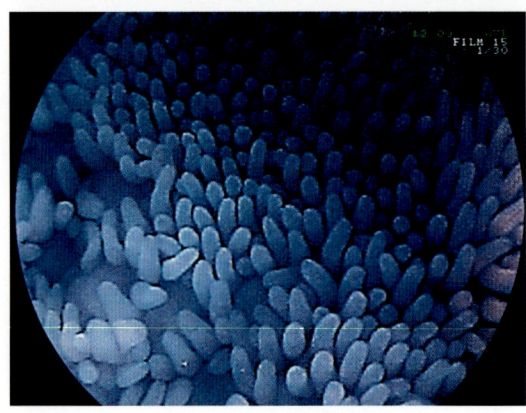

図6　小腸拡大観察画像
〔光学拡大×30＋電子拡大×2.0（14インチモニタ上）〕

B．診断性能の向上

診断性能の向上には，先に述べたように観察性能や画像解析性能の向上と診断機器の発展が不可欠であり，観察性能の向上では高画質，高解像化の進展や，目的によっては立体視技術の進展が考えられる。画像解析性能の向上では画像強調，色調強調等の画像処理技術の進歩が見込まれ，診断機器としては種々のオプティカルバイオプシー技術の発展が期待される。とりわけOCT（Optical Coherence Tomography）の進歩は現行の生検のあり方を変えてしまう可能性すら持つと考えられる。

（1）高解像化

現在世界最高の画質を誇る，85万画素CCDを搭載したフジノン485シリーズ内視鏡は図4に示すような高精細な画像を得ることができる。そのセンササイズは1/3インチであるが，将来，サイズがより小型化され，画素数も数百万画素に増えたセンサが開発されることは自明であり，スムーズな動画を得るための電気的な処理のさらなる高速化と相俟って，現在よりも格段に高精細な画像を日常的に観察することができると考えられる。また，図5，図6に示すような拡大観察においても，センササイズが小さくなることによって高倍率の拡大観察が容易に行えるようになり，生検組織診断や固定標本の実体顕微鏡観察による病理診断との相関も確定され，細径化されたこれらの高性能内視鏡がルーチン診察に広く使われるようになることによって，診断性能は飛躍的に向上すると期待される。

（2）画像解析

内視鏡画像から正確な診断情報を抽出し，医師の確実な診断につなげるための支援ツールとして画像解析が存在する。画面内の正常部位と病変部位を識別する解析方法の進歩とその正確さの向上は，診断性能を向上させる一手段として期待されている。現在でも行われている画像強調や色調強調にとどまらず，画素ごとの分光的な分析結果，あるいは組織や微細血管の様相の違いを疑似カラーなどで表示する画像処理技術の進歩は，病理診断との対比研究を進めることによって，きわめて有用な診断支援ツールになると考えられてい

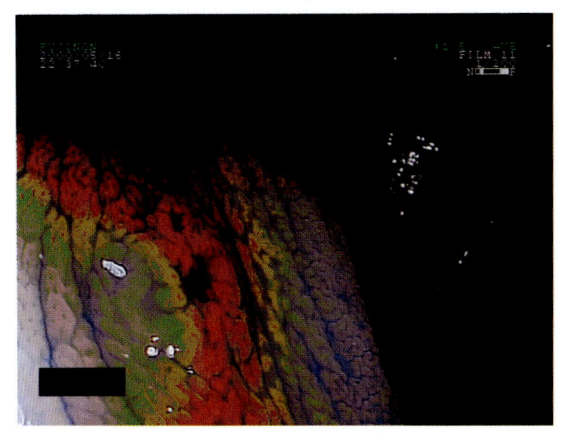

図7 画像解析処理によって疑似カラー表示された内視鏡画像

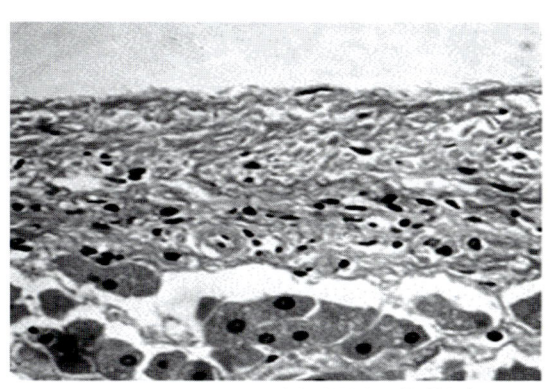

図8 OCTによる生検組織診断（想像図）

る。診断できる病変の種類や程度は限定されると考えられるが，緊急時，あるいは遠隔地で専門医以外の診断が必要となった場合などに有用と考えられ，最終的には自動診断にまで到達することが期待されている。図7に内視鏡画像の処理結果を例示する。

（3）内視鏡を介した診断手段[3]

蛍光を利用した診断や近赤外光の生体内散乱を利用した診断研究が現在盛んに行われ，一部には商品化されているものもある。しかし，いずれの方式も研究用の域をわずかに出た段階にとどまっているのが現状であろう。これらのオプティカルバイオプシー手段のなかで将来きわめて有望と考えられているのが，現在眼科領域以外ではまだ実験の域を出ていないが，OCTと呼ばれる生体断層画像計測法である。

従来から内視鏡を介した生体断層診断としては超音波を使用したCTが一般的に利用されているが，この場合の空間分解能は$100\mu m$程度にとどまっている。これに対してSLD（Super Luminecent Diode）光源に光ヘテロダイン検波を用いたOCTでは$10〜20\mu m$の空間分解能が得られ，超音波内視鏡に比較して1桁高い分解能を得ることができる。しかしOCTの真の有用性は空間分解能$1〜2\mu m$，計測深度数mmが実現できると期待される超高分解能OCTが実用化された時点で確認されるものと考えられる。すなわち，ハロゲンランプや光ファイバー光源などの低コヒーレンス（広スペクトル帯域），高出力，高輝度光源の開発が進み，光検出のS/N比改善方法の進歩とスキャニングの高精度化が実現した時点で，われわれは生体の細胞レベルでの断層画像を非侵襲で得ることができることになる。現在は生検鉗子等で目的とする部位の標本を採取し，顕微鏡撮影されたその標本の病理組織像から診断を行っているが，この超高分解能OCTが実用化された暁には臨床診察を行いながらリアルタイムで診断を下すことが可能となり，現時点から見ればまさに夢の診断手段を手に入れることになると考えられる。図8に超高分解能OCT画像の想像図を示す。

（4）3D内視鏡

診断性能を向上させる技術の一つに立体内視鏡が考えられる。画像を立体的に観察することによって病変部の形状をより正確に把握し，診断性能の向上や処置の的確さを増すことを目的とするが，現時点の技術では撮影条件と観察条件を完全に一致させることができず，観察者に違和感を抱かせ，目の疲労を覚えさせてしまい，研究目的の利用を脱するまでには至っていない。この違和感を完全に解消するにはかなりの困難を伴うことが予想される。むしろ立体内視鏡はCG（Computer Graphics）技術などと融合し，観察者に目的部位の形状をより実体に近い形で把握させて診断や処置を助ける補助機器としての役割を担うにとどまると考えられる。

C. 処置能の向上

現在の内視鏡が持つ機能の代表的なものは生体

内の観察機能と観察時に迅速に実施できる処置機能である．内視鏡は将来さまざまな発展経路を辿り，さまざまな形態をとることが予想されるが，常にこの処置機能が付属していることが要求され続けることは想像に難くない．

(1) 内視鏡の鉗子口を使った処置

先の項で述べたように，内視鏡を介した感染への対応や挿入部の細径化が進むと鉗子口はディスポーザブルにならざるを得ない．すなわち鉗子チャンネルは内視鏡から離れディスポーザブルなシースに設けられ，きわめて細い内視鏡が付属して使用される図式が考えられる．細径化と処置能の向上を両立させるためにはさまざまな径の鉗子チャンネルや2チャンネル，3チャンネルを持ったシースが用意されるようになると考えられる．鉗子チャンネルは処置具の射撃性能を損なうものであってはならない．すなわち内視鏡の観察画面内で処置具を術者の意図する方向からそらさないようにしなければならない．そのためにこのシースは内視鏡挿入部ときわめて一体的になるように作られる必要がある．

また，OCTが実用化された時点では生検標本の回収は不要となり，処置具も切除部分の回収を目的としない限り，光学ファイバーを介するレーザー処置具のきわめて細いものに収斂していくと考えられる．

一方，MRIやX線CT等の画像診断装置の解像力向上に伴って，これらの診断中に内視鏡を使った処置を行うことが求められるようになり，特にMRI診断下では強力な磁力線の影響を受けにくい内視鏡が必須となる．プラスチックやセラミック，あるいはきわめて弱磁性の金属で構成された内視鏡や処置具が開発され，MRIでの診断と同時に迅速な処置が可能となる．

(2) カプセル内視鏡による処置

図3に示したように，電力供給の問題が解決されれば極小のマニピュレータや超小型のレーザーガン等が搭載され，カプセル内視鏡以外では到達が困難な部位の処置や標本の回収が可能となる．しかし容積的に限界のあるカプセル内視鏡では処置の空間的範囲も内容もきわめて限定的にならざるを得ないことは自明であろう．

D．操作性

将来の内視鏡が今まで述べてきたような発展を遂げた場合，観察や処置の対象はきわめて微細なものとなり，挿入部先端の制御は，術者が指先で行える細かさの範囲を超えてしまうことが想定される．

画像解析によって常に管内における内視鏡先端の位置と進行方向を認識し，挿入部に埋め込んだ圧力センサによって管壁への圧力をモニタしながら行う自動挿入装置が開発され，同時に挿入部に埋め込んだマーカーを3次元的に検出してモニタ上に表示するナビゲーションシステムと組み合わせることによって，術者がTVモニタに向かってさながら飛行機の操縦を行うような臨床風景が見られるかもしれない．しかしこのようなシステムはきわめて特殊な症例に限って，あるいは先に述べたカプセル内視鏡の実用化に伴って適用され，多くの場合患者とのコミュニケーションを図りながら診察を行う現在と同様な臨床風景が将来も続くものと考えられる．この場合，内視鏡の操作部は基本的には現行のものと同じような形状を保っているが，その性能は現在とは比較にならない程高いものになると考えられる．微細な対象に合わせて指先の動きを充分に減速できることはもちろんだが，動作は余分な力が管壁に掛からないように制御された電動で行われ，制御のための力は術者がほとんど意識しないまでに軽くなっている．さらに近い将来には手指による制御に加えてボイスコントロールも可能となり，最終的には術者の視線検出，あるいは脳波によって思うがままの制御が行えるようになる可能性も考えられる．

まとめ

内視鏡機器に期待されるいくつかの発展の方向から見た比較的近い将来の"夢の内視鏡"像を考えてみた．それぞれの方向において行き着く先の姿が見えてきた．しかし，実際には"細径の追求"と"鉗子チャンネルの拡大"のように矛盾することも出てくることになり，理想とする機能，性能をすべて兼ね備えた究極の内視鏡像を描くことはできなかった．使用目的に合わせたいくつかの機能，性能で特長付けられた幾種類かの内視鏡が併存していくことになると考えられる．

実際の内視鏡機器の発展はここに述べた内視鏡そのものや処置具だけで単独に達成できるものではなく，種々の素材や素子，加工技術の進歩があって初めて実現できるものである．さらには周辺の機器，例えば内視鏡画像を管理，運用するマネジメントシステムや遠隔医療に欠かせないIT(Information Technology)技術の進歩などとも密接に関係しながら発展するものであろう．内視鏡の高画素化だけが進んでもその表示装置や記録装置が開発され，普及しなければ持てる性能を発揮しきれない．また，IT技術の進歩だけでは充分な遠隔医療は望めず，先に述べた画像処理技術が伴って，遠隔診断や遠隔手術の質が向上することにつながる．

　冒頭にも述べたが，これからの100年で内視鏡機器がどのような発展を遂げるかを正確に想像することはきわめて困難であるが，あえて空想の世界に遊ばせてもらえれば，あらゆる素子，機構のマイクロ化が実現した暁にやはりカプセル内視鏡が究極の姿になるのかも知れない．1960年代の終わりに発表された米映画"ミクロの決死圏"の血管内航行潜水艇の消化器版がやっと実現するかも知れない．"夢の内視鏡"としてはこの程度の発想をしてみたいものであった．

　ここに示した内容を可能な限り早期に実現し，微力ながら医学の発展に貢献することがわれわれ医療機器開発技術者の責務である．この拙文を単なる空論にとどめることなく，開発の努力を続けることを肝に銘じて筆を置くことにする．

文　献

1) Iddan G, Meron G, Glukhovsky A, et al：Wireless capsule endoscopy. NATURE 405：417, 2000
2) 桑山　肇：内視鏡による診断法はここまで進んだ―カプセル内視鏡. Mebio 18 (1)：32, 2001
3) 佐藤　学, 丹野直弘：光コヒーレンストモグラフィーによる生体組織の断層画像計測. 計測と制御 39：259, 2000

　　　　　　　　　（山髙修一・南　逸司・秋庭治男）

III 大腸がん

1 大腸 EMR —— 総論と歴史 ——

大腸がんは早期がんと進行がんに分けられる。進行がんは 90％以上が 2 型がんであるのに対して，早期がんは形態的に非常に多様である。多様ではあるが，小さいので内視鏡摘除の絶好の対象であり，内視鏡で名誉や富を成したいわゆるポリペク長者が各地に出現した。

1．ポリペクトミーの歴史

直腸鏡を使って下部大腸の腫瘍を治療することは古くから欧米で行われていた．1969 年アメリカの Wolff と Shinya によって，大腸内視鏡（ファイバースコープ）下で高周波電流を用いてのポリペクトミーが行われるようになった[1]．筆者が本格的な学会として初めて参加した米国内視鏡学会（1971 年，マイアミ）で，Shinya がビデオを使って有茎性ポリープを見事に焼灼切断し，満員の会場から盛んな拍手を浴びて賞賛されていたことは忘れ難い記憶である．ドイツでは，1971 年 Deyhle ら[2]により，高周波によるスネアポリペクトミー（snare polypectomy）が報告された．当時から欧米では大腸がんや大腸ポリープが非常に多く，ポリペクトミーは切実な要求であったことがうかがえる．

ひるがえって日本では，1960 年代はもちろん 1970 年代初頭においても，ある程度（1 cm）以上のサイズの大腸ポリープは稀で，たまに見つかれば写真を撮って喜んでいるという他愛のない時代であった．それが証拠に，常岡も大腸ではなく胃でのポリペクトミーを思いたっている．日本でファイバースコープを用いて大腸ポリープを切除しようとする試みは，1970 年に松永と田島によって試みられた[3]．初めは通常の生検鉗子を用いて少しずつ切除していたが，1971 年頃からワイヤーで絞扼し高周波電流を流して腫瘍を切除する方法（ポリペクトミー）が始められた．

以後，大腸の隆起型病変に対してポリペクトミーが盛んに行われるようになっていたが，この方法では立ち上がりにくびれを有さない広基性の病変や表面型病変に対しては完全切除が難しいため，Deyhle ら[4]はさらに病変の粘膜下に生理食塩水を注入し，人工的に病変を盛り上がらせ従来のポリペクトミーと同様の方法で完全切除を行う手技を開発した．この手技は現在では内視鏡的粘膜切除術（endoscopic mucosal resection；EMR）やストリップ・バイオプシー（strip biopsy）と呼ばれるようになり，主として腺腫や表面型早期がんに対して盛んに行われている．EMR は一括切除を目指し，それができるのは 2～3 cm までのものとされる[5,6]．さらにこのような方法を用いても一括切除できないような大きな病変に対しては，分割して EMR を繰り返し行う endoscopic piecemeal mucosal resection（EPMR）が行われている[7]．

2．早期大腸がんの形態と内視鏡診断

大腸の上皮性腫瘍は，形態的に隆起型と表面型に大別される．他に特殊なものとして，結節集簇型腫瘍や絨毛腫瘍がある．隆起型は有茎性・広基性に分けられ，表面型は隆起型（IIa）・陥凹型（IIc）・周囲粘膜との高低差のないもの（IIb）に分けられる（図 1）[8]．

早期大腸がんのうち，粘膜内がん（m がん）は転移がないため[9]内視鏡摘除で根治が期待できる．粘膜下浸潤がん（sm がん）は転移が 10％前

後あるとされ[10]，sm-sがん（slight, safe, いわゆるsm1がん）は内視鏡摘除，それよりも深いsm-mがん（massive, metastasis, いわゆるsm2がん・sm3がん）は腹腔鏡ないし外科的切除を原則とする。内視鏡治療の前提となる早期大腸がんの診断学は，smがんの診断学，特にsm-sがんとsm-mがんの鑑別といい換えることができる[11]。

大石ら[12]は，sm-sがんとsm-mがんの鑑別として，明らかな光沢消失・明らかな中央陥凹・明らかな易出血性・著明な緊満感と硬さ・著明な凹凸の5項目のうち，いずれか一つでも存在すればsm-mがんを疑った方がよいと報告している（図2）。帆足ら[13]は，m・sm1がんとsm2・3がんの鑑別として，弧の硬化像，台状挙上，ひだの集中像，緊満感，光沢の消失が有用であると報告している（表1）。以下に形態別にsmがんの特徴を示す。

A．隆起型早期がん
（1）有茎性早期がん

有茎性ポリープの診断では，頭部の形が重要である。杉山ら[14]は，有茎性大腸smがん30病変の頭部を球状型・陥凹型・水平型の3種類に分類し，各病変の形状を検討した。球状型，陥凹型，水平型の順にがん面積が多く，頭部に対して茎部の幅が太く，がんが深く浸潤し，頭部の欠損部分が増加していた。さらにsmがん38病変を含む有茎性ポリープ92病変について，浸潤度別にサイズと形状について検討したところ[15]，球状型は腺腫からsm-mがんまで存在したが，深達度が深くなるほどその割合は低下していた。陥凹型は全例sm-sがんまたはsm-mがん，水平型は全例sm-mがんであった（表2）。頭部の平均径はsm-sがんで最大で，sm-mがんになると小さくな

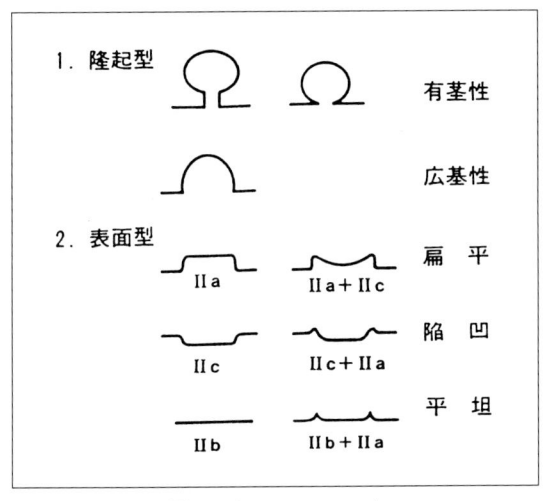

図1 （文献[8]より引用）

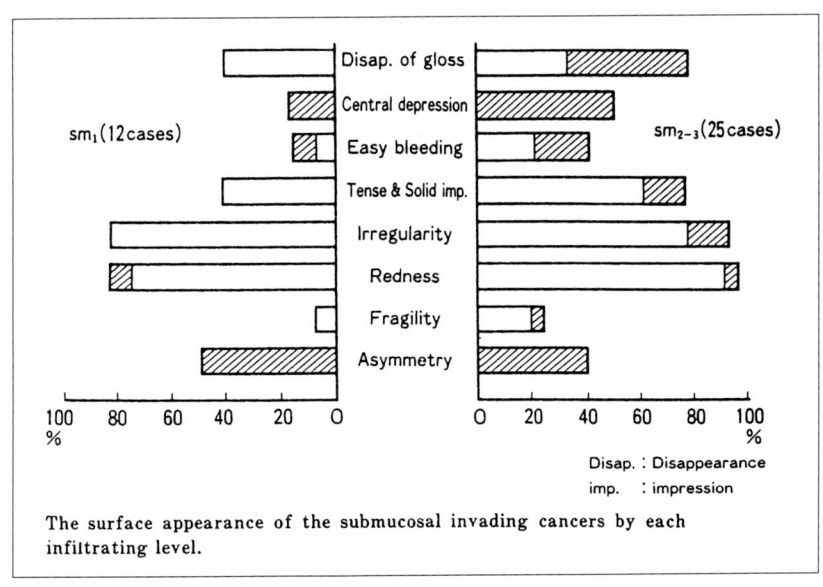

図2 （文献[12]より引用）

表1 m がん，sm 1 がんと sm 2 がん，sm 3 がんにおける内視鏡所見の出現率の比較

	がん浸潤度	
	m がん，sm 1 がん	sm 2 がん，sm 3 がん
弧の硬化像*	0/44 (0.0%)	38/45 (84.4%)
台状挙上*	0/44 (0.0%)	16/45 (35.6%)
ひだの集中像*	0/44 (0.0%)	10/45 (22.2%)
潰瘍・びらん**	5/44 (11.4%)	14/45 (31.1%)
中心陥凹**	3/29 (10.3%)	10/27 (37.0%)
緊満感*	12/44 (27.3%)	28/45 (62.2%)
発 赤**	3/44 (6.8%)	14/45 (31.1%)
白 斑	5/44 (11.4%)	12/45 (26.7%)
表面の凹凸	12/44 (27.3%)	18/45 (40.0%)
光沢の消失*	7/44 (15.9%)	24/45 (53.3%)

m・sm 1 がん vs sm 2・sm 3 がん，*p＜0.01，**p＜0.05　　（文献[13]より引用）

表2 有茎性ポリープの診断

形状		腺腫	m がん	sm-s がん	sm-m がん
球状型		27 (100)	23 (100)	13 (68)	3 (16)
陥凹型		0	0	6 (32)	13 (68)
水平型		0	0	0	3 (16)
計		27	23	19	19

( )：%　　（文献[15]より引用）

表3 有茎性ポリープの深達度とサイズ

	n	頭 A (mm)	茎 B (mm)	B/A 比 (%)
腺腫	30	9.1±5.6	3.5±1.9	42.1±14.6
m がん	24	11.1±3.0	3.9±1.0	37.8±12.3
sm-s がん	19	13.2±4.4	5.2±1.8	41.6±12.7
sm-m がん	19	10.8±4.0	5.4±1.9	52.5±16.4
計	92			

（文献[15]より引用）

り，またがんの浸潤が深いほど茎部は太くなった（**表3**）。有茎性早期がんの場合，がんが茎部（粘膜下層）に浸潤すると茎が太くなり，頭部は中心部より表面粘膜が欠損・陥凹化し，さらに周辺の腺腫成分に浸潤して全体的に崩れ水平化していくと考えられる。大石ら[12]は有茎性 sm がんの茎が必ずしも太くて短いとは限らないと述べているが，これは sm-s がんと sm-m がんの区別がされていないためと考えられた。stalk invasion が進み，有茎性の形態が失われると，周囲の粘膜を押し分けるように浸潤し，広茎性の進行がんとなっていくことが予想される（**図3**）。横田ら[16]は，内視鏡所見から深達度診断の検討を行い，有茎性 sm-m がんの指標として，易出血性，内視鏡的硬

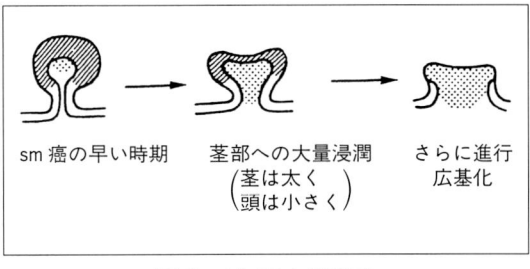

図3 （文献8)より引用）

sm癌の早い時期 → 茎部への大量浸潤（茎は太く　頭は小さく）→ さらに進行　広基化

表4　広基性腫瘍の深達度とサイズ

	n	サイズ (mm)
腺腫	28	7.2±1.6
m がん	30	9.6±3.5
sm-s がん	7	10.9±5.0
sm-m がん	20	16.7±8.8
pm がん	8	34.3±21.8
計	93	

（文献15)より引用）

表5　広基性腫瘍の深達度とサイズ

サイズ (mm)	腺腫	m がん	sm-s	sm-m	pm	計
6〜10	27	24	5	6	0	62
11〜15	1	5	1	3	0	10
16〜20	0	0	1	7	1	9
21〜25	0	1	0	2	4	7
26〜	0	0	0	2	3	5
計	28	30	7	20	8	93

（文献15)より引用）

表6　広基性腫瘍の深達度と表面性状

	平滑	発赤	がん性びらん	n
腺腫	26 (93)	17 (61)	0	28
m がん	8 (27)	24 (80)	0	30
sm-s がん	0	6 (86)	0	7
sm-m がん	8 (40)	20 (100)	11 (55)	20
進行がん	0	8 (100)	8 (100)	8
計	42	75	19	93

( )：%　　　　　　　　　　　　（文献15)より引用）

さ，腫瘍の崩れをあげている。

　有茎性ポリープの治療方針としては，頭部が球状のものは良性，mがん，smがんのいずれの可能性もあるので，まずポリペクトミーを行う。病理組織学的にsm-m以上の浸潤やly（＋）であった場合には，追加腸切除が必要となる。頭部が陥凹している場合はsmがんであり，なかでもsm-mがんの確率が高いことを念頭においておく必要がある。頭部が水平の場合はsm-mがんであるため，腸切除が望ましい。Nivatvongsら[17]は，ポリープ頭部や茎部まで浸潤したがんはリンパ節転移を認めないが，基部に達するがんはリンパ節転移がみられるため追加腸切除が必要であるとしている。

（2）広基性早期がん

　大腸の広基性腫瘍は，①最初から広基性であるもの（腺腫・がん），②有茎性早期がんが茎部浸潤を経て頭部が崩れて広基性になる（smがん），③表面型がんのsm浸潤によって盛り上がる（smがん）の三つの成因に大別できる[18]。①はあらゆる外観をとり得るが，小さいものは表面平滑で半球状，大きくなるにつれて多彩になる。②は一般に不整形で，粘膜層のがんが脱落して粘膜下層のがんが露出しているので（がん性びらん）[19]，表面にがん特有の脆弱性が認められる。③は粘膜層のがんが保たれているので，表面平滑で脆弱性を欠く（緊満感）。

　6mm以上の広基性腫瘍93病変の検討では[15]，広基性腫瘍の平均サイズは，がんの浸潤が深いほど増加したが（表4），sm-mがんはあらゆるサイズにわたっており，サイズによる診断は不可能であった（表5）。表面の性状については，sm-sがんと進行がんには表面が平滑なものはなかったが，sm-mがんで表面平滑なものが存在しすべて緊満感を有していた（表6）。これは粘膜層のがんが脱落せずに残っているため，粘膜下層の大量のがんにより粘膜が押し上げられて認めら

表7 病理組織診断からみた sm 2,3 がんに有意な所見
（多変量解析；Logistic 回帰による）

内視鏡所見	肉眼形態		
	有茎性 (41 病変)	無茎性隆起 (73 病変)	表面型 (52 病変)
1. 色調	p<0.01	p<0.01	p<0.01
2. 易出血性	p<0.01	p<0.01	p<0.01
3. 分葉	NS	p<0.01	NS
4. 内視鏡的硬さ	p<0.01	NS	NS
5. 腫瘍の崩れ	p<0.01	p<0.01	NS
6. 緊満感	p<0.01	NS	NS
7. ひだ集中	NS	NS	NS
8. びらん・潰瘍	NS	p<0.01	NS
9. 腫瘍内異常隆起	NS	NS	NS
10. 白斑	NS	p<0.01	NS
11. stalk の太さ	NS		
12. 陥凹			NS
13. 陥凹形態			NS
14. 陥凹の深さ			NS
15. 陥凹底の凹凸			NS
16. 陥凹色調			NS
17. 空気変形			NS

NS：Not significant statistically.

（文献[16]より引用）

表8 Logistic regression models relating endoscopic finding incidence to non-pedunculate type (Is, Isp, IIa, IIa agg) colorectal sm-massive (sm 2,3 degree) carcinoma

Variable	Crude odds ratio			Logistic regression model			
	Odds ratio	95%CI		Regression coefficient	Odds ratio	95%CI	
		Lower	Upper			Lower	Upper
Nodular surface	1.554	0.305	7.907	−0.667	0.513	0.028	9.461
Surface erosion	17.400*	3.973	76.201	3.823	45.744*	3.686	567.662
SMT-like marginal swelling	13.333*	1.579	112.572	2.508	12.275	0.681	221.420
Mural deformity	5.526*	1.084	28.175	2.281	9.782	0.506	189.017
White spots	1.625	0.428	6.169	−0.575	0.563	0.070	4.540
Fold convergence	5.120	0.584	44.910	1.331	3.786	0.243	59.009
Bleeding	1.345	0.412	4.388	0.409	1.505	0.234	9.667

sm 1 (n=17) vs sm 2,3 (n=33), *：$p<0.05$ (95% CI lower > 1 or 95%CI upper < 1).

（文献[22]より引用）

れる所見であり，sm-m がんの診断に重要な所見である[20]。また，がん性びらんも sm-m がん以上で認められた。益満ら[21]は，広基性 sm がんの特徴として，非対称性，陥凹と平坦化，砂粒状凹凸，病変の硬さの四つをあげている。横田ら[16]も，広基性 sm-m がんの特徴として，易出血性，分葉の欠如，腫瘍のくずれ，びらん・潰瘍の存在をあげている（表7）。また平田ら[22]の検討では，表面びらん・辺縁挙上・弧の変形が有意な所見であり，なかでも sm 深部浸潤の指標として，表面びらんが重要であると報告している（表8）。

広基性腫瘍の治療方針は，大きさに関係なく表面の性状で判断する。表面にくずれ・出血・びらんなどを伴う場合は，sm-m がんである。また，

表9 表面型腫瘍の深達度とサイズ

	n	サイズ (mm)
腺腫	32	6.5±3.8
m がん	30	9.2±4.3
sm-s がん	10	10.9±4.4
sm-m がん	12	12.1±4.9
計	84	

（文献[15]より引用）

表10 表面型腫瘍の深達度とサイズ

サイズ (mm)	腺腫	m がん	sm-s	sm-m	計
～5	17	6	1	0	24
6～10	13	14	6	8	41
11～15	1	6	1	2	10
16～	1	4	2	2	9
計	32	30	10	12	84

（文献[15]より引用）

表11 表面型腫瘍の深達度と内視鏡所見

	平滑	発赤	内視鏡的硬さ	n
腺腫	22 (69)	26 (81)	0	32
m がん	22 (73)	25 (83)	0	30
sm-s がん	4 (40)	10 (100)	0	10
sm-m がん	1 (8)	11 (92)	3 (25)	12
計	49	72	3	84

( ) : %　（文献[15]より引用）

表12 表面型腫瘍の亜型と深達度

	腺腫	m がん	sm-s がん	sm-m がん	計
IIa	22	22	6	3	53
IIa + IIc	4	4	1	4	13
IIb	0	3	0	0	3
IIc + IIa	2	1	1	3	7
IIc	4	0	2	2	8
計	32	30	10	12	84

（文献[15]より引用）

表面平滑でも緊満感を伴う場合や non-lifting sign 陽性[23]の場合も sm 深部浸潤であり，腸切除の適応となる．

B．表面型早期がん

表面型早期大腸がんは，隆起型に比べて小さなものでも粘膜下層への浸潤の割合が高い．表面型腫瘍は組織学的に水平発育型腫瘍であるため，発生点から同心円状に増殖し，円形～類円形を呈し，境界は明瞭である．表面は発赤があるが，深達度が増すとより赤くなり，内視鏡的硬さとともに sm-m がんを明示する所見といえる[15]．陥凹がある場合，陥凹部での凹凸不整は粘膜下層へ相当量のがんが浸潤していることを示しており，sm-m がんを強く示唆する．さらに平坦・陥凹型病変は，正常粘膜を圧排するように発育していくため，辺縁部でがんと正常部が入り組んで軽い盛り上がりを生じ，独特の zig-zag pattern をなす（図4）[24]．

84病変の表面型腫瘍の検討では[15]，深達度が深くなるにつれて平均サイズは大きくなったが，ばらつきが大きくサイズでの深達度診断は無理であった（表9，表10）．表面性状については，発赤はすべての深達度で高率に認められたが，深達度が深くなるほど平滑さは欠如し，sm-m がんでは内視鏡的硬さも認められた（表11）．陥凹成分の存在も深達度診断状重要であった（表12）．横田ら[16]は，表面型 sm-m がんの特徴として，色調と易出血性をあげている（表7）．平田ら[22]の検討では，陥凹底の凹凸・星状陥凹・弧の変形が有意な所見であり，なかでも弧の変形が重要であると報告している（表13）．

表面型腫瘍の治療は，陥凹や出血がなく non-lifting sign が認められなければ，まず内視鏡摘除を試みる．一つでも所見がある場合は，sm-m がんの可能性が高く，腸切除を行う．

内視鏡所見から術前診断をより正確に行うことで，over surgery を防ぐことが可能となる．前述した大腸内視鏡による通常観察に加え，宇野らが報告した粘膜下局注による病変挙上の有無を見る non-lifting sign や[23]，超音波内視鏡による深達度診断を合わせることにより，より正確な診断が可能といえる．

3．大腸 sm がんの転移からみた内視鏡摘除の適応

現在の内視鏡治療の適応は深達度 m から sm-s で，脈管侵襲陰性かつ高分化型がんが根治可能とされている．

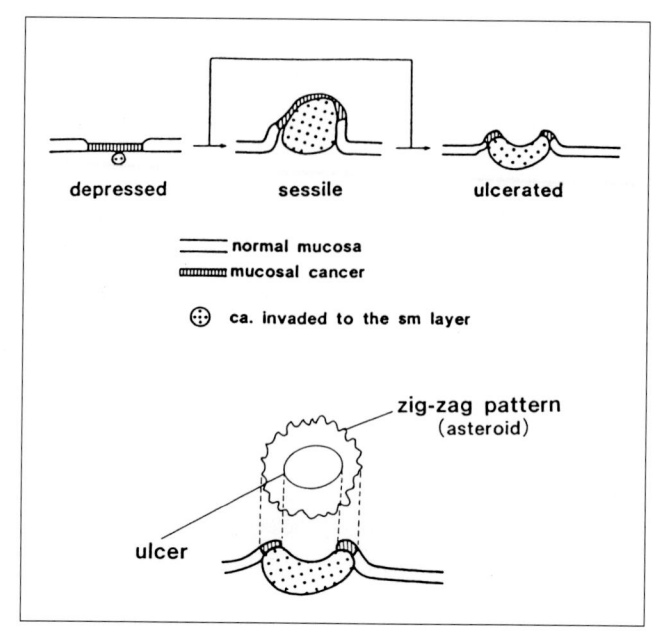

図4 Evolution of Superficial Early Cancer（文献[24]より引用）

表13 Logistic regression models relating endoscopic finding incidence to depressed type (IIa+IIc, IIc+IIa, IIc, Is+IIc) colorectal sm-massive (sm 2,3 degree) carcinoma

Variable	Crude odds ratio			Logistic regression model			
	Odds ratio	95%CI Lower	95%CI Upper	Regression coefficient	Odds ratio	95%CI Lower	95%CI Upper
Uneven base of depression	7.800*	1.485	40.971	3.168	23.754	0.845	667.698
Deep. depression[1]	—	—	—	—	—	—	—
Stellar depression	16.250*	2.551	103.494	2.527	12.510	0.290	540.095
SMT-like marginal swelling[2]	—	—	—	—	—	—	—
Mural deformity	32.400*	5.382	195.060	4.995	147.599*	2.088	>999
White spots	0.860	0.191	3.879	−0.462	0.630	0.023	17.019
Fold convergence	2.333	0.443	12.304	0.729	2.073	0.137	31.418
Bleeding	0.622	0.161	2.403	−2.252	0.105	0.003	3.270

sm 1 (n=11) vs sm 2,3 (n=41), *: $p<0.05$ (95% CI lower > 1 or 95%CI upper < 1), [1,2]: Odds ratio was not calculated because these findings were detected in all sm 2,3 lessions.

（文献[22]より引用）

大原ら[25]は，1972年から1990年まで東京女子医科大学消化器病センターで診断された大腸smがん128症例129病変（ポリペクトミー症例56病変，ポリペクトミー後に手術をした症例24病変，手術症例49病変）について，藤原らの分類[26]を用いてsm浸潤度と転移の関係を検討した．sm 1でリンパ節転移陽性例はなく，sm 2では23例中3例（13％），sm 3では14例中5例（36％）にリンパ節転移を認めた．また井上ら[27]は，その後1999年までの当センターにおける大腸smがん手術症例140病変について，小平らの分類[28]を用いて検討を行い，sm 1でリンパ節転移陽性例はなく，sm 2で42例中3例（7％），sm 3では56例中11例（20％）にリンパ節転移を認めたと報告している．

武藤ら[10]はsmがんの転移リスクファクターと

して，①脈管侵襲陽性，②低・中分化腺がん，③断端陽性，④がん浸潤度（level 2, 3）をあげている。「大腸癌取扱い規約」（大腸癌研究会規約）においては，①明らかな脈管内がん浸潤，②断端近傍までのmassiveながん浸潤，③低・未分化腺がんの1項目以上の存在が，追加腸切除の適応と記載されている[29]。脈管内浸潤のない場合には，リンパ節転移の頻度が低いので追加手術を行う必要がないという記載も併記されている。しかし脈管侵襲陰性例でもリンパ節転移は認められ，奥野らは脈管侵襲陰性例でのリンパ節転移陽性率は8.3％と述べている[30]。また，当センターにおいても，脈管侵襲陰性例の1％にリンパ節転移陽性例を認めており[27]，明確な治療方針は得られていないのが現状である。sm浸潤値からリンパ節転移の危険性を検討した報告例を見ても，安全境界とされるsm浸潤値は500μmから2300μmとかなりのばらつきがある[21,31~34]。さらに，内視鏡所見からsm浸潤値を判断するのは困難であり，現況では内視鏡摘除の拡大につながるとは考えにくい。

smがんの深達度分類には相対分類と絶対分類がある。相対分類は3分類（sm層を3等分しそれによってsm-1，2，3と分類）する方法と，浅い浸潤と深い浸潤の二つに分類する方法がある。絶対分類は実際は分類ではなく，sm層に何μm浸潤しているか数値で示す方法である。これらは分類のための分類ではなく，すべて治療との関係において意味をもってくる。すなわち，内視鏡的に切除したものをどう扱うかの指標となる時のみ有用である。sm-1，2，3の3分類法は，（内視鏡的に）切除した標本に固有筋層が入っていないのでEMR症例に用いることができない。3分類法において，sm-2と-3の臨床的鑑別が不可能なこと，いずれにしても手術適応なので分ける必要がない，などの理由でsm-s (slight, safe)，sm-m (massive, metastasis) の2分類は設定されたものである。今後，絶対分類における転移の心配のなさが決定すれば（例1500μm）それがsm-s，それ以外がsm-mになる。

まとめ

内視鏡治療は外科的切除に比べ患者への苦痛や負担も少なく，QOLのうえからも普及し続けることが予想される。その一方で，insufficient therapyや偶発症は回避しなければならない。早期大腸がんの内視鏡診断と内視鏡治療の適応は，今後もさらに正確になされていく必要がある。

文献

1) Wolff WI, Shinya H: Polypectomy via the fiberoptic colonoscope. Removal of neoplasms beyond reach of the sigmoidscope. N Engl J Med 288: 329-332, 1973
2) Deyhle P, Seuberth K, Jenny S, et al: Endoscopic polypectomy in the proximal colon. Endoscopy 3: 103-115, 1971
3) Matsunaga F, Tajima T: Endoscopic studies of colon polyps and polyposis. Am J Proctol. 25: 41-44, 1974
4) Deyhle P, Largiader F, Jenny S, et al: A method for endoscopic electrosection of sessile colonic polyps. Endoscopy 5: 38-40, 1973
5) 工藤進英, 藤井隆広, 日下尚志, 他: 大腸の内視鏡的粘膜切除法. 治療 73: 73-80, 1991
6) 五十嵐正広, 勝又伴栄, 小林清典, 他: 大腸ポリペクトミーの偶発症と早期癌の取扱い. Progress of Digestive Endoscopy 33: 36-40, 1998
7) Nivatvongs S, Snover DC, Fang DT: Piecemeal snare excision of large sessile colon and rectal polyps: Is it adequate? Gastrointest Endosc 30: 18-20, 1984
8) 長廻 紘: 表面型早期大腸癌－診断と深部浸潤様式. 早期大腸癌（長廻 紘, 編）. 医学書院, 東京, 41-59, 1993
9) Fenoglio CM, Kaye GI, Lane N: Distribution of human colonic lymphatics in normal, hyperplastic, and adenomatous tissue. Gastroenterology 64: 51-66, 1973
10) 武藤徹一郎, 西澤 護, 小平 進, 他: 大腸sm癌アンケート集計報告－sm癌の転移リスクファクターを求めて. 胃と腸 26: 911-918, 1991
11) 大原 昇, 田中良基: 早期癌. 電子コロノスコピー（長廻 紘編）. 南江堂, 東京, 123-144, 1993
12) 大石 孝, 江川直人, 大川博之, 他: 大腸sm癌の内視鏡的検討. Gastro-enterol Endoscopy 33: 2581-2587, 1991
13) 帆足俊男, 松井敏幸, 津田純郎, 他: 早期大腸癌の内視鏡的深達度診断－mがんとsm1癌の鑑別とm, sm1癌とsm2, sm3癌の内視鏡的鑑別に関する新たな考え方－. 消化器内視鏡 9: 167-173,

1997
14) 杉山茂樹, 長廻　紘, 河南智晴, 他：有茎性大腸sm癌の形態変化の関する検討. Gastroenterol Endoscopy 35：1588-1592, 1993
15) 長廻　紘, 佐藤秀一, 杉山茂樹, 他：大腸腫瘍の内視鏡的深達度診断. 胃と腸 28：1169-1182, 1993
16) 横田敏広, 松井孝志, 福田治彦, 他：早期大腸癌の深達度診断－内視鏡診断の立場から－. 胃と腸 29：1261-1269, 1994
17) Nivatvongs S, Rojanasakul A, Reiman HM, et al：The risk of lymph node metastasis in colorectal polyps with invasive adenocarcinoma. Dis Colon Rectum 34：323-328, 1991
18) 長廻　紘, 田中良基, 馬場理加, 他：表面型起源広基性大腸sm癌の内視鏡的検討. Gastroenterol Endoscopy 33：2402-2406, 1991
19) 長廻　紘, 田中良基, 馬場理加, 他：腫瘍（癌）性びらんの意義－sm癌の内視鏡診断のために. 消化器内視鏡 3：195-206, 1991
20) 長廻　紘：大腸sm癌の内視鏡診断と治療・予後. 早期大腸癌（長廻　紘, 編）. 医学書院, 東京, 91-104, 1993
21) 益満　博, 吉田貞利, 坪水義夫, 他：ポリペクトミーよりみた大腸早期癌の内視鏡的検討－特に深達度診断について－. Gastroenterol Endoscopy 29：1755-1762, 1987
22) 平田一郎, 栗栖義賢, 浜本順博, 他：内視鏡的切除適応拡大のための大腸sm癌深達度診断の検討. 胃と腸 34：737-746, 1999
23) 宇野良治, 棟方昭博：大腸sm癌の"non-lifting" sign. 胃と腸 27：910, 1992
24) 長廻　紘, 佐藤秀一, 屋代庫人, 他：表面型大腸早期癌から潰瘍型進行癌へ. 消化器内視鏡 5：289-296, 1993
25) 大原　昇, 長廻　紘, 馬場理加, 他：大腸sm癌のリンパ節転移と予後に関する研究. 日本大腸肛門病会誌 44：952-956, 1991
26) 藤原　章, 加藤　洋, 柳沢昭夫, 他：最大径10mm以下の大腸癌－浸潤性と臨床病理学的検討. 病理と臨床 6：1063-1069, 1988
27) 井上雄志, 手塚　徹, 山岸直子, 他：大腸sm癌の治療方針. 消化器科 31：504-510, 2000
28) 小平　進, 八尾恒良, 中村恭一, 他：sm癌細分類からみた転移性大腸sm癌の実態－アンケート調査集計報告. 胃と腸 29：1137-1142, 1994
29) 大腸癌研究会, 編：大腸癌取扱い規約（第6版）. 金原出版, 1998
30) 奥野匡宥, 池原照幸, 長山正義, 他：大腸早期癌の臨床病理学的検討. 日本大腸肛門病会誌 43：572-576, 1990
31) 井上雄志, 鈴木　衛, 吉田勝俊, 他：大腸sm癌のsm癌浸潤に関する検討－sm癌浸潤の絶対的評価と相対的評価の対比から. 日本大腸肛門病会誌 52：1-7, 1999
32) 西上隆之, 山田章彦, 中正恵二, 他：転移（リンパ節, 遠隔転移）からみた適応と限界－（3）病理組織像からみたEMRの適応と限界. 早期大腸癌 2：669-675, 1998
33) 岡部　聡：大腸sm癌の転移リスクファクターに関する検討. 日本大腸肛門病会誌 47：564-575, 1994
34) 田中信治, 春間　賢, 永田信二, 他：転移（リンパ節, 遠隔転移）からみた適応と限界－（1）リンパ節転移からみたEMRの適応と限界. 早期大腸癌 2：655-6762, 1998

（山岸直子・長廻　紘）

III 大腸がん

2 Japanese polyp study
―― 多施設共同による遡及的検討から ――

　大腸がんの高危険群としてはポリープを有する患者の存在がよく知られているが，これらに対して内視鏡的なサーベイランスを行おうとする場合，①微小ポリープに対する切除の必要性，②Total colonoscopy (TCS) による精検処理能の限界，③平均的リスク群と高リスク群に分けた適正な検査間隔の設定，④ポリープ切除術によるがん罹患率抑制効果の有無などさまざまな問題点が未解決のままであり，これらに対して医療経済の側面を含めた科学的な回答を得ることが急務となっている．③，④について米国では1993年にまとめられたNational polyp study (NPS) におけるRandomized controlled trial (RCT) の成績から，平均的リスク群では3 cm以下のすべての腺腫を切除すること (clean colon) でその検査間隔は3年でよいこと，さらに，一般人口や腺腫を切除しなかった症例における過去のデータベースとの比較において，76〜90％の大腸がん累積罹患率の減少が期待できると結論している．しかし，本邦では彼我における内視鏡検査の質の違いから，表面陥凹型がんの存在を無視したNPSの結果に基づくこのガイドラインを疑問視する研究者も少なくない．

　これらの背景からも，わが国においても平均的リスク群に対してNPSと同質の前向き試験 (Japanese polyp study；JPSと略す) を行うことにより，clean colonにおける適正な検査間隔を求めるとともに，欧米とは異なる日本独自の検査体制の要否 (表面陥凹型大腸がん診断の意義) を明らかにすることが求められている．

1. National polyp study について

　1968年，Morsonが大腸ポリープ（腺腫）を前がん病変として報告し，欧米ではポリープ（腺腫）がん化説が広く受け入れられてきた．米国では1970年代に医療体制の再建がはかられ，患者側が治療を選択できる医療環境の確立が重要視された．このようななかinformed consentの重要性が論じられるようになり，消化器病学の分野でもevidenceに基づいた大腸内視鏡プログラムの確立が急務とされ，1977年2月joint research committee (JRC) により大腸内視鏡プログラムの確立に向けたprospective study protcol（原案）が作成され，翌1978年，同protcolはNational Cancer Institute (NCI) に提出後承認された．その後1980年，多施設共同のNational Polyp Study (NPS) がAmerican Gastroenterological Association, American Society for Gastrointestinal Endoscopy, American College of Gastroenterologyのサポートのもとに発足した．1993年同NPS Groupは大腸ポリープを切除することが76〜90％の大腸がん抑制効果につながること，またmalignant polyp（本稿では，Index lesion；ILと呼ぶ）の発生を考慮した米国における至適大腸内視鏡サーベイランス間隔をprospective studyの解析結果より，Average risk patientの場合では，すべての腺腫を切除すること (clean colon) により，ILの発生は1年後，3年後でともに3.3％の発生に留まり，その後のfollow-up検査間隔は3年後でよいと結論している[1〜3]．さらに，1997年にAmerican Gastroenterological Associationより出された大腸がんscreeningの指針には，cost effectiveness

を考慮するならば10年に一度のcolonoscopyを推奨している。

2．JPSの必要性

　大腸がん罹患数の将来予測によれば食生活の欧米化などにより早晩胃がん罹患数を超える[4]とされており，その予防対策について何らかの施策を講ずべき段階にきている。わが国の検診システムでは便潜血反応によって集団から抽出された要精密検査群に対しては，診断精度の高さから全大腸内視鏡検査が推奨されているが，その後に繰り返される定期的経過観察の増加も相俟って内視鏡検査件数は増大の一途を辿っており，内視鏡医の不足，検査処理能力の限界，医療費の増大などが社会問題ともなっている。しかし，高危険群を除けば一般に経過観察中に浸潤性の大腸がんが発見されることはきわめて少なく，適正な検査間隔指針の確立が求められている。一方，集計された大腸内視鏡検査成績をみると40歳以上の場合3人に1人の頻度でポリープが発見されており，数多くの大腸ポリープ切除が行われている。しかしながら，発見されたポリープがすべて大腸がんに至るとは考え難く，ポリープ切除のがん罹患抑制効果についても科学的な根拠に基づいた説明が求められている。JPS上，大腸ポリープの前がん病変としての意義を明らかにするとともに，がん予防のための合理的な内視鏡検査間隔指針をRCTによって導き出し，選定された適正な対照群と比較することで大腸ポリープ切除の大腸がん罹患抑制効果を明らかにすることを目的として設定された。この研究結果によっては，現状のような無原則的な検査が避けられるとともに，不必要な検査を減少することで医療経済学的にも大きなメリットが得られるものと期待される。わが国においては，各種の臨床病理学的検討からポリープと浸潤がんの非連続性が指摘され，ポリープがん化説に対してさまざまな疑問が投げかけられてきたが，その最大の研究成果として表面陥凹型に代表される微小浸潤がんの診断学の確立がある。これらの多くはポリープとまったく異なる平坦な形態を示しており，しかも組織学的には腺腫成分を伴わず

表1　対象症例数

	A	B	C	D	合計
国立がんC	177	175	187	155	694
国立がんC東	292	164	97	37	590
熊本地域医療C	883	519	126	14	1542
大阪府立成人病C	81	194	367	183	825
北里東病院	102	298	201	103	704
秋田赤十字病院	471	305	145	33	954
合計	2006	1655	1123	525	5309

de novo がんと考えられることから，わが国では浸潤がんのメインルートはポリープではなく，むしろこれらの微小浸潤がんであろうとの見解も示されるに至った。本研究は大腸の前がん病変をめぐるこれらのまったく異なる見解のいずれが正しく，大腸がんの真の二次予防を展開するにはいかにあるべきかについてevidenceをもって示すことを目的に計画されるものであり，試験の形態はNPSに類似しているが，質的にはまったく異なるものであり，国際的見地からも独創的内容が期待される。

3．JPSに向けた遡及的検討と解析結果

A．対　象

　国内有力施設6施設からなる多施設共同研究グループを組織し，遡及的検討を開始した。患者登録基準としては40歳以上，1990～1995年（国立がんセンター東病院は，1992.7～1997.6）までの初回検査例のうち3年以上の経過が追跡され，Total colonoscopy（TCS）により結果が確認された5309症例とした（表1）。また，除外基準としては，大腸腸管切除や大腸上皮性腫瘍に対する内視鏡切除の既往，家族性大腸腺腫症や遺伝性非ポリポージス大腸がん，炎症性腸疾患，有茎性以外の3cm以上の広基性腫瘍，大腸sm以深がん，盲腸まで到達しなかった大腸内視鏡検査などである。また，その他の基準として，初回検査で発見した病変を6ヵ月以内に内視鏡治療を行った場合には1回検査とみなしたことや，他臓器がんの存在は除外基準とせず，家族歴・既往歴につい

表2　遡及的検討の解析結果

		pure-NAD	NAD	Adenoma切除	mがん	計
症例数	M	934	1145	849	400	3328
	F	1072	510	274	125	1981
	計	2006	1655	1123	525	5309
平均年齢	M	60.6	63	64	65.2	63.2
	F	59.9	63.7	62.8	64.8	62.8
	計	60.3	63.4	63.4	65	63
観察期間（Median）	年	5.2	5.3	5	4.75	5.1
平均検査回数		3.8	4.3	4.1	4.5	4.2
検査間隔（Median）	月	18.4	15.5	15.3	13.4	15.7
ILの症例数	人	52	111	150	66	379
IL発見までの平均観察期間	月	64.2	45.5	47.1	45.8	47.1

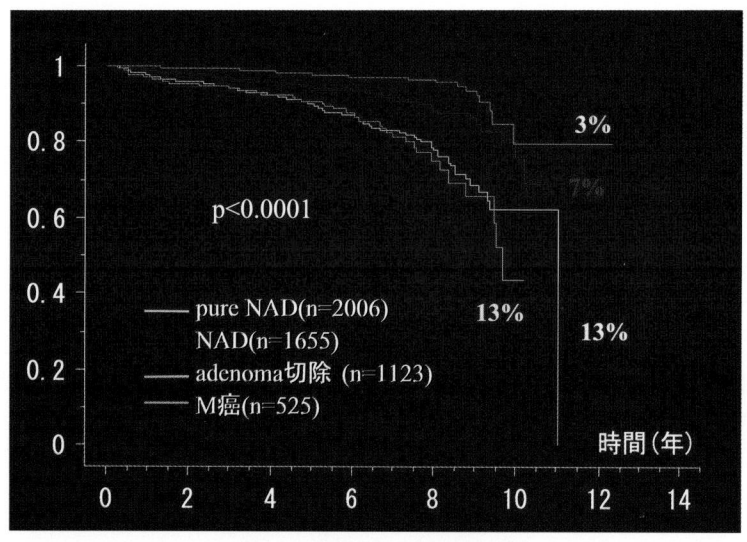

図1　各群のIL推定発生率

ても問わないものとした．

B. 目的

本研究の目的は，わが国においてもNPSと同様のprospective studyを行い，大腸の腫瘍性病変を内視鏡的にすべて切除した状態（clean colon）からの検査間隔を1年間とする必要性の有無を検討することで，日本独自の検査体制の要否を明らかにすること，さらに，ポリペクトミーが大腸がん罹患率減少に及ぼす効果の有無を評価することにある．このJPSを行うに先立って，遡及的検討よりJPSにおけるsample sizeを算出すること，ならびにNPSと同様のstudy designとした場合の検査間隔を3年後とする倫理的安全性を確認することを今回の研究目標とした．

表3　IL累積発生率（%）と検査間隔

	1	2	3	4	5	6	7	8	9	10年
pure NAD	0.1	0.4	0.8	1.2	1.7	2.1	2.1	2.2	2.3	2.6
NAD	1.0	2.1	2.9	4.0	4.8	5.2	5.7	6.3	6.4	6.7
Adenoma 切除	2.5	4.0	5.4	7.1	8.7	10.2	11.3	12.1	13.0	13.4
mがん	2.9	4.6	5.7	6.9	8.2	9.1	10.5	11.4	12.0	12.6

表4　各期間におけるsm以深がん発見数

	初回からの検査期間						計
	～1	～2	～3	～4	～5	5.1年	
A・B群	1	2	3	4	5	5	20
C・D群	6	1	1	2	5	4	19
計	7	3	4	6	10	9	39

C. 方　法

「10mm以上の上皮性腫瘍，がん腫」をIndex lesion（以下，IL）として，対象症例における累積IL推定発生率をKaplan-Meier法によって求めた．また，対象を初回検査時の所見にしたがって，A) pure-NAD群（no abnormality detected）：上皮性腫瘍をまったく認めなかったもの（2006例），B) NAD群：5mm以下の腺腫のみを認め，切除の有無を問わないもの（1655例），C) 腺腫群：5mm以下を除いて6mm以上の腺腫はすべて切除したもの（1123例），D) mがん群内視鏡的切除により粘膜内がんと診断されたもの（525例）に分けたうえで4群間でのIL推定発生率の差についても解析した．

D. 解析結果

施設間での対象症例数をA～D群別にみてみると，mがんと診断されるD群の頻度が偏りをもって，少ない傾向を有する施設が存在していた．これは病理診断医による診断基準の差によるbias（偏り）が影響しているものと思われ（表2），JPSに向けては病理診断，特にILの判定においては中央診断（判定すべき標本は，選定された数名の医師により評価を行うこと）を設けることの必要性が考えられた．今回の検討対象例中に，上皮性腫瘍を認めるものは全体の62%（3303/5309）を占めており，5mm以下の腺腫でも全体の31%（1655/5309）の多さである．このような結果からもポリープすべてを切除してclean colonを目指しているNPSの医療体制の推奨は，医療費を圧迫しかねないことが問題となる．すなわち，5mm以下の微小ポリープを切除することが大腸がんの罹患または死亡抑制に貢献するかどうかを証明することは医療費削減に向けても重要なのである．対象症例のA～D群の背景をみると，A群（polypを認めない）は女性＞男性の傾向にあるのに対し，C・D群の大きな腺腫・mがんは男性＞女性の傾向を認めた．平均年齢では，A＜B＝C＜D群の順で高齢の傾向にあった．A～D群の観察期間中央値は，いずれも約5年程度で検査回数は平均で約4回であった．検査間隔中央値では，A群が18.4月，B・C群は15月，D群は13.4月であり，これまで行われてきた検査間隔は1年～1年半程度であったものと思われる．これも，NPSの6年後でよいという結論を考慮すれば，過剰な医療体制であることは否めない．A～D群間でのIL発見症例数とその頻度は，A群；2.6%（52/2006），B群；6.7%（111/1655），C群；13.3%（150/1123），D群；12.6%（66/525）であり，C・D群の大きな腺腫またはmがんを有した症例では，A・B群に比べて経過観察中にILの発生頻度が高い傾向

にあった．これら各群のIL推定発生率について，IL発見をeventとして横軸に時間（年）をとったKaplan-Meire曲線（図1）を描いてみると，A＜B＜C＜Dの順にその曲線の傾斜は急な降下を示していることからも，A～Dの順にIL発生の危険度は高く，期間的にもより短期間でILが発生・発見される傾向にあった．これらのIL推定発生率は，A＋B群（5％）＜C＋D群（13％）と後者が有意差をもって高率であった（p＜0.0001）．同様にKaplan-Meier曲線を数値で示したものが表3であり，ILの発生頻度を仮に5％以内を許容範囲とした場合の適性な検査間隔は，A群は10年を超えるものの，B群では5年，C・D群で2年という結果である．さらに，ILのうちsm以深がんの発見数を期間別に見たのが表4であり，1年以内でのそれはA・B群が1症例のみであるのに対し，C・D群では6症例を認めた．しかし，この6症例中2症例は6ヵ月以内に発見されたものであり，これを2回目の検査で発見されたILとしてみなすかどうかは疑問が残る．しかしながら，本検討の規定に従うと検査間隔が6月以内の場合には1回検査とみなすこととしているものの，これは内視鏡治療を目的とした場合のことであり，この2症例はその規定に相当しないものとしてILに登録された症例である．

4．介入試験（JPS）のdesign作成と問題点

本研究は米国のNPSに準じたRCTを行おうとするものであるが，日米間における検査体制，保険制度の違いを十分に考慮に入れたうえでの実現可能なstudy design作成が必要となる．介入試験に重要なこととして以下のことがあげられている[5]．A-1）研究者は対象者に与える要因には，疾病を予防するか，病気の予後を改善すると期待されるものに限られる．A-2）比較対照群に対する要因も，現段階の知識で容認できるもの．A-3）研究の途中で，本人に有益と考えられる治療や行動を本人に許さないということがあってはならない．さらに，介入試験の効果を正確に評価するためには，B-1）優れた研究計画，B-2）計画に基づいた実施，B-3）適切な妥当性のある解釈・評価などであり，特に重要な項目は，B-1）の優れた研究計画である．この設定には，C-1）群間の比較性が良いこと，C-2）比較対照群が設定されていること，C-3）標本数が適切であることなどである．以上が介入試験を行ううえでのkey factorであり，これらが満足されているかどうかを遡及的解析結果を通して検証してみたい．

例えば，5 mm以下の腺腫性ポリープを切除することが大腸がん罹患の抑制に効果を及ぼすか否かの検討は，先に述べたように医療費削減に向けても重要な課題である．それを証明するstudy designでは5 mm以下腺腫を放置した群と，切除した群でのIL発生頻度を比較するものとなる．しかし，5 mm以下の腺腫を切除せずに経過を観ることの絶対的安全性の科学的証明がなされていない段階においては，この試みを含めたdesignでは，A-1～3）のすべての基準に反することになり却下される．したがって，NPS同様に全検査を通じてclean colonとすることを条件としなければならない．

次には，JPSにおいてNPSのStudy designを基にした検査間隔が倫理的に問題がないかを検証することが求められた．それが今回の遡及的検討による目的の一つであり，NPSで行われた初回検査にclean colonとした3年後の検査のみの1回検査群と，1年と3年後の2回検査群に分けた介入試験が，日本でも同様に行えるかどうかの検証である．今回の遡及的解析結果からは，C・D群においてILの推定発生率が2年で4～4.6％にあること，さらに1年以内にsm以深がんが9症例発見された結果からは，検査間隔を3年後に設定することの倫理上の問題（安全性）をクリアできないことが明らかとなった．したがってA-1,2の条件を満足させるためにも少なくともC・D群においては1年後のTCS検査が必要となる．また，A・B群においては，それよりも長期の検査間隔が容認されるが，C・D群を評価するためにはA～D群のすべてを同じprogramのもとに検査間隔を設定したうえで，A～D群のそれぞれが対照群となり評価可能になり得るものと考

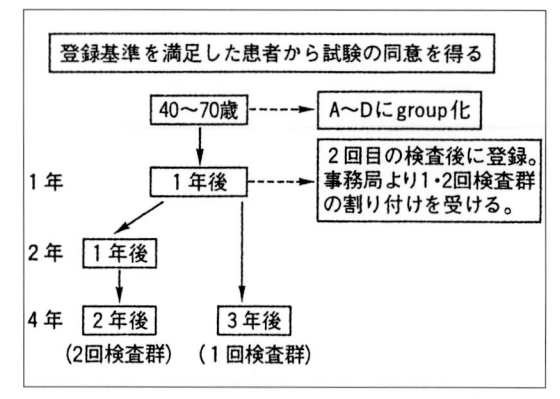

図2 JPSのdesign

える。よって、A・B群においてもC・D群同様に1年後の検査を組むことが必要となる。この場合の利点は、A・B群がC・D群の内部対照群あるいはA群（polypなし群）はB, C, D群（Polypあり群）の内部対照群になり得ると同時に1回検査のみの見逃し防止を防ぐ意味を含めての患者への不利益防止につながり、A-1からC-2までの条件を満足させるものと考えている。

図2に、現時点でのJPS designを示した。ただし、このJPSでは、適正な検査間隔の設定を目的とする以外に、polypectomyによる大腸がん罹患抑制効果の評価をも行う予定としているため、初回検査から10年間の前向き試験を要するものと考えている。大腸がん罹患率抑制効果の有無を評価するためには、B-3）の適切な妥当性のある解釈・評価、C-2）の比較対照群が設定されていることが重要であり、特に後者の設定が問題となる。対照群設定の候補には、遡及的検討で用いた対象症例をあげており、これはpolypectomyがある程度に行われた群に相当し、これをJPS対象症例（polypectomyが厳密に行われた群）に性・年齢などをマッチングさせて、IL（特にsm以深がん）発生頻度を算出して、ポリープ切除が大腸がんの罹患抑制に寄与しているかどうかの評価を考えている。

次に、JPSの実際を示す。まず外来の時点で登録基準を満足した症例から試験の同意を得る。初回TCSでA～D群にgroup化を行い事務局に登録する。1年後に再検査を行ったあとに事務局より、1回検査群（3年後のみ）と2回検査群（1年後・3年後）の割り付けが行われ、次回検査を予定する。

また、JPSのsample size決定においては、NPSを参考にすると、過去の報告からadenomaは1年後に3％、3年後に7％に発生することを前提[7,8]とし、相対危険度2.3、$p<0.05$になるようにsample sizeの決定を行ったのち、死亡や脱落のため35％の減少を見越して最終的なsample sizeを決定している。JPSのsample sizeも同様に1 arm約1000人、計約2000人のentryが必要になると考えている。

5. JPSの予想される結果，独創性

予想される結果としては、JPSはprospective studyであることに加え、全検査にclean colon化することを条件としているために、遡及的検討で得られた結果よりもIL発生率は低いことが予想される。すなわち、NPSと同様に3年後（1回検査群）と1年後（2回検査群）のIL発生頻度に有意差は得られず、3年後でよいという結論が予想される。この結果では、NPSの追試にすぎない結論となるが、本研究の独創的な点は、pure-NAD群の設定にある。米国など無症状に対するTCSのスクリーニングが困難なことから、NPSにおいてはPure-NAD群は除外規定となっている。JPSではこの群を設けることにより、polyp（＋）B～D群に対する内部対照群として評価を可能とすることに加えて、Pure-NAD群における適正な検査間隔が設定されることが期待できる。さらに、JPSにおけるILでは、10 mm以上の腺腫、がん腫に加えて陥凹型腫瘍（IIa＋IIc, IIc）もその一つにあげており、陥凹型腫瘍の発見頻度についても本studyから明らかにされることが期待される。

まとめ

JPSの目的は、NPSに準じて大腸がん発生の高危険群を除く平均的危険群を対象に、適正な検査間隔とポリープ切除によるがん罹患率抑制効果の評価にある。本稿で示した遡及的検討は、JPS design作成のためのデータベースであり、初回

検査時における有ポリープ症例では IL 発生に対する危険因子として考慮すべき結果となった。JPS の design ついては，厳密な clean colon を目指すこと，さらに clean colon 1 年後に再検査を行うことが日本での検査体制，保険制度などを考慮に入れた feasible study design と考えている。

本研究は，厚生省がん研究助成金による垣添班"難治がんの総合的な対策に関する研究"の分担研究として"ポリープ切除が大腸がん発生リスクに及ぼす効果に関する遡及的研究"によるものであり，JPS の班員である佐野 寧（国立がんセンター東病院内視鏡部），尾田 恭（熊本地域医療センター内視鏡部），飯石浩康（大阪府立成人病センター第三内科），五十嵐正広（北里大学東病院内科），工藤進英（昭和大学横浜市北部病院消化器センター）の諸先生方に深謝いたします。

文 献

1) Winawer SJ, Zauber AG, O'Brien MJ, et al : The National Polyp Study. Design, methods, and characteristics of patients with newly diagnosed polyps. The National Polyp Study Workgroup. Cancer Sep 1 ; 70 (5 Suppl) : 1236-1245, 1992
2) Winawer SJ, Zauber AG, Ho MN, et al : Prevention of colorectal cancer by colonoscopic polypectomy. The National Polyp Study Workgroup. N Engl J Med Dec 30 ; 329 (27) : 1977-1981, 1993
3) Winawer SJ, Zauber AG, O'Brien MJ, et al : Randomized comparison of surveillance intervals after colonoscopic removal of newly diagnosed adenomatous polyps. The National Polyp Study Workgroup. N Engl J Med Apr 1 ; 328 (13) : 901-906, 1993
4) 富永祐民, 他：癌統計白書. 篠原出版, 東京, 1999
5) 重松逸造：新しい疫学. 日本公衆衛生協会, 東京, 1994
6) Winawer SJ, Fletcher R, Miller L et al : Colorectal Cancer screening : Clinical guidelines and rationale Gastroenterology 112 : 594-642, 1997
7) Waye JD Braunfeld SF : Surveillance intervals after colonoscopic polypectomy. Endoscopy 14 : 79-81, 1982
8) Kronborg O, Fenger C : Prognostic evaluation of planned follow-up in patients with colorectal adenomas : an interim report. Int J Colorectal Dis 2 : 1-5, 1987

（藤井隆広・吉田茂昭・垣添忠生）

III 大腸がん

3 大腸がんの肉眼分類をどうしたらよいか
―― 内科の立場から ――

　早期胃がんの肉眼分類は長い歴史を経ているがほとんど混乱なく現在も使用されている。早期大腸がんの肉眼分類も工藤[5]により平坦・陥凹型腫瘍が稀ならず存在することが報告されるまでは隆起型が大多数を占めほとんど混乱はなかった。工藤の報告後，陥凹型がんが注目を集め大腸がんに関する多方面からの研究が盛んに行われるようになった。その結果として，発育進展を重視する立場，深達度を重視する立場などから同じ符号を用いた分類であっても異なる種々の分類が登場してきた[2]。「大腸癌取扱い規約」による早期大腸がん（正確には大腸腫瘍の0型，表在型）の肉眼分類[1]は早期胃がんの肉眼分類が準用されたものであるが，この規約には肉眼分類のための具体的な註釈が記載されておらず，各施設，各個人の解釈の違いが混乱の原因と思われる。大腸がんの発育進展様式の解明は大腸がんの研究者にとって最大の関心事の一つであり，正確な深達度診断は実地の臨床医にとって治療法の選択に欠かせないものである。これらに関する多くの優れた研究報告があるが，共通した肉眼分類が用いられておらず客観的に各報告を比較または集計することができないのが現況である。この現況を打破するために，「胃と腸」誌で肉眼分類の統一を目指しての特集が組まれ[3]，大腸がん研究会では現行の肉眼分類を再検討するIIb IIcプロジェクト研究会議が発足している。

1．早期胃がん肉眼分類の決定時の経緯

　早期大腸がんの肉眼分類には，胃がんとの整合性を求める立場，大腸がんの臓器特異性から独自の分類が必要とする立場がある。いずれの立場に立つとしても，同じ符号を用いるのであれば早期胃がんの肉眼分類決定時のいきさつとその後の経緯を理解しておく必要がある。

　早期胃がんの定義と肉眼分類は，1962年の第4回日本内視鏡学会で田坂会長が宿題報告「早期胃がんの全国集計」で提案し[11]，その後全国的に受け入れられ定着したものである。村上はそのいきさつについて以下のごとく記載している[6]。肉眼分類案出時の基本的態度は，内視鏡学会の会長講演であるにもかかわらず，色調にこだわらずX線側からの要求を入れ，凹凸を主軸にして，組織発生にこだわらず，そこにある病巣を純形態的にのみみて分類するという立場になった。I型（隆起型）はポリープがん，III型（陥凹型）は潰瘍がんを想定し，さらにその他のがんの発生母地として慢性胃炎が想定されII型（表面型）の3主型が決まった。I型をポリープがん型，III型を潰瘍がん型としなかったのは，組織発生にこだわらずとの基本的態度があったからである。

　その後，現在の大腸がんの肉眼分類と同様に解釈の相違による混乱があり，1976年に「胃と腸」誌で「早期胃がん肉眼分類の再検討」の特集が組まれた[7]。そのなかで，市川は早期胃がんの肉眼分類には多くの問題があるが，当初の思想，例えば，がんの発生とか，病理組織学的所見にはあまりこだわらずに，純粋に凹凸だけで分類するという原点はあまり変えずに，しかも，バラツキを生じない配慮がなされてしかるべきかと思われる，とまとめ的に書いている[4]。この肉眼分類が最初に提案された時期には，ポリープ，潰瘍は胃がんの有力な発生母地であろうと考えられていたが，その後ポリープ，潰瘍のがん化説は否定された。仮説を肉眼分類に取り入れなかったことがほぼ40年後の今もこの分類が使用されている最大の

理由であると思われる。また，再検討時にも肉眼分類は推測（仮説）を入れずに肉眼で見える所見のみで決めるという原点が守られた点が分類を単純化し永続的な支持を受けている原因であると思う。一部に誤解があるようなので付け加えるが，早期胃がん肉眼分類は内視鏡学会で決められた分類であるが，切除標本の肉眼所見で決める分類であって内視鏡所見にて決める分類でははない。切除標本での肉眼所見を共通の基盤としたため，X線像と内視鏡像との対比も可能となり，その後，本邦において胃診断学のめざましい進歩の時代が到来した。

2．早期大腸がん肉眼分類の問題点

「胃と腸」誌で明らかとなった問題点[2]を中心に，陥凹を伴う病変と隆起性病変とに分けて述べる。

A．陥凹を伴う病変

大腸がんの肉眼分類が決められた当時にはきわめて稀とされていた陥凹型腫瘍が数多く発見されるようになり，この形態の肉眼分類が大混乱に陥っている。同時に，病理組織学的診断基準にも混乱が生じたが[13]，その差は縮まってきている[14]。

（1）陥凹周囲の反応性隆起の取り扱い

「胃と腸」誌で検討された肉眼分類の混乱を如実に示す**症例1**（図1，図2）を提示する[2]。肝彎曲部の深達度mの高分化腺がんで，がんの範囲は陥凹部のみで周囲隆起は反応性で，大きさは陥凹部3mm，隆起部を含めて6mmである。肉眼分類は，IIc 3名，IIc＋IIa 4名，IIa＋IIc 5名，IIaまたはIIa＋dep 1名と分かれ，同一症例が四つの肉眼型に分類されている。IIaを加えるか否かは周囲の反応性隆起を無視する否かである。この症例を早期胃がんの肉眼分類にあてはめると，陥凹の周囲は非腫瘍であるが明瞭に隆起しており，どちらを優位とするかは別にしてもIIaは加えるべきである。反応性隆起部を無視する立場は早期胃がん分類に準じた早期大腸がん分類とは異なる独自の分類となる。反応性の隆起部を無視するか否かによって，異なる肉眼型に分類されるのみならず，大きさも異なってくる。

症例2（図3，図4）[2]はS状結腸のsm2に浸潤した高分化腺がんであるが，陥凹周囲の隆起は内視鏡時の空気量の増加で完全には消失してはいないが目立たなくなっている。IIc 8名，IIc＋IIa 5名である。この症例にIIaを加えるか否か

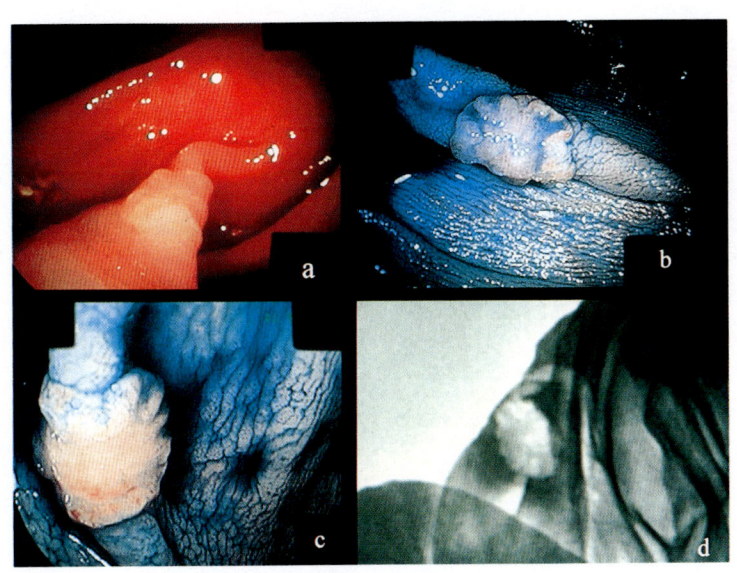

図1【症例1】
a：通常内視鏡像，b,c：色素内視鏡像，d：X線像

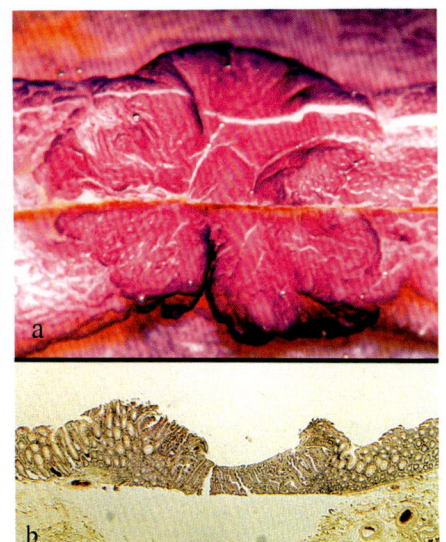

図2【症例1】
a：切除標本実体顕微鏡像，b：ルーペ像

図3【症例2】
a：色素内視鏡像（空気少量）
b：色素内視鏡像（空気少量）
c：色素内視鏡像（空気中等量）
d：色素内視鏡像（空気多量）

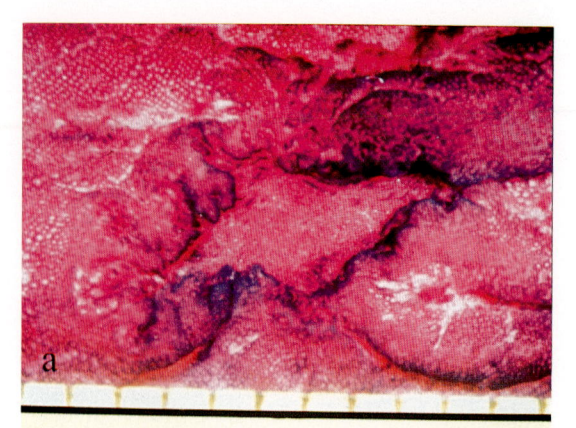

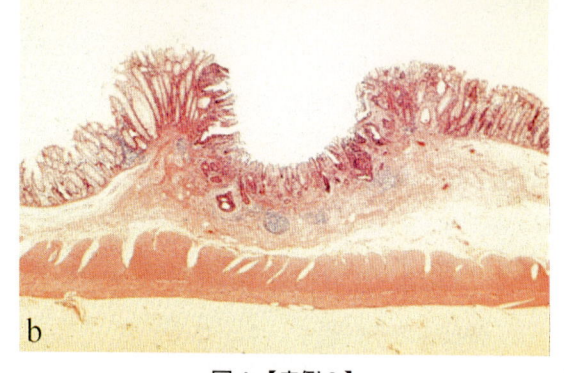

図4【症例2】
a：切除標本実体顕微鏡像，b：ルーペ像

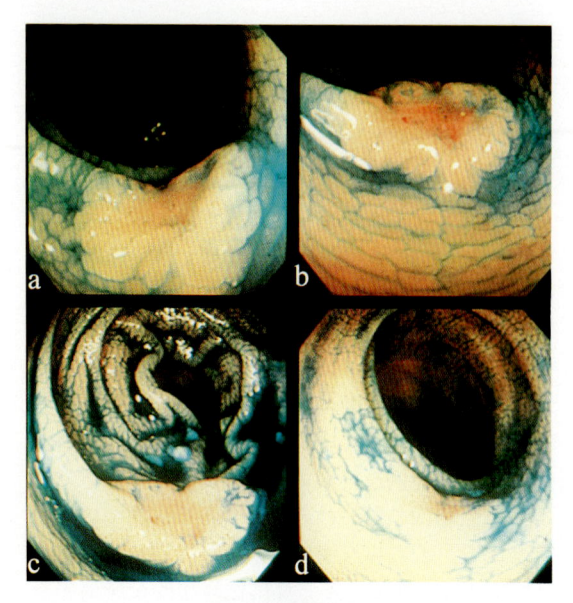

は感覚の問題であり胃がんでも同様な結果になると思われる。

（2）隆起頂部の陥凹の取り扱い

明瞭な隆起の頂部に認められる陥凹の成り立ちは三つの要因からなる。一つは陥凹型起源の病変が粘膜下浸潤に伴い全体的に隆起してきた場合であり、もう一つは隆起の表面ががんの浸潤により崩れてきた場合であり、残りは単なる高低差（くぼみ）である。胃がんでは隆起がIIaであるとすれば、陥凹を明瞭と判断すればいずれもIIa+IIcとなり、明瞭と判断しなければIIaとなる。前二者は胃がんでも大腸がんと同様にsm深部浸潤を強く示唆する所見である。発育伸展または深達度を考慮する立場はこの三者を区別する必要性を強調する。この成り立ちは隆起の立ち上がり部が正常粘膜で覆われているか否か、また陥凹辺縁と陥凹底の性状の違いからかなりの確率で筆者にも推測はつくが、果たして万人がそうであるか疑問がある。また、工藤は隆起頂部の陥凹を局面を有するものはIIa+IIc、局面を有さないものはIIa+depと分類している[5]。これは陥凹型由来がんと陥凹を伴う表面隆起型腺腫を区別するための発育伸展を重視した分類であるが、局面の有無の正確な判別は難しく提示した**症例1**をIIa+depと診断する研究者もいる。

（3）IIa+IIcとIIc+IIaの取り扱い

胃がんでは複数の肉眼型が混在する場合には、組織所見は考慮せず優位な肉眼型を先にもってくるのが原点であるが、規約では面積の広い方が優位とされている[10]。胃がんでは大きな病変が多く面積の比較が比較的容易な症例が多いが、大腸がんでは陥凹を有する症例は小さな病変が多く面積のみではIIa、IIcのどちらを有意ととるか判断に迷う症例が多い。**症例1**はIIc+IIaとIIa+IIcがほぼ半々に分かれており、大腸ではバラツキを少なくするためには別の判別基準を用いる必要がある。

B．隆起性病変

（1）IsとIIaの判別

「大腸癌取扱い規約」では、隆起性病変はI

表1　IIaの定義

味岡──肉眼的高さ：切除標本≦3 mm，
　　　　　内視鏡的切除標本≦1 mm
大倉──腫瘍の高さ≦2 mm（周囲粘膜からの高さ≦1 mm）
小林──扁平率20％以下
津田──ドーム型を呈しない全体が扁平もの
平田──病変の高さ／病変径がおおよそ1/3以下
　　　　　（Isはドーム状）
藤井──長径＞高さ×2
松田──丈の低い扁平な病変（I型は隆起の目立つ病変）
松永──扁平隆起性病変のうち，
　　　　　腫瘍部粘膜高／正常粘膜高＜ほぼ2
八尾──粘膜筋板からの高さが正常粘膜の2倍くらいまで
渡───平坦に見える隆起（Isはドーム状）

（隆起型）とIIa（表面隆起型）に分けられ，I型は，さらにIp，Isp，Isに亜分類されている。このうちで明瞭な茎を有するIpには分類上の混乱はないが，IsとIIaの判別には大きな混乱がある。「胃癌取扱い規約（13版）」ではIとIIaの区別は隆起の高さが正常粘膜の2倍以内のものをIIaとすると注記されているが[10]，みた印象で際だって高く感じたときはI，平らな感じを受ければIIaとするのが原点である。表1に示すごとく，大腸でも感覚的に判別する立場と計測して判別する立場があるが，同じ立場であってもその判別基準は大きく異なっている[2]。さらに，IsとIIaは広基性隆起として扱い，区別する必要がないとする立場もある。

（2）結節集簇様病変，LSTの取り扱い

大腸がんでは，結節集簇様病変，LST（laterally spreading tumor）という「胃癌取扱い規約」にも，「大腸癌取扱い規約」にもない肉眼分類が登場し一人歩きしている。この形態はその他にも，花壇状隆起，creeping tumor，顆粒集簇を主体とした大腸隆起性病変，IIa集簇様病変，など種々の名称があり，筆者らは表層拡大型として報告している[12]。結節集簇様病変は「胃と腸」が[9]，LSTは工藤が[5]提唱した名称である。前者とLST顆粒型は同じ形態を指すが，その定義は大きさを含めてさまざまであり統一されていない。また，この形態の名称をどうするのか，基本型として扱うのか，隆起の亜型として扱うのかの議論がある[3]。

3．肉眼分類決定の基本的態度（私案）

肉眼分類は一部の専門家のみが判別できる基準を用いるべきではなく，大腸腫瘍の日常診療に携わる多くの医師が判別できる基準で行うべきと思う。胃がんと同じ凹凸を表す符号を用いるのであれば，がんの発生，深達度，組織所見にはこだわらずに肉眼で見えるままに純形態的に分類するという原点は変えるべきではない。以上を基本的態度として，さらに大腸がん独自の肉眼分類に修正する必要があるか否かの検討を行うべきである。

A．肉眼分類判定は内視鏡所見を重視する

胃がんの肉眼分類は粘膜面からみた切除標本の肉眼所見で決められるのが原点であり，「大腸癌取扱い規約」でもそれが踏襲されている。しかしながら，大腸がんでは規約が決められた時点ではほとんど存在しなかった平坦・陥凹型腫瘍の登場，内視鏡が主流となった検査法の変遷，内視鏡切除法の普及による治療法の変遷があり，切除標本を主体とするには種々の問題点が生じてきた。最大の問題点は，平坦・陥凹型腫瘍は切除標本の固定の仕方で形態が大きく変わることである。特に，内視鏡切除標本では固有筋層がないために過伸展された状態と伸展が不十分な状態では異なった肉眼型となる。その点が考慮され，「胃と腸」では大腸がんの肉眼分類は内視鏡所見を主体として決めるとの意見が多く[3]，筆者も同意見である。ただし，内視鏡像も空気量によって症例2のごとく

形態が大きく変化する。図3aと図3bは隆起の様相が顕著であるが，図3cでは陥凹が目立ち，図3dでは周囲の隆起はほとんど消失している。**症例2**の固定の仕方はルーペ像（図4b）から見て図3bあたりに相当する。病理医は内視鏡像を見る機会はほとんどないと思われるので標本の固定の仕方を統一すべきと思う。客観的になり得る内視鏡像は過伸展された図3dと思われるので標本の固定の仕方もやや過伸展気味が良いと思う。また，内視鏡像と切除標本肉眼像の乖離を少なくするためには内視鏡検査時には空気量を変化させた複数の写真を撮り正面像のみならず側面像を加えるべきである。さらに，通常の内視鏡は図1aのごとく高低差に弱いのでその欠点を補うために色素散布法の併用が必要である。X線所見は図1dのごとく凹凸の判別に強いという利点を持つが，診断価値のあるX線が撮れる施設，個人は少数派となり，残念ながら共通の基盤とはなり得ない時代となっている。

B．組織所見は考慮しない

陥凹周囲の反応性隆起を胃がんと同様に肉眼型に取り入れると大腸がんではIIaとの複合型が大多数を占めIIcはほとんどなくなるので，反応性隆起を伴う陥凹主体の病変はIIcとすべきとの意見がある。陥凹周囲の隆起が腫瘍か非腫瘍かの判別は拡大内視鏡を用いなくとも通常の内視鏡で可能であるとの理由からであるが，その判別がほぼ正確にできるのは一部の専門家のみであろうと思う。筆者は**症例2**のごとく内視鏡検査時に空気で過伸展させ隆起部がほとんど平坦化すればIIcとし，平坦化しない場合にはIIc＋IIaとするのが，多少の主観が入るのはやむを得ないとしても万人にわかりやすいと思う。IIc＋IIaとした場合には，組織所見を加え隆起部に腫瘍があればそのままIIc＋IIa，なければIIc＋（IIa）のごとくIIa部をかっこでくくりIIcと同じに扱えばよいと思う。胃がん肉眼分類の再検討時[7]にIIcの中にある小さな潰瘍をIIc＋IIIとするかの議論で，IIc＋（III），瘢痕はIIc＋（uls）とし，統計では（　）は消しIIcとして扱えばよいと合意されたのと同じ発想である。

C．発育伸展は考慮しない

大腸がんの発育伸展には，polyp（adenoma）-carcinoma sequence説と *de novo* がん説があり，どちらがmain routeかの議論は時代とともに揺れ動き現在でも未解決の問題として残されている。進行がんでは2型が圧倒的に多数を占め，以前は早期がんのほとんどは隆起型であり，その発育伸展様式が形態的に説明し難く"夜の破局"なる言葉も使われた[8]。陥凹型腫瘍が登場し，陥凹型は小さい病変の時からがん，すなわち *de novo* がん説を支持する有力な根拠とされたが[5]，当初から組織学的判別基準に異論を唱える病理医もいた[13]。陥凹型がmain routeとする立場は相似形発育を強調するが，sm深部浸潤から進行がんへ移行する過程が大きさの問題を含め頻度から見てすっきりとは繋がらない。その間隙を埋めるために陥凹面を重視した肉眼分類にすべきとの主張がある。陥凹型が隆起型に比し小病変の時から深部浸潤傾向の強い病変であることに関しては異論はないと思われるが，どちらがmain routeかの議論は現時点では未解決である。早期胃がん肉眼分類の決定時に仮説を取り入れなかったことが大正解であったように，大腸がんも純形態的に見たままで分類するという共通の基盤のもとに論じるべきと思う。

D．深達度は考慮しない

内視鏡切除法が普及し，正確な深達度診断は治療法の決定に不可欠なものとなった。内視鏡切除の適応はsm1までとされ，従来の早期がんか進行がんかを判別する深達度診断は通用しなくなった。治療法の適応を誤らないように深達度を考慮した肉眼分類が必要だとの意見があるが，筆者はあくまでも肉眼で見えたままを共通の肉眼型とし，深達度診断はその他の種々の所見を加え別次元で行えばよいと思う。m・sm1とsm2以深を鑑別する多くの研究報告がる。例えば凹凸にてIIa＋IIcと判定したとする。次いで，周辺隆起部は反応性なのか，陥凹型がsm浸潤し隆起したものなのか，隆起部が腫瘍であるとすれば陥凹面は単なるくぼみなのか，sm浸潤による崩れなのか，また周囲の粘膜集中像の有無，空気量の変化による伸展不良所見の有無，などを総合し深達度

を判断すればよい.さらに必要であれば,X線側面像における壁硬化所見,超音波内視鏡所見,pit patern所見などを加え診断すればよいと思う.

E. 肉眼分類上の具体的な問題点
(1) 広基性隆起の取り扱い

IIaとIsとの判別基準は前述したごとくさまざまである.混乱を避けるためには胃がんの原点と同様にみた印象で際だって高く感じたときはI型,平らな感じを受ければIIa型とするのがもっとも妥協しやすい分類と思う.発育伸展,深達度を論じる際に各自の基準を使うのであればその定義を明記すべきである.

(2) 複合型の取り扱い

陥凹と隆起が混在する肉眼型はどちらを有意ととるかによってIIc+IIaまたはIIa+IIcに分類されるが,症例1のごとく面積では判断に迷う症例が多い.「胃と腸」誌で議論されたごとく全体的な高さの様相で判断するのがバラツキが少なくなるのではないかと思う[3].ただし,壁が伸展された状態との条件がいる.

(3) 結節集簇様病変,LSTの取り扱い

この形態は主として水平方向へ発育する特殊な隆起の形態で,通常の隆起性病変とは病変部位,大きさ,がん化率,深達度が異なり,隆起として一括するには問題がある.隆起の特殊型として別に取り扱うべきと思う.

まとめ

早期大腸がんの肉眼分類は陥凹型腫瘍の登場後大混乱に陥っている.肉眼分類は万人が画像を見なくとも共通のイメージがわくものでなければならない.そのためには,まずは肉眼分類判定のための共通の基盤を決める必要がある.大腸では胃の分類をそのまま踏襲するにはイメージできない形態も多い.そのために大腸のI型はすでに3亜型に分けられている.I,IIを基本型とする立場は守り,胃がんと異なる特殊な形態は註釈を付し亜型として分類するとイメージの隔たりが少なくなるのではないかと思う.

文献

1) 大腸癌研究会,編:大腸癌取り扱い規約(第5版).金原出版,p 8, 1994
2) 渕上忠彦:II型早期大腸癌肉眼分類の問題点-特集のまとめ.胃と腸 34:68, 1999
3) 渕上忠彦,下田忠和(司会):早期大腸癌肉眼分類-統一をめざして(座談会).胃と腸 35:1500, 2000
4) 市川平三郎:早期胃癌肉眼分類の再検討- 本号を企画して.胃と腸 11:11, 1976
5) 工藤進英:早期大腸癌-平坦・陥凹型へのアプローチ.医学書院,1993
6) 村上忠重:早期胃癌の肉眼分類と病理組織学的裏づけ.内科シリーズ No 8.早期胃癌のすべて(常岡健二,編).p 42, 1972, 南江堂
7) 村上忠重(司会):早期胃癌肉眼分類の再検討(座談会).胃と腸 11:30, 1976
8) 中村恭一:大腸癌の構造.医学書院,1989
9) 長廻紘(序説):大腸のいわゆる結節集簇様病変.胃と腸 27:387, 1992
10) 日本胃癌学会,編:胃癌取り扱い規約(13版).金原出版,p 5, 1999
11) 田坂定孝:早期胃癌の全国集計.Gastroenterol Endosc 4:4, 1962
12) 富永雅也,渕上忠彦,岩下明徳,他:粘膜内癌を伴った直腸の表層拡大型腺管絨毛腺腫の1例.胃と腸 27:439, 1992
13) 渡辺英伸,味岡洋一:早期大腸癌の病理組織診断-その差はどこにあるのか.特集のまとめ.胃と腸 27:667, 1992
14) 渡辺英伸,味岡洋一,風間伸介:早期大腸癌の病理組織診断基準-諸問題か解決されたか.特集のまとめ.胃と腸 33:1477, 1992

(渕上忠彦)

4 大腸がんの肉眼分類をどうしたらよいか
―病理の立場から―

大腸がんの肉眼形態分類は胃がんのそれと同様に0型から5型に分類されている[1,2]。早期大腸がんもI型がIs, Isp, Ipの三つに亜分類されている以外は胃がんのI～III型とまったく同様に分類されている[1,2]。進行がんの場合は大半が2型に分類され，1型～5型まではその分類に多少の差があるにせよ，ほとんど皆が共通のイメージをもつことができ，大きな問題はないと考えられる。しかしながら近年，内視鏡診断の進歩により，表在型早期がん，微小な陥凹型早期がんが多数発見されるようになった。そのなかで大腸の表在型早期がんには胃がんとは異なった肉眼型や進展様式を示すものが存在することが知られるようになり，顆粒・結節集簇型病変や，腫瘍の発育様式を考慮したLateral spreading tumor (LST)など，多数の新しい分類が提唱され[3~6]，混乱が生じてきている。基本的には，従来の陥凹と隆起を中心とした単純な分類でも個々の病変の形態は十分表現可能と考えるが，進展様式などがんの生物学的態度を反映した分類を加味することの必要性について活発な議論が現在盛んになされている状態である[7]。

本稿では大腸がんの肉眼分類について病理学的に比較検討するとともに大腸に特徴的なLSTの進展様式についても考察した。

1. 対象および方法

1998年～2000年に本学で手術された大腸癌を対象として，その肉眼型，大きさ，深達度，組織型を比較した。内訳は進行がん237例（表1），早期がん87例（表2）であった。分類は基本的には「大腸癌取扱い規約（第6版）」に準じて行ったが，LSTについては工藤による定義[6]に従った。

2. 結果

A. 早期がん

（1）隆起型（Ip型，Isp型，Is型，Isp＋IIc型）

隆起型は35例であり，Ip型9例，Isp型13例，Is例12例，Isp＋IIc型1例であった。今回検討材料では大きさによる明らかな粘膜下浸潤率の差はなかったが，Isは比較的小さなものから粘膜下に浸潤する傾向があった。

またIsp＋IIcは1例であったが，比較的小型（径10 mm）でもsm2に浸潤していた。なお組織型は隆起型全体では91％が高分化型腺がんであった。

（2）表面隆起型（IIa型，IIa＋Is型，LST型）

表面隆起型は35例あり，IIa型9例，IIa＋Is型4例，LST型22例であった。IIa型の100％が粘膜内がんであった。LST型は22例あり，部位別では盲腸2例，結腸13例，直腸7例であった。LSTは1例のみに粘膜下浸潤が見られた。すべて高分化型腺がんであり，粘膜下浸潤を認めた症例でも浸潤は病変の一部のみであった（図1a, b）。

またLSTの形態を詳細に観察すると結腸では腸管の長軸に直交する方向に長いものが多かった（図2a, b, 図3a, b）。それに対し，盲腸，直腸では比較的円形に近いものが多かった（図4）。（腸管長軸に直交する腫瘍径）/（腸管長軸方向の腫瘍径）を計測するとその平均値は結腸では1.62，直腸と盲腸では1.02であり，$p<0.001$で有意差が認められた。

表1 進行がんの肉眼型，深達度，および大きさ

肉眼型	深達度	長径（cm）					症例数	合計
		1〜3	3〜5	5〜7	7〜9	9〜		
1	mp	8	4	1			13	21
	ss (a1)	2	1	1	2		6	
	se (a2)		1	1			2	
	si (ai)							
2	mp	14	9				23	185
	ss (a1)	15	34	32	10	6	97	
	se (a2)	4	17	23	9	3	56	
	si (ai)		3	4	2		9	
3	mp							22
	ss (a1)	1	3	3	1		8	
	se (a2)		3	2	2		7	
	si (ai)	1	3	1	1	1	7	
5	mp	1	1	1			3	7
	ss (a1)	1				1	2	
	se (a2)							
	si (ai)				2		2	
2+IIa	mp		1				1	2
	ss (a1)		1				1	
	se (a2)							
	si (ai)							

表面隆起型は全例高分化型腺がんであった。

（3）表面陥凹型（IIc型，IIa+IIc型，IIc+IIa型）

表面陥凹型は16例あり，IIc型は5例，IIa+IIcは10例，IIc+IIaは1例であった。IIc型はいずれも長径11 mmまでの小さな病変であり，そのうち60％に粘膜下浸潤が見られた。IIa+IIc型はいずれも長径11 mm以上であり，IIc型よりも大きい傾向にあった。IIc+IIaに分類されたものは1例のみであった。またIIcは全例高分化型であったのに対して，IIa+IIcの20％は中分化型の成分を含んでいた。

（4）表面平坦型（IIb）

1例あった。長径1 mmの小さな病変であり，組織学的には粘膜内にとどまった高分化型腺がんであった。

（5）陥凹型（III型）

陥凹型（III型）は1例たりともなかった。

B．進行がん

進行がんは全部で237例あった。そのうち約80％が2型，約10％が3型であり，全体のほぼ90％を占めていた。いずれも大きさを増すにつれて，深達度やリンパ節転移率が上昇する傾向にあった。1型は約9％であり，4型に分類された病変は1例もなかった。

3．考　察

現在大腸腫瘍性病変についての肉眼分類が盛んに議論されているが，その考え方はおおむね二つに分類される。一つは内視鏡像，X線像，切除標本にてその形態を隆起，陥凹の視点から客観的に分類する方法である。もう一つは拡大内視鏡所

表2 早期癌の肉眼的，大きさ，深達度，および組織型

肉眼型	深達度	長径（mm）									症例数	合計
		1〜3	4〜6	7〜10	11〜15	16〜20	21〜25	26〜30	31〜35	36〜		
Is	m				1		1				2	12
	sm 1				1		1		1		3	
	sm 2				1	2	1		2		6	
	sm 3					1					1	
	sm 浸潤率(%)			100	50	100	67		100			
	高分化			1	2	2	3		3		11	
	中分化											
	低分化					1					1	
Isp	m				2		2	3		2	9	13
	sm 1							1		1	2	
	sm 2					1					1	
	sm 3					1					1	
	sm 浸潤率(%)			0		100	0	25		33		
	高分化			2		1	2	3		3	11	
	中分化					1		1			2	
Ip	m			1	1	4				1	7	9
	sm 1					2					2	
	sm 2											
	sm 3											
	sm 浸潤率(%)			0	0	33				0		
	高分化			1	1	6				1	9	
	中分化											
Isp+IIc	m											1
	sm 1											
	sm 2				1						1	
	sm 3											
	sm 浸潤率(%)				100							
	高分化				1						1	
	中分化											
IIa	m				2	3	2	2			9	9
	sm 1											
	sm 2											
	sm 3											
	sm 浸潤率(%)				0	0	0	0				
	高分化				2	3	2	2			9	
	中分化											
IIa+IIc	m				2	2					4	10
	sm 1				2						2	
	sm 2						3			1	4	
	sm 3											
	sm 浸潤率(%)				50	0	100			100		
	高分化				2	2	3			1	8	
	中分化				2						2	
	m				1						1	
	sm 1											

IIc+IIa	sm 2										1
	sm 3										
	sm 浸潤率(%)			0							
	高分化			2				1		3	
IIa+Is	m					2			1	3	4
	sm 1								1	1	
	sm 2										
	sm 3										
	sm 浸潤率(%)					0			50		
	高分化					2			2	4	
	中分化										
IIc	m		1		1					2	5
	sm 1			2						2	
	sm 2			1						1	
	sm 3										
	sm 浸潤率(%)	0		100	0						
	高分化	1		3	1					5	
	中分化										
LST	m		1		2	5	1	2	10	21	22
	sm 1										
	sm 2								1	1	
	sm 3										
	sm 浸潤率(%)		0		0	0	0	0	9		
	高分化		1		2	5	1	2	11	22	
	中分化										
IIb	m	1								1	1
	sm 1										
	sm 2										
	sm 3										
	sm 浸潤率(%)	0									
	高分化	1								1	
	中分化										

図 1

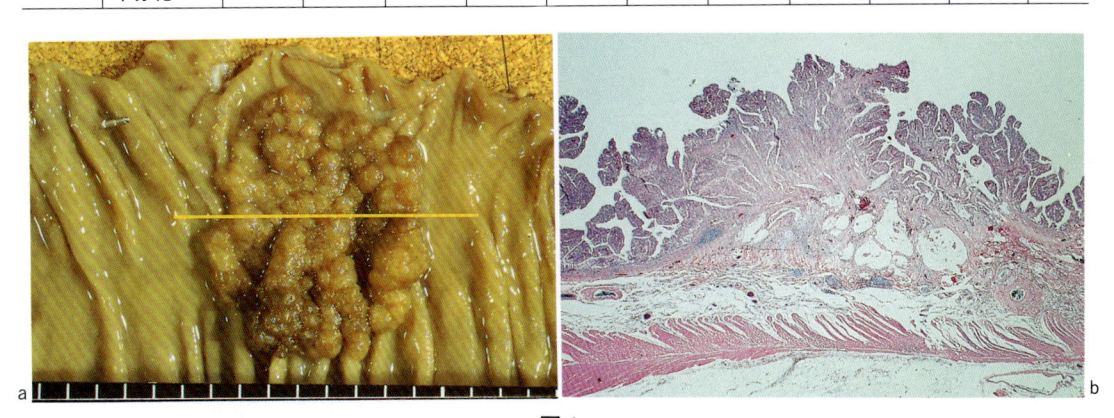

a：上行結腸 LST（5.2×3.7 cm）
b：図 1a の中心部の組織像（HE 染色）．中心のごく一部で粘液結節を伴い粘膜下層に浸潤する．

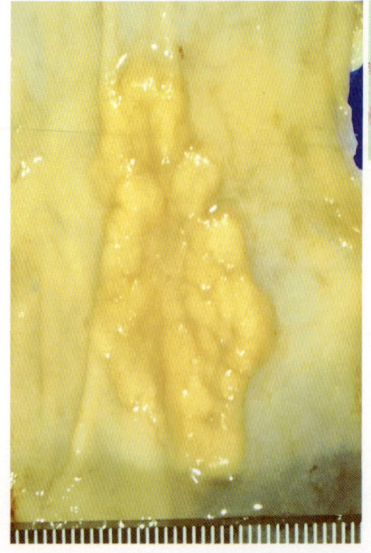

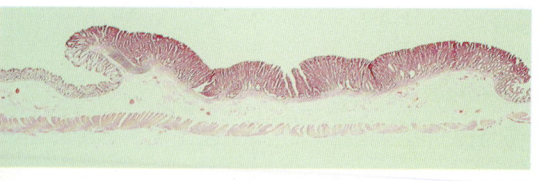

図2
a：上行結腸 LST（3.8×1.7 cm）腸管長軸直交方向への進展が優位である．
b：図2aのルーペ像．深達度mの高分化型腺がん．

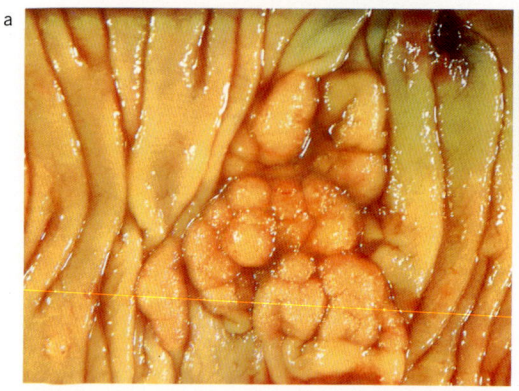

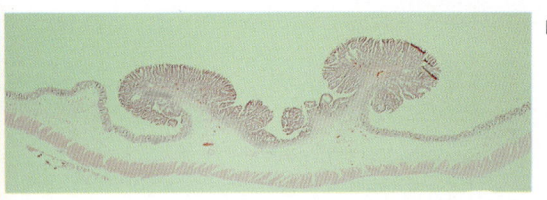

図3
a：横行結腸 LST（3.8×1.9 cm）．腸管長軸直交方向への進展が優位である．
b：図3aのルーペ像．深達度mの高分化型腺がん．

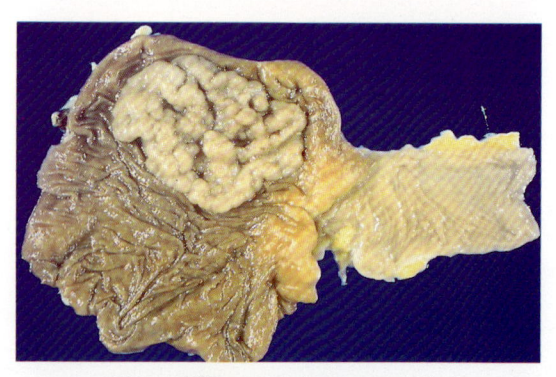

図4　盲腸のLST（5.8×5.5 cm）
深達度mの高分化型腺がん．特定方向に優位な進展は見られない．

見や切除材料表面の実体顕微鏡像などを参考にし，腫瘍の生物学的態度や進展様式を重視する分類法である．

　進行がんの場合には分類法に関して特に大きな問題はないと考えられるが，早期がんにおいては隆起型と表面型のいくつかの間で肉眼型の鑑別が問題となっている．隆起型ではIs型の細分類に混乱がある．工藤らはIs型をその生物学的態度の違いから，*de novo* がんと考えられるIs＋IIcと adenoma-carcinoma sequence 由来のIsに分けるべきだという主張している[8]．しかしながら両者の鑑別には拡大内視鏡を用いた詳細な観察が必要であり，純粋な肉眼分類とするには現状では問題がある．また下田らは粘膜下浸潤がんを non-polypoid growth type（NPG），polypoid growth type（PG）に分け，前者は後者に比べて小さく，表面陥凹型起源であるとしてい

る[9~11]。現時点では粘膜下層に大量浸潤し，粘膜全体が隆起した型，すなわち de novo (IIc) 由来のIsと考えられる病変にはIs (IIc) のように併記することが妥当だと考えられる[11]。表面隆起型ではIIaとIsの鑑別，LSTの定義などについての混乱がある。IIaとIsの鑑別ではIIaは割面像やルーペ像によって粘膜筋板からの頂上までの高さが2 mm，3 mmまでとする考えや[12]，IIaは高さが腫瘍径の1/2以下，Isはそれ以上のものと規定する考え[5]などがある。しかしながら，微小な病変では固定法によっても高さが異なってくるためいずれの方法によっても両者の厳密な鑑別は困難であると考えられる。現時点では隆起の高さ，大きさ，表面の性状のバランスを判断しておおまかに決めれば十分と考えられる。

また表面陥凹型ではIIc，IIc+IIa，IIa+IIcの鑑別について議論されている。IIa+IIcとIIc+IIaでは，陥凹辺縁の隆起と陥凹の比率により決定する考え，陥凹底の高さを問題とする考え[5]などがある。しかし，いずれにしても小さな病変では両者の鑑別が難しいことが多く，統一した見解は得られていない[7]。IIcとIIc+IIaに関しては反応性でも腫瘍性でも陥凹辺縁の隆起が目立てばIIc+IIa，目立たなければIIcとすればよいと考えられる。

近年LSTの生物学的態度や診断法について盛んに議論されているが，「大腸癌取扱い規約」の肉眼分類の項にはまったくそのことが記載されておらず[2]，その定義についてはいまだ混乱も多い[7,13]。

工藤によるとLSTは上方向発育に比較して，側方向への発育傾向が極端に強い丈の低い隆起性病変であり，顆粒を形成する腫瘍（granular type）と顆粒を形成しない（non-granular type）に分類されている[6]。Granular typeは側方進展を主体とする上皮性腫瘍で結節・顆粒集簇をつくるものでIIa，Isの形態をとるものとされ，non-granular typeの定義は側方進展を主体とする上皮性腫瘍で結節・顆粒集簇をつくらない大きさ10 mm以上のものをいうとされている[6]。Granular typeは従来の顆粒，結節集簇病変，あるいはIIa集簇病変とほぼ同義と考えられる。

規約に明確な規定がない以上，現時点ではLSTはIIa (LST) やIs (LST) としておけば，肉眼型に生物学的態度を付加することができ，理解しやすいと考えられる。またわれわれは結腸のLSTが腸管長軸に直交する方向に進展する傾向が強いことを経験的に感じていたが，今回の検討では結腸のLSTは盲腸や直腸のLSTの（腸管長軸に直交する腫瘍径）/（腸管長軸方向の腫瘍径）よりも有意に高いことが示された。

われわれは，このようなLSTの増殖形態は，腫瘍性有茎性ポリープの茎が腸管の長軸に直交する方向に広い基部を形成する現象に関連していると考えている。

腫瘍性の有茎性ポリープは大腸の蠕動運動に伴う腫瘍への物理的負荷が，非腫瘍粘膜の延長と伸展を結果としたもので，大腸という場に対する腫瘍の適応形態と考えることができる。

これに対して，粘膜内に限局した腫瘍性病変が，茎を形成することなく，大腸という場に適応する増殖を示した場合は，単に当方向性の円形増殖を示すのではなく，大腸の管腔軸に直行する方向に優位な楕円形の形態をとると考えられる。しかし，直腸と盲腸は大腸の他の部位と比較すると機能的にも構造的にも異なっており，LSTとしても円形増殖を示すことが多い。

いずれにしてもLSTの"lateral"には単に粘膜固有層内を広く進展増殖するという意味だけでなく，"circular growth"という意味があるという点を強調したい。"circular growth"は大腸の場に対する適応形態であり，生物学的悪性度の低い腫瘍の表現形の一典型と考えられる。

まとめ

現行の大腸がんの分類には隆起と陥凹から形態を客観的に表現する方法と拡大内視鏡や病巣表面の実体顕微鏡観察を用いた発育・進展を加味した分類という二つの質的に異なる分類が存在している。病理としては切除標本表面からの観察による従来の分類法で肉眼型の表現は十分可能と考えるが，工藤らによって病変の生物学的特徴を質的に評価する画期的な診断法が提唱されており[6]，その意義も高いと考えられる。現時点では必要に応じて旧来の分類を個々にIIa (LST)，IIa (dep)，Is (LST)，Is (IIc) などと細分類する

ことが得策と考えられる。

またわれわれは新たにLSTの側方進展様式における特徴を指摘したが,このことからもLSTは基本的に悪性度の低い腫瘍で"circular growth"としての"lateral spreading"が特徴的な病態と考えられる。

文 献

1) 日本胃癌学会（編）：胃癌取扱い規約（13版）．金原書店, 1999
2) 大腸癌研究会（編）．大腸癌取扱い規約（6版）：金原書店, 1998
3) 石川勉, 牛尾恭輔, 笹川道三, 他：顆粒集簇を主体とした大腸隆起性病変の4症例－X線像による経過を中心に. 胃と腸 21：1373-1380, 1986
4) 特集：大腸のいわゆる結節集簇様病変. 胃と腸 27：387-438, 1992
5) 工藤進英, 中嶋孝司, 日下尚志, 他：微小な大腸腫瘍の肉眼形態. 胃と腸 29：27-35, 1994
6) 工藤進英：早期大腸癌－平坦・陥凹型へのアプローチ. 医学書院, 1993
7) 渕上忠彦, 下田忠和, 他：早期大腸癌肉眼分類統一を目指して（座談会）. 胃と腸 35：1500-1532, 2000
8) 工藤進英：Is型大腸sm癌の成り立ち－内視鏡の立場から：Is亜分類の提案. 胃と腸 32：1461-1472, 1997
9) 下田忠和, 池上雅博, 栗栖義賢, 他：表面型起源大腸癌の病理学的特徴. 胃と腸 30：141-147, 1995
10) Shimoda T, Ikegami M, Fujisaki J, et al.: Early colorectal carcinoma with special reference to its development *de novo*. Cancer 64：1138-1146, 1989
11) 清水辰一郎, 小池盛雄, 船田信顕, 滝澤登一郎, 他：早期大腸癌肉眼分類－早期胃癌との整合性を求めて. 胃と腸 35：1477-1483, 2000
12) 味岡洋一, 渡辺英伸, 千田 匡, 他：小さな表面型大腸上皮性腫瘍の病理学的特徴－表面型（IIa）の判定基準を中心に. 胃と腸 25：837-858, 1990
13) 大倉康男, 山村彰彦, 三上哲夫：表層拡大型大腸腫瘍の病理組織学的検討. 胃と腸 31：143-152

（伊藤栄作・滝澤登一郎）

III 大腸がん

5 大腸smがんの絶対分類・相対分類

　大腸がんの診断は内視鏡の進歩とともにめざましく向上し，陥凹型大腸がんを含め小さな病変が発見されるようになった．一方で内視鏡切除術や腹腔鏡手術といった縮小治療である局所切除術の開発，進歩によって大腸がんの治療選択の幅がひろがるなかで，それぞれの治療選択の基準に関してさまざまな議論がなされてきた．大腸早期がんのうち，粘膜内がんにはリンパ節転移はなく，その治療選択において内視鏡的切除術あるいはリンパ節郭清を伴わない局所切除術を選択することに異論はないであろう．一方，粘膜下層に浸潤したがん（smがん）では，リンパ節転移のリスクが生じ，smがん全体で約10％にリンパ節転移が認められ，その危険性はがん浸潤の程度に比例して増大する．smがんの治療選択を考えるうえで，局所切除術が根治的治療として成立するためにはリンパ節転移のないsmがんを選択することが重要である．smがんのリンパ節転移は，粘膜下層(sm)浸潤度や脈管浸潤，最深部の低分子化などのリスクファクターから総合的に判断される．なかでももっとも重要視されているのがsm浸潤度であり，そのためsmがんをその浸潤度から細分類する試みがなされてきた．

1. 大腸smがん細分類の現状

　大腸smがんの細分類には，大きく分けて絶対分類と相対分類があり，相対分類は粘膜下層を3等分して浸潤度を分けるもので，絶対分類はsm浸潤最深部の深さを計測しその絶対値によって浸潤度を分けるものである．

A. 相対分類
(1) 工藤分類（図1）

　もっとも汎用されている相対分類である工藤分類は，大腸smがんをそのsm浸潤度に応じて粘膜筋板の位置から固有筋層までを3等分してsm1，sm2，sm3としている．さらにsm領域のがんの横の拡がりが粘膜部のがんの水平方向の拡がりに対してごくわずかなものをaとし，50％以上のものをc，その間をbとして水平方向の拡がりも加味してsm1を三つのgradeに分けている．工藤らは，sm1a，1bにはリンパ節転移はなく，sm1c以深に浸潤したがんではリンパ節転移の可能性があり，内視鏡的治療の適応となるsmがんはsm1bまでとしている[1]．また小平らも多施設調査において工藤分類と同様に粘膜下層を3等分した相対分類を用いて検討しsm1では全例リンパ節転移陰性であったと報告している[2]．

　しかし，相対分類が粘膜筋板と固有筋層までの距離に基づいて規定されることから内視鏡切除材

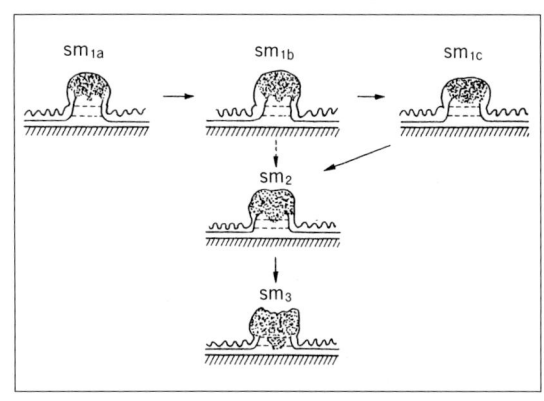

図1　工藤らによるsmがん相対分類
（胃と腸 19：1349，1984）

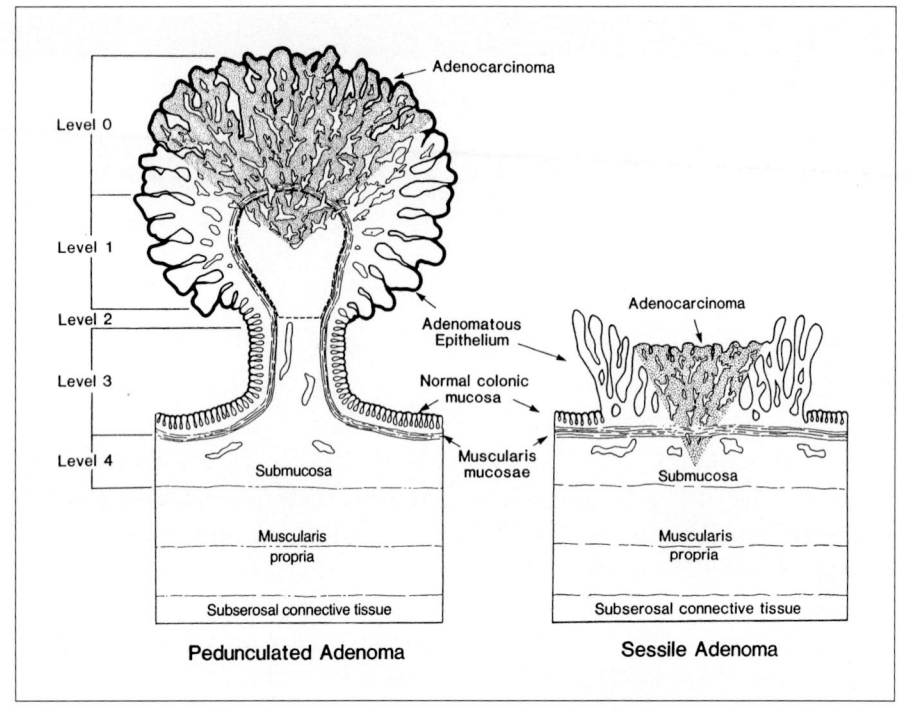

図2　Haggittらによるsmがん相対分類
(Gastroenterology 89：328, 1985)

料では固有筋層が存在しないため通常の方法での相対分類は不可能である．そのため，ポリペクトミーあるいはEMR症例については切除標本の粘膜下層を粘膜筋板と垂直切除断端の間で2等分し，上層1/2までにとどまるものをsm1，越えて浸潤しているものをsm2，sm切除断端陽性をsm3とする分類が一般的である[3]．また，多くのsmがんで粘膜下層へのがん浸潤に伴い粘膜筋板が不明瞭化あるいは消失しているため分類が困難な場合もある．

(2) Haggittらによる分類（図2）

Haggittらの分類では腫瘍の形態から有茎性と無茎性に分けてがん浸潤度をlevel 1からlevel 4に分類している．有茎性病変では腫瘍の頭部まで浸潤したものをlevel 1，頭部と頸部の境目までをlevel 2，頸部までをlevel 3，頸部より深部に浸潤したものをlevel 4としている．また無茎性病変は粘膜下層まで浸潤すればすべてがlevel 4とし，リンパ節転移のリスクファクターとしてlevel 4のsm浸潤度がもっとも重要であるとしている[4]．また，NivatvongsらもHaggittらの分類を用いてsmがんを細分類しlevel 1からlevel 3にはリンパ節転移を認めず，この分類方法の有用性を報告している[5]．しかし，有茎性病変のlevel 2とlevel 3の区別が曖昧であることや，亜有茎性病変の取り扱いについて問題があり，また表面型大腸がんが注目されている本邦では，無茎性病変は粘膜下に浸潤すればすべてがlevel 4と判定されてしまう点で，この分類は一般的に普及していない．

(3) 武藤らの分類（図3）

この分類は，Haggittらの分類と同様に病変の形態に応じて分類の基準が異なる．すなわち，丈の高い有茎性，亜有茎性病変は病変部の粘膜筋板と周囲の正常部の粘膜筋板のレベルの差を2等分しそれぞれlevel 1，level 2とし，周囲の正常部の粘膜筋板のレベルより深層に浸潤を認めるものをlevel 3としている．また，表面型ではsmがんはすべてlevel 3となるのでさらに水平方向の拡がりを加味して3_1，3_2，3_3に分けている[6]．

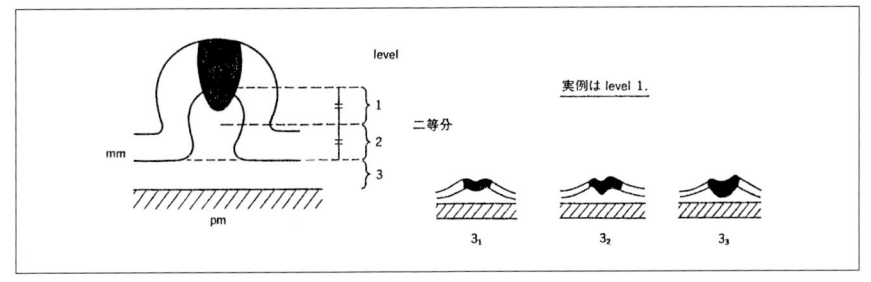

図3 武藤らによるsmがん相対分類
(胃と腸 26:911, 1991)

B. 絶対分類

絶対分類は，粘膜筋板とsm浸潤最深部との距離の実測値によって細分類を行う方法である。「大腸癌取扱い規約」では，内視鏡的切除症例に限った分類ではあるが粘膜筋板とsm浸潤最深部の距離が200〜300μmまでを"きわめて浅い浸潤"とし，それ以上に浸潤したものを"それより深い浸潤"と判定するように定めている[7]。加藤らは，この規約に準じて粘膜筋板とsm浸潤最深部の距離が200〜300μmまでをsm1として検討した結果，sm1にはリンパ節転移陽性病変はなかったと報告している[8]。また，田中らは400μmまでの微小浸潤をsm1，筋層近くまでの多量浸潤をsm3，その中間をsm2とし，sm2，sm3をsm massiveと定義し，粘膜筋板が同定困難な場合は病変の表面から最深部までを浸潤距離としている[9]。

絶対分類では粘膜筋板を同定できれば浸潤最深部との距離を実測してsmがんを細分類できるため相対分類と比較し，より客観性に優れているといえる。また，判定に粘膜下層と固有筋層との境界線を必要とする相対分類と異なり内視鏡切除標本でも外科的切除標本と同じ方法で判定が可能である。しかしがんの粘膜下層への浸潤により粘膜筋板が不明瞭化あるいは消失している病変も多く存在し，粘膜内がん部と粘膜下層浸潤部との境界線が容易に判定できない場合も多い。また，同じsm浸潤度であっても腫瘍の形態により浸潤最深部と固有筋層との距離が大きく異なる病変が存在する。このように腫瘍の形態が異なる病変を同じ方法で分類してよいかという問題がある。

また，現状では絶対分類で用いる粘膜筋板から浸潤最深部までの距離を何μmとするか定まっていないという問題もある。「大腸癌取扱い規約」に記載されているように粘膜筋板とsm浸潤最深部の距離を200〜300μmとした場合，対象となるsmがんは少数例となってしまい細分類自体の有用性が損なわれてしまう。この問題については，smがん細分類統一化の過程で議論されていくであろう。

2. 大腸smがん細分類の統一化

大腸smがんの治療方針を決定するうえで，リンパ節転移のリスクの重要なパラメーターのひとつである粘膜下層浸潤度を細分類することは非常に有意義である。しかし，前述のごとくsmがんの細分類には多くの種類が存在しそれぞれの基準で判定しているのが現状であり，統一化された判定基準で多くの症例を評価しリンパ節転移の最適のパラメーターのひとつになるように検討していかなければならない。

A. 絶対分類か相対分類か

大腸smがん細分類の統一化に向けて最初に問題となるのが絶対分類と相対分類のどちらを選択するかである。前述のように両分類にはそれぞれ長所短所があるが，共通する短所としては，粘膜筋板が不明瞭化あるいは消失した病変ではsm浸潤度の判定が困難であること，また肉眼形態が異なる病変の判定に問題があることがあげられる。また，相対分類においては固有筋層が採取されない内視鏡的切除標本では粘膜下層を3等分できな

いという短所がある。そもそもsmがん細分類は，リンパ節転移の有無を判定するマーカーのひとつとしてその必要性が重要視されており，リンパ節転移陰性smがんに対するover surgeryを少しでも回避することが細分類の目的である。その結果，内視鏡治療の適応範囲が拡大することを考慮すると判定に粘膜下層と固有筋層との境界線を必要とする相対分類と異なり内視鏡切除標本でも外科的切除標本と同じ方法で判定が可能である絶対分類で統一するのが妥当と思われる。

B. 粘膜筋板の同定

相対分類でも絶対分類でもその判定には粘膜筋板の同定が不可欠である。しかし，当科の検討でも約80％の大腸smがんは粘膜筋板ががんの浸潤により不明瞭化，あるいは消失しており，粘膜筋板の判定は困難であった。このような症例において，細分類の基準となる粘膜筋板レベルの判定方法は諸家によって異なるのが現状であり，判定基準が統一化されていないことはsmがん細分類自体の有意性を低下させてしまう。つまり，smがんの細分類を絶対分類で統一化するためには，粘膜筋板の同定・評価方法を統一化することが先決である。

当科においては，smがんについては全例，抗α-SMA抗体と抗desmin抗体による免疫染色を行い粘膜筋板の判定に客観性を持たせている。抗α-SMA抗体と抗desmin抗体はともに平滑筋を標的にした抗体であるが抗α-SMA抗体が平滑筋のほか筋線維芽細胞にも陽性を示すのに対し，抗desmin抗体は，成熟した既存の平滑筋にのみ陽性を示す。このため，抗α-SMA抗体による免疫染色では粘膜筋板や血管平滑筋以外に，粘膜下に浸潤したがんでしばしば認められる筋線維芽細胞増生（desmoplastic reaction）でも陽性を示す。図4は，smがんの連続切片を用いたHE染色標本と抗α-SMA抗体，抗desmin抗体による免疫染色である。抗desmin抗体を用いた免疫染色では，既存の粘膜筋板や血管の平滑筋にのみ陽性像がみられるのに対し，抗α-SMA抗体を用いた免疫染色では粘膜筋板や血管の平滑筋以外にdesmoplastic reactionでも陽性像を示しており既存の粘膜筋板の走行の判定が困難な場合が多

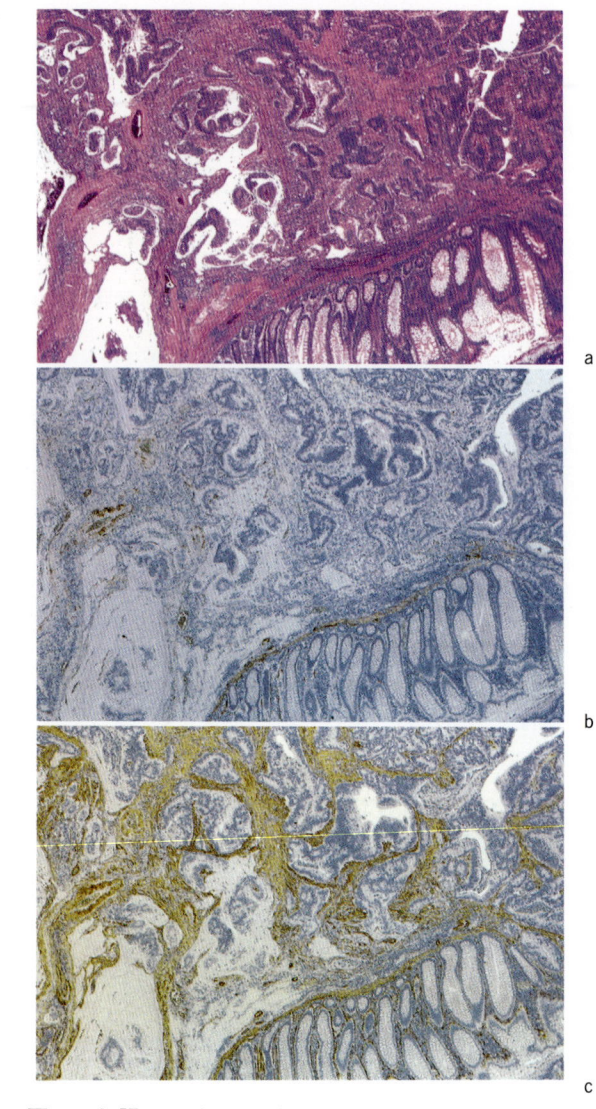

図4 大腸smがんの（a）HE染色標本，（b）抗desmin抗体による免疫染色，（c）抗α-SMA抗体による免疫染色

抗desmin抗体を用いた免疫染色では，既存の粘膜筋板や血管の平滑筋にのみ陽性像がみられるのに対し，抗α-SMA抗体を用いた免疫染色では粘膜筋板や血管の平滑筋以外にdesmoplastic reactionでも陽性像を示している．

い。このためわれわれは，HE染色標本では粘膜筋板の同定が困難な場合に抗desmin抗体の免疫染色の結果を参考にして粘膜筋板の走行を判定するのも有用であると考えているがあくまでHE染色で粘膜筋板の走行を同定することを原則と考

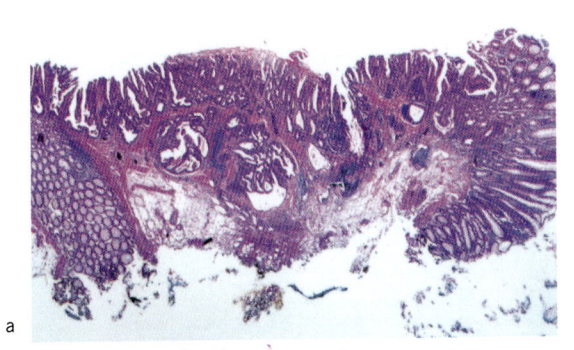

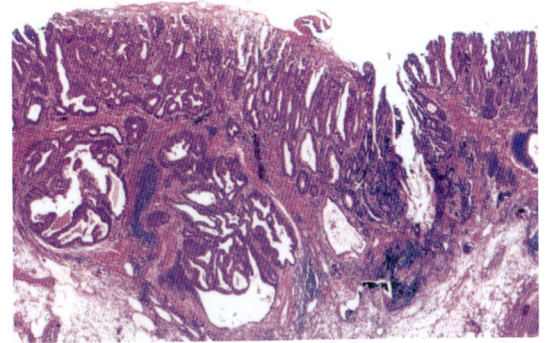

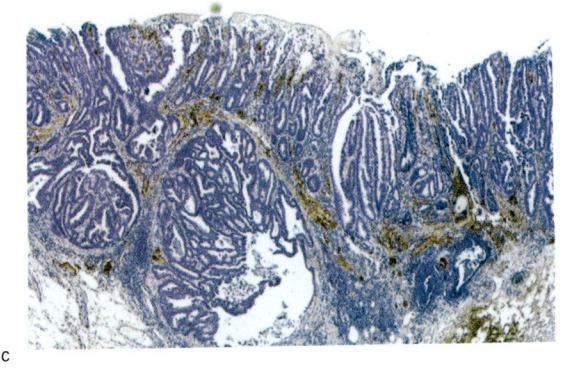

図5　粘膜筋板が保持されている sm がん
　a：ルーペ像，b：sm 浸潤部弱拡像（HE 染色標本），c：sm 浸潤部弱拡像（抗 desmin 抗体による免疫染色）．粘膜筋板がごく一部で破壊断裂し腫瘍の浸潤により圧排を受けているが，ほぼ保持されている．

えている。

C．大腸 sm がん細分類案

　HE 染色標本と抗 desmin 抗体の免疫染色の結果を参考にすると大腸 sm がんは，粘膜筋板の状態から，①粘膜筋板が保持されている病変，②粘膜筋板が不明瞭になっているが HE 染色標本にて想定可能な病変，③粘膜筋板が不明瞭になり

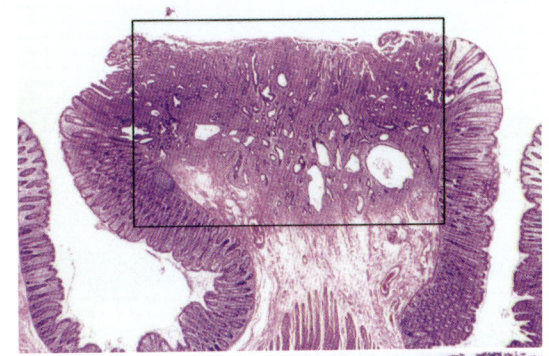

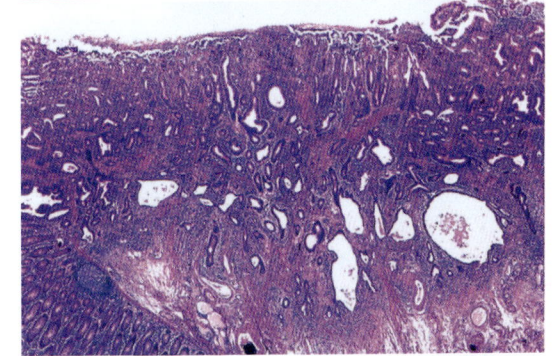

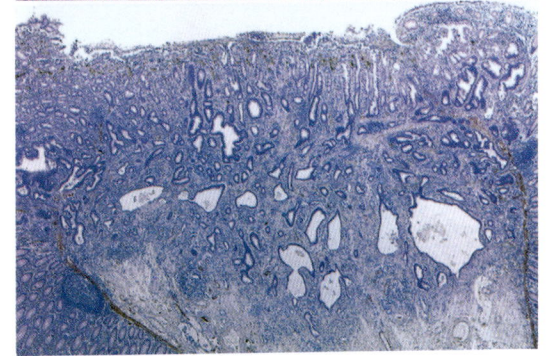

図6　粘膜筋板が不明瞭になってるが HE 染色標本にて想定可能な sm がん
　a：ルーペ像，b：sm 浸潤部弱拡像（HE 染色標本），c：sm 浸潤部弱拡像（抗 desmin 抗体による免疫染色）．粘膜筋板の一部に破壊断裂をみとめるものの断裂した粘膜筋板をつなぐことで，その走行が想定できる．desmin 染色でも HE 染色にて同定し得た粘膜筋板に一致して陽性像を認めた．

HE 染色標本では判定が困難であるが抗 desmin 抗体免疫染色を用いることによって筋板が想定できる病変，④粘膜筋板が HE 染色標本，抗 desmin 抗体免疫染色いずれにおいても判定不可能な病変の 4 群に分類できる。

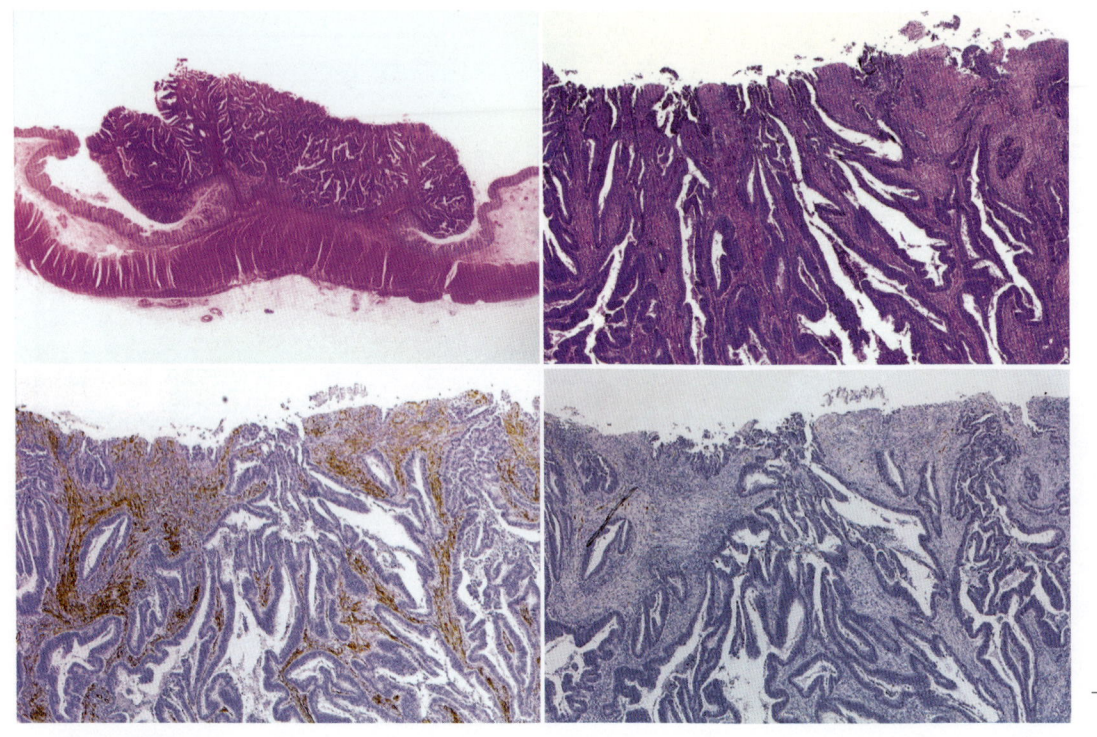

図7 粘膜筋板が不明瞭になりHE染色標本では判定できないが抗DESMIN抗体免疫染色にて想定できるsmがん

a：ルーペ像，b：弱拡像（HE染色標本），c：sm浸潤拡像（抗α-SMA抗体による免疫染色），d：弱拡像（抗desmin抗体による免疫染色）．粘膜筋板の破壊断裂とdesmoplastic reactonに伴う筋線維芽細胞の増生によりHE染色標本では粘膜筋板の想定が不可能である．抗α-SMA抗体による免疫染色を行うと腫瘍部の間質で広範囲に陽性をしめすが抗desmin抗体による免疫染色にてdesmoplastic reactionのなかに残存している既存の平滑筋である粘膜筋板が断片的ではあるが同定される．

（1）粘膜筋板が保持されている病変

多くのsmがんでは粘膜下層への浸潤部において粘膜筋板が破壊，欠損しているが，数腺管単位の欠損であれば粘膜筋板は保持されていると判定できる．図5は，正常粘膜部から粘膜筋板が連続し，粘膜下層浸潤部においても粘膜筋板の平滑筋線維の走行にほとんど乱れがなく保持されている病変である．このような病変ではsm浸潤度の判定は容易でありHE染色標本で粘膜筋板の下端面から浸潤最深部を実測すればよい．

（2）粘膜筋板が不明瞭になっているがHE染色標本にて想定可能な病変

がんが粘膜下層に浸潤していく過程で粘膜筋板は破壊，剥離され，さらに腫瘍による下方への圧排も加わり粘膜下層浸潤部において粘膜筋板は不明瞭化する．同時に粘膜下層にがんが入り込むとdesmoplastic reactionが生じて筋線維芽細胞が増生し粘膜筋板の同定は一層困難となる．図6はHE染色標本で粘膜筋板の一部に破壊断裂を認めるものの断裂した粘膜筋板をつなぐことで，その走行が想定できる．このような病変は，上記，①と同様に想定された粘膜筋板の下端面から浸潤最深部までの距離を実測してsm細分類を行うことができる．問題は粘膜筋板が解離して想定ラインより深部にも断片化した筋板が1～2ヵ所にみられるときであるが，あくまで連続的に筋板がおえるところを想定ラインとしその下端面からの距離を実測する．

（3）粘膜筋板が不明瞭になりHE染色標本では判定が困難であるが抗desmin抗体免疫染色を用いることによって筋板が想定できる病変

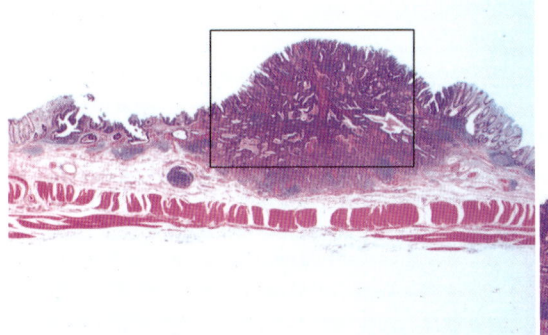

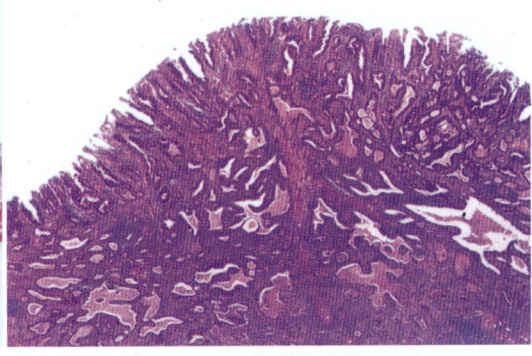

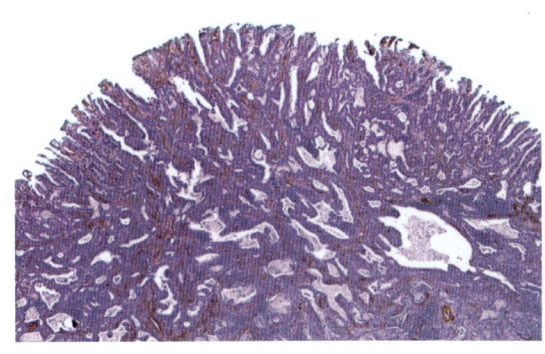

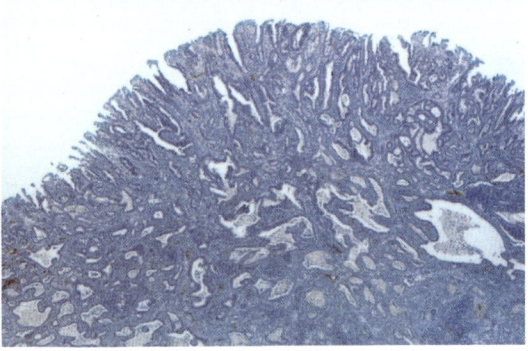

図8 粘膜筋板がHE染色標本，抗desmin抗体免疫染色いずれにおいても判定不可能なsmがん
　a：ルーペ像，b：弱拡像（HE染色標本），c：弱拡像（抗desmin抗体による免疫染色），d：弱拡像（抗α-SMA抗体による免疫染色）．HE染色標本，抗desmin抗体による免疫染色のいずれにおいても粘膜筋板の想定が不可能である．抗α-SMA抗体による免疫染色では，腫瘍表層まで陽性像を示しdesmoplastic reactionの存在が推定される．

　図7は粘膜筋板の破壊断裂とdesmoplastic reactionに伴う筋線維芽細胞の増生によりHE染色標本では粘膜筋板の想定が不可能である．抗α-SMA抗体による免疫染色を行うとがん浸潤部の間質で広範囲に陽性となりdesmoplastic reactionの存在が確認できる．しかし，抗desmin抗体による免疫染色にてdesmoplastic reactionのなかに残存している既存の平滑筋である粘膜筋板が断片的ではあるが同定され，粘膜筋板の走行を想定できる．このような病変は想定した粘膜筋板から浸潤最深部までをsm浸潤距離とすることが可能である．

（4）粘膜筋板がHE染色標本，抗desmin抗体免疫染色いずれにおいても判定不可能な病変

　図8はHE染色標本，抗desmin抗体による免疫染色のいずれにおいても粘膜筋板の想定が不可能であり，粘膜筋板が消失した病変といえる．粘膜筋板が消失した病変は，がんのmassiveな浸潤により粘膜層が失われて粘膜下層が露出したものが多く，このような病変の浸潤距離は腫瘍表面から浸潤最深部までとするとされている．

D．有茎性smがんをどう分類するか

　有茎性smがんではそのhead内で粘膜筋板がさまざまな方向に錯走している病変が多く粘膜筋板のレベルの同定が困難である．このような病変のsm浸潤度をどのように規定するかは問題であるが，茎部から頭部にかけて粘膜筋板が途絶するラインを基準線として分類していく方向で議論されている．

まとめ

　表面型大腸がんを中心にsmがんにおいて先駆者的な立場にある本邦においてsmがんの細分類を統一化し，その治療法選択の指針を国内のみな

らず海外に提案していくことはわれわれの重要な使命である。現在,大腸がん研究会にて sm がん細分類の統一化に向けて検討されており,その結果は,「大腸癌取扱い規約」のなかに盛り込まれることになる予定である。今後,統一化した細分類を用いた大腸 sm がんの検討がなされることが期待される。

文 献

1) 工藤進英,曽我 淳,下田 聡,他：大腸 sm 癌の sm 浸潤の分析と治療方針-sm 浸潤度分類について. 胃と腸 19：1349, 1984
2) 小平 進,八尾恒良,中村恭一,他：sm 癌細分類からみた転移陽性大腸 sm 癌の実体-アンケート集計報告. 胃と腸 29：911, 1994
3) 鶴田 修,有馬信之,豊永 純,他：早期大腸癌の深達度診断-内視鏡および実体顕微鏡を中心に. 胃と腸 29：85, 1994
4) Haggitt RC, Clotzbach RE, Soffer EE, et al : Prognostic factors in colorectal carcinomas in arising in adenomas. Gastroenterology 89：328, 1985
5) Nivatovongs S, Rojanasakul A, Reiman HM, et al : The risk of lymph node metastasis in colorectal polyp with invasive adenocarcinoma. Dis colon rectum 34：323, 1991
6) 武藤徹一郎,西澤 護,小平 進,他：大腸 sm 癌アンケート集計報告-sm 癌の転移リスクファクターを求めて. 胃と腸 26：911, 1991
7) 大腸癌研究会編：内視鏡治療例の取り扱い. 大腸癌取り扱い規約（第6版）. 金原出版,東京, p 32, 1998
8) 加藤 洋,藤原 章,吉田正一,他：ポリペクトミーで根治できる大腸 sm 癌. 大腸肛門誌 44：1311, 1991
9) 田中信治,春間 賢,大江啓常,他：深達度からみた大腸 sm 癌の内視鏡治療適応拡大の可能性と危険性-内視鏡治療施行大腸 sm 癌症例の検討から. 胃と腸 34：757, 1999

（藤井茂彦・西　正孝・田淵正文）

III 大腸がん

6 拡大観察，その展望

1．大腸拡大内視鏡の歴史

　大腸粘膜の拡大観察は，1970年代，外科手術標本の実体顕微鏡観察から始まった[1]。1980年代初頭，西沢ら[10]は大腸の正常粘膜，腺腫，がんでは表面微細構造が異なることを報告した。1980年代後半，拡大機能を持った大腸ファイバースコープが開発され，生体内での表面微細構造観察が可能となった[11]。1990年代に入って，拡大電子スコープや高解像度の電子スコープが市販されるに伴い，各種大腸病変の表面微細構造の研究は飛躍的に発展した[3]。

2．大腸拡大観察の現状

A．大腸拡大観察の方法[9]

　消化管の腺窩の開口部をピットと呼び，正常粘膜や病変におけるピットの形態や配列紋様をピットパターンという。通常，関心領域に，インジゴカルミンやクリスタル・バイオレット（ピオクタニン）などの色素を散布してから拡大観察を行う。色素は，単に陥凹部に貯留するだけであるが凹凸を明瞭にする contrast method と，粘膜を実際に染色する dye method の 2 群に大別される。インジゴカルミンは前者に，クリスタル・バイオレットは後者に属する色素である。contrast method は色素散布するだけの簡便な方法なので，ほとんどルーチンに多用されている。dye method は，粘膜が染色されるまで 1～2 分待つ必要があるが，それ以上の煩雑さはない。重要病変の精細な観察に用いられる。色素散布のメリットとしては，病変の形態や範囲を明瞭に描出でき，拡大観察を加えれば，病変の質的診断，深達度診断に有用である。

　拡大内視鏡にも 2 種類あり，手動ないし電動で内視鏡先端のレンズを移動させることによって拡大する，ズーム型内視鏡と，固定焦点であるが，スコープの先端を対象に近接させることにより明瞭に観察できるタイプとが存在する。いずれも，非拡大観察も通常どおり可能であり，挿入性も改善されているので，ルーチンに使用できる。すなわち，通常どおりの内視鏡検査の際に病変が疑われれば，直ちに色素散布し，そのまま拡大観察を行うわけである。その場で，病変の質的診断，深達度診断が可能であり，生検の結果を待つことなく，治療方針を決定できる。

B．ピットパターン分類[3,9]

　ピットパターンに対する分類としては，さまざまなものが作成されてきたが，基本的には，正常，非腫瘍，腺腫，がんの鑑別や深達度診断に用いやすいようなものが必要である。現在，もっとも広く使用されているのは，工藤の分類であると思われるので，図1に示す。大腸のピットパターンは，I，II，III$_S$，III$_L$，IV，V の 6 タイプに分類される。I 型は正常の円形ピット，II 型は，正常よりやや大型の類円形ないし星芒状ピット，III$_L$ 型は，正常より細長く，大型の管状ピット，III$_S$ 型は正常より小型の管状ないし円形ピット，IV 型は分枝状，脳回転状や絨毛状のピット，V 型は，不規則，無構造な表面微細構造である。I 型は，正常粘膜のほか，粘膜下腫瘍の表面や炎症性ポリープなどにも認められる。II 型は，過形成性ポリープのピットパターンである。III，IV，V 型は腫瘍性ピットであり，腺腫やがんに認められ

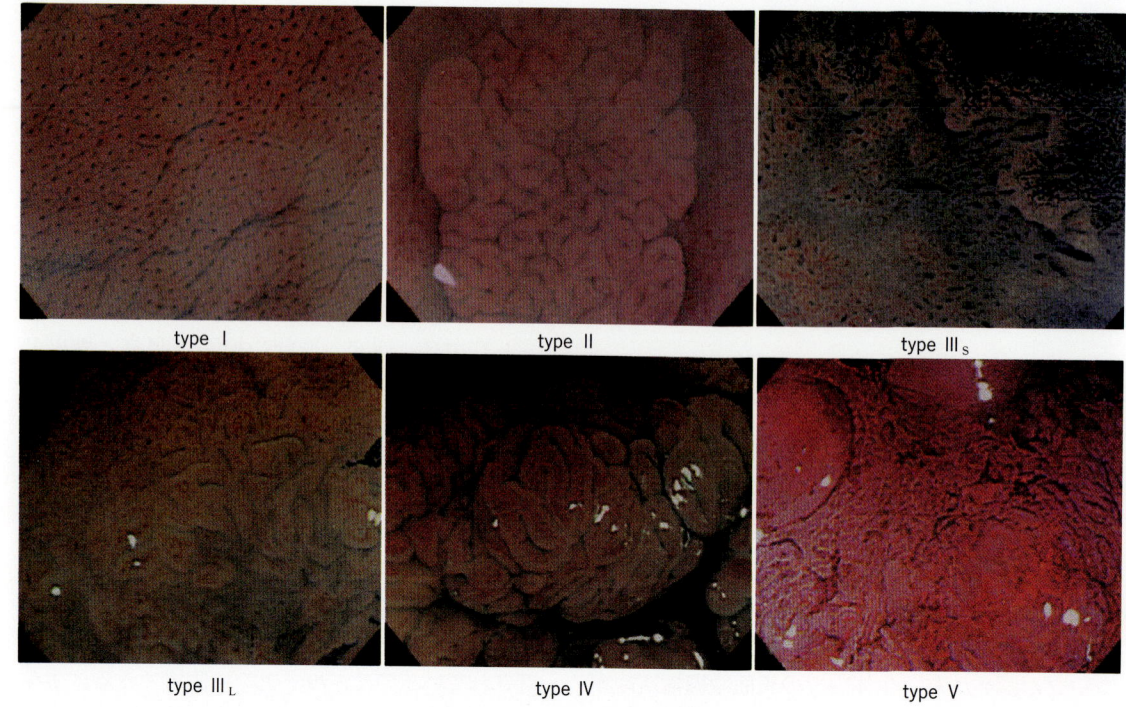

| type I | type II | type III$_S$ |
| type III$_L$ | type IV | type V |

図1　ピットパターン分類

表1　ピットパターン分類と組織学的深達度の比較検討

		Adenoma (mild〜mod)	Adenoma (severe)〜Cancer (sm1)	Cancer (sm 2,3)	Total
III$_L$		6700 (75.3)	2194 (24.7)	0	8894
III$_S$		172 (59.9)	114 (39.7)	1	287
IV		1125 (56.5)	843 (42.4)	22	1990
V	I	42	220 (76.7)	25	287
	N	0	85	121 (58.7)	206

n=11664, (　)：%　　　　(Apr.1985-Aug.2000)

る。

C．拡大観察による質的診断，深達度診断[4,5]

　色素散布を行うと，病変の範囲，形状は明瞭になるが，さらに拡大でピットパターンを観察することによって病変の質的診断，深達度診断がより確実となる。

　秋田赤十字病院でのデータを表1に示すが，III$_L$, IV型は腺腫のピットパターンであり，focal cancer が含まれていることはあるが，ピットに不規則性がなければ，sm massive がんはほとんどない。IV型はIII$_L$型に比較して，やや大型のポリープに多く，絨毛腺腫に多い傾向がある。III$_S$型は陥凹型の病変に特徴的である。ピットに不規則性がなければ，sm massive がんはほとんどない。V型は，さらに表面構造が残存するが不規則な irregular（V$_I$）と，まったく無構造な non-structure（V$_N$）に亜分類される。V$_I$型には粘膜内がんや微少浸潤がんが多く，V$_N$型には sm massive がんが多い。病変のなかに一部でもV型が含まれていれば，sm がんを疑って対処すべきである。

D．拡大観察の限界[6,7,8]

　病変は多くの場合，食物残渣や粘液で覆われており，水で十分に洗浄しなければ正しい微細構造の観察はできない。いくら洗ってもきれいにならないことや，洗浄の刺激のために出血してかえって観察の妨げになることがある。また，内視鏡による観察であるため，病変の正面視が困難なこと

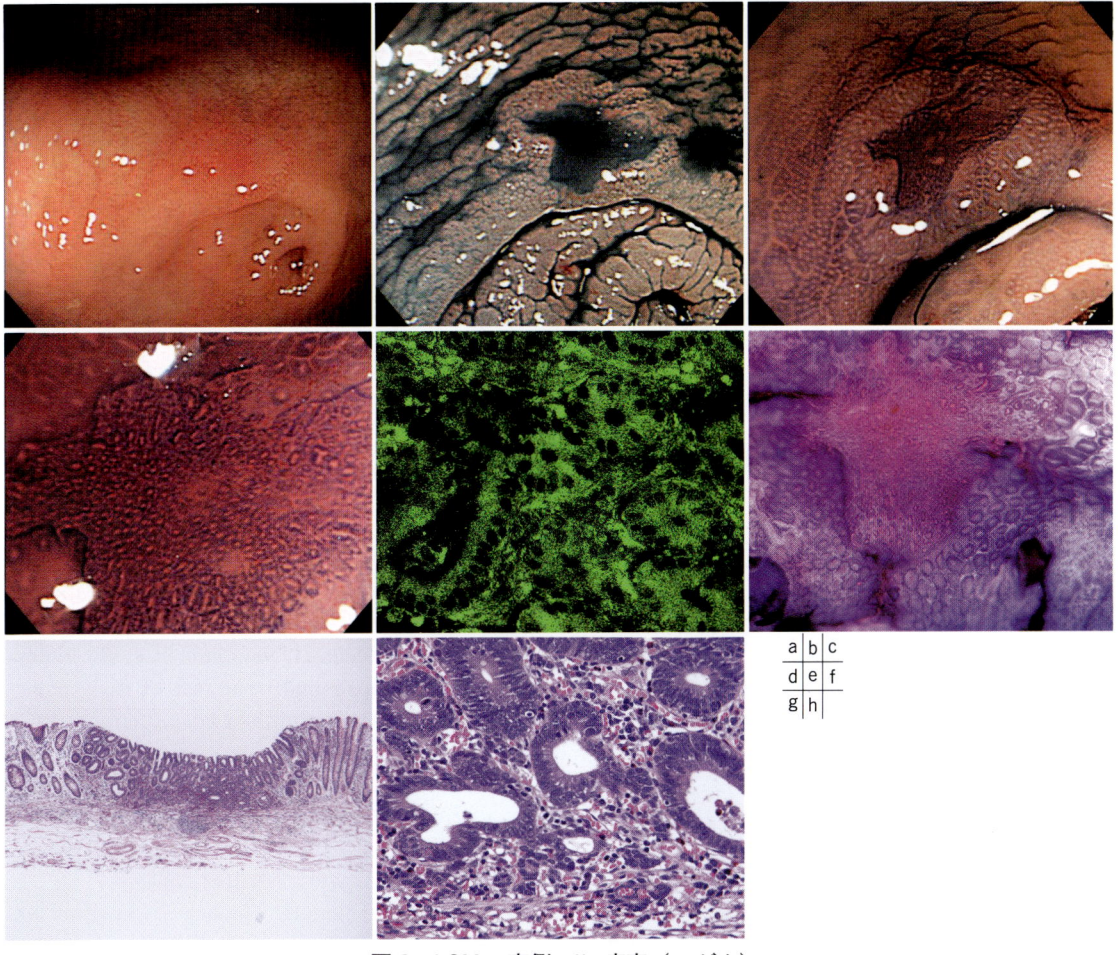

図2　LCMの実例：IIc病変（mがん）

a：通常内視鏡像
　　虫垂口近傍に径5mmのごく淡い発赤と褪色調の部分の混在する病変を認める．
b：インジゴカルミン散布後
　　陥凹が明らかである．
c：ピオクタニン散布後
　　やや不整なⅢs型ピットパターンを呈する．近縁隆起部はⅠ型ピットパターンである．
d：同，拡大像
e：EMR切除標本のLCM像
　　大きな核を有する細胞からなる，類円形の腺管構造を認め，Ⅲs型ピットに相応すると思われる．
f：同，実体顕微鏡像
g：同，ルーペ像
h：同，強拡大

や，口側の観察が不可能なことがある．これらの限界は超音波内視鏡や細径超音波プローブによる診断の際にも経験する問題である．ピット診断の根本的な問題点としては，あくまでも病変表面の観察であるために，必ずしも深部の状態を反映しているとは限らないことがあげられるが，その欠点にも関わらずかなり高い診断精度を示しているのも事実である．

3. 大腸拡大観察の展望

A. 拡大内視鏡の普及[9]

　従来の拡大内視鏡は，やや太くて硬く，扱い慣れないと挿入に困難を感じることがあった。また，画像的にも，拡大をかけると画面がやや暗くなることもあった。そのせいか拡大観察は，これまで，一部施設の特殊な検査である感が否めなかった。最近の機種は，口径がやや小さく，硬度も少し柔らかくなっており，画像も格段に改善して，慣れない検者にも扱いやすくなってきている。さらに，細径の拡大内視鏡も開発された。拡大機能のついた内視鏡の普及さえ進めば，ルーチンな検査としての地位を確立すると思われる。

B. 新しい検査法の開発[2]

　現在開発中の拡大観察法として，laser-scanning confocal microscopy（LCM；レーザー共焦点顕微鏡）と呼ばれるものがある。これは，波長 488 nm のアルゴン・レーザー光線を病変に照射し，その反射光を解析して病変の表面構造を捉える方法であるが，表面から最深 500 μm までの水平断像が得られる点が，従来の実体顕微鏡や拡大内視鏡と異なる。その像は，光学顕微鏡の 500 倍の倍率に匹敵する。また，病変を染色することなく観察できるのも特徴である。複数の水平断像をコンピュータで再構築すれば，通常の組織像と同様の垂直断面でも描出可能である。これまでの報告は切除標本の観察に留まっているが，現在，LCM の機能を備えた細径プローブが開発中であり，内視鏡検査の際に病変の表面からやや深部の構造を，生検することなく観察可能となる可能性を秘めている。いわば，"virtual histology" も夢ではなくなるわけである。現時点では，レーザーの浸透できる深さや解像度がまだ十分とはいえないが，今後の進歩が大いに期待される（図2）。

文　献

1) Bank S, Burns DG, Cobb JS, et al：Dissecting microscopy of rectal mucosa. Lancet 1：64, 1970
2) Inoue H, Igari T, Nishikage T, et al：A novel method of virtual histopathology using laser-scanning confocal microscopy *in-vitro* with untreated fresh specimens from the gastrointestinal mucosa.
3) Kudo S：Early colorectal cancer：detection of depressed types of colorectal carcinoma. Igaku-shoin Ltd., Tokyo, New York, 1996
4) Kudo S, Kashida H：Superficial types of colon cancer；focus on the differences between depressed carcinoma and so-called "flat adenoma". Dig Endosc 8：87, 1996
5) Kudo S, Kashida H, Tamura S, et al：The problem of "flat" colonic adenoma. Gastrointestinal Endoscopy Clinics of North America 7：87, 1997
6) Kudo S, Kashida H, Nakajima T, et al：Endoscopic diagnosis and treatment of early colorectal cancer. World Journal of Surgery 21：694, 1997
7) Kudo S, Kashida H, Tamura T, et al：Colonoscopic diagnosis and management of nonpolypoid early colorectal cancer. World Journal of Surgery 24：1081, 2000
8) Kudo S, Kashida H, Tamura T：Early colorectal cancer：flat or depressed type. Journal of Gastroenterolgy and Hepatology 15（suppl）：D 66, 2000
9) Kudo S, Rubio CA, Teixeira CR, et al：Pit pattern in colorectal neoplasia：endoscopic magnifying view. Endoscopy 33：367, 2001
10) Nishizawa M, Okada T, Sato F, et al：A clinicopathological study of minute polypoid lesions of the colon based on magnifying fiber-colonoscopy and dissecting microscopy. Endoscopy 12：124, 1980
11) Tada M, Kawai K：Research with the endoscope：new techniques using magnification and endoscopy. Clin Gastroenterol 15：417, 1986

（樫田博史・工藤進英）

III 大腸がん

7 大腸がんの肝転移,リンパ節転移と画像診断

　大腸がんの存在診断・精密診断は,内視鏡検査を中心として,ここ10年程で飛躍的に向上・普及した。治療法としてもEMRは言うに及ばず,腹腔鏡やTEMなどの新しい手技が確立し,術式も自律神経温存手術を中心に多様化してきている。これらの治療法決定のうえで,リンパ節転移を確実に診断する方法が切望される。一方,遠隔転移として圧倒的に多い肝転移は,他の消化器がんのそれと比較して,積極的治療の対象となることが少なくない。したがって,大腸がん肝転移の画像診断は,予後を規定するうえで重要な臨床的意義をもつが,その診断法および治療法は,ここ数年で大きく変わってきている。本稿では,大腸がんの肝転移およびリンパ節転移の現時点における画像診断について,文献的考察を中心にまとめた。

1.肝転移の画像診断

A.画像診断の目的

　大腸がんの血行性転移の初発部位は,直腸では肺の場合もあるが,通常は肝臓である。その後,肺,脳,骨転移と進展する場合が多い。また,大腸がんによる転移性肝がんは,他の消化器がんの肝転移に比べ,その発育が緩慢であることが多い。これらのことより,外科的切除を中心とした各種治療法が積極的に行われている。したがって,肝転移の画像診断は,転移巣の治療戦略との兼ね合いの下で行われる必要がある[1]。

（1）大腸がん切除前スクリーニング

　通常,原発大腸がんの切除に先立って肝転移が治療されることは稀である。また,H_3(表1)[2]であっても,積極的治療の対象となり得ることや,仮に治療の対象とならない転移があっても,腸閉塞や出血などの理由で,原発巣の切除は通常行われる。これらからは,大腸がん術前の肝転移診断は,ある意味スクリーニング的なもので十分とも考えられる。

（2）転移巣治療のための画像診断

　局所治療としては外科的切除がもっとも効果的である。最近では,マイクロ波やラジオ波による凝固術も積極的に施行され,成績を上げている。治療法決定にあたって,小病変も含めた正確な存在診断,局在診断,他疾患との鑑別,脈管系との関係など,より詳細な情報が画像診断に求められる。また,肝動脈動注化学療法が選択された場合の効果判定でも画像診断が重要な役割を果たしている。

（3）術後のサーベイランス

　異時性肝転移の診断は,予後を規定するうえで重要である。早期発見・早期治療が原則であり,特に,転移の危険因子を有する症例では,よりきめの細かいサーベイランスが必要となる。一般に,術後肝転移の70～80％は2～3年以内にみられる。通常,3～4ヵ月ごとのUS,6ヵ月ごとのCTもしくはMRIが施行されることが多い。もちろん,画像診断以外の腫瘍マーカーなども併用される。

B.画像診断法の種類と特徴

（1）US

　もっとも低侵襲で,簡便で,経済的であり,X

表1 「大腸癌取扱い規約」臨床病理学的事項,肝転移

H_0:肝転移を認めない
H_1:一葉のみに転移を認める
H_2:両葉に少数散在性(4個以内)に転移を認める
H_3:両葉にわたり多数散在性(5個以上)に転移を認める

線被曝の心配もいらない。したがって，スクリーニング法としては第1選択となるが，描出能が術者の経験に左右されることも少なくない。さらに，被検者の条件の良し悪しも描出能にかかわってくるし，解剖学的な盲点もある。一方，術者が納得いくまで繰り返し検査可能であり，さらに，他の画像診断で鑑別診断が問題となる病変の鑑別に適している。また，術中 US の診断能は高く，術前の各種画像診断で指摘された病変の正確な位置確認や脈管系との関係，術前に指摘し得なかった病変の発見など，治療に直結する情報を得るうえで重要である。

典型的な転移性肝がんの US 像は，辺縁部に HCC と比べて厚い低エコー帯（halo）を伴った腫瘤として描出され（図1），比較的早期から中心壊死を伴いやすい傾向にある。いわゆる bull's eye や target pattern と呼ばれる所見である。また，石灰化が特に粘液産生腺がんにおいてしばしば認められる。

最近では，画質の向上もさることながら，カラードップラーの普及や造影エコーの開発が進み，新たな展開をみせている。特に経静脈性造影剤 Levovist® の臨床応用が進み，各種造影モードと組み合わせることによって，転移性肝がんにおいてもその高い有用性が認められている[3]。

（2）CT

近年のヘリカル CT の普及，さらには multidetector CT の導入など，CT の進歩には目を見張るものがある。造影 CT，特に，dynamic CT を施行することによって vascularity の詳細情報が得られるが，通常は hypovascular である肝転移の検出能向上にはそれ程寄与していない。一般に，単純 CT では周囲肝実質より淡い低吸収を呈し（図2a），造影後の CT では低吸収がより明瞭となる場合が多い（図2b）。中心壊死があると，明瞭な低吸収を示す。dynamic CT では，腫瘍内部に線維性間質を伴うと，早期相より腫瘍の辺縁部にリング状の濃染がみられ，delayed scan では腫瘍内部が遅延性に濃染されて辺縁部には逆にリング状の低吸収帯を認める[4,5]。

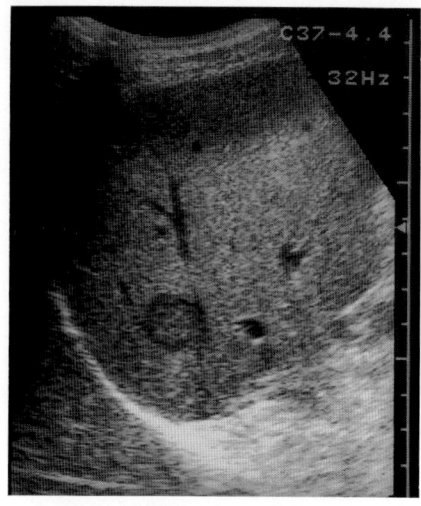

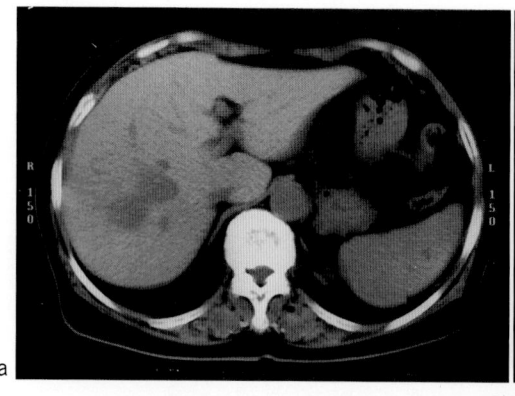

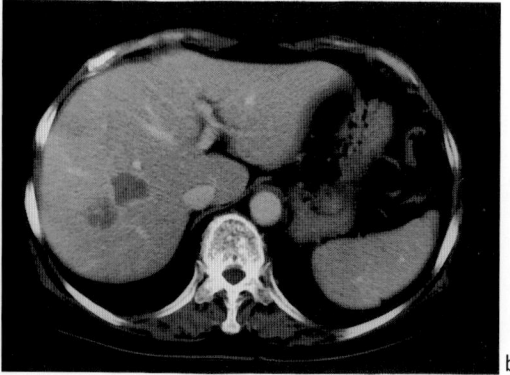

図1　結腸がん肝転移の US 像
辺縁に比較的厚い低エコー帯を伴った類円形の腫瘤像．

図2
a：結腸がん肝転移の単純 CT 像．周囲の正常肝実質より淡い低吸収の類円形の領域が2箇所にみられる．
b：同病変の造影 CT 像；低吸収域はより明瞭となり，周辺にリング状の高吸収域を伴う．

現在，もっとも信頼性の高い術前診断としては，経動脈性の門脈造影下にCT検査を行うCTAP（CT during arterial portography）がある．これは，肝転移巣の血流支配が肝動脈のみであることを利用したものである．すなわち，転移巣は門脈血流の欠損域（perfusion defect）として描出される（図3）．Sensitivityはもっとも高いとされるが，pseudolesionへの注意が必要である．造影剤を肝動脈に注入するCTHA（CT during hepatic arteriography）で輪状濃染，CTAPで欠損となる病変を全肝で検索することによって，直径5mm前後の大きさでも確実に診断できることが多いとされる[6]．しかし，いずれも血管造影という侵襲を伴う検査であり，適応には十分な配慮が必要である．

（3）MRI

一般に大腸がんの肝転移では，T1強調像で低信号，T2強調像で高信号（図4a），dynamic MRIでは早期に辺縁部を中心とした染まりを呈するリング状パターンをとる場合が多い[7]．造影MRIには，非特異性造影剤と，肝に特異的に分布する肝特異性造影剤がある．前者はCTのヨード造影剤よりも安全性や造影効果が高く，MRI機器の改良とも相俟って，CTよりもMRIを使用する施設も多くなりつつあるという[8]．しかし，検出能においては，満足しきれない面も少なくない．

近年，肝特異性造影剤として，静注造影剤であるsuperparamagnetic iron oxide（SPIO）が臨床応用され，その有用性に関する報告が多くなされてきた．これは，正常肝に取り込まれ信号強度を低下させるが，転移性肝腫瘍内にはKupper細胞が存在しないために取り込まれず，腫瘍部が相対的に高信号となることを利用している（図4b）．CTAPに比べ，低侵襲であり，疑陽性が少ない．また，あらゆるMRI機器でその効果を発揮する．現時点では，その投与方法などから検査にかかる時間が長いという点があるが，近日中に静注用が使用可能となり改善されるであろう．矢野ら[9]は，SPIO-MRIによる大腸がん肝転移の診断において，sensitivity 84.4%，PPV 100.0%であったとし，さらに2cm以下の診断率も高く，

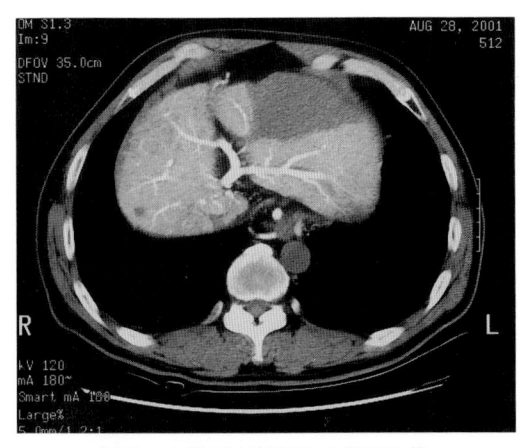

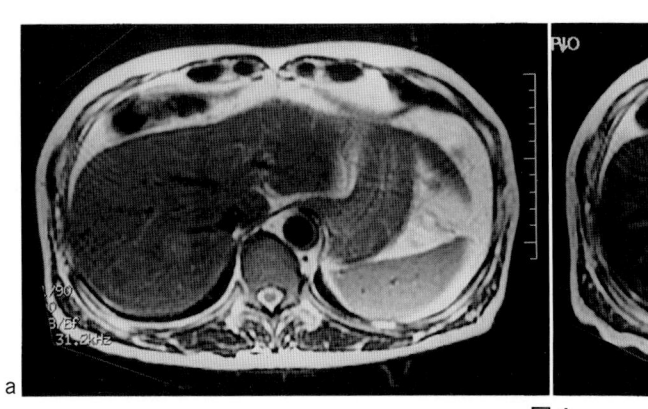

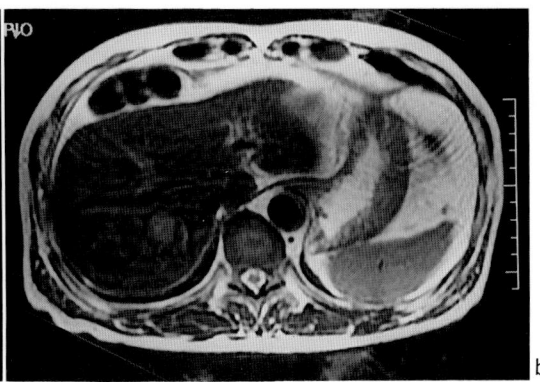

図3　大腸がん肝転移のCTAP像
主転移巣が血流の欠損域として描出されている．さらに，小転移巣も明瞭に認識可能である．（国立仙台病院，千田信之先生より借用）

図4
a：結腸がん肝転移のT2強調MRI画像．類円形の非常に淡い高信号として何とか認識可能である．
b：同部位のSPIO-MRI像；腫瘍と周囲正常肝実質とのコントラストが明瞭となる．

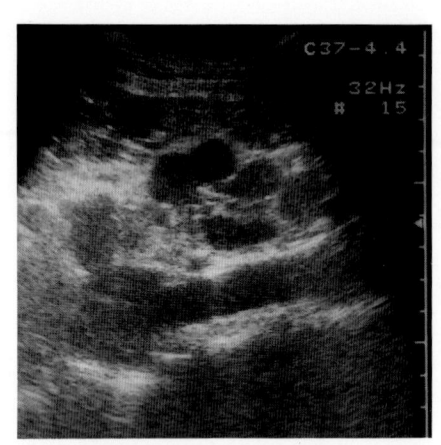

図5 結腸がんにおける傍大動脈リンパ節腫大のUS像

治療方針決定に有用であったとしている。さらに，詳細な画像を解析することによって，予後予測の可能性も示唆されたとしている。今後，肝転移画像診断の中心的役割を担うと思われる。

2．リンパ節転移の画像診断

基本的にリンパ節の存在診断があり，そして質診断となる。通常は，リンパ節の大きさや形状，集合性から転移を疑うことになるが，ルーチンの画像診断では，決して満足すべき結果は得られていないのが現状であろう。大きさに関してはさまざまな報告があり，一般に短径をもって判定されるが一定した基準はない。基準サイズを小さくとるとsensitivityは上昇するがspecificityが低下し，大きくとるとその逆となる。また，小さくても転移陽性例があり，大きくても転移陰性が少なくないなどの問題点が指摘されてきた[10]。さらには，リンパ節微小転移に関して，smがんでもルーチンのHE病理診断では同定できないものが20％近く存在したとの報告もある[11]。これらのことからは，術前にリンパ節転移を正確に診断することは，かなり難しいのが現状であろうと思われる。

（1）US

大腸がんリンパ節転移の精密診断を目的としてUSが威力を発揮することは少ないが，腫瘍が描出される場合は，その周囲を走査してみる価値はある。また，鼠径部のリンパ節は検出しやすい。さらに，スクリーニングUSにて，大動脈周囲のリンパ節腫大は明瞭に描出され得る（図5）。

（2）CT

一般的なCT検査においては，血管との区別をつけやすくするため，経静脈性造影剤が用いられる。また，腸管との区別をつけやすくするため，経口もしくは注腸にてガストログラフィンなどの造影剤が用いられる。しかし，スクリーニングのCTでは，その検出率は低く，描出されたとしても満足すべき質診断までは結び付けられないことが多い（図6a）。

一方，近年のヘリカルCTの開発・進歩は，診断能の向上に寄与している。小川ら[12]は，ヘリカルCTによる1mm横断像およびMPR（Multi-Planner Reconstruction）画像により，従来法に比べ存在診断能が向上し，腸管傍リンパ節で86.3％，中間リンパ節で82.2％であったとしている。さらに，造影効果の詳細な検討から質診断を行い，転移陽性リンパ節の診断において，accuracyが腸管傍リンパ節で64.3％から96.4％，中間リンパ節で78.9％から94.7％へと著しく向上したと報告している。

（3）MRI

MRIによるリンパ節転移の検出率は，通常の造影CTとほぼ同一とされている。MRIでは造影剤を投与することなく，血管とリンパ節を区別できる。また，リンパ節周囲にある脂肪層がT1強調像で高信号であるため，低信号のリンパ節転移を検出しやすいとされる。しかし，CTが高性能化するにつれ，造影剤を使用できない症例以外に積極的に用いられることは少ない[10]。

（4）EUS

基本的に診断の対象は傍腸管リンパ節に限定される。腸管外の情報を得るためには，周波数が低い超音波内視鏡専用機を用いることが望ましいが，腫瘍による狭窄があると通過困難なことも多い。また，通常用いられる高周波細径プローブでは，超音波の減衰があり，特に進行がんなどの厚みのある病変部分では描出困難となる。しかし，最新機種ではpenetrationの向上が図られ期待される。一般には，やはり，腫瘍の大きさや形状，集合性が転移診断の基本となるが，石川ら[13]によ

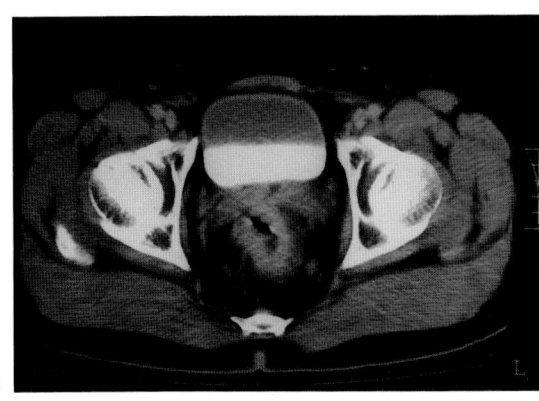

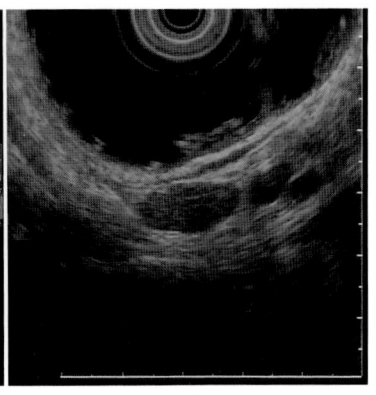

図 6
a：直腸がんにおける腫大した腸管傍リンパ節の造影 CT 像
b：直腸がんにおける腫大した腸管傍リンパ節の EUS 像

ればその感度は低く，65.5％であったとしている。リンパ節が描出された場合の空間分解能は，他の画像診断法に比べて高く（**図 6b**），造影剤を利用した検討もなされている。また，転移を組織学的に証明するため，EUS ガイド下穿刺生検法（EUS-FNAB）があるが，内視鏡治療の適応拡大の側面からも，今後が期待される。

まとめ

画像診断機器の性能は，まさに日進月歩である。さらには各種造影法もどんどん開発されている。より精密で，より低侵襲で，より低コストの画像診断法が出現すると，それまでの方法がまったく消滅してしまう可能性がある。大腸がんの肝転移，リンパ節転移の診断においても同様であり，今後のますますの発展が予測され目が離せない。しかし，一方において，機種の性能による施設間格差が無視できない問題でもある。また，画像診断では捉えられない病変が必ず存在することも事実であり，真摯な姿勢で診断にあたることも忘れてはならないだろう。

文献

1) 荒井保明, 松枝 清, 稲葉吉隆, 他：肝転移の画像診断. 消化器外科 24：277, 2001
2) 大腸癌研究会：大腸癌取扱い規約（改訂第 6 版）. p 14, 金原出版, 東京, 1998
3) 工藤正俊：肝腫瘍の造影ハーモニックイメージング. 医学書院, 東京, p 1, 2001
4) 松本一宏, 成松芳明, 谷本伸弘, 他：CT による肝腫瘤性病変の画像診断－主要癌疾患の転移のスクリーニングから治療まで. 臨床画像 16：1046, 2000
5) 蒲田敏文, 角谷眞澄, 松井 修：肝転移の診断 A 画像診断. 肝転移－メカニズムと臨床（磨伊正義, 編）. 医学書院, 東京, p 131, 2000
6) 竹下 元, 富田和美, 藤原寿照, 他：手術を前提とした肝腫瘤の病態診断－三次元 CT を含めて. 臨床画像 16：1068, 2000.
7) 小林 聡, 角谷眞澄, 蒲田敏文, 他：MRI による肝腫瘤性病変の画像診断. 臨床画像 16：1058, 2000
8) 廣橋伸治, 上田耕司, 北野 悟, 他：転移性腫瘍の画像診断－肝臓. 臨床画像, 16：1320, 2000.
9) 矢野美弥, 板橋道朗, 亀岡信悟：大腸癌肝転移の診断における Superparamagnetic Iron Oxide (SPIO) 造影 MRI の臨床的意義に関する研究. 日本大腸肛門会誌, 54：8, 2001
10) 後閑武彦, 櫛橋民生, 信澤 宏, 他：転移性腫瘍の画像診断－リンパ節. 臨床画像 16：1350, 2000
11) 味岡洋一, 横山淳二, 渡辺英伸：大腸 sm 癌のリンパ節微小転移（lymph node micrometastasis）と脈管侵襲. 早期大腸癌 5：471, 2001
12) 小川真平, 板橋道朗, 亀岡信悟：ヘリカル CT による大腸癌リンパ節転移診断. 日本大腸肛門病会誌 53：35, 2000
13) 石川文彦, 斎藤典男, 滝口伸浩, 他：大腸腫瘍に対する EUS の実際（3）進行癌－その有用性と問題点. 早期大腸癌 3：259, 1999

（安藤正夫・日下利広・望月福治）

8 HNPCCの診断治療戦略

　遺伝性非ポリポーシス大腸がん（HNPCC）は常染色体優性遺伝性疾患で大腸がん発がんハイリスクの疾患である。Warthin[1]により1913年に最初の家系が報告されて以来，家族性大腸腺腫症（FAP）に発生するポリポーシスのようなはっきりした形質が認められないため，いろいろなcriteriaが作られ，もっぱら注意深い家族歴の聴取によってのみ診断がなされてきた。第1例の報告以来約80数年間にわたり治療戦略上特記すべき発展がみられなかったが，近年の分子生物学の発展に伴い，本症に合併する腫瘍にはmutator phenotypeとして高頻度にmicrosatellite instability（MSI）/replication error（RER）（後述）が認められることが判明し，1993年には本疾患の原因遺伝子がミスマッチ修復遺伝子（mismatch repair gene；MMR遺伝子）であることが判明した。その結果，発がん機構も生物学的特性も一般の散発性大腸がんとは異なることが明らかになった。さらに他の消化器がん，広くは他の臓器がんの病態を理解するうえで大変重要な疾患であることが認識されるようになった。すなわちMMR遺伝子に異常があれば内因的に変異源を有することになり，多臓器がん発生のリスクがある腫瘍発生学上非常に重要な疾患である。なお正確な疾患頻度はなお明らかではなく，未知の原因遺伝子の存在も予測されており研究段階にある疾患であるといえる。本稿では現況での問題点を総括し，研究の方向性を展望してみたい。

1. 診断のためのcriteriaの変遷[2]

　Warthinにより最初に報告された家系はLynchらにより引き継がれた。1971年にはFamily Gとして本症が常染色体優性遺伝性疾患であることが報告された。この時点でLynchは本症をcancer family syndrome（Lynch syndrome）と名づけた。1984年にBolandは家系内患者の表現型を解析しこれをLynch I型とLynch II型に分類した。Lynch I型は右側大腸がんを好発する家系でLynch II型は結腸がんのほかに胃がん，子宮がん，尿管がんなどの多臓器がんを合併する家系である。遺伝子レベルで今後これらの分類がgenotypeに由来するものかさらに検討されていくであろう。

　1991年にICG-HNPCCが開催された際，遺伝的背景のない家族集積例を除外し登録例の画一性を保つためにAmsterdam criteriaが作成された（表1a）。その際，疾患名もLynch syndromeからHNPCCに変更された。他にもわが国において拾い上げを目的としたJapanese criteriaや，後に述べるミスマッチ修復遺伝子のmutator phenotypeであるMSIを加味したBethesda criteriaなどいろいろなcriteriaが作られている。

　原因遺伝子が同定されたことにより生殖細胞変異の約25％がAmsterdam criteriaに合致しない家系からも見つかることがわかり1999年のICG-HNPCCにおいてAmsterdam criteriaが改訂されAmsterdam criteria IIが作られ承認された（表1b）。疾患名についてもhereditary mismatch deficiency syndromeが適当とも考えられるが，この病名にすると世界最大のFamily Gの原因遺伝子は依然未確認であり，これが除外されてしまう不都合が生ずるため見送られた（2000年に至りhMSH2のexon 4に生殖細胞変異が同定された）。現在まで生殖細胞変異が証明されている遺伝子はhMSH2, hMLH1, hPMS1,

表1 Amsterdam criteria

a. Amsterdam criteria I (the classical criteria)

There should be at least three relatives with CRC : all of the following criteria should be present :
 1) one should be a first degree relative of the other two
 2) at least two successive generations should be affected
 3) at least one CRC should be diagnosed before age 50
 4) FAP should be excluded by pathological examination

b. Amsterdam criteria II

There should be at least three relatives with an HNPCC-associated cancer (CRC, cancer of the endometrium, small bowel, ureter or renal pelvis) : all the following criteria should be present :
 1) one should be a first degree relative of the other two
 2) at least two successive generations should be affected
 3) at least one cancer should be diagnosed before 50
 4) FAP should be excluded in the CRC case (if present)
 5) tumors should be verified by pathological examination

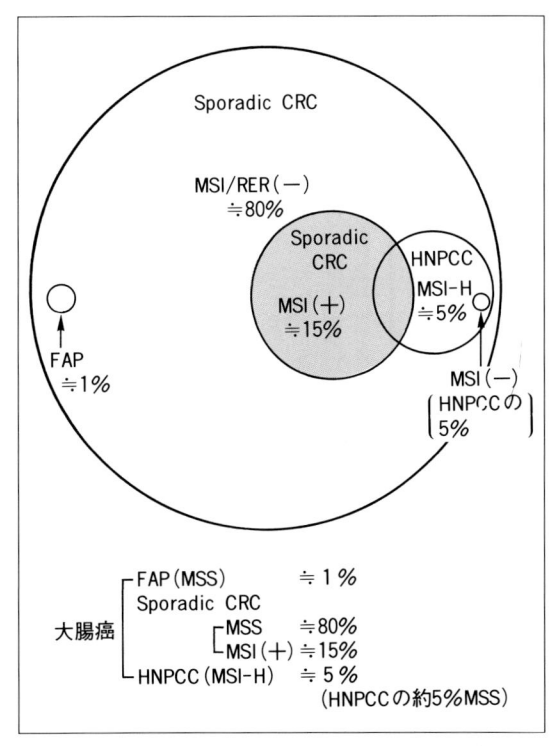

図1 FAP/HNPCC/散発性大腸がんのMSI/RER status

hPMS2, hMSH6の五つであり,今のところhMSH2とhMLH1が主役である.しかしなお未発見の遺伝子の関与も予測されており,研究段階にある疾患なので遺伝子診断をする場合,その診断限界を理解しておくことが重要である.

2. 疾患頻度

HNPCCの頻度は,一般大腸がんの約5%(1〜6%)と考えられる(図1).しかし家族歴がなくともMSI/RER＋の若年発症の多重がんのなかにはHNPCCが含まれている可能性があり正確な頻度はなお不明であり今後の研究を待たねばならない.

わが国では大腸がん研究会の第1回全国アンケート調査ではAmsterdam criteriaを満たす家系69家系が報告され第2回調査では109家系394例が集積された[3]. その後,大腸がん研究会により逐年調査が行われており1999年の時点で196家系804例が登録されている.

3. ミスマッチ修復（MMR）遺伝子

ミスマッチ修復系のうちロングパッチ型修復系とも呼ばれているMut HLSシステム（mutS, mutL, mutH）は酵母で研究が進んでいる. hMSH2, hMSH6はmutSの, hMLH1, hPMS1, hPMS2はmutLのhuman homologueでありmutHのhuman homologueは今のところ見つかっていない.

このシステムに異常が起こると,突然変異率が

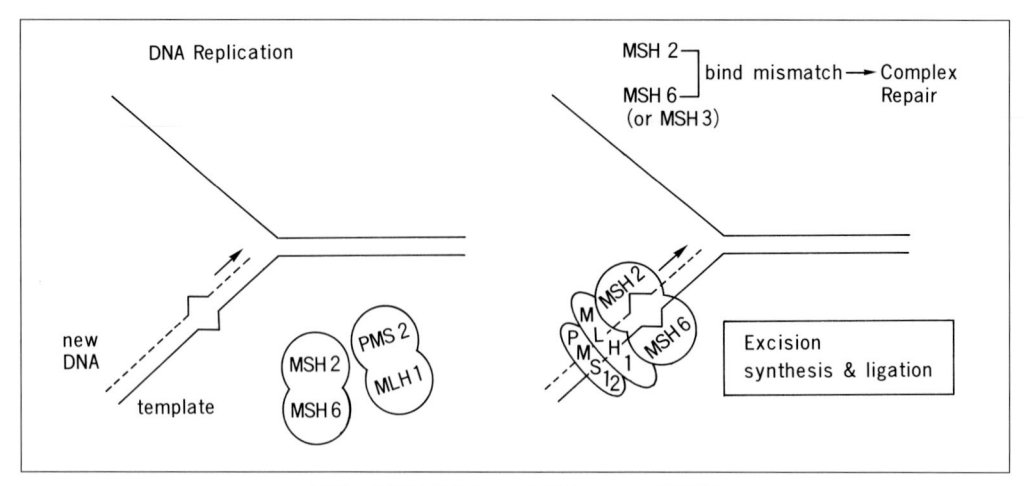

図2　MMR遺伝子によるミスマッチ修復

100倍から1000倍上昇する。したがって変異のendogenous sourceであるともいえる。

Mut HLSシステムの研究からこれらの遺伝子群の遺伝子産物は複合体を作り，hMSH2がhMSH6あるいはhMSH3とともにミスマッチ部位を確認し他の遺伝子と一つのコンプレクスを作り機能を発揮するので，この遺伝子群のうちいずれの一つに変異が起ってもその機能を失うと考えられている（図2）。その結果マイクロサテライトの欠損または挿入が頻繁に起こり，マイクロサテライト不安定性（microsatellite instability：MSI）[4]またはreplication error（RER）[5]と呼ばれる。MMR遺伝子に変異が起こると塩基の繰り返し配列（microsatellite領域）のあるTGFRβR II（A_{10}），BAX（G_8），IGFIIR（G_8），E2F4（CAG_{13}）[6]などの遺伝子に次々と変異が起こることにより発がんにつながるものと思われる（図3）。

しかしHNPCCの約1％にMSI（−）を示す腫瘍があり発症にはなお未知の遺伝子の関与が考えられ，heterogeneousな疾患であると考えられる。

その後，一般大腸がんでも約10～15％にMSI（＋）腫瘍があることが判明した[7]。これらの多くはプロモーター領域のmethylationにより蛋白が産生されなくなる（silencing）ためと考えられている。最近DNAのkinkが修復のinitiation signalとなりMLH1にはphosphataseの

機能があり，MSH2はras遺伝子のswitch on offに似た機序で働くとの報告がある（ICG-HNPCC，1999）。

4．臨床病理学的特徴

A．がん腫の特徴
①常染色体優性遺伝の形式をとる。
②遺伝浸透率は80歳で85～90％。
③若年（平均42歳）に発症する大腸がん。
④大腸がんが右側大腸に好発する（70％が横行結腸より口側）。
⑤同時性，異時大腸がんが好発する。
⑥病理学的に一般の大腸がんに比べ，粘液がん，低分化腺がんの頻度が高いにもかかわらず，予後は散発性大腸がんに比してよいことが知られている。
⑦サイトメトリーによる解析でDiploidを示すものが多い。
⑧腫瘍内リンパ球浸潤が著明である。
⑨MSI-H（microsatellite instability-high：後述）を示す腫瘍が多い。
⑩大腸がん以外にも子宮内膜がん，胃がん，尿路系のがん（腎盂がん，尿管がんなど），小腸がん，卵巣がん，膵臓がん，胆管系のがんなど多くの臓器でも発がんのリスクが高いことが知られている（図4a，b，c，d）。食

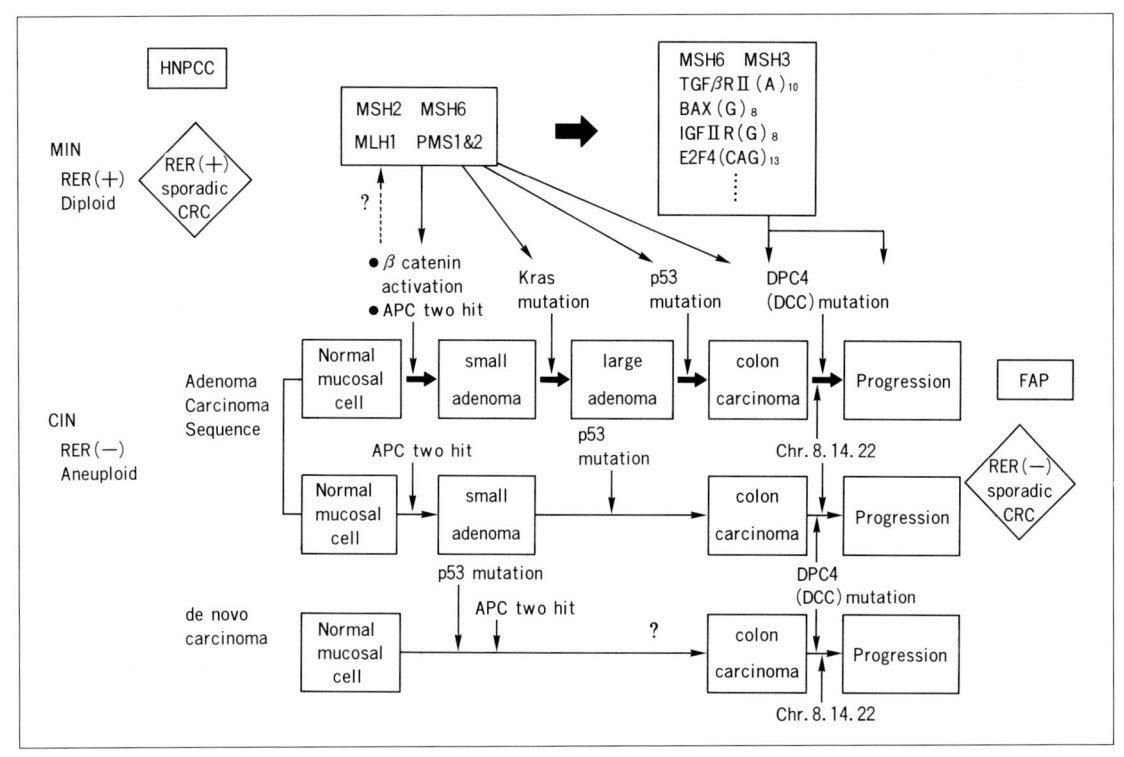

図3 Colorectal carcinogenesis pathways

道，肺などの臓器では，リスクは特に高くないと思われる．

B. 腺腫の特徴

FAPのごとく無数のポリープを認めることはないが，諸家の報告によれば，約10%にポリープの合併がある[8]．AAPCとの鑑別には遺伝子診断が必要になる[9]．腺腫の特徴として絨毛腺腫（Villous component）を示すものが多い．腺腫の成長が早くsurveillanceに際してはinterval cancer発生の危険があるため2年ごとの大腸鏡検査が薦められている[10]．

大腸がん家族歴陽性例の腺腫の合併率については Burt[11]はじめ多くの報告がある．Jass[12]らは始めてHNPCC症例の腺腫頻度を43.5%（10/23）vs 21.4%（38/156）対照群（age matched autopsy cases）と報告した．50歳以下の若年例に限るとHNPCC 36.8% vs 対照群4.8%（p<0.02）差を認めている．Lanspaら[13]もほぼ同様の結果を得ている．

HNPCCに合併する腺腫はMSI＋の腺腫とMSI－の腺腫が混在することがあるが，HNPCCに合併する腺腫ではMSIの頻度が散発性の腺腫に比べ高い（57% vs 3%）[14]．HNPCCの場合，MSIは腺腫発生の早期より関与していると思われる[15]．Loukolaら[16]は大腸腺腫の6/378（1.6%）にMSI陽性を認めその頻度は低いが，そのうち5人にミスマッチ修復遺伝子変異を同定している．したがって大腸腺腫でMSI陽性を示すものは稀であるが，MSI陽性の場合特異性が高くMMR遺伝子解析の対象となり，HNPCCのリクルートに役立つと思われる．

C. 大腸がん以外の多臓器がん（Extracolonic tumors）

HNPCCの腫瘍スペクトラムの解析結果ではLynch IとLynch IIの家系は絶対的な区別でなく家系間のHeterogeneityがある[17]．

Linらは性差もphenotypeの重要な要因となることを示している[18]．MSH2の生殖細胞変異のある場合の大腸がんの累積リスクは男性で明らかに高い（96% vs 39%）．がんの発生はすべての

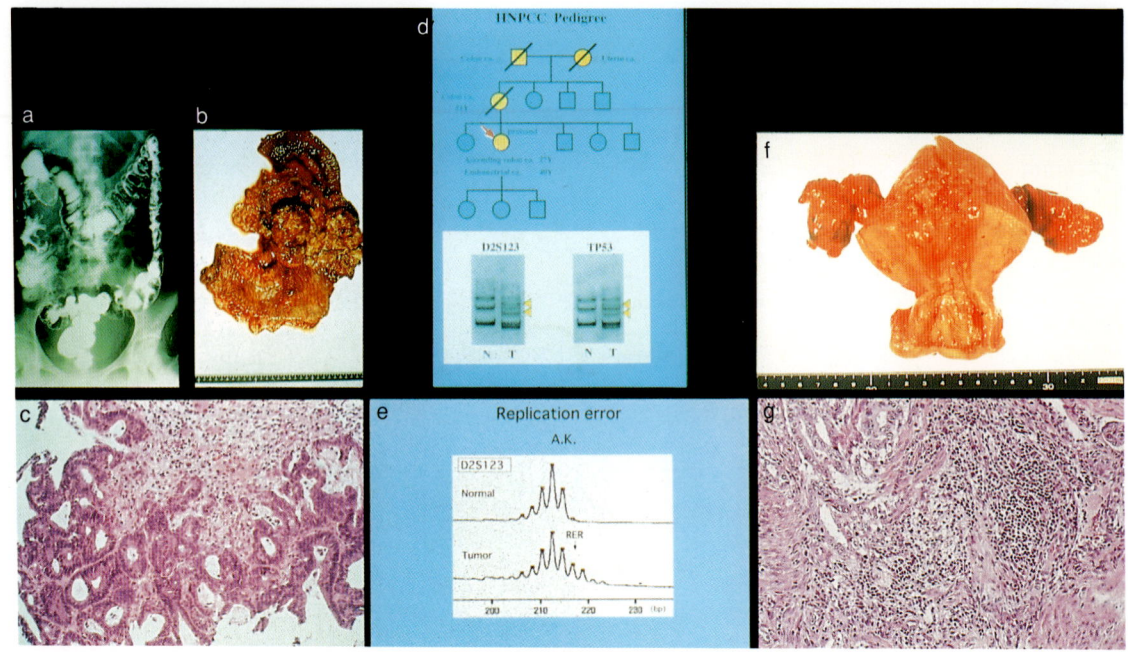

図4

症例はLynch II型の家系で家系内に大腸がん3名，子宮がん1名を認めた（a）．発端者は27歳で妊娠10ヵ月で上行結腸に進行大腸がんを発見され，出産後直ちに右半結腸切除術を行った（a，b）．肝右葉に微小な肝転移巣を認め，これに対し同時に局所切除を行った（c）．摘出標本で腫瘍は exphophylic growth を示し特徴的であった（b）．腫瘍はRER（+）腫瘍であった（d）．その後，患者は2名の子どもを出産し13年後のサーベイランスで子宮体部がんが発見された．子宮全摘術を行い患者はなお生存中である．子宮がんにおいてもRER（+）であり腫瘍内リンパ球浸潤が著明であった（f，e，g）．

表2 多臓器がんの発生リスク

Tumour site	Comments
Endometrium	more than 10 x increased risk, second most common cancer in
Stomach	4 x increased risk, more common in older generations of HNPCC
Small Bowel	25 x increased risk in HNPCC, but still a rare tumour
Hepatobiliary tract	5 x increased risk
Ureter and Pelvis	22 x increased risk, but still a very rare tumour
Skin	Involved in Muir-Torre syndrome, a variant of HNPCC
Brain	Glioblastoma multiform in some HNPCC patients
Ovary	3.5 x increased risk

がんで見ると男性91％ vs 女性69％であるが，女性では大腸がんより子宮内膜がんのリスクが高い（42％ vs 30％）との報告もある[19]．卵巣がんでは遺伝性卵巣がんの占める割合は約10％といわれ，その大部分は Breast/ovarian cancer syndrome であるが，HNPCCが占める割合は遺伝性卵巣がんの約5～10％であるといわれる[20]．

HNPCCにおいて発生する悪性腫瘍のスペクトラムには地域差があると考えられており，1999年のICG-HNPCC会議において，HNPCC associated cancer をどのように決めるべきかについて議論が百出した（10 th ICG-HNPCC meeting, 1998）．結局オランダの多臓器の生涯累積発生率（表2）を参考にして Revised Amsterdam criteria II がつくられた（11th ICG HNPCC meeting 1999）．

表3 各国における多臓器癌発生状況

Variable	The Netherlands	Finland	USA	Japan National Survey	
	Vasen H 1986	Mecklin JP 1991	Watson P & Lynch HT 1993	Kunitomo & Komi 1991	Kawakami & Baba 1995
Criteria	Amsterdam	Amsterdam	Amsterdam	Japanese	Amsterdam
Number of pedigrees	22	40	23	777	109
Extracolonic tumors	55 (100%)	172 (100%)	161 (100%)	152 (100%)	48 (100%)
Stomach	5 (9.1%)	29 (16.8%)	17 (10.6%)	69 (45.4%)	17 (35.4%)
Uterus					14 (29.2%)
endometrium	14 (25.5%)	40 (23.3%)	53 (32.9%)	15 (9.9%)	5 (10.4%)
unknown origin					9 (18.6%)
Urogenital organ	7 (12.7%)	10 (5.8%)	15 (9.3%)	14 (9.2%)	3 (6.3%)
Small intestine		5 (2.9%)	10 (6.2%)	0 (0%)	0 (0%)
Breast	5 (9.1%)	8 (4.7%)	19 (11.8%)	9 (5.9%)	1 (2.1%)
Lung	1 (1.8%)	4 (2.3%)	5 (3.1%)	7 (4.6%)	0 (0%)
Others	23 (41.8%)	81 (47.1%)	42 (26.1%)	29 (19.1%)	13 (27.1%)

　HNPCCの重複がん症例の解析では第2がんの臓器特異性についてはなお不明であるが，わが国において行った第2回アンケート調査の結果では，男性では胃がん，女性では子宮体部がんがもっとも多かった(表3)。1995年の調査では小腸がんの登録はなかったが，最近わが国でも小腸がんが散見されるようになった(図5)。Aarnio[21]はHNPCCに合併する胃がんは腸型が多く，環境要因の関与が強いとしている。第2がんとして胃がんの頻度の高い国として，わが国のほかにも韓国，フィンランド，ポルトガルなどがあげられる(第10回ICG-HNPCC)。Warthinが報告したFamily Gも報告時には胃がん合併家系であったがアメリカの胃がん発生率の低下に伴い胃がんの発生率が低下しており，第2がんの発生には環境要因も重要な役割をしていると考えられる。この点，手術後の生活指導，術後抗がん剤投与の可否，Chemopreventionなどの研究が大切である。

　合併する頻度の少ないがんとして肺がん，食道がんがあげられる。

　わが国におけるMMR遺伝子の生殖細胞変異に関してはいくつかの解析結果の報告があるものの，なおサーベイランスに役立つまでに至っていない[22]。

　hMSH2に変異を認めるもののほうがhMLH1に比べ多臓器がんの頻度が高いことが報告されている[23]。今後，genotype-phenotypeの関連についてわが国でもさらに研究することが必要である。

　家族歴のない多重がんの場合，MSI陽性の症例については，geneticなもの(HNPCC症例)かepigeneticなものかを検討する必要がある。Extracolonic cancerの発生には，おそらく原因遺伝子および変異の種類の違いに加え食事，生活習慣などの環境要因の影響もあると考えられ今後わが国でも多施設共同研究によりgenotype-phenotypeの解析を積極的にすすめる必要がある。

　hMSH6の生殖細胞変異はわが国で2家系，国際的には約30家系で確認され，かなり特徴的なphenotypeが明らかになってきた。すなわち，①大腸がんより子宮体部がんのリスクが高い，②発症年齢が必ずしも若年でない，③他の臓器がんの頻度が高い，などの特徴がある。

　WijnenらはAmsterdam criteriaを満たさないHNPCC類似家系10家系中7家系でMSH6の生殖細胞変異を認め16例の腫瘍でMSIを検索した結果はMSI-H 9例 MSI-L (microsatellite-low) 3例，MSS (microsatellite stable) 4例であった。大腸がん，尿管がんでTGFβRII (A_{10}) にMSIを認めたが子宮内膜がんでは認め

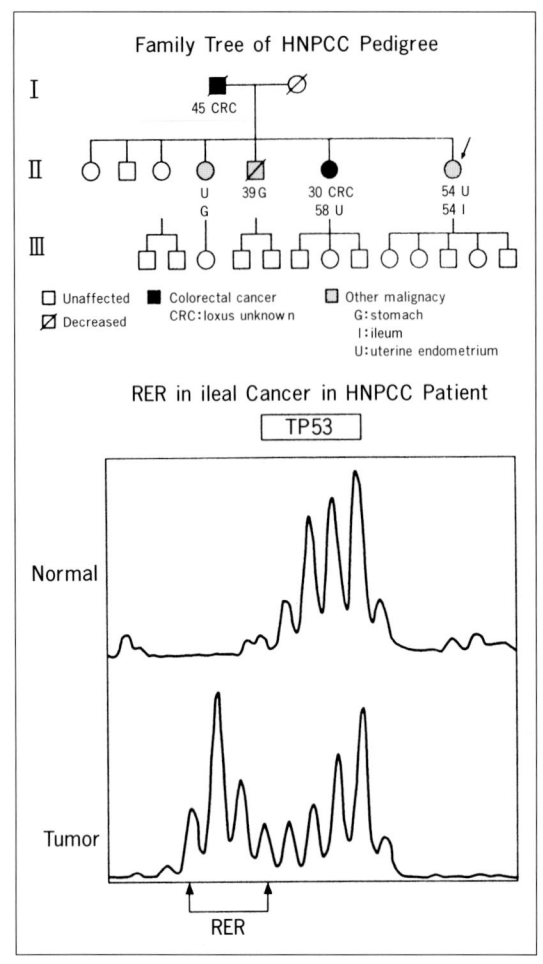

図5　小腸がん合併HNPCC家系と小腸がんで認められたMSI/RER（＋）

られず臓器による標的遺伝子の違いを示唆している（ICG-HNPCC，2000）。

5．HNPCCの亜型（Variant）

A．Muir-Torre症候群

Keratoacanthomaなどの皮膚症状と内臓がんを合併するMuir-Torre症候群の2例でhMSH2の変異が確認され，本疾患はLynch II型の亜型と考えられるに至った[24]。MMR遺伝子の異常としてhMLH1，hMSH2のgermlineの変異が確認されている[25]。最近わが国でもhMLH1の変異が確認された。

B．Turcot症候群

Hamiltonら[26]はTurcot症候群14家系の遺伝子解析を行いTurcot症候群は遺伝子的にはheterogeneousな疾患であることを証明した。

すなわち12家系中10例にAPC遺伝子の生殖細胞変異を認め，2家系においてMMR遺伝子の生殖細胞変異を認めた。APC遺伝子変異群に発生した脳腫瘍はすべてmedulloblastomaであったのに比べ，MMR遺伝子群の脳腫瘍はすべてglioblastomaであった。それも通常のglioblastomaに比べ長期生存が確認されている。

6．遺伝子診断

FAPでは発症前診断の臨床上の有用性はすでに証明されている，しかしHNPCCの場合一部の保因者の同定はできるものの発症前診断はなお研究段階にあるといわざるを得ない（表4）。HNPCCの原因遺伝子については，なお研究過程にある遺伝子であるので遺伝子診断にあたっては，その利点と診断限界を熟知する必要がある。例えば保因者を同定できるといっても，現時点ではすべての保因者を発見できるわけではない。また保因者のすべてが発症するかも不明であることなどである。特にミスセンス変異の場合，多型（polymorphism）の可能性もあり，機能解析を行うなど専門家に相談するのがよい。

稀な疾患であるが大腸がん発がんの鍵となる疾患であり，発症前診断の確立には全国レベルの学際的共同研究によりhMSH2，hMLH1に次ぐ未知の原因遺伝子の探索も急務である。

National Registryの確立とそれによるgenotype-phenotypeの解析を行うことにより，初めてわが国独自のsurveillanceが可能になる。

7．microsatellite instability（MSI）/replication error（RER）

MMR遺伝子の同定には複数の遺伝子を解析せねばならず多大の労力と費用を要する。

表4 遺伝子診断の臨床応用（FAP vs HNPCC）

Responsible genes	APC	hMSH 2　hMSH 6 hMLH 1　hPMS 1　hPMS 2 expected unknown genes
Penetrance rare	≒100%	80～90%
Presymptomatic Dx	Clinically useful	Research is on going
Genotype phenotype relationship	AAPC severe phenotype	Research is on going hMSH 2：association of extracolonic malignancy
RER phenotype	0	90～95%（＋）
Evaluation of missense mut	End up with stop codon	Segregation study & function test are necessary
Ploidy	Aneuploid	Diploid
Response to chemotherapy	Moderately sensitive	Resistant（MMR deficient cell line） Risk of second primary？
COX-2	↑	→

表5 Microsatellite instabilityの評価に関する国際ガイドライン（大腸がん）

	Reference panel	
Maker	Repeating unit	GDB #
BAT 25	Mononucleotide	9834508
BAT 26	Mononucleotide	9834505
D 5 S 346	Dinucleotide	181171
D 2 S 123	Dinucleotide	187953
D 17 S 250	Dinucleotide	177030

	Criteria for interpretation		
	5 Loci analyzed	＞5 Loci analyzed	Interpretation
Number of markers	≧2	≧30～40%	MSI-H
Exhibiting instability	1	＜30～40%	MSI-L
（Length changes）	0	0	MSS or MSI-L

　一方，mutator phenotype としての MSI は HNPCC に合併する腫瘍で高頻度に検出できる。
　家族歴のない症例では genetic なものか epigenetic なものかさらなる検討が必要である。
　National Institute of Health において行われた Microsatelite Instability Workshop において MSI の評価に関する国際ガイドラインが示された（表5）。
　MSI は下記に示すように臨床上有用なマーカーである。MSI の検出は autosequenser 法により簡便化された。

A．MSI の有用性
（1）HNPCC 症例のリクルート
　家族歴が十分でない症例や initial mutator の場合，遺伝子診断を行う手がかりとなる。特に若年発症の多重がんの場合 MSI/RER を検索することは重要で MSI-H（図6）を認めた場合 HNPCC の可能性が高い。ただし一般大腸がんでも約 10～15% に MSI-H を示すものがあるので注意を要する。

（2）第2がんの予測
　HNPCC に合併する大腸がんでは 90% 以上に MSI-H が認められる。このような場合，手術で第1がんを根治しても第2がんを発生するリスクが高く，胃，子宮，小腸，尿管などの多臓器を長期にわたりサーベイランスを行うことが必要となる。

（3）サーベイランス
　MSI-H の腺腫を認めた場合，通常の腺腫よりサーベイランスの期間を短くすることが必要であり2年ごとの大腸鏡検査が薦められている。

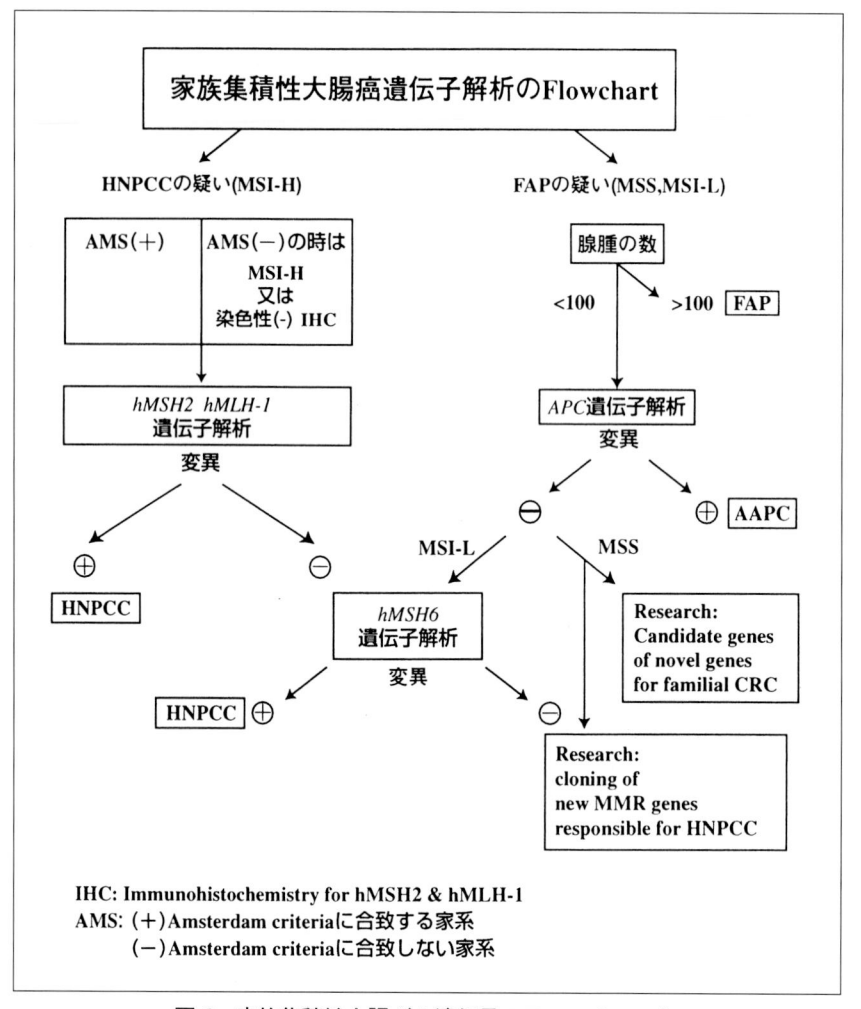

```
家族集積性大腸癌遺伝子解析のFlowchart
                    │
        ┌───────────┴───────────┐
   HNPCCの疑い(MSI-H)        FAPの疑い(MSS,MSI-L)
        │                       │
  ┌─────┴─────┐              腺腫の数
 AMS(+)   AMS(-)の時は        ┌──┴──┐
          MSI-H              <100   >100 [FAP]
          又は                │
          染色性(-) IHC        │
        │                     │
  hMSH2 hMLH-1            APC遺伝子解析
  遺伝子解析                   変異
     変異                  ┌───┴───┐
  ┌───┴───┐                ⊖       ⊕ [AAPC]
  ⊕       ⊖            MSI-L   MSS
[HNPCC]  hMSH6                  │
        遺伝子解析          Research:
           変異            Candidate genes
        ┌──┴──┐            of novel genes
[HNPCC]⊕      ⊖            for familial CRC
                    Research:
                    cloning of
                    new MMR genes
                    responsible for HNPCC
```

IHC: Immunohistochemistry for hMSH2 & hMLH-1
AMS: (+)Amsterdam criteriaに合致する家系
     (-)Amsterdam criteriaに合致しない家系

図6 家族集積性大腸がん遺伝子のフローチャート

大腸鏡検査困難例やがんに対する不安が特に強い患者においては予防的切除もひとつの選択肢(option)となり得るが,なお一般的ではない。genotypeではhMSH2に変異を認めるもののほうがhMLH1に比べ多臓器がんの頻度が高いことが報告されている。今後genotype-phenotypeの関連についてわが国でもさらに研究することが必要である。

(4) 術後抗がん剤の選択の指標

MMR-deficient cellは in vitro study で多くの抗がん剤に対し抵抗性があることが判明しており[27],オランダの臨床研究では抗がん剤を投与された群の5年生存率が無治療群に比べむしろ低いことが報告されている(ICG-HNPCC, 1997)。今後,MSI-Hを示す腫瘍に対しては術後抗がん剤の投与はむしろ控えるべきであると考える。

B.MSI testの日常臨床検査導入における問題点

大腸がんの発がんに異なるpathwayが存在し,予後,抗がん剤感受性,第2がん発生のリスクが異なることが判明し,MSI testは将来のがん治療,予防戦略上非常に重要な検査法であり,大腸がん全例に行うべき検査であり日常臨床への導入が期待されるが,その導入にはなおいくつかの障害が存在する。

MSI testに用いられるマーカーの多様性が問題となりNCI-MSI workshopにより五つのマー

カーが第1選択のマーカーが決められたが，これは検出率から選ばれたものであり，これ以外のマーカーが不適であるのではなく，MSSと判定するためにはこれ以外のマーカーでも追加検査することが望ましい。選ばれたマーカーは当初大腸がんに限ると考えられていたが，その後子宮内膜がんに対してもある程度で有効であることが判明した[28]。しかし選ばれた五つのマーカーはMSH2，MLH1の変異の検出には非常に有効であるが，その後MSH6がクローニングされMSH6に合併するがんのなかにはMSI-L，MSSを示すものもあることがわかった。MSI-H検出にはmononucleotide makerが有用だがMSI-Lの検出にはmononucleatide makerより感受性の良いdinucleotide markerがあることが明らかにされた（ICG-HNPCC，2000）[2]。

将来のMSH6の拾い上げを含めた臨床応用の際Bethesda criteriaを有効に活用するためには，第2回NIH-MSI workshopの開催が望まれる。MSI-Hの腫瘍の拾い上げにはBAT26，BAT25は検出感度が良く，経済効率からすれば好ましいマーカーといえる[29]。理由はBAT26：(A_{26})の場合（A_{25}），（A_{27}），のpolymorphismを示すものは約20％あるが，MSI-Hの腫瘍では4塩基以上の欠失があるので，スクリーニングを目的とする場合，正常組織をコントロールとして採取しなくて済む利点がある。しかしpolymorphismについてなお多数例での解析が必要である。

臨床検査導入時のもう一つの難関はマーカーにからむ特許の問題である。米国ではすでに受託検査が行われているが，わが国では研究目的の場合は問題ないが，臨床検査となると健保の適応が望まれ，わが国で健保のための体制を整えるには特許の問題を解決する必要がある。

8．治療と予防

大腸がんのmanagementについては現在いろいろな選択肢が考えられる。長期にわたるサーベイランスが大切である。大腸鏡検査困難例やがんに対する不安が特に強い患者においては予防的切除もひとつのoptionとなり得る。

婦人科領域では子宮体部がんに対しては，生殖年齢を過ぎた症例には予防的切除術（prophylactic surgery）も考えられ，Vasenら[10]，は子宮内膜がん発生のriskはhMSH2変異を有する保因者で61％，hMLH1変異を有する保因者で42％であると報告している。したがって生殖年齢を超えた女性においては子宮卵巣の切除が望ましい。

LynchらはMMRgeneに生殖細胞変異を認めた場合，患者の選択により予防的大腸切除を一つのsurgical optionとしている[17]。しかしなお浸透率が不明な疾患であり，ミスマッチ遺伝子に生殖細胞変異を認めたとしてもそれだけでは手術適応ではなく，RER（＋）ポリープの発症の時点で厳重なサーベイランスにのせるか，予防的大腸切除術を行うか患者と十分相談して治療方針を決定する必要がある。予防的大腸切除術を考える場合，Amsterdam criteria合致例結腸がんに対し全結腸切除術を施行した場合，残存直腸にがんの発生するriskは5～10％であり，直腸がん手術後の結腸がん発生のriskは約20％とさらに高い。したがって結腸全摘後の直腸の監視が必要であり直腸がんの場合は大腸全摘術が望ましい。

9．予　後

がんは，早期診断，早期治療により治癒できる時代となった。HNPCCに合併する大腸がんは予後が良いことが知られているが，発症機序を考えると第2，第3のがんが発症する可能性がある。第2がん，第3がんの予知といった臨床応用がMSI/RERの解析により可能になりつつある。

MIS-H腫瘍の場合，DNA修復機構の障害によるがん関連遺伝子の変異が予測され，多発がんあるいは重複がんの発生する確率が高いと考えられる。発がんのメカニズムからか術後抗がん剤投与が第2がんの発生を促進する可能性も考えられ，またMMR deficient cellはシスプラチン，5FUなどの抗がん剤に対し抵抗性であるとの報告[30]もあり臨床上術後抗がん剤投与に際しては慎重な配慮が必要であり今後の重要な研究課題である。

腺腫に対してCox-2をtargetするchemopreventionの研究があるがHNPCCではCox-2のupregulationは顕著でない。しかしFisherら[31]はaspirinがMMR-deficient cellを選択的にapoptosisに導くことを発表しており，Cox 2以外にもtargetがあることを示しchemopreventionにも期待がもてる。

まとめ

分子生物学の進歩により少なくとも現在大腸がん発がんにはFAP型（CIN型：chromosomal instability）とHNPCC型（MIN型：microsatellite instability）があると考えられ[32]，さらに大腸がんの予後がpathway dependentであることが判明した。今後，手術術式選択，抗がん剤感受性の判定など大腸がん発がんの機序に即した治療戦略を確立していくことが重要である。

文献

1) Warthin AS: Hereditary with reference to carcinoma. Arch Intern Med 12；546-555, 1913
2) 馬場正三，松原秀長：HNPCC in the year 2000（21世紀の大腸癌診断治療戦略のために）. メジカルビュー社，東京, 2000
3) Kawakami K, Yasutomi Y, Baba S: Analysis of HNPCC Registries DATA reported at the 43 rd Japanese Society for cancer of the colon and rectum (JSCCR) meeting. In Baba S (ed). New Strategies for Treatment of Hereditary Colorectal Cancer. Churchill-Livingstone, Tokyo, 1996
4) Ionov Y, Peruchol M A, Malkhosyan S, et al: Ubiquitous somatic mutations in simple repeated sequences reveal a new mechanism for colonic carcinogenesis. Nature 363：558-561, 1993
5) Thibodeau SN, Bren G, Schad D: Microsatellite instability in cancer of the proximal colon. Science 260：816-819, 1993
6) Ikeda M, Orimo H, Moriyama H, et al: Close correlation between mutation of E 2 F 4 and hMSH 3 genes in colorectal cancers with microsatellite instability. Cancer Res 58：594-598, 1998
7) Lynch H T, Smyrk T: Hereditary nonpolyposis colorectal cancer (Lynch Syndrome) An updated review. Cancer 78：1149-67, 1996
8) Lanspa ST, Lynch HT, Smyrk TC; Colorectal adenomas in the Lynch syndromes-results of a colonoscopy screening program. Gastroenterology 98：1117-1122, 1990
9) Leppert M, Burt R, Hughes JP, et al: Genetic analysis of an inherited predisposition to colon cancer in a family a variable number of adenomatous polyps. N Eng J Med 322：904-906, 1990
10) Vasen H F, Wijnen J T, Menko F H, et al: Cancer risk in families with hereditary nonpolyposis colorectal cancer diagnosed by mutation analysis. Gastroenterology 110；1020-1027, 1996；erratum appeared in 1996：111：1402
11) Burt RW, Bishop DT, Cannon LA, et al: Dominant inheritance of adenomatous colonic polyps and colorectal cancer. N Engl J Med 312：1540-1544, 1985
12) Jass J R, Stewart S M, Schroeder D: Screening for hereditary nonpolyposis colorectal cancer in New Zealand. Eur J Gastroenterol Hepato 14：523-527, 1992
13) Lanspa ST, Lynch HT, Smyrk TC: Colorectal adenomas in the Lynch syndromes-results of a colonoscopy screening program. Gastroenterology 98：1117-1122, 1990
14) Aaltonen L A, Peltomaki P, Mecklin JP, et al: Replication errors in benign and malignant tumors from hereditary nonpolyposis colorectal cancer patients. Cancer Res 54：1645-8, 1994
15) Iino H, Simms L, Young J, et al: DNA microsatellite instability and mismatch repair protein loss in adenomas presenting in hereditary nonpolyposis colorectal cancer. Gut 47：37-42, 2000
16) Loukala A, et al: Microsatellite instability in adenomas as a marker for hereditary nonpolyposis colorectal cancer Am. J Pathol 155：1849-1853, 1999
17) Watson P, Lynch HT: Extracolonic cancer in nonpolyposis colorectal cancer. Cancer 71：677-685, 1993
18) Lin KM, Shashidharan M, Ternent CA, et al: Colorectal and extracolonic cancer variations in MLH 1/MSH 2 hereditary nonpolyposis colorectal cancer kindreds and the general

population. Dis Col Rectum 41 : 428-33, 1998
19) Dunlop MG, Farrington SM, Carothers AD, et al : Cancer risk associated with germline DNA mismatch repair gene mutation. Hum Mol Genet 6 : 105-110, 1997
20) Boyd J : Hereditary ovarian cancer : molecular genetics and clinical implications ASCO, educational book, pp 531-539, 2000
21) Aarnio M, Salovaara R, Aaltonen LA, et al : Feature of gastric cancer in hereditary non-polyposis colorectal cancer syndrome. Int J Cancer 74 : 551-555, 1997
22) Miyaki M, Konishi M, Muraoka M, et al : Germline mutations of hMSH 2 and hMLH 1 genes in Japanese families with hereditary non polyposis colorectal cancer (HNPCC) : usefulness of DNA analysis for screening and diagnosis of HNPCC patients. J Mol Med 73 : 515-520, 1995
23) Jager AC, Bisgaad ML, Myrhoj T, et al : Reduced frequency of extracolonic cancer in hereditary nonpolyposis colorectal cancer families with monoallelic hMLH 1 expression. Am J Hum Genet 61 : 129-38, 1997
24) Kolodner RD, Hall NR, Lipford J, et al : Structure of the human MSH 2 locus and analysis of two Muir-Torre kindreds for MSH 2 mutations. Genomics 24 : 516-526, 1994
25) Kruse R, Rutten A, Lamberti C, et al : Muir-Torre phenotype has a frequency of DNA mismatch-repair-gene mutations similar to that in hereditary nonpolyposis colorectal cancer families defined by the Amsterdam criteria. Am J Hum Genet 63 : 63-70, 1998
26) Hamilton SR, Liu B, Parsons RE, et al : The molecular basis of Turcot's syndrome. N Engl J Med, 332 : 839-847, 1995
27) Boland CR, Koi M, Chauhan DP, et al : Participation of the hMLH 1 mismatch repair gene in the regulation of the cell cycle In Baba S (ed). New Strategies for Treatment of Hereditary Colorectal Cancer. Churchill Livingstone, Tokyo, 1996
28) Shimpkins SB, Bocker T, Swister M, et al : MLH 1 promotor methylation and gene silencing is primary cause of microsatellite instability in sporadic endometrial cancers. Hum Mol Genet 8 : 661-666, 1999
29) Zhou XP, Hoang JM, Cottu PH, et al : Allelic profiles of mononucleotide repeat microsatellites in control individuals and in colorectal tumors with and without replication errors. Oncogene 15 : 1713-1718, 1997
30) Carethers JM, Chauhan DP, Fink D, et al : Mismatch repair proficiency and in vitro response to 5-fluprouracil. Gastroenterology 117 : 123-131, 1999
31) Ruschoff J, Wallinger S, Dietmajer W, et al : Aspirin suppresses the mutator phenotype associated with hereditary nonpolyposis colorectal cancer by genetic selection. Proc Natl Acad Sci USA 95 : 11301-11306, 1998
32) Kinzler K W, and Vogelstein B : Gatekeepers and caretakers. Nature 386 : 761-763, 1997

(馬場正三)

IV 遺伝子と消化管がん－診断と治療－

1 遺伝子診断と病理診断の接点

病理診断は，消化管がんの臨床において決定的な意義を有している．特に，内視鏡による治療が一般化した現在，切除された粘膜組織における病変の病理組織学的診断はもちろんのこと，深達度の確定，脈管内侵襲および断端浸潤の有無の診断は，後治療の選択・決定に不可欠である．しかし，形態の変異のみに依存した病理診断には，いくつかの点で限界が存在する．すなわち，良性と悪性の中間的な形態を示す病変は稀ではなく，そのような病変の診断には病理医の主観的な判断が入りやすく，診断基準に差のみられることがある．また，形態の変化では，がんの生物学的悪性度や予後の類推に限界があり，遺伝性腫瘍の可能性や薬剤感受性に関する情報は得られない．病理は，組織形態学の重要性を認識したうえでこれらの限界を正視し，「病理学は病気の本態を究める総合の学」との立場で，あらゆる方法を用いて病変の実態とその個性を明らかにし，診断に還元する必要がある．

一方，臨床検体に対して，がんの発生・進展に関わる遺伝子・分子の異常を解析することにより，診断および治療の指針とするのが遺伝子診断である．これにより，病理診断の弱点であるがんと良性病変との客観的鑑別診断や遺伝性腫瘍のキャリアーの同定・発症前診断，がんの悪性度診断や薬剤感受性の判定などの個性診断が可能となる[22,23]．また，血液や体腔液を用いることにより，がんの存在診断を高感度に行うことができる．さらに，ヒトゲノムの全貌が明らかとなり，がん病態との関係が詳細に検討されれば，がんの診断・治療に留まらず予防に関する情報までも得られ，ますますその重要性が高まるものと考えられる．

本稿では，遺伝子診断と病理診断の接点である病理検体に対する遺伝子解析の診断への応用の現状と今後の展望について述べる．

1．遺伝子診断と病理診断の接点：分子病理診断

遺伝子診断に供する臨床検体としては，組織，体腔液，分泌液，血液，便，尿などがあげられる．これらのうち，組織検体については，形態学的観察により病理診断が行われるために，組織像と遺伝子・分子の異常との対比が可能である．病理組織検体に対する遺伝子診断を『分子病理診断』と呼んでいるが，これこそがまさに遺伝子診断と病理診断の接点といえよう．

消化管の場合，病理診断の目的で病変部から採取された組織検体は，ホルマリン固定パラフィン切片となる．この数枚の切片からDNAを抽出し，polymerase chain reaction (PCR) 法とSSCP (single-strand conformation polymorphism) 法，RFLP (restriction fragment length polymorphism) 解析，マイクロサテライト法を併用することにより，点突然変異，対立遺伝子欠失，遺伝子不安定性が検出できる．遺伝子産物の過剰異常は，免疫染色によって容易に同定される．これにより，良悪の客観的な鑑別診断の他，がんの悪性度診断や多発がんの推定など，病理診断の弱点を補うことができる．さらに，前がん性病変のみならずがんの背景粘膜（例えば胃の腸上皮化生）にまで検索を広げ，そこでがんと同等の異常を検出することにより，がん化の可能性の高い病変（真の前がん性病変）を抽出することができる．重要なことは，病理診断で観察した部位について遺伝子・分子異常の検索ができること

であり，形態異常とを総合して診断を行うことである．

一方，体腔液，分泌液などについては細胞診が行われるが，主として存在する細胞の量の点から，診断感度に問題がある．がん細胞あるいは上皮細胞に特有の遺伝子発現を指標とした遺伝子診断は，がんの存在診断に威力を発揮する．

2．消化管がんにおける遺伝子・分子の異常と診断的意義

現在までに，消化管がんの発生・進展との関わりが明らかにされている遺伝子および分子の異常と，その遺伝子診断マーカーとしての意義について述べる．がんは，多段階的にジェネティックあるいはエピジェネティックな異常が蓄積して発生し，さらに異常が積み重なって進展していくことが知られているが，消化管がんも例外ではない[24,25,28]．その遺伝子・分子の異常には，食道がん，胃がん，大腸がんに共通して関与するものと特異的にみられるものとがある．また，まったく同じ遺伝子の異常であっても，それぞれの臓器がんで関わり方の違うものもあるので，解析結果を診断に反映するためには，個々における意義を十分に把握しておかなければならない．

テロメラーゼの活性化とそれによるテロメアDNAの維持は，染色体の安定性を介して細胞に不死化を惹起し，いずれの消化管がんにも共通して早期がん化過程に関与する[14,20,21]．すなわち，食道がん，胃がん，大腸がんのほとんどは，組織型や進行度によらず強いテロメラーゼ活性を有し，食道の異形成，胃の腸上皮化生や腺腫，大腸腺腫においても，低いレベルではあるが30～50％の頻度で活性が検出される．触媒サブユニットであるTERTも大部分の消化管がんで過剰発現し，前がん性病変では，活性に先行して発現が上昇していくことから，『真の前がん性病変』を同定するための有用なマーカーである．

遺伝子不安定性は，マイクロサテライト法で検索し，5領域のうち2領域以上が複製エラーを示すものを強い不安定性（high-frequency of microsatellite instability；MSI-H），1個のものを弱い不安定性（low-frequency of MSI；MSI-L）とする[16]．MSI-Hは通常の胃がんでは4％程度しかないが，MSI-Lは胃がん・大腸がんの30～60％に認められる．腸上皮化生や腺腫でも遺伝子不安定性を有するものは，遺伝子異常蓄積の素地，すなわち『真の前がん性病変』と考えるべきである[3]．MSI-Hは，遺伝性非ポリポーシス性大腸がん（hereditary non-polyposis colorectal cancer：HNPCC）の指標となり，MSI症例は，胃がん，大腸がんを含む多発がんで特に高頻度であることから，その推定に有用である[5]．MSIの原因となる $hMLH1$ 遺伝子や $hMSH2$ 遺伝子の発現低下は，特異抗体を用いた免疫染色でみることができる．

がん抑制遺伝子のうち，$p53$ 遺伝子の欠失／変異は，食道がん，胃がん，大腸がんのいずれにおいても50～60％の頻度で存在し，腺腫では異型度が増すに従い不活化の頻度が増加する[24,25,28]．APC 遺伝子の欠失／変異は，大腸，胃ともに，腺腫でも比較的高頻度に認められることから，がんの初期像の同定に有用である．

がん細胞の過剰増殖の原因となる細胞周期調節因子の異常も，消化管がんにおいてしばしば認められる[26]．CDKインヒビター$p21^{WAF1/CIP1}$の発現低下は，多くの胃がん，大腸がんに認められ，大腸がんでは悪性度と相関する[18]．$p27^{KIP1}$の発現低下は，胃がんおよび大腸がんの悪性度・不良な予後と有意な相関性を示す[19]．一方，サイクリンEの遺伝子増幅は胃がんと大腸がんの10～20％に認められるのに対し，サイクリンD1の遺伝子増幅は食道がんの約半数に存在する[25]．これらサイクリンの遺伝子増幅と過剰発現は，悪性度の高い症例で認められる．したがって，細胞周期調節因子の異常は，消化管がんの重要な悪性度マーカーである．

増殖因子レセプター型がん遺伝子の増幅および過剰発現も，悪性度とよく相関することが知られている[25,28]．c-met の遺伝子増幅は，20～40％の胃がんに認められるが，食道がんや大腸がんではきわめて稀である．c-$erbB2$，K-sam の遺伝子増幅は，それぞれ胃の高分化腺がん，スキルスがんに優先的に認められる．$EGFR$ 遺伝子の増幅と過剰発現は，食道がんと胃がんの悪性度のよい

指標である。さらに，高悪性度がんでは，種々の増殖因子・サイトカインの過剰発現があり，自己増殖促進とともに間質との相互作用を介して機能を発現しており，例えば，VEGFやIL-8などは血管新生を誘導し転移に関わっている[7,25,28]。

細胞接着分子は，がん細胞の浸潤性や形態形成に重要な役割を担っている。E-cadherinの遺伝子異常およびメチル化による不活化は，低分化腺がんに高頻度に認められる。E-cadherin遺伝子のプロモーター領域には，single nucleotide polymorphism（SNP）があり，転写活性に影響を及ぼす[9]。胃がん，特にスキルスがん患者では，特定の遺伝子型と相関する傾向にある。

3．消化管がんの分子病理診断

A．分子病理診断の実際

このように蓄積された消化管がんの遺伝子・分子の異常に関する知見に基づいて，筆者らは広島市医師会臨床検査センターと共同で消化管の病理検体に対する遺伝子診断（分子病理診断）システムを構築した[22,23]。良悪の鑑別診断および真の前がん性病変の抽出，がんの悪性度診断，多発がんの推定およびHNPCCの同定が主たる目的である。図1に示すように，病理診断目的で提出された生検あるいは切除組織（内視鏡的粘膜切除，外科的切除）で，ホルマリン固定試料を対象とする。通常の病理診断を行う時に，病理医が遺伝子解析をする症例（がん，異型腺腫，異形成，境界領域病変）および解析する切片を指示し，まず多種の分子／遺伝子マーカーの免疫染色による検索を行う。病理医は，免疫染色の結果と組織像を総合し，新たな情報が得られた場合には所見と意義を解説した分子病理診断報告書を作成し主治医に報告する。

また，病理医は，遺伝子解析のため，HE染色未封入切片に顕微鏡下で検索するべき部位をフェルトペンでマークし，検査室では，そこから組織を針先でチューブに回収，常法によりDNAを抽

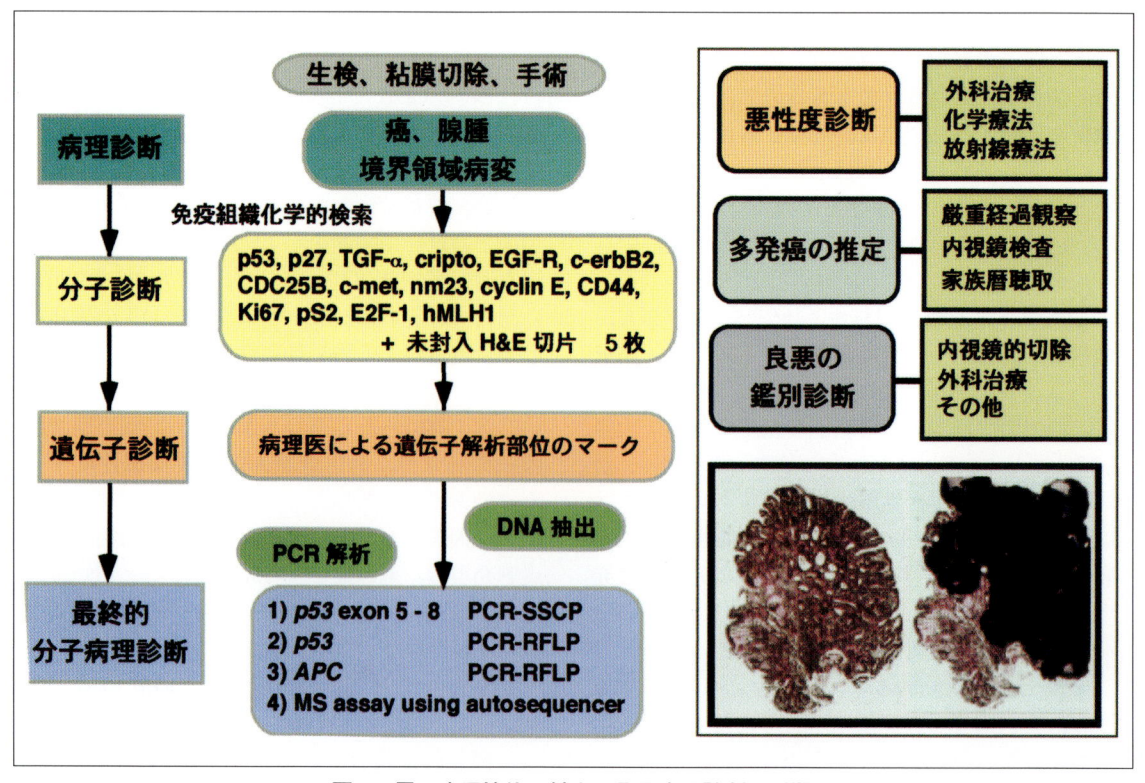

図1　胃の病理検体に対する分子病理診断の手順

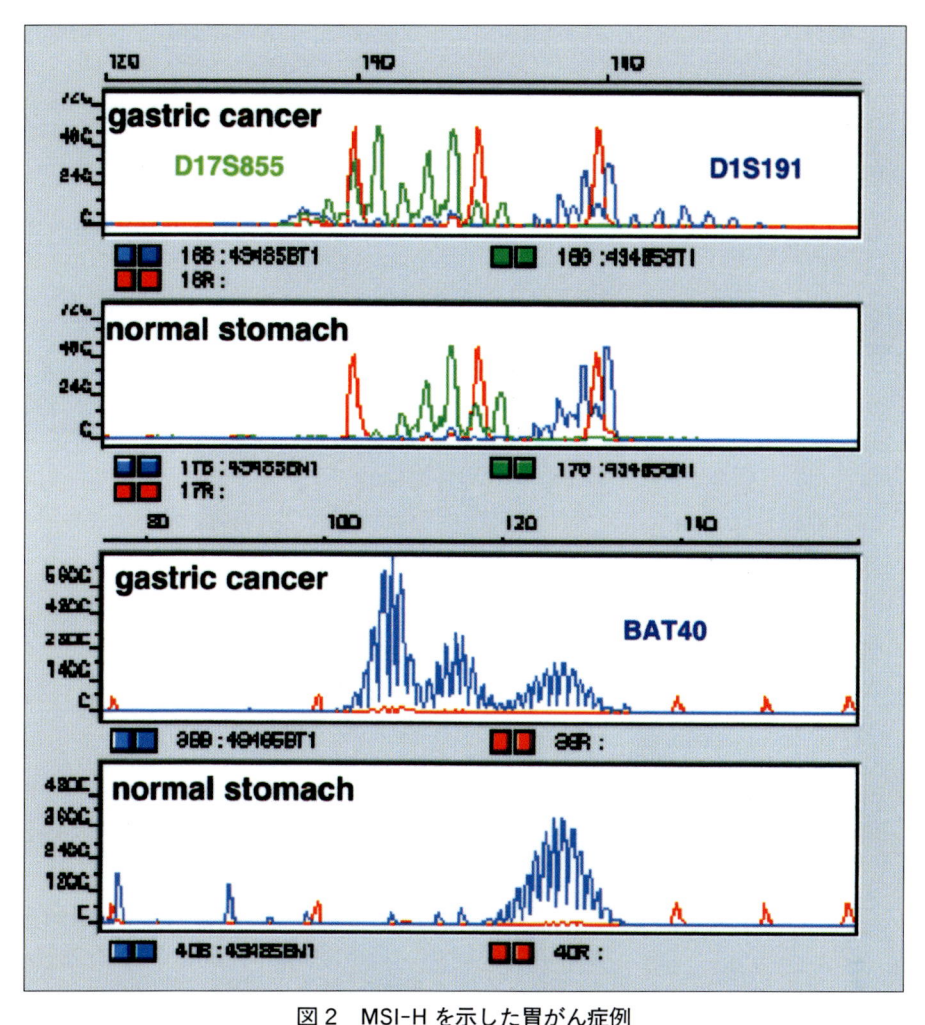

図2 MSI-H を示した胃がん症例
胃と大腸の重複がん症例の胃がんにおけるマイクロサテライト検索の結果である．
D17S855，D1S191，BAT-40 の3領域で複製エラーが認められる．

出する．このDNAについて，非RI系のPCR-SSCPおよびPCR-RFLPで遺伝子異常を検索するとともに，マイクロサテライト領域を蛍光色素標識プライマーを用いたPCRの後にオートシークェンサーで解析することにより遺伝子不安定性を検討する．これらの結果と組織像および免疫染色とを総合し，最終的な分子病理診断を行う．なお，マイクロサテライト法を除くすべての分子病理学的解析は検査技師によって行われている．

解析する項目は，食道がん，胃がん，大腸がんそれぞれにおける遺伝子／分子の異常の特徴にあわせて臓器別に設定している．胃がんでは，p53，APC，CD44，EGFR，c-met，c-erbB2，サイクリンE，p27，CDC25Bなどを検索し，食道がんでは，サイクリンD1を悪性度マーカーに加え，大腸がんでは，p21，SLXも検索する．APCおよびp53の遺伝子欠失／変異は，PCR-SSCPおよびPCR-RFLPで検索する．多重がんおよびHNPCCの推定のためのマイクロサテライト法では，D1S191，D17S855（BRCA1領域），BATRII（TGFβRII），BAT40の計4領域を検索し，2領域以上に異常を認めた場合にMSI-Hと判断する（図2）．hMLH1の発現異常を免疫

これまでに，10000病変以上の消化管の病理組織をこのシステムで解析した。悪性度診断では，食道がんで31％，胃がんで12％，大腸がん7％を高悪性度と診断したが，これらは予後不良の傾向を示している。鑑別診断については，胃の境界領域病変の20％以上ががんと確定された。胃腺腫においては，p 53, p 27, サイクリンEなどの異常から，10％ががん化の可能性の高い腺腫（真の前がん性病変）と判定した。MSI-Hを示す胃がんは，検索したなかでは約4％と頻度は低いが，その半数において臨床的に同時性あるいは異時性の多発がんが確認されたことは重要である。

現在の解析は，がん，腺腫／異形成，境界領域病変に限っているが，対象を腸上皮化生にまで広げることにより，そのなかから『真の前がん性病変』を抽出すること，すなわち，がんの超早期診断の可能になるものと考えられる。

B．分子病理診断の問題点

現在のシステムの問題点のひとつは，DNA抽出用組織をフェルトペンで示された部位から回収しているところにある。これでは，正常腺管の間質のみに少数の印環細胞がんが存在する場合や，間質の間をびまん性に浸潤するスキルスがんでは，正確な組織の回収ができず，遺伝子診断と病理診断の接点としての意義がなくなってしまう。レーザーマイクロダイセクションを用いるとこの問題点は解決でき，図3のように正確にがん細胞と間質の非がん部組織とを分離して回収することが可能で，組織像との対比に有用な手段である。

もうひとつの重大な欠点は，検索マーカーの不十分さであると考えている。現在までにretrospective studyで確認されたものの一部を検索しているので，鑑別診断や悪性度診断についても完全ではないのに加えて，薬剤感受性についての解析はまったく含んでおらず，真のがんの個性診断とは言い難い。例えば，DNAチップで胃の高分化腺がんとスキルスがんにおける遺伝子発現プロファイルを比較すると，高分化腺がんでは，カドヘリン，細胞周期調節因子，MAPキナーゼ系などの発現が高く，スキルスがんでは，種々の増殖

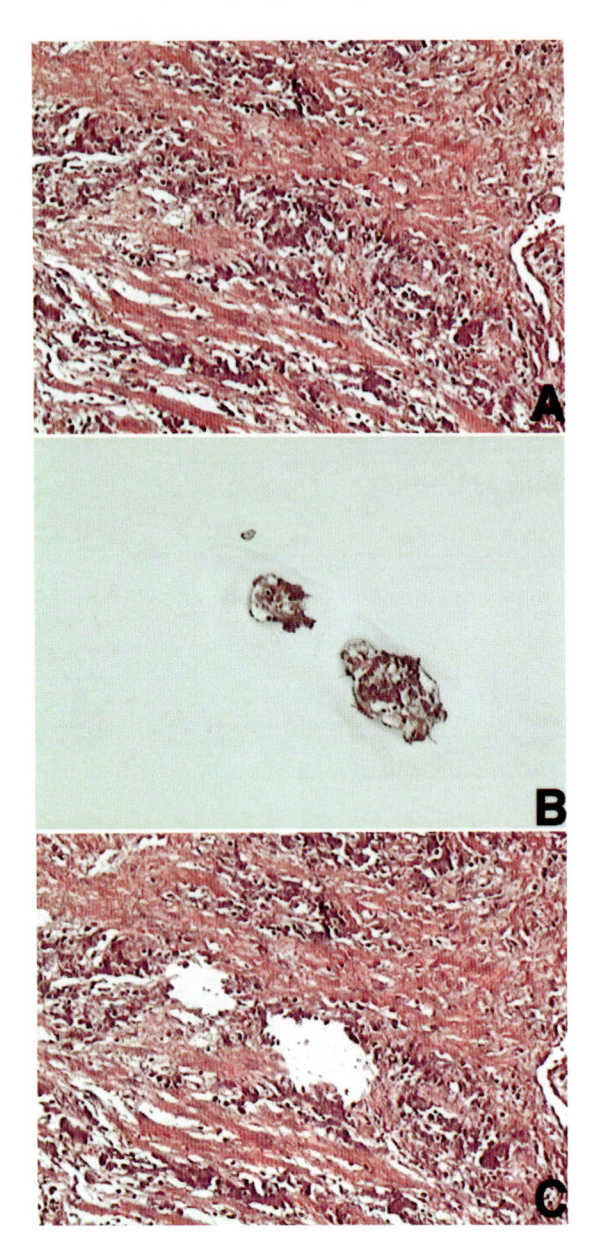

図3 レーザーマイクロダイセクションを用いたスキルスがんの組織採取

サンプル採取前のHE染色未封入切片において，線維性間質のなかに少数のがん細胞が認められる（A）．赤外線レーザーを目的とする部位に照射することにより，がん細胞（B）が間質の混入なく確実に採取できる．Cは，サンプル採取後の切片である．

染色でスクリーニングとともに，MSI-Hに対しては，hMLH 1とhMSH 2の変異をPCR-SSCP法で検索する。

因子／サイトカインやプロテアーゼなどが高発現している。しかし，その他にきわめて多くの遺伝子に発現の変化がみられるが，胃がんにおける役割の検索は残されたままになっている。これらの意義をひとつひとつ解析することによって，治療に直結する標的となる異常を明らかにし，マーカーとして導入する必要がある。

C．がんの存在診断のための遺伝子診断

がんの存在診断に関しては，病理診断が遺伝子診断の力を借りなければならない状況が多い。例えば，リンパ節転移は，患者の予後を左右するもっとも重要な因子であることは言うまでもない。しかし，代表的な1スライスから作成される切片での病理診断には，微少転移を見逃す可能性が含まれている。CEAやケラチン19のように，がん細胞には発現するがリンパ球を含めたリンパ節構成細胞には発現のない遺伝子のmRNAの検出は，この微少転移を同定する有力な方法である[10,13]。Reverse transcriptase (RT)-PCR法によると，病理診断で転移陰性とされたリンパ節でもCEAあるいはケラチンmRNAの発現がみられる症例が少なからず存在し再発率が高い。組織診断で転移が陰性の症例で，サイトケラチン免疫染色で陽性になる症例は，陰性例よりも予後不良である[11]。

微少な腹膜播種の検出も同様である。「胃癌取扱い規約（第13版）」では，ステージ分類に腹腔細胞診の結果を加えることになっている。しかし，細胞診は必ずしも感度の高い検索法とはいえず，細胞診陰性の症例でも腹膜再発をきたす症例は稀ではない。腹腔洗浄液についてRT-PCR法でCEA mRNAを検出することで，腹膜播種の早期診断を行うことができる[12]。さらに，real-time RT-PCR法を用いることにより，より迅速で高感度の診断が行え，術中にも結果が得られることから術式を含めた治療法の決定にも有用である。同様のストラテジーは，末梢血中のがん細胞の同定にも応用することができる。末梢血におけるCEA mRNAの発現とがんの進行度とはよく相関し，微少転移の予知，化学療法の選択，予後の判定に有用である。

4．分子病理診断の今後の展望

2001年2月，ヒトゲノムの全塩基配列の概略が，Nature誌[6]，Science誌[17]に同時に発表された。約30億塩基対がシークェンスされ，ヒトゲノムの90％以上が確定された。蛋白をコードする遺伝子は30000個程度と推定されている。科学がこれまでになし得た最大の偉業であり，情報は全人類が共有するべきものとして無償で公表されている。まさに，ポストシークェンス時代の幕開けである。また，DNAマイクロアレイの技術が確立され，膨大な種類の遺伝子解析を迅速に行い，かつファイリングできるようになり，がんの病態との関連が精力的に検討されている。分子病理診断もこの新しい時代に対応するように変化すべきときである。これまでに明らかにされた消化管がんの発生・進展の分子基盤に関わる知見と体系的・網羅的検索によって今後蓄積される知見を融合することにより，消化管がんの診断における遺伝子解析がますます重要となってくる。がんにおいて見い出されるきわめて多くの遺伝子異常あるいはエピジェネティックな異常を体系化し，1次的な異常と続発した変化とを明らかにすれば，がんの個性診断については，数百遺伝子程度の検索で十分かもしれない。DNAマイクロアレイを導入した消化管がんに対する遺伝子診断のルーチンシステムには，それぞれの臓器がんについての診断用ミニチップの作成が必要である。

遺伝子の1塩基変異多型（SNP）は，1200から1900塩基にひとつの割合で存在し，1％以下と推定されているがアミノ酸の変化を伴うものもある[15]。がんとの関係で特に重要なことは，SNPによる薬剤感受性や発がん感受性の違いである。GSTM1，CYP2E1，RAD51などでは発がん感受性と，O6-alkylguanin-DNA alkyltransferaseなどでは薬剤感受性との関連がさまざまながんにおいて報告されている[4,8]。胃がんでは，MUC1，MUC6，IL-1βのSNPと発がんリスクとの相関が明らかにされている[1,2]。また，遺伝子多型によるがんの浸潤性の違いもMMP-1やE-cadherinなどでは指摘されている[9,27]。今後，SNPとがんの病態や感受性との関

連性についての解析が精力的に展開される．得られる知見を診断に導入することによって，病理診断の検体からも薬物療法や疾患の予防に関する情報を得ることが可能になる．

遺伝子診断と病理診断の接点である分子病理診断は，組織像と遺伝子・分子の異常とを対比して理解できることが最大の利点である．したがって，分子病理診断の重要な使命のひとつは，遺伝子・分子・機能の異常がどのように形態像に反映されるかを明らかにすることであり，病理診断の精度の向上に還元できるからである．ゲノムに綴じ込まれた遺伝子情報は最終的に蛋白の機能として表現され，細胞の増殖・分化や形態の変化は，その総和としてのプロテオーム，メタボロームによって担われている．『分子病理学』は，膨大なゲノム情報を背景として，形態までも包括する形態的ゲノム研究（morphological genomics）を展開する必要がある．

文献

1) El-Omar EM, Carrington M, Chow WH, et al：Interleukin-1 polymorphisms associated with increased risk of gastric cancer. Nature 404：398, 2000
2) Garcia E, Carvalho F, Amorim A, et al：MUC 6 gene polymorphism in healthy individuals and in gastric cacner patients from northern Portugal. Cancer Epidemiol Biomarkers Prev 6：1071, 1997
3) Hamamoto T, Yokozaki H, Semba S, et al：Altered microsatellites in incomplee-type intestinal metaplasia adjacent to primary gastric cancers. J Clin Pathol 50：841, 1997
4) Hengstler JG, Arand M, Herrero ME, et al：Polymorphisms of N-acetyltransferases, glutathione S-transferases, mocrosomal epoxide hydrolase and sulfotransferases：influence on cancer susceptibility. Recent Results Cancer Res 154：47, 1998
5) Horii A, Han H-J, Shimada M, et al：Frequent replication errors at microsatellite loci in tumors of patients with multiple primary cancers. Cancer Res 54：3373, 1994
6) International Human Genome Sequencing Consortium. Initial sequencing and analysis of the human genome. Nature 409：860, 2001
7) Kitadai Y, Haruma K, Sumii K, et al：Expression of interleukin-8 correlates with vascularity in human gastric carcinomas. Am J Pathol 152：93, 1998
8) Levy-Lahad E, Lahad A, Eisenberg S, et al：A single nucleotide polymorphism in the RAD 51 gene modifies cancer risk in BRCA 2 but not BRCA 2 carriers. Proc Natl Acad Sci USA 98：3232, 2001
9) Li L-C, Chui RM, Sasaki M, et al：A single nucleotide polymorphism in the *E-cadherin* gene promoter alters transcriptional activities. Cancer Res 60：873, 2000
10) Mori M, Mimori K, Inoue H, et al：Detection of cancer micrometastasis in lymph nodes by reverse transcriptase-polymerase chain reaction. Cancer Res 55：3417, 1995
11) Nakajo A, Natsugoe S, Ishigami S, et al：Detection and prediction of micrometastasis in the lymph nodes of patients with pN 0 gastric cancer. Ann Surg Oncol 8：158, 2001
12) Nakanishi H, Kodera Y, Yamamura Y, et al：Rapid quantitative detection of carcinoembryonic antigen-expressing free tumor cells in the peritoneal cavity of gastric-cancer patients with real-time RT-PCR on the LightCycler. Int J Cancer 89：411, 2000
13) Noguchi S, Hiratsuka M, Furukawa H, et al：Detection of gastric cancer micrometastases in lymph nodes by amplification of keratin 19 mRNA with reverse transcriptase-polymerase chain reaction. Jpn J Cancer Res 87：650, 1996
14) Tahara H, Yasui W, Tahara E, et al：Immuno-histochemical detection of human telomerase catalytic component, *hTERT*, in human colorectal tumor and no-tumor tissue sections. Oncogene 18：1561, 1999
15) The International SNP Map Working Group：A map of human genome sequence variation containing 1.42 million single nucleotide polymorphims. Nature 409：928, 2001
16) Thibodeau SN, French AJ, Cunningham JM, et al：Microsatellite instability in colorectal cancer：different mutator phenotypes and the principal involvement of *hMLH1*. Cancer Res 58：1713, 1998
17) Venter JC, Adams MD, Myers EW, et al：The sequence of the human genome. Science 291：1304, 2001

18) Yasui W, Akama Y, Yokozaki H, et al：Expression of p 21 $^{WAF1/CIP1}$ in colorectal adenomas and adenocarcinomas and its correlation with p 53 protein expression. Pathol Int 47：470, 1997
19) Yasui W, Kudo Y, Semba S, et al：Reduced expression of cyclin-dependent kinase inhibitor p 27 ^{Kip1} is associated with advanced stage and invasiveness of gastric carcinomas. Jpn J Cancer Res 88：625, 1997
20) Yasui W, Tahara E, Tahara H, et al：Immunohistochemical detection of human telomerase reverse transcriptase in normal mucosa and precancerous lesions of the stomach. Jpn J Cancer Res 90：589, 1999
21) Yasui W, Tahara H, Tahara E, et al：Expression of telomerase catalytic component, telomerase reverse transcriptase, in human gastric carcinomas. Jpn J Cancer Res 89：1099, 1999
22) Yasui W, Yokozaki H, Tahara E：Molecular diagnosis of gastrointestinal cancer. In：Molecular Pathology of Gastroenterological Cancer（ed Tahara E）. Springer, Tokyo, p 187, 1997
23) Yasui W, Yokozaki H, Shimamoto F, et al：Molecular-pathological diagnosis of gastrointestinal tissues and its contribution to cancer histopathology. Pathol Int 49：763, 1999
24) Yasui W, Yokozaki H, Fujimoto J, et al：Genetic and epigenetic alterations in multistep carcinogenesis of the stomach. J Gastroenterol 35 XII：111, 2000
25) 安井　弥, 田原榮一：消化管の発癌と癌関連遺伝子. 消化器疾患-state of arts- I. 胃・腸（玉熊正悦, 望月英隆, 編）. 医歯薬出版, 東京, p 105, 1998
26) 安井　弥：消化管腫瘍における細胞周期制御因子の異常. 病理と臨床 17：801, 1999
27) Ye S, Dhillon S, Turner SJ, et al：Invasiveness of cutaneous malignant melanoma is influenced by *matrix metallopoteinase 1* gene polymorphism. Cancer Res 61：1296, 2001
28) Yokozaki H, Yasui W, Tahara E：Genetic and epigenetic changes in stomach cancer. Int Rev Cytol 204：49, 2001

〔安井　弥・大上直秀・横崎　宏〕

2 遺伝子診断と内科治療・治療の接点

　消化管原発リンパ腫は，胃にもっとも高頻度に発生し，以下，小腸，大腸，食道の順となる。それらの多くはB細胞性非ホジキンリンパ腫であり，ホジキン病，T細胞性リンパ腫などの発生は稀である。近年における消化管リンパ増殖性病変に関する知見の深化は，MALTリンパ腫概念の導入に始まるといっても過言ではない。MALTリンパ腫は1980年代に提唱されて以来[11]，さまざまな議論を経て認知され，REAL分類[6]や新訂WHO分類[5]において独立した疾患単位として列記されている。

　胃MALTリンパ腫が内科治療のうえで非常に注目されている理由は，多くの症例でH. pyloriを除菌することによって病変が消退する点にある。1993年にWotherspoonらは，胃MALTリンパ腫がH. pylori依存性に抗原性を獲得したT細胞を介してB細胞が単クローン性に増殖したものであることを明らかにし，H. pyloriの除菌により病変そのものが消退することを報告した[7,26]。以降，その追試と本態解明に向けての努力が継続的になされつつある。本邦でも，われわれの報告を先駆けとして胃MALTリンパ腫における除菌療法の有効性が確認され，現在その治療に際しては除菌反応性の評価が優先されるようになってきた。本稿では消化管悪性リンパ腫の組織分類の変遷とMALTリンパ腫の概念，さらに最近明らかとされたMALTリンパ腫分子病態の解明に基づく除菌有効例と無効例の臨床病理学的差異について概説したい。これらの知見は，遺伝子診断と内科治療が今や不可分の関係にあることを語るといえよう。

1. 消化管悪性リンパ腫の組織分類の変遷（歴史と概念）

　悪性リンパ腫の分類については，過去30年ほど多くの議論と変遷を重ね，免疫組織化学や遺伝子レベルの解析の進歩とともにさまざまな分類が提唱されてきた。これまで提唱された主な分類はGall-Mallory分類（1942）以後，Rappaport分類（1966），Kiel分類（1974），L S G（Lymphoma-Leukemia Study Group）分類（1979），WF（Working Formulation）分類（1982），Updated Kiel分類（1988），REAL（Revised European-American classification of lymphoid neoplasms）分類（1994）などである。今年中（2001年）にREAL分類[6]を基としてWHO分類[5]が新訂される予定であるが，分類をめぐる議論は今後も続くものと思われる。これらの変遷は，当初リンパ節に発生する節性腫瘍を念頭に置いて分類が構築された時代から，次第に節外性リンパ腫の有する特殊性が認識されるに至った過程を物語るものともいえる。

　消化管の悪性リンパ腫についての理解も時代とともに変化し，近年，Isaacsonらにより消化管原発悪性リンパ腫を対象とする分類が公表された（表1）[10]。節外性リンパ腫全体のなかで，消化管発生例の頻度がもっとも高く，MALTリンパ腫が理解の中心にある点に立脚したものである。いずれにしろ消化管原発リンパ腫は多くがB細胞性非ホジキンリンパ腫により占められ，歴史的に大きく低悪性度と高悪性度とに分けて考えられてきた。

　低悪性度病変（いわゆる"境界領域"を含む）の認識は，1928年にKonjetzneyがlymphatis-

表1 Isaacsonらにより提案されている消化管原発非ホジキンリンパ腫分類

B-cell
Mucosa-associated lymphoid tissue (MALT) type
Low grade
High grade with or without a low-grade component
Immunoproliferative small intestinal disease
Low grade
High grade with or without a low-grade component
Mantle cell (lymphomatous polyposis)
Burkitt's and Burkitt-like
Other types of low- or high-grade lymphoma corresponding to lymph node equivalents
T-cell
Enteropathy-associated T-cell lymphoma (EATL)
Other types unassociated with enteropathy
Rare types (including conditions that may simulate lymphoma)

che hyperplastischer Gastritis の名称で慢性胃炎の特殊型として良性と目されるリンパ細網系細胞の増生を記載したのを初めてとされる。その後，1958年にSmithとHelwigがreactive lymphoid hyperplasiaの概念を提唱した。日本では1966年に中村がreactive lymphoreticular hyperplasia (RLH) として6手術症例の報告を行っている。当初RLHは，リンパ濾胞の増生を伴う異型のないリンパ球のびまん性増殖状態を示す反応性病変と考えられていた。しかし，本邦では，その後RLHは単純な反応性病変ではなく，不可逆性のリンパ球のびまん性増殖，すなわち良性リンパ腫あるいは良性悪性の定かではない境界領域病変 (pseudolymphoma) が含まれると認識されるようになった。

1983年にIsaacsonらによってMALTリンパ腫の概念が提唱された。従来reactive lymphoid hyperplasia あるいはpseudolymphomaと診断されていた病変の有する特殊性が，MALTリンパ腫の概念により説明し得ることが次第に明らかにされた。本邦でもRLHなどの疾患概念との異同が議論されたが，基本的にMALTリンパ腫と同じ病変を対象としたものであったことが確認された。同じ組織所見であっても，病変の本質的理解と構成する細胞の異型性の把握は，必ずしも普遍的なものではなく，各時代の学問レベルに制限されるためと考えられる。MALTリンパ腫も当初激しい懐疑論にさらされたが，その妥当性が認められたのは，近年の免疫学，分子生物学の進歩による"粘膜関連リンパ組織"そのものの認知とクロナリティの証明による擁護があったためといえよう。

消化管に発生する組織学的な低悪性度B細胞リンパ腫には，MALTリンパ腫以外にも，ときにマントル細胞リンパ腫mantle cell lymphomaや濾胞性リンパ腫が認められる。特にマントル細胞リンパ腫はきわめて予後不良であり，MALTリンパ腫との鑑別に留意が必要である[15,29]。これらは病変がしばしば全身的な拡がりを示すとともに，詳細な免疫学的表現型検索が鑑別の参考となる。マントル細胞リンパ腫ではcyclinD1が核に陽性となり診断の決め手となるのに対して，MALTリンパ腫では陰性である。

消化管における高悪性度病変は，多くがびまん性大細胞型Bリンパ腫 (diffuse large B-cell lymphoma；DLBCL) により占められるが，少数ながらバーキットリンパ腫なども認められる。びまん性大細胞型Bリンパ腫DLBCLは，悪性リンパ腫全体の30〜40％を占めもっとも頻度が高く，当然，消化管のみならず種々の臓器から発生する。したがって，原発か二次的侵襲secondary involvementのいずれかの判断については，

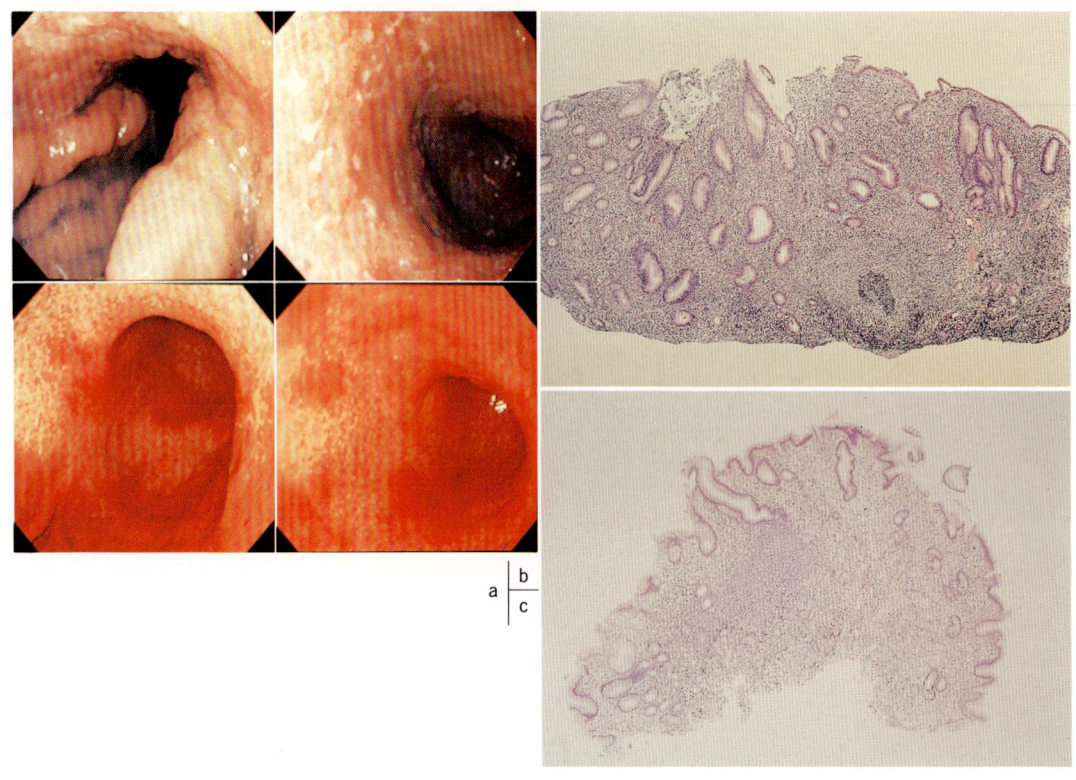

図1 Helicobacter pylori 除菌療法が有効であった胃 MALT リンパ腫（【症例1】77歳，女性）
a：上半分に除菌前，下半分に除菌6ヵ月後の内視鏡所見を示す．襞壁の肥厚，びらんの著しい改善が観察される．
b：除菌前の生検標本．一部反応性濾胞（下右側）を残し，腫瘍細胞のびまん性増殖とリンパ上皮性病変の形成が観察される．c：除菌6ヵ月後の生検標本．本例では一部にリンパ球系細胞の集簇が認められる．免疫グロブリン遺伝子の再構成が検出され，MALT リンパ腫の残存と考えられた．

慎重な臨床的評価が必要とされる。新訂 WHO 分類では，びまん性大細胞型Bリンパ腫の診断の下に六つの組織亜型と三つの特殊型が設定されている。現段階で，特殊型が独立した疾患単位に準ずるものであるのに対して，組織亜型の差異と臨床病態との関連はあまり明確ではない。また，それらの病理診断の一致率も低いなどの問題点が指摘されている。びまん性大細胞型Bリンパ腫の病理診断に際しては，大型のリンパ腫細胞がびまん性に増殖し濾胞構造を有さないこと，免疫グロブリンあるいはB細胞に特異性の高い抗原（CD 20, 79 a）が陽性であることを確認する必要がある。

消化管悪性リンパ腫分類には，免疫増殖性小腸病 immunoproliferative small intestinal disease (IPSID) や腸管症型腸T細胞リンパ腫 enteropathy-type intestinal T-cell lymphoma (ITL) など，特殊な疾患単位が設けられている。IPSID は，MALT リンパ腫の亜型とも目され中近東地域に分布し，また ITL は欧州よりの報告が多い。これらは明らかに地理病理学的な偏在傾向を有する。本邦で遭遇する機会が稀であるとはいえ，環境要因との密接な関連を有する消化管疾患を考えるうえで興味深いものと思われる。

2．MALT リンパ腫の概念

前述のごとく，MALT リンパ腫は1983年に Isaacson と Wright により提唱された[11]。節外臓器より発生するリンパ腫の特殊性に着目したものである。

腫瘍細胞の起源は正常リンパ濾胞におけるマントル層のさらに外側に位置する辺縁帯細胞由来と

表2 胃MALTリンパ腫とH. pylori除菌反応性

	除菌有効例	除菌無効例
肉眼型	主に表層性	粘膜下腫瘍様，ときにびらん，敷石状粘膜
病変数	単発	しばしば多発
H. pyloriおよび関連胃炎	＋	− or ＋
組織学的所見	粘膜内病変	しばしば粘膜下組織に増殖の主座
細胞構成	好酸球，形質細胞など反応性要素に富む	比較的単調な細胞構成
リンパ上皮性病変	容易に認められる	比較的乏しい
t(11;18)(q21;q21)染色体転座	−	＋
API2-MALT1キメラ遺伝子の有無	−	＋

a	b
c	d

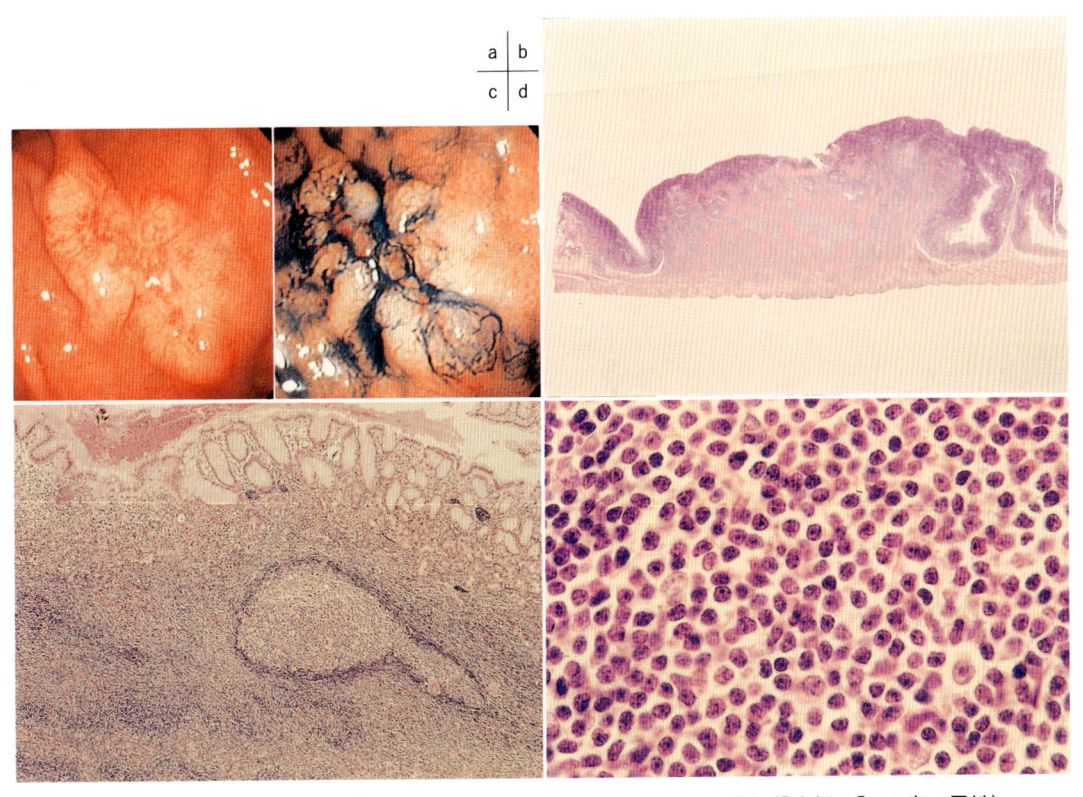

図2 Helicobacter pylori除菌療法が無効であった胃MALTリンパ腫（【症例2】39歳，男性）
a：特徴的な粘膜下腫瘍様の隆起性病変 polypoid appearance が観察される．b）手術標本の弱拡大．腫瘍の増殖の主座は粘膜下層に観察される．c：手術標本の中拡大．反応性リンパ濾胞の形成を伴うが，リンパ上皮性病変は比較的認め難い．d：手術標本の強拡大．中間型細胞 centrocyte-like cell の比較的単調な増殖を示す．好酸球など，反応性要素に乏しい．

され，WHO分類ではMALT型辺縁帯B細胞リンパ腫（Extranodal marginal zone B-cell lymphoma of mucosa-associated lymphoid tissue（MALT）type）の名称が用いられている．好発部位には，消化管，眼窩，肺，甲状腺，唾液腺などがあげられる．胃発生例において H.

190 Ⅳ 遺伝子と消化管がん－診断と治療－

図3

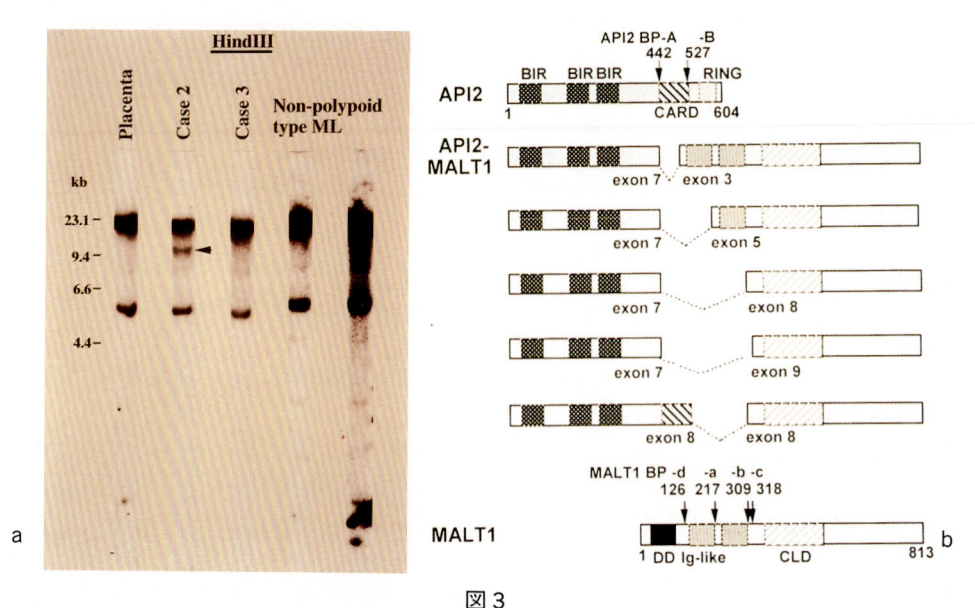

a：Southern blotting法による胃MALTリンパ腫におけるMALT I 遺伝子再構成の検索．症例2は図2で示した症例であり，明らかな再構成バンド（▶）が観察される．MALT I 遺伝子の再構成の存在を示すものであり，t (11；18) (q21；q21) 染色体転座によるものと考えられる．b：t (11；18) (q21；q21) 染色体転座に基づくAPI 2-MALT I キメラ遺伝子の形成．Helicobacter pylori 除菌療法が無効であった胃MALTリンパ腫5例で観察されたAPI 2-MALT I キメラ遺伝子の模式図を示す（愛知県がんセンター研究所遺伝子医療研究部・瀬戸加大博士のご好意による）．

	H. pylori	除菌療法の反応性	t(11；18)
胃MALTリンパ腫	(+)	CR/PR	(−)
	(+)	NC	(+)
	(−)	NC	(+)

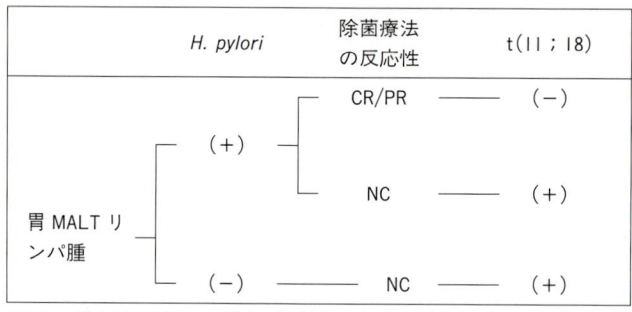

図4 胃MALTリンパ腫における H. pylori と t (11；18) 転座

愛知県がんセンター自験例で見る限り，Helicobacter pylori 除菌療法が有効であった胃MALTリンパ腫ではAPI 2-MALT I キメラ遺伝子の形成はまったく検出されなかった．一方，除菌無効の，あるいは Helicobacter pylori の関連のまったく認められなかった胃MALTリンパ腫の約80％以上の症例でt (11；18) (q21；q21) 染色体転座によると考えられるAPI 2-MALT I キメラ遺伝子の形成が確認された．

pylori の感染による慢性炎症状態が深く関与していることが知られている[28]．また，唾液腺や甲状腺でも，それぞれシェーグレン症候群，橋本病などを背景としている．MALTリンパ腫は進行の緩徐なものが多く，比較的長期にわたり発生部位に留まる傾向を示す．したがって，原則的には局所的な治療によって治癒し得る"外科治療効果"のある腫瘍とも見なされる．全身に広がる症例は稀とされるが，ときに節外性臓器のみを好んで系統的に浸潤することが指摘されている．

近年，MALTリンパ腫と診断される症例のなかに存する臨床病理学的多様性に目が向けられつつある．それらは相当程度に発生臓器あるいは部位と密接な関連を有するように思われる．以下に，1例として胃および腸に発生するMALTリンパ腫間に観察される差異について述べる．

胃MALTリンパ腫の多くは，びらんや潰瘍を伴う平坦な表層浸潤性病変により特徴づけられる（図1）．H. pylori関連慢性胃炎を基とし[28]，反応性リンパ濾胞を残し，典型的なものでは小型あるいは中間型で，核に軽度のくびれのある胚中心細胞類似細胞（centrocyte-like cell；CCL細胞）の増殖が主体である．種々の程度に芽球化細胞や淡明細胞，さらに形質細胞や好酸球を混じて比較的多彩な細胞構成を示す．通常，腫瘍細胞が腺窩上皮細胞間に浸潤して形成されるリンパ上皮性病変（lymphoepithelial lesion；LEL）が容易に見い出される．

一方，腸MALTリンパ腫は胃発生例に比べ発生頻度は低いものの，胃の表層拡大型とは明らかに異なる隆起性病変を形成する．多くは単発であるが，ときに多発する[29]．現段階では一部を除き，何らかの細菌感染との関連を示唆する知見は得られていない．組織学的には，小型あるいは中間型の胚中心細胞類似細胞からなる単調な増殖像として観察される．リンパ上皮性病変は一般に見つけにくく，濾胞構造を除き反応性要素に乏しい．

いわゆる高悪性度MALTリンパ腫について

MALTリンパ腫が経過中に高悪性度病変，すなわちびまん性B大細胞型リンパ腫を合併することはよく知られている．新WHO分類では低悪性度のもののみをMALTリンパ腫と診断し，大細胞が優位な病変は大細胞型リンパ腫を含むと別個に併記して診断することになった．高悪性度病変はびまん性B大細胞型リンパ腫と診断されるべきであり，"高悪性度MALTリンパ腫"の用語は治療法の選択とも関連して混乱のもととなるゆえに原則的に用いてはならないということである．

MALTリンパ腫とびまん性大細胞型リンパ腫との間の線引きがときに必要となるが，両者の鑑別は必ずしも容易ではない．それらの鑑別点はいまだ議論があるものの20個以上の大型芽球化細胞よりなるシート状増殖あるいは大型細胞が5％以上を占めることが，びまん性大細胞型リンパ腫を併記して記載する一つの目安とされる[5]．またMALTリンパ腫ではPCNA，p53の陽性率は高悪性度病変のそれに比べ一般に低い．びまん性B大細胞型リンパ腫を混在する場合，低悪性度病変はBCL2＋，p53－に対し高悪性度病変はBCL2－，p53＋を示す傾向がある[1]．

3．最近の知見－遺伝子診断とHelicobacter pylori除菌療法－

A．胃MALTリンパ腫と除菌療法

胃MALTリンパ腫がH. pyloriを除菌することによって退縮することが，Wotherspoonらにより1993年に報告された[26]．彼らは，その裏づけとしてH. pyloriに対する免疫能を獲得したT細胞を介してB細胞腫瘍であるMALTリンパ腫の増殖が刺激されることを，H. pyloriのstrain間における抗原性の差を利用して証明した[7]．その後，さまざまな施設やグループからMALTリンパ腫に対するH. pylori除菌療法の有効性が報告され，60～90％で寛解を得られることが判明した[2,16,20,23]．退縮と判定されるまでの期間は，数週間から1年以上の時間が必要なものまで認められる[20]．除菌が有効なMALTリンパ腫の特徴については，これまで，①Stage EI_1のもの（深達度smまでの表層型の病変）[22]で，②H. pyloriの感染が証明されること，③びまん性大細胞型リンパ腫，すなわち高悪性度病変がない[2]ことなどが報告されている．除菌有効例の主な特徴は，H. pyloriの感染が証明される表層性の病変であり，病変は単発のことが多いといえよう（図1，表2）．また，通常の臨床検査でH. pylori陰性でも，組織学的に慢性活動性胃炎からの連続性が窺える症例については除菌療法が有効な場合もある[16]．

逆にH. pylori除菌の効果が期待できないのは，胃内にときに多発する粘膜下腫瘤様の隆起性

病変を形成する症例である（図2）。これらはポリポイド型胃MALTリンパ腫 polypoid gastric MALT lymphoma として除菌有効例とは別個の1群を形成すると考えられる。ポリポイド型胃MALTリンパ腫にも Hp 感染陽性と陰性の場合とがある。H. pylori 感染を背景にみない場合には，有効例とは対照的に固有腺の萎縮や腸上皮化生を認めず，反応性の炎症細胞浸潤も乏しい。粘膜内よりも粘膜下層に病変の主座が認められ，腫瘍細胞は細胞質に乏しい中間型細胞が比較的均一単調な増殖を示す。また LEL はあっても一部，少数であり，むしろ目立たないことが多い。これらの所見は前述の腸MALTリンパ腫と共通する。ポリポイド型胃MALT腫瘍では多くの場合，後述する t（11；18）（q21；q21）染色体転座およびその分子異常の本態であるキメラ型 API2-MALT1 遺伝子が検出される（図3）[17,30]。

一方，一部に認められる H. pylori 除菌が無効であった胃リンパ腫の手術例の検討において，高悪性度病変が含まれていたとの報告が Bayerdorffer らによりなされた[2]。それ以来，高悪性度病変がないことが除菌適応の一つの所見とされる。しかし生検の段階で，どの程度大型の細胞が認められればびまん性B大細胞型リンパ腫とするのか定義や基準は必ずしも明瞭でなく，実際的には診断が難しい場合は多い。また逆に進行例では，ときに粘膜内病変が MALT リンパ腫で，深部でびまん性B大細胞型リンパ腫を合併することがある。このような場合も，内視鏡下生検標本のみから病変全体の性状の把握はきわめて困難であり，各種臨床所見と併せた総合的な評価が重視される。

内視鏡下生検の段階でびまん性B大細胞型リンパ腫が併存と診断された症例でも，深達度が浅く病変が比較的早期に留まる場合，大型芽球化細胞の散在あるいは小集簇が認められても，除菌療法が相当程度に有効な症例が認められる。他施設からも同様な報告がされており[24]，一部分における大型細胞の有無は必ずしも除菌療法の反応性を規定するものとはいえないように思われる。

胃原発びまん性B大細胞型リンパ腫は，稀に経過中に自然消退するものが経験されるなど，まだ未解決の問題が多く，診断，治療法の選択などと併せて今後の重要な課題の一つであろう。

B. 除菌反応性と t（11；18）（q21；q21）染色体異常

胃MALTリンパ腫の染色体異常については，これまで trisomy 3[27] と t（11；18）（q21；q21）[19]などが報告されている。t（11；18）（q21；q21）染色体転座の分子的本態は，瀬戸ら[14]，Dierlamm ら[4]により 11q21 にあるアポトーシス抑制遺伝子の一つ API2 遺伝子が，18q21 にある MALT1 遺伝子と結合し，API2-MALT1 キメラを形成するものであることが報告された。この染色体および分子異常を有する腫瘍は，胃MALTリンパ腫の約10～30%を占め，その主な臨床病理学的特徴は本稿でポリポイド型胃MALTリンパ腫あるいは腸MALTリンパ腫として述べられたものに相当する（図2）[30]。また，隆起を形成しない除菌無効症例においても t（11；18）（q21；q21）染色体転座によると考えられる API2-MALT1 キメラ遺伝子の発現が検出された[17]。これらは基本的にポリポイド型胃MALTリンパ腫と同様の性格を有するものと思われる。一方，自験例で見る限り，除菌療法で寛解となった胃MALTリンパ腫では API2-MALT1 キメラ遺伝子が検出されなかった（図4）。われわれは，これらの知見を系統的に報告してきたが，ごく最近 Isaacson らによっても同様の所見が確認されている。彼らは，10例の除菌有効例では API2-MALT1 キメラ遺伝子の発現はなく，12例の除菌無効例のうち9例，75%で API2-MALT1 キメラ遺伝子の発現を認めたと述べている[12]。

API2-MALT1 キメラ遺伝子の発現の有無は除菌療法に対する反応性を予測する重要な要素になり得ると思われる。また遺伝子異常はびまん性大細胞型リンパ腫が混在する症例では認められない[21]と報告されており，MALTリンパ腫と高悪性度病変との相互関係を考えるうえでも非常に興味深い。

最近，MALT1 遺伝子は caspase family に属する新たな分子，パラカスパーゼ paracaspase であることが明らかにされた[25]。さらに t（11；

18)（q 21；q 21）染色体転座を有するMALTリンパ腫では，この分子を介する形で転写制御因子NF-κBが高率に活性化されていることが示された[25]。一方でこのNF-κBが辺縁帯B細胞の分化成熟に必須であることが明らかにされつつある[3]。

まとめ

除菌に反応しないMALTリンパ腫は，API 2-MALT 1キメラ遺伝子の検索により治療前に予測可能となった。最近，API 2-MALT 1キメラ遺伝子はホルマリン固定パラフィン切片標本でも検出が可能となり[8]今後のさらなる臨床応用が期待される。

また胃の粘膜関連リンパ増殖性病変における反応性あるいは腫瘍性の鑑別の問題は，除菌療法の登場により重要性を減じたともいえる。しかしながら経過観察の方法や，胃以外の節外性病変，特に大腸・直腸の病変については治療をどうするかという問題が依然として残り今後の解明がまたれる。

また今回のWHO分類では消化管に発生するびまん性B大細胞型リンパ腫そのものの特殊性，すなわち消化管原発のものはリンパ節に発生するものと比べ一般に予後良好である[9,13]点などには格別に言及されていない。消化管のびまん性B大細胞型リンパ腫にはMALTリンパ腫の2次的転化 transform 症例，あるいはそれとは別個の de novo 発生例が含まれると考えられ，さらなる検討が期待される問題である。

文献

1) Akaza K, Motoori T, Nakamura S, et al: Clinicopathologic study of primary gastric lymphoma of B-cell phenotype with special reference to low-grade B-cell lymphoma of mucosa-associated lymphoid tissue among the Japanese. Pathol Int 45: 832-845, 1995
2) Bayerdorffer E, Neubauer A, Rudolph B, et al: Regression of primary gastric lymphoma of mucosa-associated lymphoid tissue type after cure of *Helicobacter pylori* infection. MALT Lymphoma Study Group. Lancet 345: 1591-1594, 1995
3) Cariappa A, Liou HC, Horwitz BH, et al: Nuclear factor kappaB is required for the development of marginal zone B lymphocytes. J Exp Med 192: 1175-1182, 2000
4) Dierlamm J, Baens M, Wlodarska I, et al: The apoptosis inhibitor gene API 2 and a novel 18 q gene, MLT, are recurrently rearranged in the t (11；18)（q 21；q 21）associated with mucosa-associated lymphoid tissue lymphomas. Blood 93: 3601-3609, 1999
5) Harris NL, Jaffe ES, Diebold J, et al: The World Health Organization classification of hematological malignancies report of the Clinical Advisory Committee Meeting, Airlie House, Virginia, November 1997. Mod Pathol 13: 193-207, 2000
6) Harris NL, Jaffe ES, Stein H, et al: A revised European-American classification of lymphoid neoplasms: a proposal from the international lymphoma study group. Blood 84: 1361-1392, 1994
7) Hussell T, Isaacson PG, Crabtree JE, et al: The response of cells from low-grade B-cell gastric lymphomas of mucosa-associated lymphoid tissue to *Helicobacter pylori*. Lancet 342: 571-574, 1993
8) Inagaki H, Okabe M, Seto M, et al: API 2-MALT 1 Fusion Transcripts Involved in Mucosa-Associated Lymphoid Tissue Lymphoma: Multiplex RT-PCR Detection Using Formalin-Fixed Paraffin-Embedded Specimens. Am J Pathol 158: 699-706, 2001
9) Isaacson PG: Primary Gastric lymphoma. Br J Biomed Sci; 52: 291-296, 1995
10) Isaacson PG, Norton AJ: Extranodal Lymphomas. Churchill Livingstone, 1994
11) Isaacson P, Wright DH: Malignant lymphoma of mucosa-associated lymphoid tissue—A distinctive type of B-cell lymphoma. Cancer 52: 1410-141, 1993
12) Liu H, Ruskon-Fourmestraux A, Lavergne-Slove A, et al: Resistance of t (11；18) positive gastric mucosa-associated lymphoid tissue lymphoma to *Helicobacter pylori* eradication therapy. Lancet 357: 39-40, 2001
13) Montalban C, Catrillo JM, Abraira V, et al: Gastric B-cell mucosa-associated lymphoid tissue (MALT) lymphoma: Clinicopathological study and evaluation of the prognostic factors in 143 patients. Ann Oncol 6: 355-362,

1995
14) Motegi M, Yonezumi M, Suzuki H, et al : API 2-MALT 1 chimeric transcripts involved in mucosa-associated lymphoid tissue type lymphoma predict heterogeneous products. Am J Pathol 156 : 807-812, 2000
15) Nakamura S, Yatabe Y, Seto M : Cyclin D 1 overexpression in malignant lymphomas. Pathol Int 47 : 421-429, 1997
16) Nakamura T, Nakamura S, Yonezumi M, et al : Helicobacter pylori and the t (11 ; 18) (q 21 ; q 21) translocation in gastric low-grade B-cell lymphoma of mucosa-associated lymphoid tissue type. Jpn J Cancer Res 91 : 301-309, 2000
17) Nakamura T, Nakamura S, Yonezumi Y, et al : The t (11 ; 18) (q 21 ; q 21) translocation in H. pylori-negative low-grade gastric MALT lymphoma. Am J Gastroenterol 11 : 3314-3315, 2000
18) 中村常哉, 鈴木隆史, 松浦 昭, 他：*Helicobacter pylori* 除菌療法をめぐる controversy Helicobacter pylori 陰性例に対する除菌療法の意義. 胃と腸 33 : 493-495, 1998
19) Ott G, Katzenberger T, Saito T, et al : The t (11 ; 18) (q 21 ; q 21) chromosome translocation is a frequent and specific aberration in low-grade but not high-grade malignant non-Hodgkin's lymphomas of the mucosa-associated lymphoid tissue (MALT-) type. Cancer Res 57 : 3944-3948, 1997
20) Roggero E, Zucca E, Pinotti G, et al : Eradication of *Helicobacter pylori* infection in primary low-grade gastric lymphoma of mucosa-associated lymphoid tissue. Ann Intern Med 122 : 767-769, 1995
21) Rosenwald A, Ott G, Stilgenbauer S, et al : Exclusive detection of the t (11 ; 18) (q 21 ; q 21) in extranodal marginal zone B cell lymphomas (MZBL) of MALT type in contrast to other MZBL and extranodal large B cell lymphomas. Am J Pathol 155 : 1817-1821, 1999
22) Sackmann M, Morgner A, Rudolph B, et al : Regression of gastric MALT lymphoma after eradication of *Helicobacter pylori* is predicted by endosonographic staging. MALT Lymphoma Study Group. Gastroenterology 113 : 1087-1090, 1997
23) Savio A, Franzin G, Wotherspoon AC, et al : Diagnosis and posttreatment follow-up of *Helicobacter pylori*-positive gastric lymphoma of mucosa-associated lymphoid tissue : histology, polymerase chain reaction, or both ? Blood 87 : 1255-1260, 1996
24) 鈴木達彦, 加藤勝章, 一迫 玲, 他：胃 MALT リンパ腫の Helicobacter pylori 除菌後の経過 内視鏡像・病理組織像と治療後の変化. 胃と腸 34 : 1367-1379, 1999
25) Uren AG, O'Rourke K, Aravind L, et al : Identification of paracaspases and metacaspases. Two ancient families of caspase-like proteins, one of which plays a key role in MALT lymphoma. Mol Cell 6 : 961-967, 2000
26) Wotherspoon AC, Doglioni C, Diss TC, et al : Regression of primary low-grade B-cell gastric lymphoma of mucosa-associated lymphoid tissue type after eradication of *Helicobacter pylori*. Lancet 342 : 575-577, 1993
27) Wotherspoon AC, Finn TM, Isaacson PG : Trisomy 3 in low-grade B-cell lymphomas of mucosa-associated lymphoid tissue. Blood 85 : 2000-2004, 1995
28) Wotherspoon AC, Ortiz Hidalgo C, Falzon MR, et al : *Helicobacter pylori*-associated gastritis and primary B-cell gastric lymphoma. Lancet 338 : 1175-1176, 1991
29) Yatabe Y, Nakamura S, Nakamura T, et al : Multiple polypoid lesions of primary mucosa-associated lymphoid tissue lymphoma of colon. Histopathology 32 : 116-125, 1998
30) Yokoi T, Nakamura T, Kasugai K, et al : Primary low-grade gastric mucosa-associated lymphoid tissue (MALT) lymphoma with polypoid appearance. Polypoid gastric MALT lymphoma : A clinicopathologic study of eight cases. Pathol Int 49 : 702-709, 1999

（中村栄男・中村常哉）

IV 遺伝子と消化管がん－診断と治療－

3 遺伝子診断と外科治療の接点

　1980年代になってがんと遺伝子のかかわりが次第に明らかにされてきた。遺伝子診断の外科における意味合いを考えると，①がんの存在に関する情報，②がんの生物学的特徴に関する情報，③がん家系の保因に関する情報（家族性腫瘍）の3点があげられる。①としては膵がん診断の際の膵液中K-ras変異[4]や遺伝子学的リンパ節転移の有無[10,11,21,22]，②としては悪性度や転移能の判定の他に各種酵素などの遺伝子診断によるがん化学療法のオーダーメード化[15,26,27]など外科治療に際してはいずれも重要なものであるが，手術が最大の治療法である消化器外科医の立場として，本編では，③のがん家系の保因に関する情報を取りあげ，家族性腫瘍の概要と手術的治療との関連を中心に述べる。

1．家族性腫瘍

　さまざまながんの原因遺伝子が同定され，遺伝子診断により発がんの保因状況を評価することが可能になってきている。しかしながら，現時点でわかっている発がんの素因は種々のがんのごく一部であり，また，すべての素因が100%発現するわけでもないために，こういった素因のなかには個人にとって調べるメリットが常にあるわけではないものも含まれる。さらに，遺伝情報によって差別を受けないようにすることも保証されないことにはがんの保因に関する遺伝子診断を安易に日常臨床に導入することには問題が残されているといえる。American Society of Clinical Oncology（ASCO）は，家族性腫瘍の遺伝子診断に関してその位置づけを報告している[9,24]。これまでに家族集積性が判明している腫瘍を，それらに対する遺伝子診断の現時点における有用性により三つのカテゴリーに分類している（表1）。Group 1は，遺伝的な症候群であることが十分に確立されていて，遺伝子診断の結果により医学的あるいは出生前の対応が変更される可能性があり，日常的な医療の一部として行われ得るもので，消化器がんに関連したものでは家族性大腸腺腫症（Familial Adenomatous Polyposis；FAP）がその代表的疾患としてあげられる。Group 2は，遺伝子診断の結果が陰性であった場合には遺伝性の腫瘍から隔絶されているという精神的な安堵が得られるが，陽性で遺伝性腫瘍の保因者（gene carrier）であることが判明した場合には，結果を応用した医学的な利点が考えられるものの，まだ十分に確立されていないものをまとめている。このGroup 2には遺伝性非ポリポーシス性大腸がん（Hereditary Non-polyposis Colorectal Cancer；HNPCC）が含まれる。Group 3は，遺伝子診断の有用性が確立されていないか，あるいは少数の家族でのみ遺伝子異常が確認されている群で，保因者であることが判明しても，現時点では医学的な利点がないものをまとめている。Group 3には，代表的な消化器がんは含まれていない。遺伝子診断を行った結果で遺伝子異常が陽性であった場合にもっとも重要なのは，gene carrierが実際に腫瘍として発症する率（浸透率）はどの程度かということである。表は代表的な家族性腫瘍である家族性乳がん卵巣がん症候群・FAP・HNPCCの浸透率を示したものである（表2）。FAPの浸透率はほぼ100%であり，FAPのgene carrierは必ず大腸がんを発症すると考えられている。宇都宮らによれば，男性16.0歳・女性13.1歳で大腸がんの発症リスクがすでに1%あり，男性42.0歳・女性39.8歳では大腸がんの発

表1 Genetic Testing の分類

Group 1
家族性大腸腺腫症，多発内分泌腺腫症2a型，網膜芽細胞腫，von Hippel-Lindau病，Bloom症候群，神経線維腫症1・2型
Group 2
HNPCC，遺伝性乳がん卵巣がん症候群，Li-Fraumeni症候群，家族性悪性黒色腫
Group 3
Ataxia teleangiectasia, Gorlin症候群

（文献[9]より改変）

表2 家族性腫瘍の浸透率

疾患名	原因遺伝子	腫瘍	浸透率
遺伝性乳がん卵巣がん症候群	BRCA1/BRCA2	Breast cancer Ovarian cancer	50〜80% 15〜60%
家族性大腸腺腫症（FAP）	APC	Colon cancer	100%
遺伝性非ポリポーシス性大腸がん* （HNPCC）	hMSH2, hMLH1, etc (Mismatch Repair gene)	Colon cancer Uterine cancer Ovarian cancer	65〜85% 30〜40% 10%

*すべての原因遺伝子が同定されてはおらず，また表現形の定義も不完全のため，浸透率は議論すべきではないという意見もある．

生リスクは50%であると報告されている[29]。FAPのポリープ数はAPC遺伝子の変異部位により異なり，カーペット状の密生型から2000個程度のもっとも頻度の高い型の他に，不全型（attenuated type）と呼ばれる100個以下のポリープしか認められない亜型が存在し[16]，この亜型ではAPC遺伝子に異常があるにもかかわらず60歳でもがんの発生を認めない症例もあるといわれている[3]。

遺伝性非ポリポーシス性大腸がん（HNPCC）は，数人の研究者により引き継がれLynchにより家族性腫瘍として報告[17]されたmismatch repair geneの異常による症候群で，International Collaborative Group on Hereditary Non-Polyposis Colorectal Cancer（ICG-HNPCC）により治療方針を含んだ検討が続けられている。hMSH2やhMLH1をはじめとして現在同定されている6種類の遺伝子では，全体の70%程度を説明できるのみで，まだ残りの30%の原因となる未知の遺伝子が今後同定されるものと考えられている。したがって，陰性という結果であっても発症しないとは言い切れず，正確な浸透率の議論ができないなどHNPCCの遺伝子診断はいまだ研究的側面が強い。臨床的には，表3のごとくのcriteriaが提唱され症例を集積し検討されているところであり，他臓器重複がんに対する配慮もきわめて重要とされている。

一般に家族性腫瘍あるいは遺伝性腫瘍といえばこれまでに家族歴のある人の話で，まったく家族歴のない人はこれらの腫瘍とは無縁という誤解があるかもしれない。しかしながら，家族歴がなく孤立性に発生したがん種にも体細胞性の遺伝子異常（somatic mutation）は存在するわけで，そういった遺伝子異常が生殖細胞に生じた場合には，その患者を発端者とする家族性腫瘍の家系が始まると考えられる。文献的には，FAP患者の約20%にはFAPの家族歴がなく，これらの患者は新たな生殖細胞性遺伝子異常（germline mutation）が生じたものと報告されている[12,13]。

2．遺伝子診断後の対応

家族性腫瘍のgene carrierと診断された後の対応には次の四つの選択肢が考えられる。一つは異常のある遺伝子に対する遺伝子治療である。こ

表3 HNPCC Criteria

Amsterdam criteria II

There should be at least three relatives with a HNPCC-associated cancer (colorectal cancer, cancer of the endometrium, small bowel, ureter or renal pelvis): all the follwing criteria should be present:
1) one should be a first degree relative of the other two
2) at least two successive generations should be affected
3) at least one colorectal cancer should be diagnosed before age 50
4) FAP should be excluded in the colorectal cancer case (if present)
5) tumors shoud be verified by pathological examination

Japanese clinical criteria

A: A case with 3 or more colorectal cancers within the first -degree relatives.
B: A case with 2 or more colorectal cancers within the first-degree regree relatives and with any of the followings:
 a) Age at onset of colorectal cancer (s) is younger than 50 years old
 b) Right colon involvement
 c) Synchronous or metachronous multiple colorectal cancers
 d) Association With extracolorectal malignancy

れは，家族性腫瘍の究極の治療であるが，現在のところは，消化器がんに対しては食道がんを対象としてがん抑制遺伝子p53を用いた遺伝子治療がやっと始まったぐらいで，腫瘍の発生そのものの原因となる遺伝子をターゲットにしたgene carrierへの本格的な遺伝子治療はこれからの課題である．

残りの三つの選択肢は，Frequent surveillance・Prophylactic surgery・Chemopreventionである．いまだ完全に確立されているとはいえないが，現時点では家族性腫瘍のgene carrierに対してすでに臨床で行われている．FAPとHNPCCを例として，現在の状況を紹介する．FAPは，前項で述べたごとく10代ですでに発がんの可能性を有しており，Prophylactic surgeryとしての予防的大腸切除が半世紀以上前から考えられている．手術法としては，直腸あるいは直腸粘膜をどの程度残すかにより，結腸全摘後の回腸直腸吻合（Ileo-rectal anastomosis；IRA）・Restorative proctocolectomy後の回腸肛門管吻合（Ileo-anal-canal anastomosis；IACA）と回腸肛門吻合（Ileo-anal anastomosis；IAA）に分かれる．IRAは手術施行の容易さと術後の便失禁（soiling）がなくQOLが高いことが利点であるが，残存直腸の発がんが問題で，FAPのう

ちのattenuated FAPには十分適応があるが，少なくとも密生型には勧め難い[5]．いずれにしてもIRAの術後にはsurveillanceが必要で，6ヵ月ごと（45歳以上では4ヵ月ごと）の内視鏡による検査が推奨されている．FAPでは，その他に十二指腸がんで331倍・乳頭部がんで123倍など一般人と比較して極端に高いがんの相対危険度が報告されており[23]，surveillanceのうえで大腸がんのみに注意を向けていては不十分といえる．また，surveillanceと組み合わせてchemopreventionが考慮されている．Chemopreventionについては他項に詳述されると思われるが，COX-2のinhibitorであるsulindacがGardner症候群のpolypの発育を抑制し[31]，FAPのrectal polypを減少あるいは縮小させた[14]と報告されているものの，sulindacを投与していてもがんはできる[18]と注意が喚起されている．Sulindacの代謝物などさらなる検討が行われており[30]，将来的な可能性が期待される．

大腸がんの発がん母地を極力なくすためにはIACAやIAAを行う必要がある．しかしながら，術後の排便頻数やsoilingなど手術手技によってはQOLが損なわれる可能性を有した術式である．そのためにIACAやIAAでは糞便機能を少しでも改善することを目的としてJ pouchを代表

としたpouch operationが一般的であるが，手術によりAPC遺伝子異常そのものが治療されているわけではなく，回腸pouch内のadenomaの発生やそのがん化も危惧されている[7]。

HNPCCに対しては，65〜85%位[1,19]と推定されているものの正確な浸透率はいまだ不明瞭で，prophylactic surgeryの適応については意見が分かれているのが現状である。Surveillanceとしては，20〜25歳時より1〜3年ごとのtotal colonoscopyを行うことが一般的であるとされている[6]。しかし，surveillanceのみよりもprophylactic surgeryを加味することが若いgene carrierの平均余命に若干貢献する可能性も認められている[8,28]。意見の統一が困難ながらもICG-HNPCCは，1995年にprophylactic surgeryの一応の指針を出している[2]。予防的大腸切除は，再発を繰り返す，あるいは大きな腺腫・severe dysplasiaやvillous growthの際に推奨され，それ以外のgene carrierにはoptionとしている。さらに本疾患のgene carrierで発生risk 30〜40%[1,19]とされる子宮体がんの予防的切除は，すでに子どもがいれば大腸の手術時に同時に施行することが推奨され，それ以外はoptionとしている。手術法はFAPと同様の術式が考えられ，残存直腸の発がん率11%を理由としてIRAよりもrestorative proctocolectomyを推奨する報告もある[25]。しかしながら，手術後のQOLが十分でないことを考えると，特に若年の場合にはなかなかProphylactic surgeryに踏み切れないところである。

最近，genetic testingとprophylactic surgeryについてNational Society of Genetic Counselors（NSGC）Special Interest Group in Cancerのメンバー自身を対象にアンケート調査が行われた[20]。もし自分がHNPCCのriskが50%の時に遺伝子診断を受けるかという質問には90.6%の人が受けると答え，その理由として，①後の対処法がかわる，②他の家族のriskがわかる，③不確かさが軽減される，④陰性の時に大腸内視鏡検査から開放されるなどをあげている。またprophylactic surgeryについては，予防的大腸切除は，①大腸内視鏡によりsurveillanceできる，②がんやpolypができるまで先延ばしにする，③QOLが低くなる，④体形を損ねる，⑤生存率が向上するというevidenceがないといった理由で61.3%の人が受けないと答えた。17.4%の人は予防的大腸切除を受けると答え，その理由は，①大腸がんのriskを減少させる，②大腸内視鏡検査から開放されるなどであった。これと対照的に予防的子宮切除は，もしすでに子どもがいるとした場合，54.1%の人が，①子宮がんのriskを減少させる，②もはや子宮はいらない，③手術をしても体形をくずしたりlifestyleが変わったりしないという理由で手術を受けると答え，①生存向上のevidenceがない，②閉経まで延期したい，③HNPCCの子宮がんのriskは予防的手術が必要とされるほどではない，④スクリーニングで十分，⑤子宮体がんは十分治療可能といった理由で28.8%の人は受けないと答えた。専門的な知識を有した人々においてもHNPCCに対するProphylactic surgeryはこのように意見が分かれており，FAPのようにASCO分類のGroup 1に分類される家族性腫瘍と比較した場合，いまだ検討の域にあると言わざるを得ない。

文献

1) Aarnio M, Mecklin J-P, Aaltonen LA, et al : Lifetime risk of different cancers in hereditary non-polyposis colorectal cancer syndrome. International Journal of Cancer 64 : 430-433, 1995

2) Baba S : Clinical applications of genetic studies. Hereditary colorectal cancer, (ed. by Baba S). Churchill-Livingstone, Tokyo, p 137, 1996

3) 馬場正三：FAPとHNPCCの分子生物学的背景と治療．日本外科学会雑誌 99：336-344, 1998

4) Bos JL : Ras oncogenes in human cancer : a review. Cancer 49 : 4682-4689, 1989

5) Bulow C, Vasen H, Jarvinen H, et al : Ileorectal anastomosis is appropriate for a subset of patients with familial adenomatous polyposis. Gastroenterology 119 : 1454-1460, 2000

6) Burke W, Petersen G, Lynch P, et al : Recommendations for follow-up care of individuals with an inherited predisposition to cancer : Hereditaly nonpolyposis colon cancer. JAMA 277 : 915-919, 1997

7) Church JM, Oakley JR, Wu JS : Pouch polyposis after ileal pouch-anal anastomosis for familial adenomatous polyposis : report of a case. Disease of the Colon and Rectum 39 : 584-586, 1996

8) DeCosse JJ : Surgical prophylaxis of familial colon cancer : Prevention of death from familial colorectal cancer. Journal of National Cancer Institute Monograph 17 : 31-32, 1995

9) Garber JE, Offit K, Olopade OI, et al : The American Society of Clinical Oncology position on genetic testing. Cancer 80 : 632-634, 1997

10) Hayashi N, Arakawa H, Nagase H, et al : Genetic diagnosis identifies occult lymph node metastases undetectable by the histopathological method. Cancer Reserch 54 : 3853-3856, 1994

11) Hayashi N, Ito I, Yanagisawa A, et al : Genetic diagnosis of lymph node metastasis in colorectal cancer. Lancet 345 : 1257-1259, 1995

12) Jagelman DG : Extracolonic manifestations of familial polyposis coli. Cancer Genetics and Cytogenetics 27 : 319-325, 1987

13) Jagelman DG, DeCosse JJ, Bussey HJR : Upper gastrointestinal cancer in familial adenomatous polyposis. Lancet 1 : 1149-1151, 1988

14) Labayle D, Fischer D, Vielh P, et al : Sulindac causes regression of rectal polyps in familial adenomatous polyposis. Gastroenterology 101 : 635-639, 1991

15) Leichman CG, Lenz HJ, Leichman L, et al : Quantitation of intratumoral thymidylate synthase expression predicts for disseminated colorectal cancer response and resistance to protracted-infusion fluorouracil and weekly leucovorin. Journal of Clinical Oncology 15 : 3223-3229, 1997

16) Leppert M, Burt R, Hughes JP, et al : Genetic analysis of an inherited predisposition to colon cancer in a family with a variable number of adenomatous polyps. New England Journal of Medicine 322 : 904-908, 1990

17) Lynch HT, Krush AJ : Cancer family "G" revisited. Cancer 27 : 1505-1511, 1971

18) Lynch HT, Thorson AG, Smyrk T : Rectal cancer after prolonged sulindac chemoprevention. A case report. Cancer 75 : 936-938, 1995

19) Marra G, Boland CR : Hereditary nonpolyposis colorectal cancer. Journal of National Cancer Institute 87 : 1114-1125, 1995

20) Matloff ET, Shappell H, Brierly K, et al : What would you do？ Specilists' perspectives on cancer genetic testing, prophylactic surgery, and insurance discrimination. Journal of Clinical Oncology 18 : 2484-2492, 2000

21) Mori M, Mimori K, Inoue H, et al : Detection of cancer micrometastases in lymph nodes by reverse transcriptase-polymerase chain reaction. Cancer Reserch 55 : 3417-3420, 1995

22) Noguchi S, Hiratsuka M, Furukawa H, et al : Detection of gastric cancer micrometastases in lymph nodes by amplification of keratin 19 mRNA with reverse transcriptase-polymerase chain reaction. Japanese Journal of Cancer Reserch 87 : 650-654, 1996

23) Offerhaus GJ, Giardiello FM, Krush AJ, et al : The risk of upper gastrointestinal cancer in familial adenomatous polyposis. Gastroenterology 102 : 1980-1982, 1992

24) Offit K, Biesecker B, Burt BW, et al : Statement of the American Society of Clinical Oncology : Genetic testing for cancer susceptibility. Journal of Clinical Oncology 14 : 1730-1741, 1996

25) Rodriguez-Bigas MA : Prophylactic colectomy for gene carrier in hereditary nonpolyposis colorectal cancer. : Has the time come？ Cancer 78 : 199-201, 1996

26) Salonga D, Danenberg DK, Johnson M, et al : Colorectal tumors responding to 5-Fluorouracil have low gene expression levels of dihydropyrimidine dehydrogenase, thymidylate synthase, and thymidine phosphorylase. Clinical Cancer Reserch 6 : 1322-1327, 2000

27) Scherf U, Ross DT, Waltham M, et al : A gene expression database for the molecular pharmacology of cancer. Nature Genetics 24 : 236-244, 2000

28) Syngal S, Weeks JC, Schrag D, et al : Benefits of colonoscopic surveillance and prophylactic colectomy in patients with hereditary nonpolyposis colorectal cancer mutations. Annals of Internal Medicine 129 : 787-796, 1998

29) 宇都宮譲二, 山村武平, 権藤延久：家族性大腸腺腫症の外科的治療：予後からみた治療方針. 胃と腸 32：585-592, 1997

30) van Stolk R, Stoner G, Hayton W L et al : Phase I trial of exisulind (sulindac sulfone,

FGN-1) as a chemopreventive agent in patients with familial adenomatous polyposis. Clinical Cancer Research 6:78-89, 2000
31) Waddell WR, Loughry RW : Sulindac for polyposis of the colon. Journal of Surgical Oncology 24:83-87. 1983

(中村　毅)

IV 遺伝子と消化管がん－診断と治療－

4 遺伝子異常からみた消化管がんの転移の予測

　消化器がんに対して原発巣の組織型，静脈侵襲，リンパ管侵襲，Dukes分類などによる転移予測が行われているが，現時点ではこれらのfactorを用いて転移を予測するには限界がある。その原因としてはリンパ節転移などの病理診断が病変の1切片の検索で行われることがほとんどで，組織全体を検索することができず，潜在的ながん巣を検出するのに限界があることや，形態学上，がん細胞と正常細胞の鑑別がつきにくい場合があることなどが考えられる。それに対して，遺伝子診断の利点としては，形態診断とは独立した情報が得られる，客観的な情報が得られる，高感度である，安定性に富むなどがあげられる（**表1**）。今後は，従来の因子に加えてこのような因子を用いて治療と予後に反映させる必要性があると期待される。

1．リンパ節転移診断

　リンパ節転移は，消化器がんにおける重要な病理組織学的予後因子の一つであるが，近年さまざまな手法を用いてその予測の試みがなされている。

　まず，一般的な病理組織像においては，大腸がんsmがんの浸潤先進部においてのdesmoplastic reactionの強い症例とリンパ節転移の相関が報告されており，さらにdesmoplasiaが目立つ例ではtumor sprouting (budding) と呼ばれる低分化傾向がみられることが報告されている[1,2]。また，われわれは，前立腺がんにおいて予後との相関が指摘されているGleason分類を

表1　がん細胞の転移過程に関与する因子

転移過程	転移のために獲得する機能	転移に関する因子
原発巣からの遊離	細胞間接着の低下	カドヘリン カテニン
血管内進入	マトリックスに対する接着と分解	インテグリン MMP, TIMP CD 44 カテプシン D
血管内移動	血流など物理的ストレスに対する抵抗性 免疫細胞に対する抵抗性	MHC class I
血管内皮細胞への付着	血管内皮細胞，基底膜，マトリックスに対する付着	シアリル・ルイス X インテグリン CD 44
血管外脱出	マトリックスの分解 運動能の亢進	MMP, プラスミノーゲンアクチベーター カテプシン D
標的臓器での増殖	増殖因子受容対の発現 血管新生 自己増殖能の獲得	EGF receptor, c-met bFGF, VEGF, IL-8 p53, RB

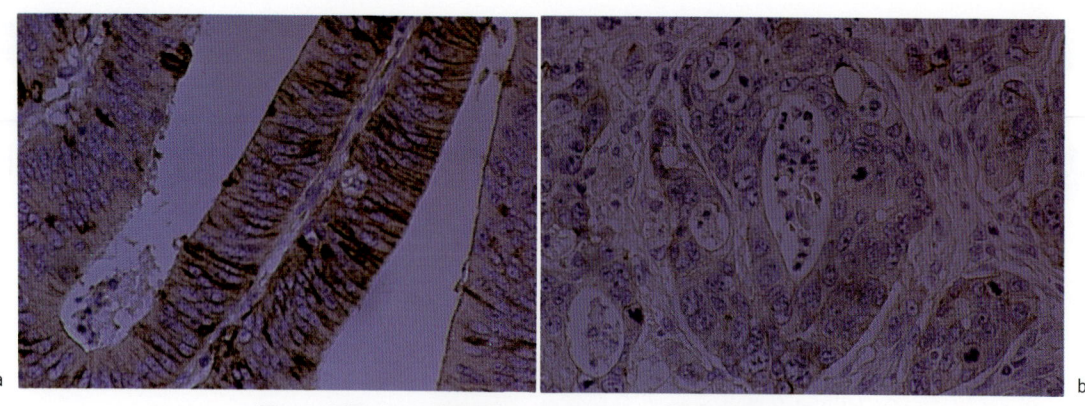

図1 大腸がんの接着因子の発現（リンパ節転移陽性例）
a：E-cadherinの免疫染色
　E-cadherinの細胞膜への発現は消失している．
b：β-cateninの免疫染色
　β-cateninの細胞膜への発現は消失し，核に発現している．

応用した，modified Gleason's grading systemにより評価した大腸がん組織学的スコア[3]を用いてHE標本上で，病巣全体の組織学的分化度をスコア化し，その平均値からlow gradeとhigh gradeに分け大腸smがんの検討を行った。そこで，リンパ節転移を認めたのは全例2.5点以上のhigh gradeの症例であり，modified Gleason's grading systemの有用性が認識された。また，desmoplastic reactionの面積比を計測したところ，有意にリンパ節転移例が高値であった。これらのことから，先進部を含む腫瘍内での低分化傾向とdesmoplastic reactionを再評価する必要があると思われる。

また，分子生物学的な検討では，原発巣の免疫組織学的な検討とリンパ節そのものにおける検討がみられる。

A．原発巣の免疫組織学的な検討

原発巣の免疫染色を行い，リンパ節転移と検討した報告は，食道がん[4]や大腸がん[5]でE-カドヘリンの発現低下とリンパ節転移陽性例との相関（図1），食道がんでVEGF発現がリンパ節転移と相関した[6]，ほか胃がんでMMP-7（マトリライシン）の過剰発現した症例は高率にリンパ節転移を示した[7]，などさまざまな因子での報告がされている。

B．リンパ節の免疫組織学的な検討

また，免疫染色による微少リンパ節転移に対する検索は，大腸がんでは，cytokeratin抗体などによる検索が46例について行われ，26％にあたる12例で微少転移を認めたとの報告がされており[8]，また，食道がん，胃がんでも同様の報告がされている。ただ，免疫組織学的方法は簡便ではあるが，RT-PCR（reverse transcription-polymerase chain reaction）法と比較するとsensitivityでやや劣るとの報告も見られる。

C．リンパ節の分子生物学的検出による検討

K-ras遺伝子変異やCEA，cytokeratin遺伝子などを検出し，通常の病理組織学的検索で証明できない微少転移巣を証明することが試みられている。Hayashiらは，大腸がんで手術した大腸がん患者においてMASA（mutant allele specific amplification）法によりras遺伝子の変異を検索すると，微少リンパ節転移を認めた37例中27例において，術後5年以内に再発し，転移陰性とされた34例は全例において再発はみられず，この遺伝子診断によるリンパ節転移とがんの再発との間には高い相関関係がみられたと報告している[9]。しかし，この方法の問題点としてはリンパ節から検出された遺伝子変化が，DNA断片を検出した可能性など，必ずしもviableながん細胞が存在しているわけではないことである。この欠

点に対して，より viable ながん細胞をとらえるために RNA を用いた検出法が行われている[10]。

また，RT-PCR法は腫瘍から最初にリンパ流を受ける Sentinel Node（見張りリンパ節）の検索にも使用されている。欧米では，乳がん，悪性黒色腫において Sentinel Node を指標としたリンパ節転移診断の正診率では95％以上との報告がされている[11]。近年，消化器がんの分野では胃がん，食道がんなどにおいて ICG や RI 標識コロイドなどを病変直下の筋層や粘膜下層に注入し，Sentinel Node を同定，指標にした微少リンパ節転移の診断がされており，今後外科の術式などに影響を与える可能性が考えられる[12,13]。腹腔鏡下手術の改良により，2 群リンパ節の郭清も容易になってきており，そういう観点から Sentinel Node concept を基にしたリンパ郭清も一般化するであろうと思われる。生物学的手法を用いた遺伝子診断もこれらのニーズに応じた迅速性と特異性を目指す必要がある。

遺伝子診断による陽性例がすべて臨床的な意味で転移と考えてよいかどうかは難しいところであるが，そのような症例をハイリスク群として術後の補助療法を強化することで，再発の危険性を減らすことができると考えられる。その補助療法の選択についてもこれらの遺伝子情報が活用されると思われる。

2．遠隔転移診断

がん細胞が血中や骨髄に見い出された場合，遠隔転移の可能性が高く，一つの進展度の指標となる場合がある。近年，モノクローナル抗体の技術により上皮細胞やがん細胞に特異的とされる抗体が見い出され，それを利用した免疫組織細胞診やPCR法を利用した診断の試みが行われている。

A．原発巣の免疫組織学的検討

原発巣に対し免疫組織学的に種々の抗原を染色し，その染色の有無や局在，特徴を retrospective に検討した報告は多い。がんの転移が成立するためには，がん細胞が組織から離れることが必要であり，カドヘリン，カテニンなどの接着因子の発現の低下が転移と関連しているといわれている[14,15]。落合は，大腸がんの浸潤先進部の一部で β カテニンのチロシンリン酸化の亢進がみられた[16]と報告しており，また，われわれは tight junction の裏打ち蛋白である ZO-1 に着目し，大腸がんとその肝転移症例で検討を行ったところ，肝転移症例の大腸がん浸潤先進部に ZO-1 のチロシンリン酸化の亢進した症例が多く，さらにそのチロシンリン酸化を起こすシグナルの一つとしてEGF の関与が認められた。今後，チロシンリン酸化が，転移の予測，治療などを考えるうえで重要なファクターになり得ると考えられる。

また，Ono ら[17]は大腸がんで原発巣のがん細胞の分化度の低い症例に肝転移が多く，また接着因子関連としてシアリル Le^x が陽性に染色されるほど肝転移が多いことを報告している。シアリル Le^x，シアリル Le^a は，腫瘍マーカー（SLX，CA 19-9）として利用されがん細胞に広く存在すること，また大腸がん肝転移巣のシアリル Le^x の発現が原発巣より増加していること[18]などから，肝転移の際の着床に関係しているのではないかと考えられている。その他，CD44，VEGF，uPAR（urokonase plasminogen activator receptor）などさまざまな因子について検討が行われている。

ただ，これらの研究は retrospective な検討がほとんどであり，prospective な検討はあまりされていない。

B．原発巣の分子生物学的検出による方法

がんでは細胞を取り巻く細胞外マトリックスの破壊が行われており，蛋白分解酵素，特にMMP（Matrix Metalloproteinase）は重要な役割を演じている。がんの血行性転移を考えた場合，血管壁の基底膜は強固なバリアーであり，この破壊が転移成立の重要なステップになる。消化管がんの特に大腸がんではマトリライシン（MMP-7）が重要視されており，その mRNA の過剰発現が肝転移と相関したという報告[19]などがみられる。その他，大腸がんで18番染色体長腕（18 q）に関連する遺伝子と予後との関連では，18 q に局在してTGF（Transforming growth factor）-β のシグナル伝達機構に関与する Smad 遺伝子を解

析すると, Smad 4 の異常は肝転移やリンパ節転移を伴った症例で多く見られることが報告されている[20]。

C. 血中, 骨髄中がん細胞の分子生物学的検出による検討

血中のがん細胞を分子生物学的手法を用いて検出することにより転移のハイリスク群を選別しようとする試みられている[21]。消化器がんにおいては, がん細胞のみに特異的に発現している遺伝子はまだ同定されていない。そこで, CEA や cytokeratin, MUC 1, AFP といった通常の血液やリンパ節中の正常細胞には発現していない遺伝子を用いた報告が多くされている。特に大腸がんでは門脈血中に最初にがん細胞が流入することが想定されるため門脈血中の CEA, K-ras[22], cytokeratin[23,24]などの mRNA を RT-PCR を用いて測定することにより肝転移の有無や治癒切除後の術後肝転移の発生との関係が検討されている。ただ, RT-PCR 法の感度はきわめて高く, 10^5〜10^6個の正常細胞に対して1個のがん細胞を検出し得るほど高感度であるが, その反面, 高感度なために他の細胞の混入による偽陽性の可能性も完全に否定し得ないという問題や, PCR 条件の差による検出感度の差異が認められることなどが指摘されている。

まとめ

消化器がんの浸潤・転移に関係する遺伝子解析は現在でも積極的に行われており, 今後より詳細なメカニズムが明らかとなるであろう。今後は, その成果が臨床の場に還元され, ある程度の転移の予測が可能になれば, がん患者の予後は飛躍的に向上すると思われる。

文献

1) 三富 弘之, 三上 哲夫, 岡安 勲: sm 癌診断における desmoplastic reaction の意義 (2) 大腸粘膜下層浸潤癌診断における desmoplastic reaction の意義. 早期大腸癌 4 (2): 177-185, 2000
2) Imai T: Growth patterns in human carcinoma. Their classification and relation to prognosis. Obset Gynecol 16: 296-308, 1960
3) 日下利広, 甲斐原 司, 佐野 寧, 他: 大腸 sm 癌に対する内視鏡的切除の可能性. 胃と腸 34 (6): 785-794, 1999
4) Kadowaki T, Shiozaki H, Inoue M, et al: E-cadherin and α-catenin expression in human esophageal cancer. Cancer Res 54: 291-296, 1994
5) Mohri Y: Prognostic significance of E-cadherin expression in human colorectal cancer tissue. Surg Today 27: 606-612, 1997
6) Shih CH, Ozawa S, Ando N, et al: Vascular endothelial growth factor expresssion predicts outcome and lymph node metastasis in squamous cell carcinoma of the esophagus. Clin Cancer Res 6: 1161-1168, 2000
7) Adachi Y, Itoh F, Yamamoto H, et al: Matrix metalloproteinase matrilysin (MMP-7) participates in the progression of human gastric and esophageal cancers. Int J Oncol (5): 1031-1035, 1998
8) Cutait R, Alves VAF, Lopes LC, et al: Restaging of colorectal cancer based on the identification of lymph node micrometastasis through immunoperoxidase staining of CEA and cytokeratins. Dis. Colon Rectum 34: 917-920, 1991
9) Hayashi N, Ito I, Yanagisawa A, et al: Genetic diagnosis of lymph-node metastasis in colorectal cancer. Lancet 345: 1257-1259, 1995
10) Liefers GJ, Jansen AMC, van de Velde CJH, et al. Micrometastasis and survival in staging II colorectal cancer. N Engl J Med 339. 233-228, 1998
11) Veronesi U, Paganelli G, Galimberi V, et al: Sentinel-node biopsy to avoid axillary dissection in breast cancer with clinically negative lymph-nodes. Lancet 349: 1864-1867, 1994
12) 北川雄光, 藤井博史, 向井萬起男, 他: 消化器癌に対する Sentinel Node Navigation Surgery は実現可能か. 日外会誌 101 (3): 315-319, 2000
13) Hiratsuka M, Miyashiro I, Ishikawa O, et al: Application of sentinel node biopsy to gastric cancer surgery. Surgery 129 (3): 335-340, 2001
14) Barbara M, Judith PJ, Floritan L, et al: E-cadherin expression in primary and metastatic gastric cancer. down-regulation correlates with cellular dedifferentiation and glandular disintegration. Cancer Res 53: 1690-1695, 1993
15) Takayama T, Shiozaki H, Doki Y, et al: Aberrant expression and phosphorylation of

beta-catenin in human colorectal cancer. Br J Cancer 77 (4) : 605-613, 1998
16) 落合淳志：カドヘリン細胞接着機構と癌転移. 癌と化学療法 26 (4) : 565-571, 1999
17) Ono M, Sakamoto M, Ino Y, et al : Cancer cell morphology at the invasive front and expression of cell adhesion-related carbohydrate in the primary lesion of patients with colorectal carcinoma with liver metastasis. Cancer 78 : 1179-1186, 1996
18) Takada A, Ohmori K, Yoneda T, et al : Contribution of carbohydrate antigens sialyl Lewis X to adhesion of human cancer cells to vascular endothelium. Cancer Res 53 : 354, 1993
19) Mori M, Graham F B, Mimori K, et al : Overexpression of Matrix Metalloproteinase-7 mRNA in Human Colon Carcinomas. Cancer 75 : 1516-1520, 1995
20) Takagi Y, Koumura H, Futamura M, et al : Somatic alterlations of DPC 4 gene in human colorectal cancers *in vivo*. Gastroenterorlogy 111 : 1369-1372, 1996
21) Mori M, Mimori K, Ueo H, et al : Molecular detection of circulating solid carcinoma cells in the peripheral blood ; the concept of early systemic disease. Int J Cancer 68 : 739-743, 1996
22) Fujita S, Sugano K, Fukayama N, et al : Detection of K-ras point mutation in mesentric venous blood from colorectal cancer patients by enriched polymerase chain reaction and single-strand confirmation polymorphism analysis. Jpn J Clin Oncol 26 (6) : 417-421, 1996
23) Nakamori S, Kameyama M, Furukawa H, et al : Genetic detection of colorectal cancer cells in circulation and lymph nodes. Dis Colon Rectum 40 (10 suppl) : S 29-36, 1997
24) Lindemann F, Schlimok G, Dirschedl P, et al : Prognostic significance of micrometastatic tumor cells in bone marrow of colorectal cancer patients. Lancet 340 : 658-689, 1992

（甲斐原司・服部正裕・尾田　恭）

V 消化管腫瘍の治療—そのトピックス—

1 発がん感受性とその臨床

　胃がんや結腸がんなどの消化管がんの5年生存率は年々向上し，今や，ステージ1期～2期の胃がんや，Dukes A～Bの大腸がんの5年生存率は80％を超えており，胃がんおよび大腸がん全体でも70％以上となっている[1]。消化器がんの生存率の向上には，がん検診の普及，早期発見技術の急速な進歩および手術様式の改良などが主要な要因と考えられる。これに対し，消化器がんに対する内科的な治療に関しては，これまでにも種々の工夫と改良が加えられてきたにもかかわらず十分な成果を上げているとは言い難い。その理由の一つとしては，消化器がんに対する内科的な治療が，いわゆる「腫瘍の個性」とは無関係に画一的なプロトコールによってなされてきたことによると思われる。本稿では，「多段階発がんの多様性」と「個体レベルの発がん感受性」という観点から「腫瘍の個性」という問題について解説し，「個人対応型の消化器腫瘍の治療」について私見を交えながら論じることとする。

1．消化器がんの多段階発がんとその多様性

　多くのヒトがんは，遺伝子の変異や，DNAのメチル化などの遺伝子変異を伴わないエピジェネティックな変異が多段階的に蓄積することにより発生する（図1）[2,3]。例えば，大腸がんの場合には，家族性大腸腺腫症（familial adenomatous polyposis coli；FAP）の原因遺伝子である *APC* (adenomous polyposis coli) 遺伝子[4,5]や，*APC*遺伝子産物と相互作用する*β-catenin*の遺伝子変異が，大腸がんの初期発生に重要な働きをしていることが明らかにされた[6]。さらに，*p53*, K-ras, Smad2～4などの遺伝子変異が加わることにより腫瘍の進展や転移能の獲得が起きると考えられている[7~9]。ミスマッチ修復系の異常によるマイクロサテライト配列の不安定化や，細胞分裂のM期チェックポイントやスピンドルチェックポイントの異常による染色体不安定化などのゲノム不安定化の存在は，種々の遺伝子変異の誘発を促進することになる[10~11]。食道や胃発がんの多段階性に関しては，大腸がんに比較して十分には解明されていないものの，*p53*遺伝子変異やミスマッチ修復系の異常，*Apc*遺伝子変異，最近ではメチル化による*Apc*の不活化も報告されている[12]。すなわち，最終的に完成したがんでは，これらの遺伝子変異やエピジェネティックな異常をいろいろな組み合わせで有していることになる。しかしながら，個々の腫瘍において引き起こされる遺伝子変異の経時的な推移や変異遺伝子の数については，白血病や悪性リンパ腫などの特殊な例を除いては，治療の場において問題にされることがない。さらには，同一腫瘍内においても腫瘍の中心部や進展部などの場所の違いにより変異の多様性が存在する。腫瘍に対する従来の内科的治療は，このような多種多様な遺伝子変異を伴う腫瘍に対して，放射線治療や抗がん剤治療などを一律なプロトコールに従って行ってきたことになる。しかしながら，腫瘍内で起きている遺伝子変異の種類によっては，プロトコール化された治療が十分効果を発揮しない場合も十分に考えられる。ある場合には，腫瘍に対する治療効果よりも化学療法そのものの毒性に対する個体の感受性が高すぎるために，「治療効果≪副作用」となる場合もある。このように，画一的なプロトコールを実施する際には，「個々の腫瘍の有する個性」に依存するfactorというのが看過されてきたわ

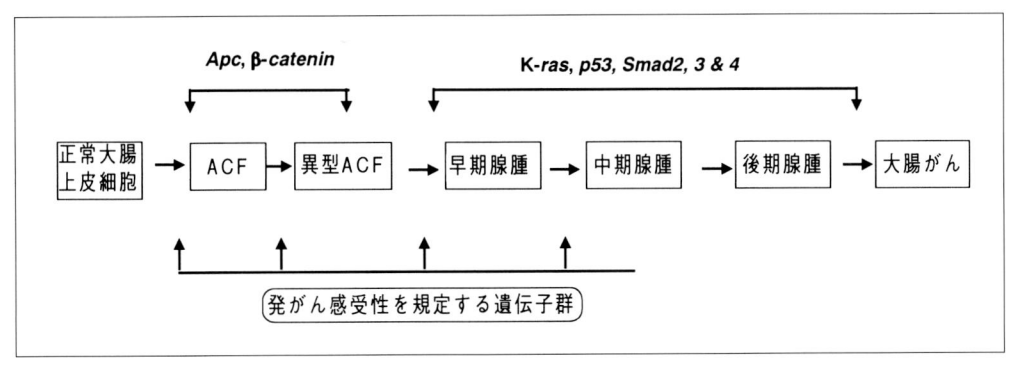

```
                    Apc, β-catenin            K-ras, p53, Smad2, 3 & 4
                   ┌──────┴──────┐          ┌──────────┴──────────┐
   ┌──────┐   ┌─────┐   ┌──────┐   ┌──────┐   ┌──────┐   ┌──────┐   ┌──────┐
   │正常大腸│→ │ ACF │→ │異型ACF│→ │早期腺腫│→ │中期腺腫│→ │後期腺腫│→ │大腸がん│
   │上皮細胞│   └─────┘   └──────┘   └──────┘   └──────┘   └──────┘   └──────┘
   └──────┘      ↑          ↑          ↑          ↑          ↑
                 └──────────┴──────────┴──────────┴──────────┘
                          ┌────────────────────────┐
                          │発がん感受性を規定する遺伝子群│
                          └────────────────────────┘
```

図1 大腸がんの多段階発がんモデル
(文献[2]：Vogelstein B, et al：Trend Genet 9：138, 1993 より改変)

けである．したがって，これからの内科的治療は，個々の腫瘍内で生じている遺伝子変異やエピジェネティックな変化を十分に把握し，さらに各発がん段階に適応した治療法や，治療に対する個々人の感受性を考慮した方法を慎重に選択し，適応していく必要がある．さらに，発がんの初期段階における遺伝子変異や発現の異常を把握することにより，より早期の段階での効果的な内科的治療が可能となる．次の二つの項で，マウスおよびラットにおける消化管発がんの例をとり，発がん過程における「個体の感受性」の重要性について述べることとする．

2．消化管の発がん過程を修復する遺伝子

Min (multiple intestinal neoplasia) マウスは，C57BL/6J系統のマウスをエチルニトロソウレア (ENU) で処理して樹立された変異マウスで，Apc 遺伝子の 850 番目のコドンに Leu から終止コドンへの変異を有し，FAP のマウスモデルと考えられる[13]．生後数ヵ月頃より腸管に多数の腫瘍発生を認め，腫瘍では単一腺管の段階から APC のコドン 850 の変異に加え野生型アレルの欠失が認められる．Dove らは，この Min マウスの腸管腫瘍発生に関する感受性が，母体マウスの遺伝的背景により大きく左右されることを見い出し (**表1**)，遺伝的解析により Apc 遺伝子変異による腸管発がん性を修飾する遺伝子として，Mom-1 (modifier of Min-1) をマウス染色体 4 番にマップした[14]．Mom-1 の候補遺伝子として

1995 年に同定された Pla2g2a の遺伝子産物は脂肪酸の代謝に関与する分泌型のホスフォリパーゼA2であった[15]．Min との交配実験により腫瘍発生が促進されるマウス系統では，Pla2g2a 遺伝子のミスセンス変異が認められ，大腸粘膜における Pla2g2a 遺伝子発現量が著減している．これに対し，腫瘍数が抑制されるマウス系統では遺伝子変異が認められないことがわかった[15]．Lander らは，Pla2g2a 遺伝子を導入したトランスジェニック Min マウスでは，腫瘍発生が抑えられることを見事に証明してみせた[16]．Pla2g2a 遺伝子産物の生物学的活性と発がん抑制機構との関連についてはいまだ十分に解明されていないが，Apc 遺伝子変異を有する腸管上皮細胞の promotion あるいは progression に重要な働きをしていると予想される．これまでのところヒト大腸がんにおける Pla2g2a 遺伝子変異の報告はないが，大腸がんにおいて相同染色体領域における LOH が高率に認められることから発がんへの何らかの関与が示唆される[17]．最近 Dove らは，Mom-1 のもう一つの候補遺伝子を Pla2g2a 遺伝子座の遠位側にマップした[18]．

3．化学発がん物質により誘発される大腸がんの発がん感受性の系統差

化学発がん物質によるラット大腸がんモデルにおいても，系統間において発がん性に差がみられる．われわれはこれまでに，加熱した魚肉食品中に多く含まれる変異原・がん原物質 2-amino-1-methyl-6-phenylimidazo[4,5-b]pyridine

表1 Minマウスにおける誘発腫瘍数の遺伝的背景による影響

Minマウス		腫瘍数 平均±SD
Parental Strain	B6-Min	28.5±7.9
F1 hybrids	（AKR×B6-Min）F1	5.8±4.3
	（MA×B6-Min）F1	5.7±4.0
	（CAST×B6-Min）F1	3.0±1.8
Backcross to B6	B6×（AKR×B6-Min）F1	17.7±11.7
	B6×（MA×B6-Min）F1	15.9±11.0
	B6×（CAST×B6-Min）F1	14.4±11.9
Backcross to AKR	AKR×（AKR×B6-Min）F1	1.7±1.7

（文献[14]を改編）

MinマウスはもともとC57BL/6J（B6）系統のマウスである（B6-Min）．この系統では平均28.5個の腫瘍が発生するが，AKRやMA，CASTなどの系統との交配で得られた子ラット（F1）では，1匹あたりの平均腫瘍数が3.0～5.8個と1/5以下になっている．このF1を再度B6と戻し交配（バッククロス）すると，平均腫瘍数が14.4～17.7個となりB6系統の値に近づくことがわかる．逆にAKRとのバッククロスでは，平均腫瘍数1.7個とMinマウスの約5％にまで減っている．

表2 PhIPによる大腸前がん病変ACF誘発性のラット系統差

系統	ラット1匹あたりのACF数の平均	ACFの大きさの平均
BUF	12.2±1.7*	2.0
Wistar	5.6±1.7*	1.8
F344	3.5±1.8*	2.4
BN	2.8±1.6	1.4
ACI	0.9±0.7	1.5

*ACIラットに比較して有意に高い誘発性を示した（$p<0.05$）

（PhIP）により誘発される大腸前がん病変aberrant crypt foci（ACF）の誘発数を指標として，各ラット系統における感受性を検討してきた[19]．表2に解析に用いた5種類の系統において，PhIP 400 ppm含有飼料を2週間投与したのち高脂肪食のみの4週間投与で誘発されたACF数をまとめた．BUFラットは高い感受性を，Wistar，F344，Brown-Norway（BN）ラットは中等度の感受性，ACIラットはもっとも低い感受性を示すことがわかる[20,21]．発がん実験の結果からも，F344はACIに比較して発がん性が高いことがわかった（論文準備中）．F344とACIとの交配で得られたF1ではF344と同程度のACF誘発性を示したことから（表3），F344にはACIに対し常染色体優性に作用する感受性遺伝子が存在することがわかった．F1とACIとのバッククロスラット（N2）では，F344型の感受性を示すものとACI型の低感受性を示すものが約1：1で存在し，ほぼ中間の感受性を示した（表3）．N2を用いた遺伝学的解析の結果，ラット16番染色体上にACF誘発に関する感受性遺伝子が存在することがわかった（図2）[22]．この領域はヒトの8番染色体短腕p12-22領域（8p12-22）に相当し，大腸がんを含め多くのヒト腫瘍においてLOHが高頻度に認められる点も興味深い．ヒト8p12-22相同領域では，DNA

1 発がん感受性とその臨床

表3 F344, ACI, F1およびN2ラットにおけるACFの誘発性

	ラット系統	実験に用いた ラットの匹数	ラット1匹あたりの ACF数の平均
PhIP	F344	21	3.5±1.8
	ACI	20	0.9±0.7
	(F344×ACI)F1	5	3.4±1.4
	(ACI×F344)F1	5	3.4±1.0
	(F344×ACF)F1×ACI(N2)	170	2.2±1.4
None	F344	5	0
	ACI	5	0.2±0.4
	(F344×ACI)F1	5	0.2±0.4
	(ACI×F344)F1	5	0.2±0.4
	(F344×ACF)F1×ACI(N2)	10	0

F344とACIの子ラット（F1）では，F344と同程度のACF数が誘発されている．F1とACIとの戻し交配ラット（バッククロスラット；N2）におけるACF数は1匹平均2.2個と，F1とACIのほぼ中間の感受性を示すことがわかる．

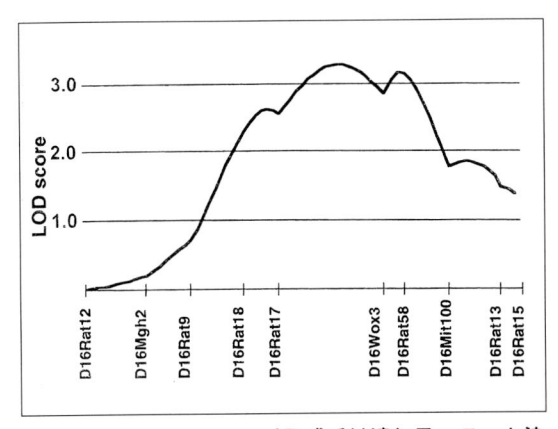

図2 PhIPによるACF誘発感受性遺伝子のラット染色体16番へのマッピング

[(F344 x ACI) F1 x ACI] バッククロスラット (N2) におけるACFの誘発数を指標としてゲノム全体にわたる連鎖解析を行った結果，ラットの第16染色体上のD16Rat17とD16Wox3の間にlod scoreのピークが認められた．D16Rat58の近傍にも別のピークが認められる．lod scoreのピークは，その近傍にACF誘発に関わる感受性遺伝子が存在する可能性が高いことを意味している．

修復や薬物代謝に関わるいくつかの遺伝子が存在し，これら遺伝子の発現異常や機能的多型が大腸の発がん過程をさらに複雑に修飾している可能性がある．F344に由来する当該染色体領域を，低感受性系統のACIに導入したコンジェニック系統を作製したところ，コンジェニック系統の大腸粘膜において，親系統であるACIと比較して数十種類にもおよぶ遺伝子の発現上昇あるいは低下が認められた（データは示さず）．このことは，発がんのごく初期病変であるACF誘発の段階においても，複数の遺伝子群の複合的な作用により発がん過程が修飾・制御されていることを示唆するものである．

5. ヒトにおける消化器発がん感受性

このように，マウスおよびラットの大腸がんモデルを用いた解析から，発がんに対する高感受性および低感受性群が存在し，その感受性を規定する遺伝的要因が存在することが明らかになった．では，ヒトにおいても同様に，発がんの感受性を制御する遺伝的要因や，発がん過程を修飾する遺伝子群が存在するのであろうか．ヒトにおける発がんの高感受性群としては，まず遺伝性がんがあげられる．FAPや遺伝性非腺腫性大腸がん（HNPCC）などの遺伝性大腸がん症例では，APC遺伝子やミスマッチ修復遺伝子に遺伝的な変異を有するため，大腸発がんなどに対して高い感受性を示す．最近，胃がんにおいても細胞接着に関係するE-cadherinの遺伝的変異による高感受性群（遺伝性胃がん）の存在が報告された[23]．しかしながらこのような「遺伝性がん」における発がんの高感受性は，Knudson博士の提唱した

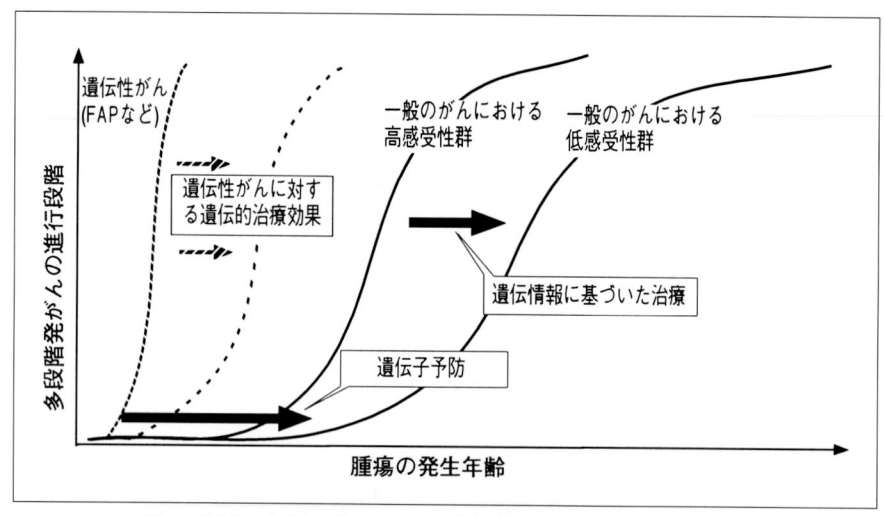

図3 腫瘍の個性に基づいた消化管腫瘍の21世紀型治療（I）
一般のがんの場合の「発がんの高感受性群」やFAPなどの遺伝性がんの症例に対し，感受性を規定する遺伝的要因などの遺伝情報に基づいた治療や予防（遺伝子予防）を施すことにより，より「低感受性」の方向（→）にシフトさせることが可能となる．

"two-hit theory"[24]のうち初めのhitがすでに生じていることによる。前章までに述べた感受性あるいは修飾遺伝子の存在とは多少意味が異なる。また，ヒト消化器腫瘍において遺伝性がんの症例は数パーセントを占めるにすぎない。これに対し，一般の大腸がんでは先のラット大腸がんモデルと同様に複数の遺伝子同士の複合的作用により，また，これら遺伝子群と環境との相互作用（genetic-environmental interaction）により発がんに対する感受性が複雑に制御されていると予想される。最近，笹月らは同胞対（sib-pair）を用いた遺伝的解析により，ヒト胃がんの発がん性に関与する遺伝子座のマッピングに成功した[25]。遺伝的にきわめて多様なヒト集団でも遺伝解析を丁寧に行うことにより，発がんを制御している遺伝子を解明することが可能であることを示した画期的な研究である。

6．がん抑制遺伝子の遺伝多型と発がん感受性

p53，*APC*，*BRCA1*，*BRCA2*などのがん抑制遺伝子は，細胞周期の制御，DNA損傷後のチェックポイント機構，ゲノムの安定化維持機構，アポトーシスの制御，DNA損傷の修復など，多種多様な生物学的機能を担っており，これら遺伝子の機能破綻が細胞のがん化を引き起こす。最近，これらのがん抑制遺伝子の遺伝多型がいくつか見つかってきた。例えば*p53*遺伝子の場合，コドン72番にプロリンとアルギニンの多型があるが，アルギニンのアレルを有する個体の場合に子宮頸がんのリスクが高いという報告がなされた[26]。*Apc*遺伝子の場合にも，Ashkenaji Jewsに認められるコドン1307番のイソロイシンがリジンに置き換わる多型では，大腸がんのリスクが高まることがわかった[27]。最近さらに，*BRCA1*や*BRCA2*遺伝子にも同様の遺伝的多型が存在することが報告された[28]。がん抑制遺伝子に認められたこれらの多型や，発がん感受性に関わる他の遺伝子多型と発がんとの関連性について綿密な解析を行い，個々の遺伝情報に対応したまったく新しいがんの予防（「遺伝子予防」）や治療法の確立を進めていく必要がある（図3）。

7．ゲノム研究の成果がもたらすもの

発がん過程における種々の修飾遺伝子や，発がんの感受性を制御する遺伝子群の解明は，本書のテーマである『21世紀の消化管がんに対する内

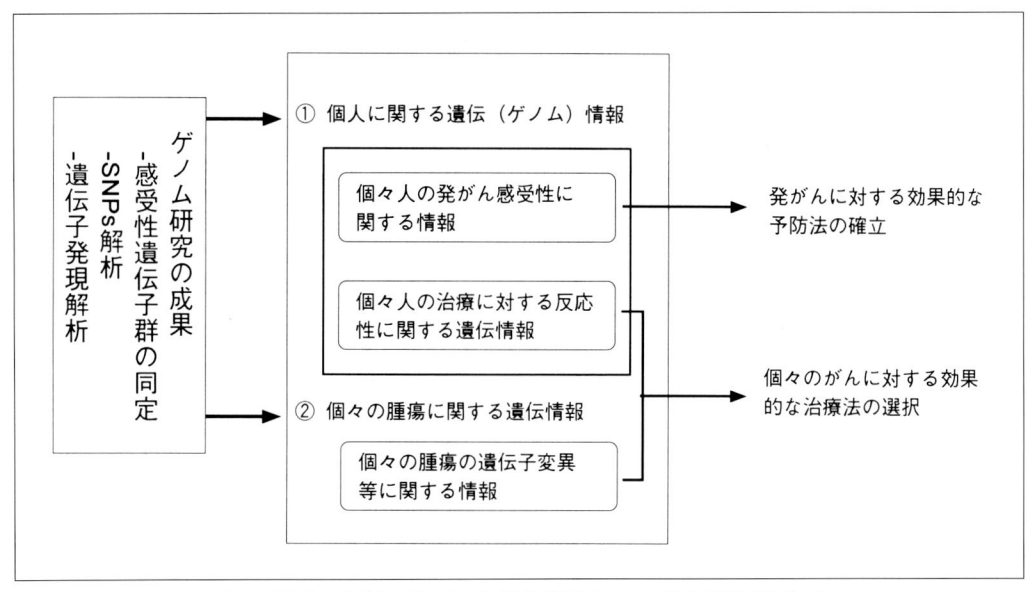

図4 腫瘍の個性に基づいた消化管腫瘍の21世紀型治療（II）
ゲノム研究の成果に基づき，「個々人のゲノム情報」や「個々の腫瘍に関する遺伝情報」を加味することにより，より効果的な発がん予防や，がんの内科的治療が可能となる．

科的治療』の発展には無視できない研究課題である。これを解明していくための一つの手懸かりは，これまで述べてきたように，発がんの感受性や発がん性の修飾に関わる候補遺伝子の局在を，リンケージ解析や連鎖不平衡解析などの遺伝的解析により，染色体（ゲノム）上に詳細にマップすることである。これらの遺伝的解析法の詳細については説明を省くが，糖尿病や高血圧症についても，現在，原因遺伝子や修飾遺伝子に関するマッピングが国内外において精力的に進められている。候補遺伝子がマップされたゲノム領域から，次のステップとして遺伝子を同定する必要がある。このためには，以下に述べるゲノム研究の成果に負うところが甚大である。日米欧の国際研究プロジェクトの成果により 2001 年 2 月にヒトの全ゲノム配列が公開された[29,30]。ヒトの全遺伝子は約 3〜4 万個であることがわかり，従来の 10〜15 万個という大方の予想を大きく下回るものであったが，逆に言えばわれわれはすでに大部分の遺伝子（cDNA）に関する情報を手に入れたことになる。これらのゲノム情報をもとに，全遺伝子情報中の文字列（塩基配列）の個人差－例えば 1 塩基多型（single nucleotide polymorphisms；SNPs）などーの解明により，ヒト発が

ん感受性の個人差の解明も現実的なものとなる。前項で述べた，$p53$，APC，$BRCA1$，$BRCA2$ がん抑制遺伝子などですでに報告されている遺伝多型などは，まさにこの良い例である（図4）。さらに，動物発がんモデルの遺伝学的解析で得られた，発がん感受性に関与する遺伝子座の情報をヒト集団の解析にも積極的に取り入れることにより，個々人の発がんに対する感受性の問題も，今後急速に解明されることが期待される。

まとめ

ヒトがんの疫学的解析や動物の発がんモデルを用いた解析から，FAPやHNPCCなどのいわゆる遺伝性がんのみならず，一般のがんにおいてもその発がんに何らかの遺伝的な要因が関与することがわかってきた。これらの遺伝的素因についての解明は，現在着々と進められている。近い将来，種々の遺伝子の遺伝的多型や機能的多型と，がんをはじめとする種々の疾患に対する罹りやすさ（感受性）との関係や，治療に対する反応性との関係が明らかにされると期待される。21世紀のがん予防・がん治療はこれらの研究成果をもとに，「腫瘍の個性」に基づいた「個人対応型」のがん治療やがん予防へと推移していく必要があ

る。

　21世紀に期待される消化器がんの新しい治療法ということで,「腫瘍の個性」という問題について,多段階発がんの多様性,個体レベルの発がん感受性,さらには個人の遺伝情報という観点から話題を提供させていただいた。現時点においては,現実化までにはまだまだ乗り越えなければならないいくつもの壁があると思うが,近年のゲノム研究進展の急峻ぶりから推測するに,「腫瘍の個性」に基づいた消化器がんの治療が現実なものとなるのも,さほど遠い将来の話ではないように思われる。21世紀の消化器腫瘍の内科治療の発展に大いに期待するものである。

文献

1) Kakizoe T, Sugiura S, Segami K, et al : Survival rates (%) by site and clinical stage. In : Cancer Statics in Japan 1999 (ed by the Editorial Bord of the Cancer Statics in Japan). Foundation for Promotion of Cancer Research, Tokyo, 1999
2) Vogelstein B, Kinzler KW : The multistep nature of cancer. Trend Genet 9 : 138, 1993
3) Jones PA, Laird PW : Cancer epigenetics comes of age. Nat Genet 21 : 163, 1999
4) Kinzler KW, Nilbert MC, Su LK, et al : Identification of FAP locus gene from chromosome 5q21. Science 253 : 661, 1991
5) Nishisho I, Nakamura Y, Miyoshi Y, et al : Mutations of chromosome 5q21 genes in FAP and colorectal cancer patients. Science 253 : 665, 1991
6) Rubinfeld B, Souza B, Albert I, et al : Association of the *APC* gene product with β-catenin. Science 262 : 1731, 1993
7) Epper K, Scherer SW, Ozcelik H, et al : *MADR*2 maps to 18q21 and encodes a TGFβ-regulated MAD-related protein that is functionally mutated in colorectal carcinoma. Cell 86 : 543, 1996
8) Thiagalingam S, Lengauer C, Leach FS, et al : Evaluation of candidate tumor suppressor genes on chromosome 18 in colorectal cancers. Nat Genet 13 : 343, 1992
9) Zhu Y, Richarson JA, Parada LF, et al : *Smad* 3 mutant mice develop metastatic colorectal cancer. Cell 94 : 703, 1998
10) Lengauer C, Kinzler KW, Vogelstein B : Genetic instability in colorectal cancers. Nature 386 : 623, 1997
11) Cahill DP, Lengauer C, Yu J, et al : Mutations of mitotic checkpoint genes in human cancers. Nature 392 : 300, 1998
12) Esteller M, Corn PG, Baylin SB, et al : A gene hypermethylation profile of human cancer. Cancer Res 61 : 3225, 2001
13) Moser AR, Pitot HC, Dove WF : A dominant mutation that predispose to multiple intestinal neoplasia in the mouse. Science 247 : 322, 1990
14) Dietrich WF, Lander ES, Smith JS, et al : Genetic identification of *Mom-1*, a major modifier locus affecting *Min*-induced intestinal neoplasia in the mouse. Cell 75 : 631, 1993
15) MacPhee M, Chepenik KP, Liddell RA, et al : The secretory phospholipase A2 gene is a candidate for the *Mom1* locus, a major modifier of *Apc*^{Min}-induced intestinal neoplasia. Cell 81 : 957, 1995
16) Cormier RT, Hong KH, Halberg RB, et al : Secretory phospholipase *Pla2g2a* confers resistance to intestinal tumorigenesis. Nat. Genet 17 : 88, 1997
17) Praml C, Amler LC, Dihlmann S, et al : Secretory type II phopholipase A2 (*PLA2G2A*) expression status in colorectal carcinoma derived cell lines and in normal colonic mucosa. Oncogene 17 : 2009, 1998
18) Cormier RT, Bilger A, Lillich AJ, et al : The *Mom 1*^{AKR} intestinal tumor resistance region consists of *Pla2g2a* and a locus distal to *D4Mit 64*. Oncogene 19 : 3182, 2000
19) Nakagama H : Carcinogenicity in Animals ; In Food Borne Carcinogens. (ed Nagao M and Sugimura T.) John Wiley & Sons, Ltd, New York, pp 256, 2000
20) Nagao M, Ochiai M, Ushijima T, et al : Genetic determinants and environmental carcinogens. Mutat Res 402 : 85, 1998
21) Ishiguro Y, Ochiai M, Sugimura T, et al : Strain differences of rats in the susceptibility to aberrant crypt foci formation by 2-amino-1-methyl-6-phenylimidazo[4,5-b]pyridine : no implication of *Apc* and *Pla2g2a* genetic polymorphisms in differential susceptibility. Carinogenesis 20 : 1063, 1999
22) Nakagama H, Souda K, Ochiai M, et al :

Genetic analysis of the susceptibility in rats to aberrant crypt foci formation by 2-amino-1-methyl-6-phenylimidazo[4,5-b] pyridine, PhIP. Cancer Lett 143：205, 1999
23) Guilford P, Hopkins J, Harraway J, et al：E-cadherin germline mutations in familial gastric cancer. Nature 392：402, 1998
24) Knudson AG：Mutation and cancer：statistical study of retinoblastoma. Proc Natl Acad Sci USA 68：820, 1971
25) Sasazuki T：Linkage analysis of the genes involved in gastric cancer by affected sibpair method. Jpn J Cancer Res 91 (suppl)：105, 2000
26) Zehbe I, Voglino G, Wilander E, et al：p 53 codon 72 polymorphism and various human papillomavirus 16 E 6 genotyes are risk factors for cervical cancer development. Cancer Res 61：608, 2001
27) Laken SJ, Petersen GM, Gruber SB, et al：Familial colorectal cancer in Ashkenazim due to a hypermutable tract in APC. Nat Genet 17：79, 1997
28) Bahar AY, Taylor PJ, Andrews L, et al：The frequency of founder mutations in the BRCA 1, BRCA 2 and APC genes in Australian Ashkenazi Jews. Cancer 92：440, 2001
29) The human genome. Science 291：1177, 2001
30) The human genome. Nature 409：813, 2001

〔中釜　斉〕

Ⅴ 消化管腫瘍の治療－そのトピックス－

2 がん化学療法の現状と可能性

　消化管がんのなかでも胃がん，大腸がんは，造血器腫瘍，睾丸腫瘍，乳がん，頭頸部がんなどに比べると化学療法の奏効率が低く，治療の第1選択となることは少ない。一方，食道扁平上皮がんは比較的化学療法感受性が高く，放射線治療と組み合わせることにより手術補助療法として，あるいは根治療法として用いられている。食道腺がんに対しても，胃がん，大腸がんと同様に化学療法が治療の第1選択となることはないが，詳細な検討・報告は少ない（図1）。実際のところ，バレット腺がんを胃がんに準ずるのか，食道がんとして取り扱うのかのコンセンサスはない。現在，わが国における消化管がんの化学療法は，5-fluorouracil（5-FU）と cisplatin（CDDP）を用いられることが多く，近年は 5-FU に Leucovorin（LV）を併用することにより，従来化学療法の奏効率が低かった胃がん，大腸がんでも比較的良好な結果が得られるようになってきている。さらに従来の化学療法剤とは作用機序の異なる薬剤，種々の biochemical modulator，特定の分子を標的とした薬剤が開発されている[1]。

　がん化学療法について論じるにあたりいくつかの問題点が指摘されている。あるがん化学療法が有効であるか否かの効果判定を行ううえで，もっとも大きな問題はサンプリングである。Double blind randomized controlled trial で効果判定を行うのが望ましいが，手術療法の補助として化学療法を位置づけた場合は手術単独群と比較することでそれも可能であるが，化学療法単独で治療効果を判定するときには無治療群と比較しなければならないので，その実行は困難であろう。手術療法との併用の場合でも，基本的に化学療法は無効であるという前提がなければ，患者は（特にわが国においては）化学療法を併用しない治療を選択するようなプラセボ群になるかもしれない試みは受け入れないであろう。次の問題は，各施設によって多様な regimen があり，その異なった regimen で得られた結果を同じように評価している点である。また一施設で行われた検索の効果判定をその施設内で行っており，時に信憑性が疑われる[2]。サンプリングが正しくなされ，施設を越えて同一の regimen で行われた検索の結果が施設外判定された場合でも最後に問題になるのは，何をもって有効であると判定するかである。効果判定についての詳細は他書に譲るが，臨床試験の各相により，奏効率で評価する方法，生存率で評価する方法，平均生存期間で評価する方法などがある。がん化学療法の目的が治癒（あるいは延命）と，症状緩和を含む QOL の改善であることから考えると，従来の効果判定を見直すか，新たな項目を追加する必要があろう[3,4]。

　上記のような問題点を踏まえたうえで，本稿では食道がん，胃がん，大腸がんにおける化学療法の現状と，最近注目されている Tumor Dormancy Therapy について概説し，われわれが研究を進めている遺伝子解析から見たがん化学療法感受性の検索について紹介する。

1．消化管腫瘍化学療法の現状

A．食　　道

　前述のごとく，消化管がんのなかでも食道扁平上皮がんは胃がん，大腸がんなどと比較すると化学療法感受性が高く，後述する胃がん，大腸がんに対する化学療法とは少々異なった意味合いがある。食道扁平上皮がんでは化学療法に放射線療法を併用した Chemo-radiation 療法が主流になっ

```
┌─────────────────────────────────────────────────────────────────┐
│                          ┌→ 進行がんに対する術前化学療法            │
│              ┌→ 扁平上皮がん ┤  (Down staging が目的)              │
│   ┌────┐    │            └→ 術後再発の防止                      │
│   │食道がん│→┤                                                   │
│   └────┘    └→ 腺がん→詳細な検討・報告はない                      │
│                                                                 │
│             ┌→ 進行がんに対する術前化学療法（Down staging が目的） │
│   ┌────┐    │                                                   │
│   │胃がん│ →┤→ 根治手術後の再発防止（効果は明らかではない）        │
│   └────┘    │                                                   │
│             └→ 手術不能進行がん・再発がんに対する効果              │
│                （生存期間の延長・QOL の改善）                     │
│                                                                 │
│             ┌→ 根治手術後の再発防止                               │
│   ┌────┐    │  （後発肝転移・局所再発防止に効果あり）              │
│   │大腸がん│→┤                                                   │
│   └────┘    └→ 手術不能進行がん・再発がんに対する効果              │
│                （生存期間の延長・QOL の改善）                     │
└─────────────────────────────────────────────────────────────────┘
```

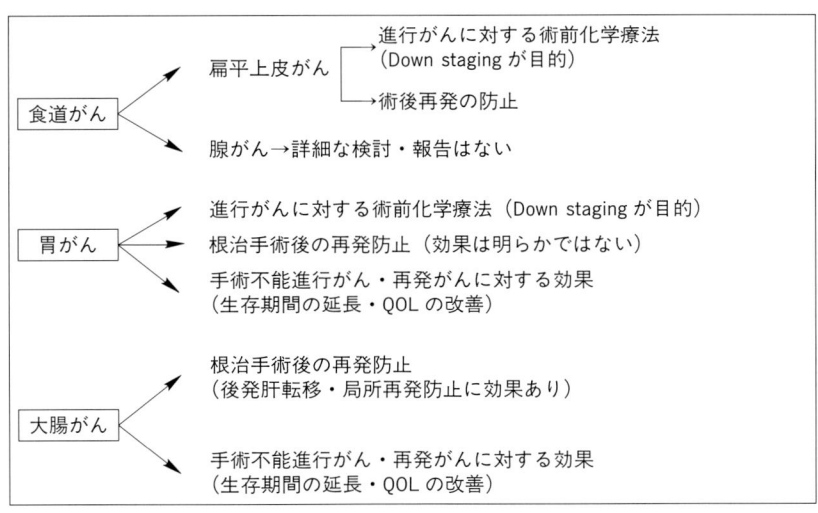

図1　消化管がんに対する化学療法の意義

ており，化学療法単独に比較して有効性が確認されており[5]，Chemo-radiation 療法のみで治癒する症例もみられる。しかしながら，食道扁平上皮がんに対する化学療法は現在のところ手術補助療法として位置づけられている。

食道扁平上皮がんに対する化学療法は 5-FU/CDDP 療法が主流であり，最近では nedaplatin などの新規プラチナ製剤も用いられている。CDDP は以前は用量依存性薬剤と考えられており，高濃度（50～100 mg）で短時間の投与が行われていたが，最近は低濃度長時間投与でも同様の効果があると報告された。食道がんや進行胃がんに対しても低濃度 CDDP（3～5 mg/day）と 5-FU（250～500 mg/day）の連日持続投与が行われており，奏効率，生存期間の延長が報告されているが，5-FU 単独投与との比較試験がなされておらず，その効果はさらなる検討が必要であろう。

進行食道がんに対して導入化学療法（Neoadjuvant あるいは Induction chemotherapy）が施行されており，down staging が期待されており，手術単独群に比較して有効であると報告されている。術後化学療法としてもプラチナ製剤と 5-FU の併用が用いられ，手術単独群より 5 年無再発生存率は良好で，特にリンパ節転移群において顕著であると報告されている[6]。

最近では他臓器浸潤（T4）食道がんに対して Chemo-radiation 療法単独群と，Induction chemotherapy としての Chemo-radiation 療法に手術的切除を加えた群とで，生命予後に差がないとの報告があり[7]，Chemo-radiation 療法を第 1 選択とし，がん残存症例にのみ外科的切除を併用する試みもなされている。このように食道扁平上皮がんにおいて Chemo-radiation 療法は今後，治療の中心的な strategy になる可能性もある。

B．胃

進行胃がんに対する導入化学療法の第一の目的は腫瘍の down staging である。藤井ら[8]は 5-FU（370 mg/m^2），LV（30 mg/body）の持続静注後，CDDP（70 mg/m^2），etoposid（ETP：70 mg/m^2）を亜選択動注する療法が有効であると報告している。

根治手術が施行された後の再発防止を期待した補助化学療法については多くの試みがなされているが，手術単独群と比較してその有用性を明らかに証明したものはない[9]。

切除不能進行胃がんあるいは再発胃がんに対しての化学療法はこれまで生存への寄与は期待できない，あるいは不明とされていたが，最近，無治療群（best supportive care；BSC）と比較した結果が報告され，化学療法が進行胃がん患者の生存期間を延長できる可能性が示唆されるに至った[10,11]。わが国においては進行胃がんを対象に

5-FU 単剤,UFT/mitomycin C(MMC),5-FU/CDDP の比較試験が開始され,奏効率は 5-FU/CDDP 群が高いが,生存期間,1 年生存率などは 5-FU 単独群と差は認められなかった[12]。最近開発された CPT-11,TXL,Docetaxel(TXT)などと 5-FU の併用療法や,5-FU 無効症例への投与が検討されている[12]。

わが国において開発された新規経口フッ化ピリミジン剤である S-1 は,5-FU の前駆体である tegafur(TGF)と,5-FU 分解の律速酵素である dihydropyrimidine dehydrogenase(DPD)の強力な阻害剤である gimestat(CDHP)と,5-FU リン酸化阻害剤である otastat を配合した経口抗悪性腫瘍剤である。進行胃がん,再発胃がんを対象にした前期 II 相試験,後期 II 相試験できわめて高い奏効率と抗腫瘍効果を示した[13]。5-FU 単剤使用を比較対象とした CPT-11/CDDP,S-1 の比較試験が行われようとしている。また S-1 と CDDP の相乗効果も示されており S-1/CDDP 併用の臨床試験も行われている[10]。

C. 大　腸

大腸がんに対する化学療法も,根治手術後の再発(後発肝転移,直腸がんの局所再発)防止のための補助化学療法と,進行大腸がんに対する生存期間の延長,QOL の改善を目指した化学療法に分けることができる。手術単独群と比較して 5-FU+LV 併用療法が補助化学療法として有効性が確認され[14],結腸がん Dukes C 症例に対する標準補助療法となっている。さらに最近では経口薬の普及により UFT+LV が従来の 5-FU+LV 静注療法と,QOL,副作用,経済的な面より検討されている。また,CPT-11 と 5-FU+LV の併用の効果の検討も進められている[15]。

一方,手術不能進行大腸がんに対しても 5-FU+LV の併用療法が無治療群に比べて明らかに生存期間の延長が認められ,標準治療とされている。また 5-FU+LV を基にした CDDP や oxaliplatin などのプラチナ製剤との併用も有効性が示されている。さらに 5-FU+LV に CPT-11 を併用することで 5-FU+LV よりもさらに優れた治療効果が得られることが報告されており,5-FU+LV+CPT-11 が進行大腸がんの新たな標準治療になる可能性が高くなってきた。経口薬の capecitabine や UFT+LV,S-1 も QOL,副作用の面から特に老人患者に対しての有望であると考えられている[16]。

以上のように胃がん,大腸がんにおいては 5-FU 製剤と LV による治療が,手術補助化学療法,進行がんに対する化学療法ともにベースになっている。これまでに用いられた Leucovorin(LV)は d-体と l-体の光学異性体の混合物であったが,生物活性は l-体のみが示すことが知られている。d-体の種々のマイナスの作用が懸念され,l-LV(lexofolimate)が開発された。l-LV と 5-FU との併用療法は胃がん,大腸がんともにその有効性が確認されている[17]。

2. Tumor Dormancy Therapy

化学療法を含むがん治療の最終目標はがんの治癒である。しかしながら,すべての症例において治癒(体内から完全ながん細胞の除去)が得られるわけではなく,宿主の状態,がんの種類,進行程度によっては治療の最終目標を治癒ではなく,QOL を保ったままでの生存期間の延長(がん細胞との共存)とする場合も少なくない。今日までのがん治療の多くは,上述のごとく主に体内からがん細胞を排除することを目的に行われてきたが,最近 Tumor dormancy therapy という概念が提唱されてきた(図 2)[4]。がん化学療法においては,腫瘍の縮小と生存率に相関があると考えられ,縮小を目指した治療が行われてきたが,この両者が必ずしも相関するわけではなく,実際には化学療法によって得られる延命期間は,腫瘍増殖停止期間(dormant phase)に大きく依存することが明らかにされた。このような統計学的事実に基づき,縮小ではなく dormancy state(あるいは cytostasis)を目指す治療概念を総括して Tumor dormancy therapy と呼んでいる。Tumor dormancy therapy には,分化誘導療法,アポトーシス誘導療法,腫瘍血管新生抑制療法,転移抑制療法などが含まれる。

Tumor dormancy therapy あるいは cytos-

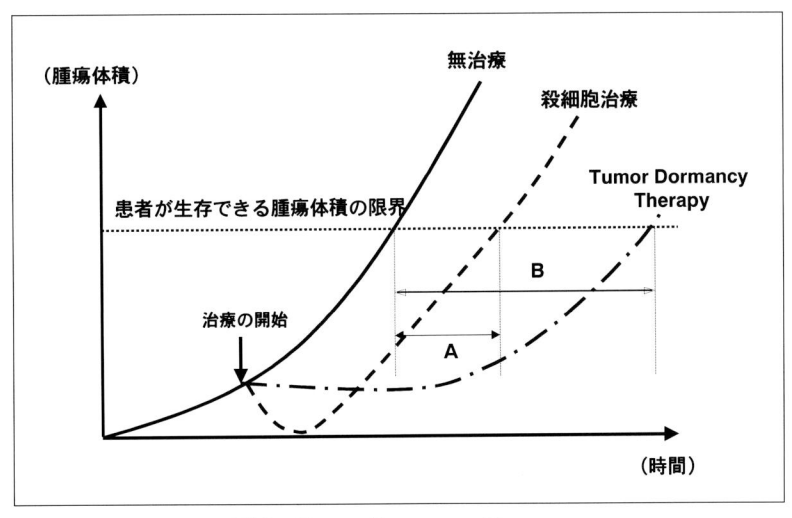

図2 Tumor Dormancy Therapy
化学療法後の生存期間は腫瘍縮小期間よりも，細胞増殖の静止期間（dormancy state あるいは cytostasis）に依存する．
A：殺細胞治療により得られた生存期間
B：Tumor Dormancy Therapy により得られた生存期間

tasis を誘導する治療の多くは，最近の細胞生物学，分子生物学の研究に基づき分子標的を同定し，それをターゲットとする分子標的治療（molecular target therapy）より成り立っている。具体的には，matrix metalloproteinase を標的とした阻害剤（marimastat, batimastat, AG 3340, COL-3, BAY 12-9566 など），増殖因子の受容体のチロシンキナーゼ阻害剤（ZD-1832），細胞周期調節因子（CDK など）の阻害剤（Flavopiridol など），血管新生因子阻害剤（endostatin, angiostatin など）などが注目され，従来の抗がん剤との併用を視野に入れて，消化管がんに対する効果が検討されている[1]。

3．遺伝子解析とがん化学療法感受性

A．抗がん剤感受性試験

Kubota らは手術時に無菌的に採取した胃がん組織を短期間組織培養することにより，*in vitro* で使用予定の抗がん剤（MMC, 5-FU）に対する感受性を検索し，術後補助化学療法との関連を解析している。その結果，抗がん剤感受性試験の結果は，組織学的な病気と同様に独立した予後因子であることを明らかにした[18]。

B．フッ化ピリミジン感受性

前述のごとく5-FUは消化器がんの標準治療のベースとなっており，5-FUに対する感受性を検索する試みが多くなされている。5-FUの標的酵素は thymidylate synthetase（TS）であり，分解の律速酵素は dihydropyrimidine dehydrogenase（DPD）である。がん組織中のTSあるいはDPDの酵素活性およびmRNAの発現レベルを検索し，5-FU感受性との関連を検索している報告が多い。TSの酵素活性あるいはmRNAレベルは5-FU感受性と相関するという報告と，相関しないという報告があるが，DPDの酵素活性あるいはmRNAレベルは5-FU感受性と相関が見られるという一貫した報告がある[19]。

5-FUのプロドラッグであるTegfurや5'-DFURの活性型への変換には tymidine phosphorylase（TP）が必要である。また5-FUが最終活性型であるFdUMPに変換する過程でもTP活性が必要である。一方，TPは血小板由来血管内皮増殖因子（PD-ECGP）と同一の分子であり，血管新生因子として知られている。大腸がんにおけ

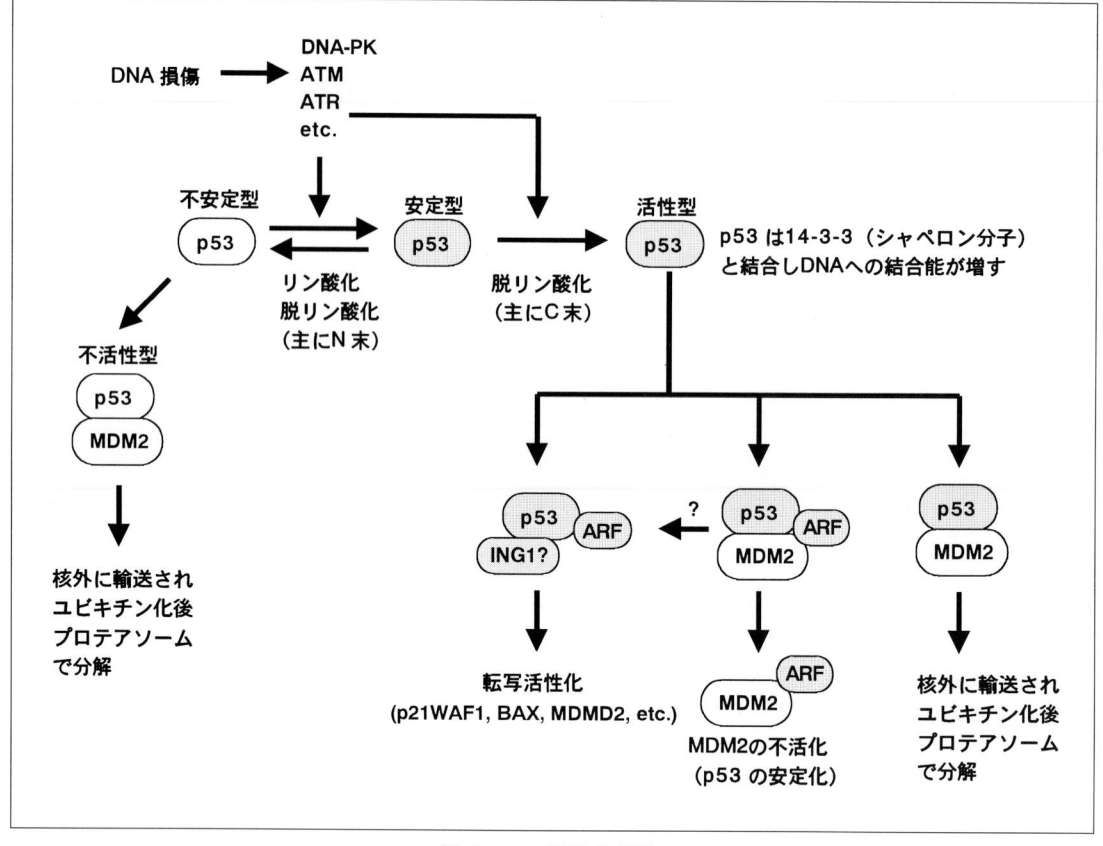

図3 p53活性化経路

p53はDNA-PK，ATM，ATRなどにより活性化され，ARF，ING1などにより安定化し転写活性化能を示す．MDM2はp53のユビキチン化，核外への輸送に関与し分解を促進する．

る5'-DFURの術後投与による効果が腫瘍組織内TP活性と相関するという報告[20]がある一方，種々の消化管がんを含む固形腫瘍でTPの高発現は腫瘍の血管新生と相関し，有意に予後不良であるとの報告[21]もあり，さらなる検討が必要であろう．

C. p53機能解析と抗がん剤感受性

抗がん剤はそれぞれの薬剤でそれぞれの作用機序を有しており，正常細胞，腫瘍細胞を問わず，活発に分裂している細胞に作用して細胞を死滅させる．Optimal concentrationで作用すると細胞にApoptosisを誘導し，それ以上の高濃度で作用するとNecrosisを引き起こす．固形腫瘍への抗がん剤の到達濃度の程度，化学療法後の生体の反応から考えると，ほとんどの抗がん剤は細胞にアポトーシスを誘導して死滅させていると考えられる．抗がん剤により細胞にDNAダメージが加わった後，アポトーシスを誘導するメカニズムについては解析が進んでおり，多くの情報伝達経路が明らかにされている．われわれはこのなかでp53を介する経路が重要かつ主要な部分を担っていると考えている．p53を中心とする情報伝達経路に関しては，上流の活性化因子，p53自身の活性化部位，機能調節因子，標的遺伝子などが次々に明らかになってきている．野生型のp53はDNA損傷後，リン酸化，脱リン酸化，アセチル化などを受けARF，ING1，MDM2などと相互作用をしながら種々の標的遺伝子を転写活性化すると考えられている．最近，DNA傷害後，p53のリン酸化される部位により細胞周期を停止させるか，アポトーシスを誘導するかが決

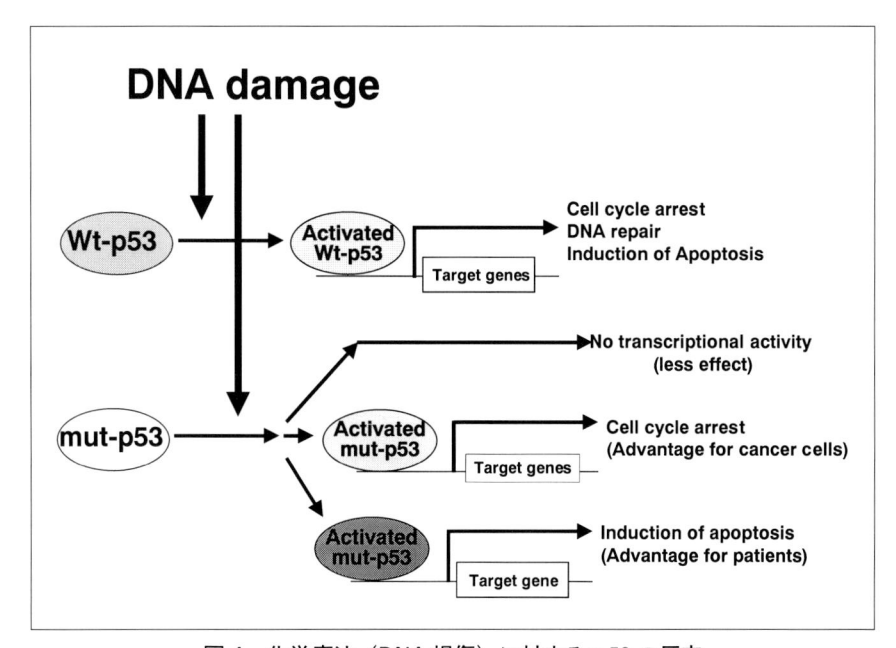

図4 化学療法（DNA損傷）に対するp53の反応
腫瘍細胞にはp53の多様な機能異常が存在し，抗がん剤処理によるDNA損傷に対して多彩な反応を示し得る．

定されることも明らかにされている（図3）[22]．

われわれは，この経路に注目しがん細胞の抗がん剤感受性を検索するシステムの構築を試みている．すなわち，腫瘍細胞よりp53 cDNAの全翻訳領域をPCRで増幅し，蛍光蛋白質GFP遺伝子を有する発現ベクターに組み込み，全塩基配列を決定すると同時に，ヒト骨肉腫細胞（Saos2：p53遺伝子が欠失している）に導入し，細胞内局在，標的遺伝子（p21waf1, BAX, MDM2）に対する転写活性化能を検索するシステムである．このシステムを用いると，変異p53の多様な機能異常を明らかにすることができる．腺がん細胞であるTYS細胞由来のp53（Asp281His）はエキソン8のDNA結合領域に変異を有しており，免疫染色でも核内に異常蓄積を示すことから，がん抑制遺伝子産物としての機能を失ったp53蛋白を産生していると考えられていた．しかしながら，この変異p53は明らかに核に局在し，p21wafに対してはむしろ野生型よりも強い転写活性化能を有するが，BAX, MDM2対しては転写活性化能を示さなかった．Saos2に野生型p53遺伝子を導入すると48時間以内に，ほとんどの遺伝子導入細胞がアポトーシスを

起こすが，TYS由来変異p53は細胞周期は止めるが，アポトーシスは誘導しないことが明らかとなった．

このように，腫瘍細胞にはp53の多様な機能異常が存在し，抗がん剤処理によるDNA損傷に対して多彩な反応を示し得ると考えられる．すなわち，正常のp53情報伝達経路を有する細胞ではDNA損傷の程度により細胞周期停止，DNA修復，アポトーシス誘導などのいかなる反応も起こり得る．しかしながら異常なp53情報伝達経路を有する細胞では，その異常のバリエーションにより抗がん剤処理によりp53経路はまったく活性化されなかったり，細胞周期を停止する作用のみ，たとえばp21waf1だけの活性化，あるいはアポトーシス誘導のみ，たとえばBAXやp53AIP1だけが活性化されたりする可能性がある．上記の変異p53（Asp281His）はDNA損傷刺激（抗がん剤，放射線）に際し，細胞周期を停止させ細胞を守るが，その後遺伝子変異を持ったまま細胞周期が進行すると，細胞はさらに悪性形質を獲得するという，がん細胞にきわめて有利な変異（がん原性変異；oncogenic mutation）であると考えられる．一方，DNA損傷刺激後ア

ポトーシスのみを誘導するような変異は治療する側あるいは患者に有利な変異と考えることができる（図4）。

現在，さらに high throughput が得られるようにシステムを改良している．また標的遺伝子の選択，あるいはプロモーターの長さの設定によりその標的遺伝子の特異性を残しながらp53に対する反応の選択性を上げることが問題であり，他のグループのp53に関する検索結果も参考にしながら検討を進めている．

文献

1) 佐々木常雄, 前田義治, 小林健彦, 他：消化器癌に対する新しい併用投与. 癌と化学療法 27：348, 2000
2) 佐々木常雄, 前田義治, 小林健彦, 他：Evidence に基づく消化器癌化学療法. 癌と化学療法 27：166, 2000
3) 岡田周市：症状緩和効果からみた化学療法の効果判定. 癌と化学療法 27：696, 2000
4) 高橋 豊, 磨伊正義：Endpoint における Prolonged NC の意義. 癌と化学療法 27：683, 2000
5) Kelsen DP, Minsky B, Smith M, et al：Preoperative therapy for esophageal cancer：A randomized comparison of chemotherapy versus radiation therapy. J Clin Oncol 8：1352, 1990
6) 桑野博行, 尾嶋 仁, 加藤広行：食道癌の術後補助療法の変遷と展望. 癌と化学療法 27：2023, 2000
7) 藤田博正, 末吉 晋, 田中寿明, 他：他臓器浸潤（T4）食道癌に対する Chemoradiation therapy の新展開－手術療法は必要か？－. 癌と化学療法 27：2016, 2000
8) 藤井雅志, 東風 貢, 望月文朗：胃癌の Neoadjuvant 療法の意義. 癌と化学療法 27：2028, 2000
9) 阪 眞, 笹子三津留, 片井 均, 他：胃癌術後補助化学療法の現状と課題. 癌と化学療法 27：2033, 2000
10) 田原 信, 大津 敦：最新の胃癌化学療法. 癌と化学療法 27：2048, 2000
11) Pyrhonen S, Kuitunen T, Nyandoto P, et al：Randomised comparison of fluorouracil, epidoxorubicin and methotrexate (FEMTX) plus supportive care with supportive care alone in patients with non-resectable gastric cancer. Br J Cancer 71：587, 1995
12) Shimada Y, Shirao K, Ohtsu A et al：Phase II study of UFT ＋ MMC versus 5-FU ＋ CDDP versus 5-FU alone in patients with advanced gastric cancer：JCOG study 9205. Proc ASCO 18：272 a, 1999
13) Sakata Y, Ohtsu A, Horikoshi N, Sugimachi K, Mitachi Y, Taguchi T：Related Articles Late phase II study of novel oral fluoropyrimidine anticancer drug S-1 (1 M tegafur-0.4 M gimestat-1 M otastat potassium) in advanced gastric cancer patients. Eur J Cancer 34：1715, 1998
14) O'Connell MJ, Mailliard JA, Kahn MJ, et al：Controlled trial of fluorouracil and low-dose leucovorin given for 6 months as postoperative adjuvant therapy for colon cancer. J Clin Oncol 15：246, 1997
15) 小平 進, 捨田利外茂夫, 野澤慶次郎：大腸癌術後補助化学療法の進歩. 癌と化学療法 27：2201, 2000
16) 佐々木常雄, 前田義治：進行大腸癌化学療法の進歩. 癌と化学療法 27：2185, 2000
17) 小西孝司, 藪下和久, 田口鐵男, 他：多施設共同研究による l-leucovorin・5-FU 併用療法の進行結腸・直腸癌に対する後期II相試験. 癌と化学療法 22：925, 1995
18) Kubota T, Sasano N, Abe O, et al：Potential of the histoculture drug-response assay to contribute to cancer patient survival. Clin Cancer Res 1：1537, 1995
19) Ishikawa Y, Kubota T, Otani Y, et al：Dihydropyrimidine dehydrogenase activity and messenger RNA level may be related to the antitumor effect of 5-fluorouracil on human tumor xenografts in nude mice. Clin Cancer Res 5：883, 1999
20) 亀山雅男, 中森正二, 今岡真義, 他：大腸癌患者の原発巣および各転移巣における PyNPase 活性の比較. 癌と化学療法 24：563, 1997
21) Takebayashi Y, Akiyama S, Akiba S, et al：Clinicopathologic and prognostic significance of an angiogenic factor, thymidine phosphorylase, in human colorectal carcinoma. J Natl Cancer Inst 88：1110, 1996
22) 田矢洋一：解明進むp53の生理機能. 実験医学 18：2200, 2000

（川又 均・表原文江・降籏 正）

V 消化管腫瘍の治療―そのトピックス―

3 薬物療法

　近年の消化器がんに対する分子病理学的あるいは細胞生物学的なアプローチにより得られた研究結果は，薬物療法の臨床応用への道を開くものと考えられる。ここでは，主に大腸がんの研究結果をもとにした最近のトピックスについて述べる。

1．NSAIDs

　非ステロイド性抗炎症薬（NSAIDs）が，動物実験において抗腫瘍効果をもつことは，1980年より報告されており，その後も多くの追試実験により確認されている。実験に用いられているNSAIDsの種類もインドメサシン，ピロキシカム，アスピリン，イブプロフェン，スリンダクとさまざまある。ヒトではWaddleが1983年，4人の家族性大腸腺腫症の患者に対してスリンダクを投与したところポリープの数と大きさの減少が認められたと報告した[19]。その後多くの追試実験によりこのスリンダクの抗腫瘍効果が確認されている。この効果は，スリンダクの投与を中止するとポリープの数と大きさが増加したことから一過性である可能性がある。家族性大腸腺腫症の患者の研究の結果は，一般人口に対するアスピリンやその他のNSAIDsの使用が及ぼす影響への関心を高めた。後ろ向きコホート調査において，アスピリンの長期服用者では，大腸がんによる死亡率の危険率が減少することが示された。例えば，1991年Thunらは，アスピリン1ヵ月に15回以上の服用で，死亡率が男性では40％，女性では47％減少することを報告している[16]。他にも，90000人の女性を対象としたコホート調査で，少なくとも週に2回以上アスピリンを服用している者では，死亡率が38％減少することが報告されている[2]。がんに対する予防効果は，胃がん，食道がん，肺がん，乳がんでも報告されている。こうした研究はがんによる死亡率をendpointとしており，がんの発生自体が予防できるかどうかは不明である。

　NSAIDsはprostaglandin endoperoxide synthase/cyclooxygenase（COX）の抑制剤である。COXはアラキドン酸からプロスタグランジンを合成する律速酵素で，COX-1とCOX-2の二つのisozymeが報告されている。COX-1は消化管においては恒常的に発現しており，生理的なプロスタグランジンの産生に関与する。COX-2は対照的に，種々のサイトカイン，成長因子，腫瘍誘発剤，炎症メディエーター，マイトージェンなどの刺激に対して反応しマクロファージなどで一過性に高レベルに発現してくることから，炎症病態に関連したプロスタグランジンを産生すると考えられている。COX-1の抑制は粘膜傷害や出血などNSAIDsの副作用と関連があり，COX-2の抑制は抗炎症効果につながると考えられている。

　COX-1とCOX-2の抑制様式は，NSAIDsのなかでも種類によって異なる。アスピリンは不可逆的にCOXの活性部位を抑制するが，その他のNSAIDsは可逆性である。アスピリンはCOX-2から15 R-hydroxy-eicosatetraenoic acid（HETE）をつくる点でもその他のNSAIDsと異なる。HETEは後述するPPARγのリガンドであり，腫瘍の成長を抑制するといわれている。

　これまでの文献からはNSAIDsの抗腫瘍効果はCOX-2の抑制を介するものであることが示されている[15]。実際，大腸がんの80％，大腸腺腫の40％，胃がんの70％，食道がんの80〜90％（扁平上皮がん90％，腺がん80％）にCOX-2の

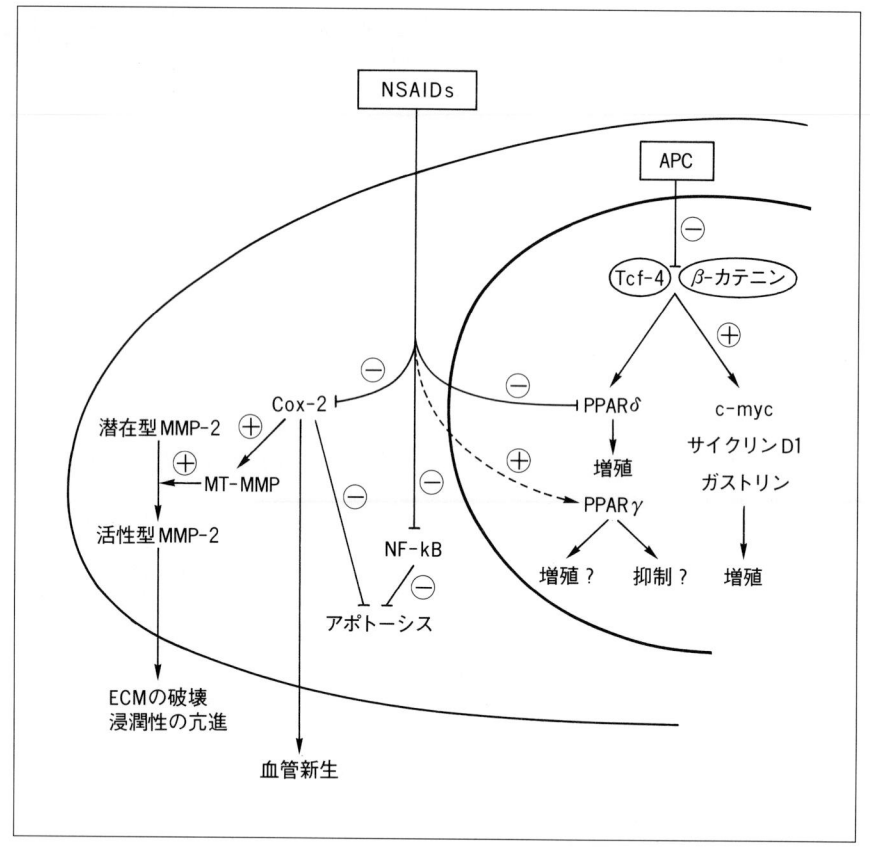

図1 がん化過程におけるCOX-2，PPARsの役割とそれを抑制するNSAIDsの作用機序

レベルの増加が報告されている。対して，COX-1は正常粘膜と差がないことが示されている。COX-2特異的阻害薬であるCelecoxibにより，スリンダク同様，家族性大腸腺腫症の患者のポリープの数，大きさが減少することが報告されている[14]。

COX-2のがん化に寄与するメカニズムについては，抗アポトーシス効果，血管新生誘導，腫瘍免疫抑制などが in vitro，動物実験においては示されている（図1）。しかし実際のヒトのがんでこれらのメカニズムが働いていることを示す十分なデータはまだ得られていない。

NSAIDsの抗腫瘍効果についてはCOX-2非依存性の経路も存在するといわれている。NSAIDsが腫瘍の発育を抑制するためにはCOX-2活性を抑制する数十倍の濃度を必要とすることや，COX-2陰性の培養がん細胞株においても増殖抑制効果がみられること，スリンダクの同位体で

COX-2活性抑制効果をもたないスリンダクスルフォンにもスリンダク同様の腫瘍抑制効果がみられることなどが報告されていることがその根拠となっている。

COX-2非依存性の経路についてはNF-κBの抑制を介して，アポトーシスを誘導し，血管新生を抑制することや，後述するPPARδを抑制することによって，腫瘍細胞の増殖を抑制することが報告されている（図1）。

APC（adenomatous polyposis coli；家族性大腸腺腫症）遺伝子変異マウスでCOX-2遺伝子を欠失させるとポリープの数が劇的に減少する[8]。しかし完全には消失しないことから，COX-2の抑制だけでは，ポリープの予防には不十分であることが示唆される。Torranceらは，Min（Multiple intestinal neoplasia）マウス（APC遺伝子変異マウス）にスリンダクとepidermal growth factor receptorキナーゼの抑制剤であるEKI

-785を同時に投与した結果を報告している[17]。EKI-785単独投与ではポリープ数は約50％減少し，スリンダク単独投与では約70％減少するが，これらを同時に投与したところ，ポリープは95～97％減少したという。今後COX-2のがん化に関わるメカニズムがさらに解明されれば，相乗効果が期待される薬物が他にも検討の対象となることと思われる。

2．PPAR（peroxisome proliferator activated receptor）

PPARは核内ホルモン受容体ファミリーに属し，PPARα，δ（βと同一），γの三つが知られる。PPARはリガンドによって活性化され，転写因子として標的遺伝子に直接影響を与える。転写活性化に先だって，PPARはretinoid X receptor（RXR）と複合体を形成する。この複合体が標的遺伝子の5' regionに特異的に結合する。この部位はPPRE（PPAR応答配列）として知られる。標的遺伝子の転写活性にはcoactivatorの存在が必要である。PPARはいずれもレチノイン酸，アラキドン酸などの脂肪酸により活性化されるが，それぞれに基質特異性，組織特異性がある。このうち腫瘍との関わりが報告されているのはγ，δである。

A．PPARγ

ヒトでは，PPARγには三つのisoformがあり，γ1, 2, 3が一つの遺伝子からalternative splicingの違いにより生じる。PPARγは，脂肪組織と大腸に優位に認められ，肝，腎，小腸にも存在する。脂肪組織にはγ2はほぼ特異的に発現するが，γ1はより広く分布しており，主要なPPARγである。γ3は脂肪組織，大腸，マクロファージに発現している。これまでのところ生理学的な作用の違いは認められていない。PPARγのよく知られている機能としては，この活性化が脂肪細胞の分化やアポトーシスを誘導し，インスリン感受性の小型脂肪細胞を増加させるというものである。PPARのリガンドとして，チアゾリジンジオン（TZD）誘導体，内因性のリガンド

として脂肪酸や，PGJ 2のようなeicosanoidが知られている。チアゾリジンジオン誘導体はこの点で，糖尿病の治療薬として注目された。この他，PPARにはprotein phosphatase 2 Aのdownregulationを通じて，細胞周期を調節し，線維芽細胞の増殖停止を誘導する。こうしたPPARのもつ分化や細胞周期に及ぼす影響から，がん治療への応用が検討されるようになった。すなわちPPARγが分化や細胞周期に関わる遺伝子の発現を制御し得ることは，PPARγのリガンドがんの化学療法として応用できることを示唆する。大腸がん，前立腺がん，乳がん，リポサルコーマ細胞はPPARγを発現しており，そのリガンドは腫瘍細胞の成長を抑制したり，分化を誘導する。ヒト乳がんにおいてPPARγのリガンドTZDはall trans retinoic acidと併用により著明なアポトーシスを惹起する。この効果はおそらく，bcl-2を介するものである。大腸がんではPPARγの体細胞変異によるloss-of-functionががんの発生に関与すると報告されている[11]。しかし1998年PPARのリガンドががん細胞の成長を抑制し得るという仮説に相反する研究が報告された。PPARγを活性化するとC 57 BL/6 J-APC$^{Min/+}$マウスに大腸ポリープや腫瘍の発生が観察された[6]。その一方で，ヒト大腸がん細胞株HT-29において，PPARγのリガンドを作用させると，細胞増殖が抑制され，細胞周期においてG 1停止が起こり，同時に細胞分化が引き起こされることが報告されている[10]。こうした相反する結果の差は明確に説明されていないが，PPARγの活性化は抗腫瘍効果をもたらすという研究結果のほうが今のところ優位である。ヒトでは胃がん，大腸がん細胞株で，PPARγが発現しているものがあり，BRL 49653などのアゴニストを作用させるとがん細胞の増殖が抑制されることが報告されている[1]。PPARγのリガンドが実際のヒトのがんにどう作用するのか，さらなる検討がまたれる。

B．PPARδ

ヒト結腸がん細胞の遺伝子発現解析により，PPARδが*APC*の標的遺伝子であることが同定された[3]（図1）。*APC*はがん抑制遺伝子であり，家族性大腸腺腫症のみならず，大部分の孤発

性大腸腺腫でも変異が認められる。正常の腸上皮ではAPCはβカテニンの分解に関与している。APCが欠失することにより，βカテニンの細胞内蓄積，核への移行が引き起こされ，T cell factor（Tcf）ファミリーとの複合体が形成される。βカテニン/Tcf-4複合体は核内で，Tcf-4結合部位をもつさまざまな遺伝子の発現を引き起こす。例えば，がん遺伝子である c-myc や細胞周期を調節しているサイクリンD1などが，標的遺伝子として報告されてきた。PPARδがβカテニン/Tcf-4 signaling pathwayのdownstreamにあるという発見は，スリンダクがPPARδの活性を抑制することと考えあわせると臨床的に興味深い。上述したNSAIDsのCOX-2非依存性の経路による抗腫瘍効果の一部を説明し得るからである。

3．ガストリン

βカテニン/Tcf-4 signaling pathwayの新たなdownstream targetとしてガストリンが同定された[5]（図1）。さらに，Minマウスでガストリンを欠失させるとCOX-2を欠失させたときと同様なポリープの数と大きさの減少が観察された。またMinマウスにオメプラゾールを投与すると血中のガストリン濃度が上昇し，投与していないマウスに比べて予後不良であった[20]。ヒトでは大腸腺腫，胃がん，大腸がんで組織中のガストリンとその受容体であるコレシストキニンB受容体の増加，あるいは血清中のガストリンの増加が認められ，腫瘍細胞の増殖を促進していると考えられている。この点でガストリンは治療の対象となり得る。Gastrimmuneはガストリンの中和抗体であり，動物実験では腫瘍増殖の抑制に効果があることが報告されている。ヒトでは大腸がんに対して，PhaseI/II studyが行われている[12]。

4．サイクリン依存性キナーゼ（CDK）阻害剤

細胞周期は，サイクリンとCDK，CDK活性化キナーゼ，および，CDK抑制因子の相互作用によって調節されている。G1期では，サイクリンDおよびサイクリンEが順に発現し，それぞれCDK 4/6およびCDK 2を活性化する。CDK 4/6およびCDK 2はRB（retinoblastoma）蛋白質をリン酸化し，細胞周期はG1期からS期に進行する。一方，CDK阻害蛋白質であるp16，p27蛋白質などは，CDK活性を抑制することによって，G1期の進行性制に関わる。がん細胞では，このバランスが崩れ，細胞周期が亢進している。Flavopiridoleは，臨床開発中のCDK阻害剤である。前臨床試験の成績では，経口連日投与によりヒト腫瘍移植ヌードマウスで薬効を示すことが報告されている[4]。

5．血管新生阻害剤

血管新生は腫瘍の発育に不可欠である。消化器がんに関わらず，血管新生を示す指標である血管密度は予後不良の因子の一つとされる。NSAIDsも抗腫瘍効果の一部は血管新生を抑制することにあるとされる。血管新生に関与する成長因子は数多く報告されているが，もっとも強力といわれているのは vascular endothelial growth factor（VEGF）である。これを標的として，recombinantのhuman monoclonal antibodyの臨床試験が行われている[7]。またVEGFのreceptorであるFlk-1のsignalingを選択的に阻害するSU 5416を用いた臨床試験も行われている[9]。

6．マトリックスメタロプロテアーゼ（MMP）阻害剤

がんの進展には周辺組織への浸潤，遠隔転移形成を伴う。がん細胞は常に体内では，細胞外マトリックス（ECM）というバリヤーに取り囲まれており，これを分解しなければ，増大も浸潤もできない。ECMを分解する代表的な分解酵素がMMPである。MMPは潜在型として生理的な状態においても多くの細胞に発現している。病的な状態では活性化因子であるMT-MMP（membrane type-MMP）などによって過剰に活性化されたり，内因性の抑制因子であるTIMP（tissue inhibitor of MMP）とのバランスが崩れることによってECMの破壊を招く。実際MMPやMT-MMPは多くのがんでその増加や活性化が認められている。興味深いことは in vitro で大腸がん細胞株にCOX-2がMT-MMPを誘導し，MMP-2を活性化することが報告されていることである（図1）。したがってMMPの阻害剤は，がんの浸潤の抑制に効果があると期待される。現在Marimastatが臨床試験されている[13]。またTIMPには，MMPの活性化を抑制することの他に，直接血管新生を抑制する作用をもつことが報告されており，血管新生阻害剤として利用する方法が検討されている。

まとめ

ここに紹介した新たな薬剤は実用には至っていない。なかにはPPARのように抗腫瘍効果という点で相反する実験結果の解釈が結論づけられていないものもあるが，何らかの形でがん化に関与していることは確かである。複雑ながん化のメカニズムを考えると，単剤で著効を期待するより，複数の薬剤の組み合わせが必要となるかもしれない。いずれにしてもこうした薬剤の臨床現場への登場に期待したい。

文献

1) Brockman JA, Gupta RA, Dubois RN : Activation of PPARgamma leads to inhibition of anchorage-independent growth of human colorectal cancer cells. Gastroenterology 115 : 1049, 1998
2) Giovannucci E, Egan KM, Hunter DJ, et al : Aspirin and the risk of colorectal cancer in women. N Engl J Med 333 : 609, 1995
3) He TC, Chan TA, Vogelstein B, et al : PPAR-delta is an APC-regulated target of nonsteroidal anti-inflammatory drug. Cell 99 : 335, 1999
4) Kim KS, Sack JS, Tokarski JS, et al : Thio- and oxoflavopiridols, cyclin-dependent kinase 1-selective inhibitors : Synthesis and biological effects. J Med Chem 43 : 4126 ; 2000
5) Koh TJ, Bulitta CJ, Fleming JV, et al : Gastrin is a target of the beta-catenin/TCF-4 growth signaling-pathway in a model of intestinal polyposis. J Clin Invest 106 : 533, 2000
6) Lefebvre AM, Chen I, Desreumaux P, et al : Activation of the peroxisome proliferator-activated receptor gamma promotes the development of colon tumors in C 57 BL/6 J-APC-Min/+mice. Nat Med 4 : 1058, 1998
7) Margolin K, Gordon MS, Holmgren E, et al : Phase Ib trial or intravenous recombinant humanized monoclonal antibody to vascular endothelial growth factor in combination with chemotherapy in patients with advanced cancer : pharmacologic and long-term safety data. J Clin Oncol 19 : 851, 2001
8) Oshima M, Dinchuk JE, Kargman SL, et al : Suppression of intestinal polyposis in Apc delta 716 knockout mice by inhibition of cyclooxygenase 2 (COX-2). Cell 87 : 803, 1996
9) Rosen L, Kabbinavar F, Rosen P, et al : Phase I dose-escalating trial of SU 5416, a novel inhibitor in patients with advanced malignancies. Proc Am Soc Clin Oncol 17 : 218, 1998
10) Sarraf P, Mueller E, Jones D, et al : Differentiation and reversal of malignant changes in colon cancer through PPARgamma. Nat Med 4 : 1046, 1998
11) Sarraf P, Mueller E, Smith WM, et al : Loss-of-function mutations in PPAR associated with human colon cancer. Mol Cell 3 : 799, 1999
12) Smith AM, Justin T, Michaeli D, et al : Phase I/II study of G 17-DT, an anti-gastrin immunogen, in advanced colorectal cancer. Clin Cancer Res 6 : 4719, 2000
13) 曽根三郎，白神　実：Matrix metalloproteinase (MMP) 阻害剤．日本臨床 59 (Suppl 4) : 431, 2001
14) Steinbach G, Lynch PM, Phillips RKS, et al : The effect of cerecoxib, a cyclooxygenase-2 inhibitor, in familial adenomatous polyposis. N Engl J Med. 342 : 1946, 2000
15) Taketo MM : Cyclooxygenase-2 inhibitors in tumorigenesis (Part II). J Natl Cancer Inst 90 : 1609, 1998
16) Thun MJ, Namboodiri MM, Heath CW Jr : Aspirin use and reduced risk of fatal colon cancer. N Eng J Med 325 : 1593, 1991
17) Torrance CJ, Jackson PE, Montgomery E, et al : Combinatorial chemoprevention of intestinal neoplasia. Nat Med 6 : 1024, 2000
18) Tsujii M, Kawano S, DuBois RN : Cyclooxy-

genase-2 expression in human colon cancer cells increases metastatic potential. Proc Natl Acad Sci USA 94：3336, 1997
19) Waddle WR, Loughry：Sulindac for polyposis of the colon. J Surg Oncol 24：83, 1983
20) Watson SA, Smith AM：Hypergastrinemia promotes adenoma progression in APC (Min -/+) mouse model of familial adenomatous polyposis. Cancer Res 61：625, 2001

（辰口篤志・坂本長逸）

V 消化管腫瘍の治療―そのトピックス―

4 移植（IBDや腫瘍に対する消化管移植）
―― 小腸移植の現状と今後の展望 ――

臓器移植の臨床応用は1960年代に腎臓から始まり，心臓，肺，肝臓など他の臓器に大きく展開してきた。しかし，人体最大の免疫臓器といえる小腸の移植については，1967年ミネアポリスで，第1例が行われて以降，1970年代までは惨憺たる結果であった。1980年代に入って免疫抑制剤が進歩し，特にシクロスポリンが導入されるようになり，小腸移植でも成功例が報告されるようになってきた。そして，1990年のタクロリムス（FK 506）の出現により，小腸移植において画期的な成果が収められるようになり，現在では小腸移植の1年生存率が60〜70％，3年生存率が40〜50％へと大きく改善した[1,2]。まだ解決されていない課題は多いものの，小腸移植もようやく小腸不全の治療の一手段として位置づけられるようになってきている。わが国でも1996年に初めての小腸移植が行われ，以後，小児例を中心に行われ現在に至っている。さらに，臓器移植法の成立に伴い，すでに欧米で行われているように，日本でも成人の適応例に対する脳死小腸移植が可能となっており，今後さらに小腸移植の症例が増えるものと予想される。消化管腫瘍の治療の選択肢の一つとして，今後，小腸移植が視野に入ってくるかどうかは，現時点では予測できないが，本稿では小腸移植の実際，日本の現状，小腸移植における問題点について概説する。

1．小腸移植の実際

A．適応

小腸移植のよい適応となるのは不可逆性小腸不全の患者である。小腸不全の原因としては，腸軸捻転，腸管形成不全，壊死性腸炎，炎症性腸疾患，腫瘍などといった，何らかの理由で大量の腸管切除を要し，その結果，短腸症候群になったものが多くを占めている。通常，腸切除を受けても，多くの場合は，残存小腸の代償性変化（intestinal adaptation）により，ある程度，経口摂取による栄養やビタミンなどの吸収が可能になる。しかし，一部の患者では，intestinal adaptationが不十分で，栄養やビタミンなどの吸収が不足し，半永久的に在宅中心静脈栄養（Home TPN）に依存しなければならなくなる[3]。長期にわたるTPNは，重篤かつ不可逆な肝機能障害を起こし，また繰り返すカテーテル感染や，それによる血管確保の困難が生じ，患者のQOLを考えた場合，小腸移植が唯一の根治治療となる[3]。

B．手術方法

小腸移植の手術方法としては，小腸単独移植，小腸肝臓同時移植および小腸を含む腹腔内多臓器移植の三つの術式があるが，生体間移植では脳死移植と違い移植可能な臓器の範囲は限られている（図1）[4]。わが国では，現在までに4症例5回の小腸移植が行われてきたが，うち4回が生体間，1回が脳死小腸移植（生体間移植後の再移植）で，すべて小腸単独移植であった（表1）[5]。一方，これに対して，欧米ではほとんどが脳死小腸移植で，病態によって術式が選択されているという違いがある。移植後にサイトメガロウイルス（CMV）腸炎を合併すると重篤な状態に至ることがあり，CMV陰性のレシピエントはCMV陰性のドナーからのグラフトの移植が望ましい。

C．術後管理

術後の拒絶反応のコントロールおよび感染症対

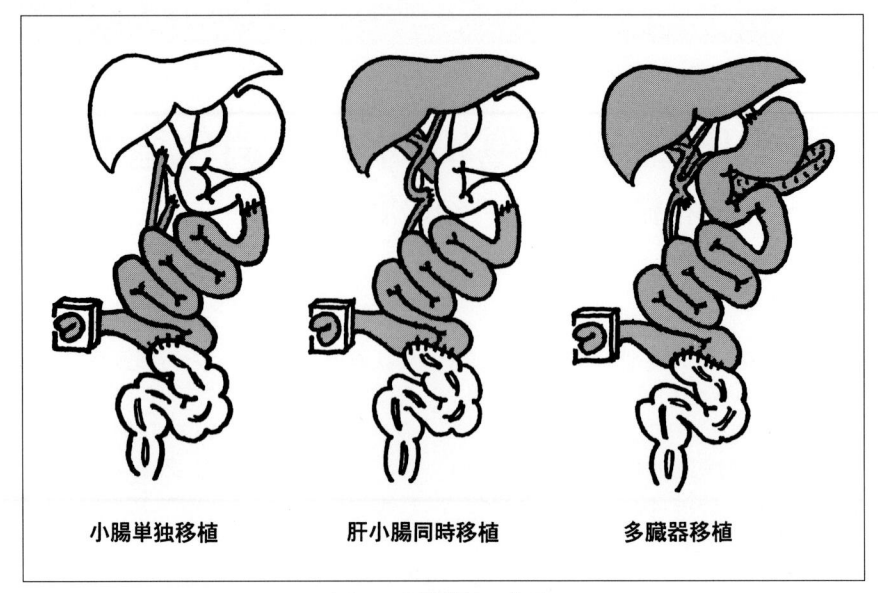

図1　小腸移植の術式
■は移植臓器を示す．

（文献4)より改変）

表1　当院移植外科における生体間小腸移植3症例および脳死小腸移植症例の概要

症例（性別）	移植時年齢	原疾患	移植時期	転帰
生体1（男児）	2歳6ヵ月	小腸軸捻転	1996年5月	死亡（1997年9月）
生体2（女児）	4歳5ヵ月	小腸閉鎖，腹壁破裂	1998年8月	拒絶（2000年5月移植片摘出）
生体3（男児）	3歳4ヵ月	小腸閉鎖，臍帯ヘルニア	2000年1月	生存（2001年2月現在）
脳死4（女児）	6歳10ヵ月	小腸閉鎖，腹壁破裂	2001年1月	生存（2001年2月現在）

※この他，大阪大学で施行された16歳男性（祖母をドナーとした生体間小腸移植）の症例がある．

（文献5)より改変）

策が重要である．拒絶反応に対する免疫抑制は通常，タクロリムス，ステロイド，核酸代謝拮抗剤（シクロホスファミド，イムラン，MMF）の3剤併用であるが，最近では抗IL-2抗体も試みられている．長期にこれらの免疫抑制剤投与を行うことにより，腸粘膜バリアが破綻し，腸内細菌のtranslocationが起こりやすくなり，結果として敗血症に陥る頻度が高くなる．したがって免疫抑制剤の投与は必要十分かつ最小限に留めることが望ましい．拒絶反応の診断は他の臓器と違って血液検査などで指標となるものがない．このために，頻回の内視鏡検査と，内視鏡下生検による迅速病理診断に頼る他ないのが現状である．図2aは当院移植外科で行われた4歳5ヵ月の女児例での移植後3日目の小腸グラフトである．最初の1週間前後は明らかな変化は認めない．図2bは軽度な拒絶反応の兆候として絨毛の丈が低くなり，萎縮傾向が見られる．この段階で十分な治療を行えば，可逆的に戻り得るが，通常，絨毛萎縮が著明となり，さらに一部の上皮は脱落し，潰瘍形成をきたすようになる（図2c）．いったん潰瘍が形成されると免疫抑制がうまくいっても，潰瘍が治癒し上皮が修復されるのに1～2週間を要する．一方，免疫抑制療法が十分ではない場合や，治療

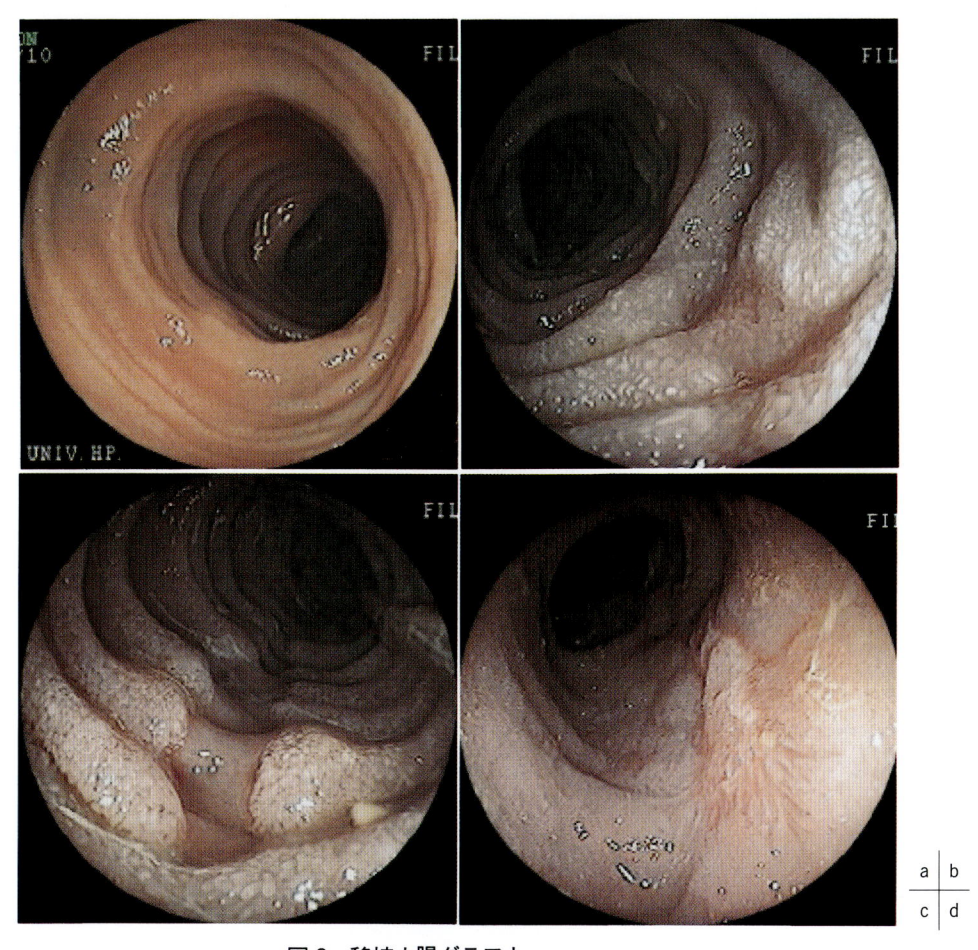

図2 移植小腸グラフト
a：生体間小腸移植後3日目の小腸グラフト
b：移植グラフトでの早期の拒絶反応
c：移植グラフトでの拒絶反応で生じた潰瘍
d：瘢痕化した潰瘍

開始が遅れた場合，拒絶反応が進行し，上皮の絨毛は広範囲にわたって脱落してしまう。そして，最終的には瘢痕化，管腔の狭窄をきたし，移植したグラフトは機能廃絶の状態に陥る（図2d）[6]。感染症対策については，予防のため広域スペクトルの抗生剤および抗真菌剤を術後から持続投与するとともに，術後3～4ヵ月間ガンシクロヴィルや高力価γ-グロブリン製剤を投与する。術後7～10日目頃よりチューブ空腸瘻から経腸栄養を開始し，術後1～2ヵ月前後で経口栄養に移行することができる。

2．小腸移植の頻度と成績

1999年オマハにて開催された第6回国際小腸移植シンポジウム（トロント大学Grant, D.博士）の報告資料によれば，1999年5月時点での集計では，世界46ヵ国で計474回の小腸移植が行われている。内訳は小腸の単独移植216例（45％），小腸肝同時移植186例（40％），腹腔内全臓器移植72例（15％）。15歳以下の移植は全体の60％を占め，主な適応として小腸の軸捻転（22％），腹壁破裂（22％），壊死性腸炎（12％），小腸閉鎖（9％）などによる短腸症候群で，その

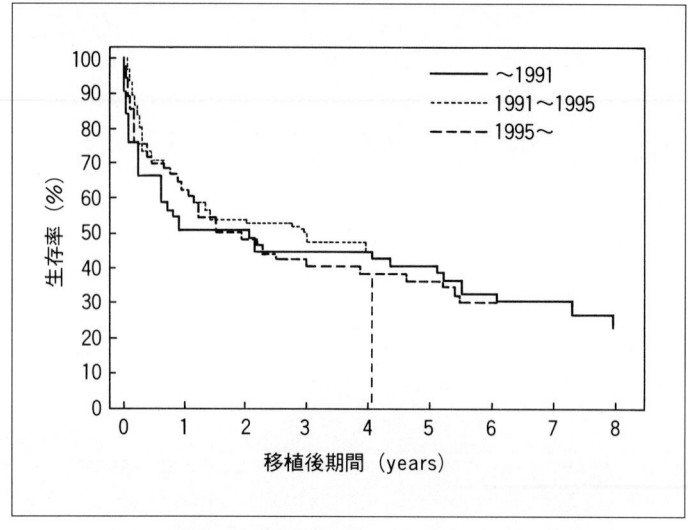

図3 世界の小腸移植成績－年代別の患者生存率
（文献3）より改変）

表2 わが国における小腸移植実施特定施設（2000年9月選定）

施設名	代表者	連絡担当者
北海道大学 第I外科	藤堂 省	嶋村 剛
東北大学 小児外科	大井龍司	仁尾正記
慶應義塾大学 外科	北島政樹	島津元秀
新潟大学 第I外科	畠山勝義	佐藤好信
名古屋大学 第2外科	中尾昭公	横山逸男, 小林孝彰
京都大学 移植外科	田中紘一	上本伸二
大阪大学 小児外科	岡田 正	長谷川利路
岡山大学 第I外科	田中紀章	八木孝仁
九州大学 小児外科	水田祥代	田口智彰

他擬小腸閉鎖症（10%）などがある．成人の移植適応として虚血性疾患（21%），クローン病（16%），Desmoid 腫瘍（14%），外傷（12%），小腸軸捻転症（9%）などがある．移植成績は他の臓器に劣るものの年々向上し，1995年以降では1年生存率約60%，3年生存率は約50%である（図3）．移植後のグラフト機能が安定し，6ヵ月生存し得た場合，約80%は経口摂取が可能となる．一方，死因としては，感染症の合併が半数以上にもなり，その他，post transplant lymphoproliferative disorder（PTLD），拒絶反応，血栓症，出血，他臓器不全などから死に至ることがある[7]．

3．小腸移植の問題点

A．合併症対策

前述のように，小腸移植の成否は拒絶反応のコントロールと感染症の合併をいかに回避するかにかかっている．すでに日本で開発されたタクロリムス，ミゾリビン，スパニジンが世界中の移植臨床で使われており，今後より一層安全で，かつ使いやすい免疫抑制剤や免疫寛容の誘導療法の開発が期待されている．その他，抗IL-2R抗体，ソロリムス，抗CD52モノクローナル抗体の導入も試みられ，よい成績を上げている．また，最近ピッツバーグ大学では従来の免疫抑制法に加え，摘出グラフトに放射線を照射して遊走白血球の減少を図り，さらに骨髄移植を併用し，よい成果を上げている．将来的に安全性が確認できれば，グラフトの放射線照射はルーチン治療になることも予想される．こういった薬物，放射線以外に他臓器と同様，遺伝子導入療法にも期待が持てる．

B．原疾患の再発

小腸移植後，稀ながら原疾患の再発が報告されている．脳死小腸移植を受けたクローン病由来短腸症候群の症例で，移植1年半後にグラフトにク

ローン病様変化を認められたという報告や，Desmoid腫瘍のため多臓器移植を受けた症例で，2年後に腫瘍の再発を認めたという報告がある。

C．臓器不足

日本における小腸移植は生体間移植を中心に主に小児を対象に行われてきた。しかし，移植を希望されている患者数，移植片が生着しなかった場合の再移植希望を考えると，脳死移植に期待せざるを得ない。1997年10月16日に脳死臓器移植法が成立され，2001年1月末まで12例の脳死ドナーから実際に腎19例，肝10例，心臓8例，肺5例，膵3例，小腸1例の移植が行われた。年間5800人ものドナーから多臓器移植が行われるアメリカには比べられないが，少しずつ国民の関心が高まっているのも事実であり，外国で移植によって助かる病気が，日本では助からないという現状を広く一般の人に知ってもらい，臓器提供に対する理解を得られるようにアピールする必要があろう。

4．今後の展望

2年ごとに開かれる国際小腸移植シンポジウムは今年で第7回を迎え，9月スウェーデンにて開かれる予定である。いままで，16の参加国および50の施設が登録されている。日本においても，全国9ヵ所の脳死小腸移植施設が設置され，日本臓器移植ネットワークを中心に患者登録制度も整えてきた（表2)[5]。まだ多くの課題が残るものの，これまで不可能とされてきた人体最大の免疫臓器である小腸の移植はこの10年の間で勢い進歩を見せており，今後の症例の積み重ねの推移を見守る必要があるとともに，さらなる発展が期待されよう。

文献

1) Todo S, Reyes J, Furukawa H, Abu-Elmagd K, et al：Outcome analysis of 71 clinical intestinal transplantations. Ann Surg 222（3）：270-282, 1995
2) Abu-Elmagd K, Reyes J, Todo S, Rao A, et al：Clinical intestinal transplantation：new perspectives and immunologic considerations. J Am Coll Surg 186（5）：512-527, 1998
3) 藤堂 省，古川博之：小腸移植，腹部多臓器移植．医学のあゆみ 196（13）：1045-1050, 2001
4) 上本伸二，田中紘一：小腸移植．小児内科 29（10）：1465-1468, 1997
5) 河南智晴，細谷泰久，伊藤俊之，渡部則彦，他：短腸症候群と移植．消化器内視鏡 13（2）：227-232, 2001
6) 河南智晴，伊藤俊之，岡崎和一，千葉 勉：小腸の拡大内視鏡観察－生体，脳死小腸移植例をまじえて．消化器内視鏡 13（3）：371-376, 2001
7) Grant D：London Health Sciences Centre, Ontario, Canada：Intestinal transplantation：1997 report of the international registry. Intestinal Transplant Registry. Transplantation 67（7）：1061-1064, 1999

（渡部則彦・河南智晴・千葉　勉）

V 消化管腫瘍の治療―そのトピックス―

5 消化管ホルモンと消化管腫瘍

　消化管には多種多様な内分泌細胞が存在している。これらの内分泌細胞から分泌される生理活性ペプチドの総称が消化管ホルモンである。従来，消化管ホルモンは，消化液の分泌や消化管の運動など消化機能を調節する重要な液性因子として認識されてきた。しかし，近年，神経伝達物質として，また消化管粘膜や腫瘍の増殖因子としての消化管ホルモンの役割が明らかにされてきた。ここでは，消化管ホルモンが消化管腫瘍の発生や進展にどのように関わっているのか概説する。

1．消化管ホルモン

A．消化管ホルモンの分泌様式

　消化管粘膜には多数の内分泌細胞が存在し，特に十二指腸から上部空腸には豊富にみられる。これらの細胞で合成された生理活性ペプチドは基底膜側に分泌され，血流を介し標的細胞に到達する(endocrine)。そして，標的細胞の細胞膜上の特異的な受容体に結合し生理作用を発揮する。消化管ホルモンの分泌様式には，こうした古典的 endocrine に加え，neurocrine（神経伝達物質として神経末端より標的細胞に作用する），paracrine（細胞突起により隣接する標的細胞に直接作用する），autocrine（分泌したホルモンが自らを標的細胞に作用する）の四つの分泌形式が知られる。

B．ガストリン

　ガストリン[1]は数多い消化管ホルモンのなかで，消化管腫瘍の増殖と深い関わりがあることが知られる。

（1）ガストリンの生理作用

　ガストリンは胃前庭部の G 細胞から pH の上昇や食事刺激などで分泌される。ガストリンの受容体は胆嚢収縮や膵刺激ホルモンとして知られるコレシストキニン（CCK）-B 受容体と同一でガストリン/CCK-B 受容体と呼ばれる。この受容体は，壁細胞や enterochromaffin-like cell（ECL）細胞に存在し，壁細胞からは酸分泌を，ECL 細胞からはヒスタミン分泌をそれぞれ促す。ヒスタミンは壁細胞膜のヒスタミン（H_2）受容体を介し酸分泌を刺激する。胃酸による胃内酸性化が起こるとガストリン遊離は抑制される。高度の萎縮性胃炎やA型萎縮性胃炎，幽門前庭部空置術，H_2-ブロッカーやプロトンポンプインヒビター投与中では胃内 pH の低下が不十分なため，G 細胞にフィードバックがかからず血中ガストリンが上昇すると考えらる。膵内分泌腫瘍である Zollinger-Ellison（ZE）症候群では，ガストリンが腫瘍性に産生され高ガストリン血症を呈する。

（2）ガストリンのスプライシング

　ガストリンは図1に示す[2]ように，ガストリン mRNA より 101 個のアミノ酸よりなるプレプロガストリンが合成され，細胞質内でシグナルペプチダーゼにより切断されプロガストリンとなる。プロガストリンは，さらにプロセッシングを受けC末端にグリシンをもつ glycine-extended gastrin（Gly-ガストリン）という前駆体となり，最終的にC末端のグリシンがアミド化されたガストリン（G 34, G 17）が血中に遊離する。

　ガストリンの前駆体には生物活性がないとされてきたが，Gly-ガストリンがガストリン刺激下の胃酸分泌を増強させる作用[3]を有することや，Gly-ガストリンとプロガストリンに成長因子としての作用[4,5]が見い出された。ヒトで Gly-ガストリンが5％以下で血中に分泌されている[6]こと，腫瘍中にこれらの前駆体が認められる[5,7]こ

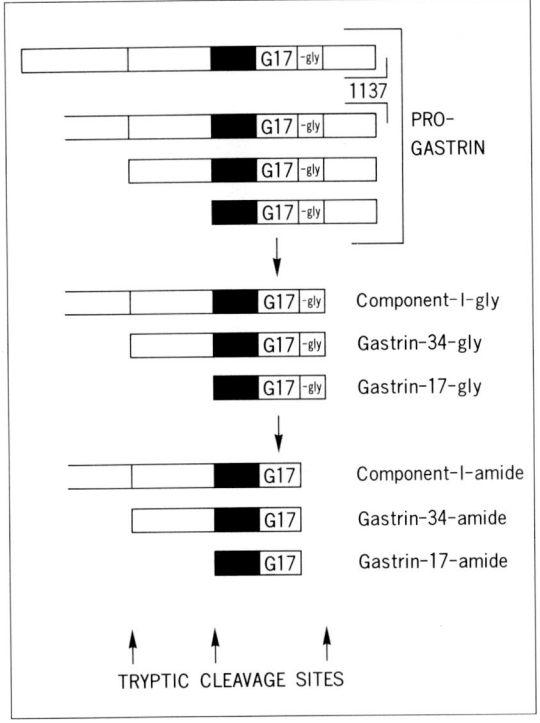

図1 ガストリンのプロセッシング
（文献2)より）

と，高ガストリン血症ではより未熟で不完全な前駆体の生成が亢進している[8]ことなどから，ガストリン前駆体がautocrine的腫瘍増殖効果を有すると考えられる。

2．胃腫瘍とガストリン

A．ガストリンの胃粘膜増殖作用

ガストリンを長期投与したラット[9,10]やZE症候群症例[11]で，胃粘膜の著明な肥厚や壁細胞数やECL細胞数の増加が確認され，ガストリンが酸分泌領域の細胞の分化や増殖を促し，胃粘膜の恒常性を維持する役割を果たしていると考えられる。

Langerhansら[12]，Nagataら[13]は，ガストリン/CCK-B受容体欠損マウスで胃粘膜の著明な萎縮と，壁細胞数とECL細胞数の減少を認めたことを報告した。Kohら[14]はガストリン欠損マウスで壁細胞数やECL細胞数の減少と粘液頸細胞の増加を認めたが，細胞分裂能には差がなかったと報告し，ガストリンが胃粘膜の分化と成長に重要であることを示した。Wangら[15]は，ヒトプロガストリンのトランスジェニックマウスで胃粘膜細胞の著しい増生がみられたと報告している。Fukuiら[16]も，ランゾプラゾール投与により慢性的な高ガストリン血症をきたしたラットで，胃粘膜の肥厚と胃腺頸部でのBrdU標識指数の著明な増加，これらの変化がガストリン受容体拮抗薬により抑制されたことを報告している。このように胃粘膜に対するガストリンのtrophic効果が証明されている。

B．胃がん

ヒト胃がん細胞にガストリン受容体が確認されたり，胃がん細胞株をガストリンが増殖させたり，ヌードマウスに移植した胃がんがガストリンで増大することなどから，ガストリンが血流を介し，あるいは局所で胃がんの増殖因子となる可能性が考えられる。

ガストリンの胃がんに対する腫瘍効果は，ガストリン/CCK-B受容体拮抗薬が*in vitro*や*in vivo*で胃がん増殖を抑制したことから，ガストリン/CCK-B受容体を介すると考えられてきた。しかし，Iwaseら[17]は2種類のヒト胃がん細胞株（AGS, SIIA）を用いて，ガストリン17とGly-ガストリンの腫瘍増殖効果を比較し，特異的な受容体拮抗薬によりどの受容体を介して腫瘍効果を発揮するのかを検討した。その結果，ガストリンもその前駆体も細胞増殖効果には差がないが（図2），Gly-ガストリンの効果は既知の両受容体でなく3番目のCCK受容体（CCK-C受容体）を介する可能性が高いと考察している。

最近，ヘリコバクターピロリ（以下，*HP*）と高ガストリン血症や胃がんとの因果関係が注目されている。*HP*感染は萎縮性胃炎をひき起こし，胃酸分泌能が低下し，ガストリン遊離が抑制されにくくなり高ガストリン血症が生じると考えられている。最近，生理学的濃度のガストリンが*HP*増殖を特異的かつ用量依存性に刺激するとの報告[18]がみられ，*HP*感染により過剰に遊離したガストリンが*HP*の成長因子として作用するという悪循環が存在する可能性が示された。さらに，

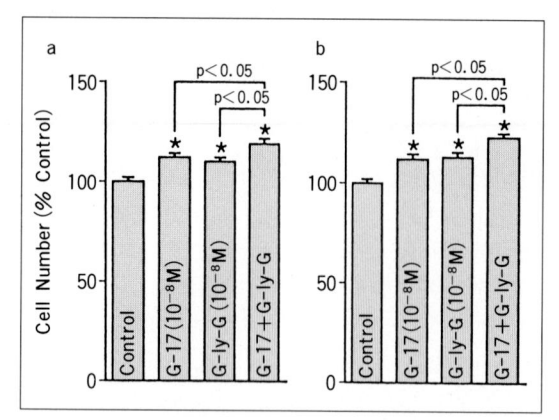

図2 胃がん細胞株（a：AGS, b：SIIA）における gastrin 17（G-17）と glycine-extended gastrin（G-ly-G）による細胞増殖効果

（文献[17]より）

Wangら[19]は，ガストリンのトランスジェニックマウスを長期観察し，当初は胃酸分泌の亢進や胃粘膜増生がみられるが，20ヵ月では著明なガストリンの上昇と壁細胞数の減少（図3），胃粘膜には metaplasia, dysplasia, 上皮内がん，血管浸潤を伴う胃がんなどが発生することを見い出した。このマウスに HP を感染させると，胃がんの発生や血管浸潤がより高率にしかも8ヵ月以内という短期間で観察されたとのことである。HP 感染がガストリンによる胃がん発生や増殖に協力的に作用している可能性が考えられる。

C. 胃 ECL カルチノイド腫瘍

胃カルチノイド腫瘍は，A型萎縮性胃炎[20]やZE症候群[21]などの高ガストリン血症をきたす疾患で高頻度で認められることが知られていたが，最近，この腫瘍が胃 ECL 細胞由来[22,23]であることが明らかにされた。実験的に作成した高ガストリン血症動物では，ECL 細胞の過形成やカルチノイド腫瘍が認められる[24]。Chibaら[25]，Nakataら[26]は Mastomys natalensis の ECL カルチノイド腫瘍細胞にガストリン受容体が存在することを報告し，Asaharaら[27]は，カルチノイド腫瘍細胞にも壁細胞と同一のガストリン受容体遺伝子が発現していることを証明した。このように ECL 細胞に対しガストリンはヒスタミン遊離作用に加え，細胞増殖作用も有すると考えられる。

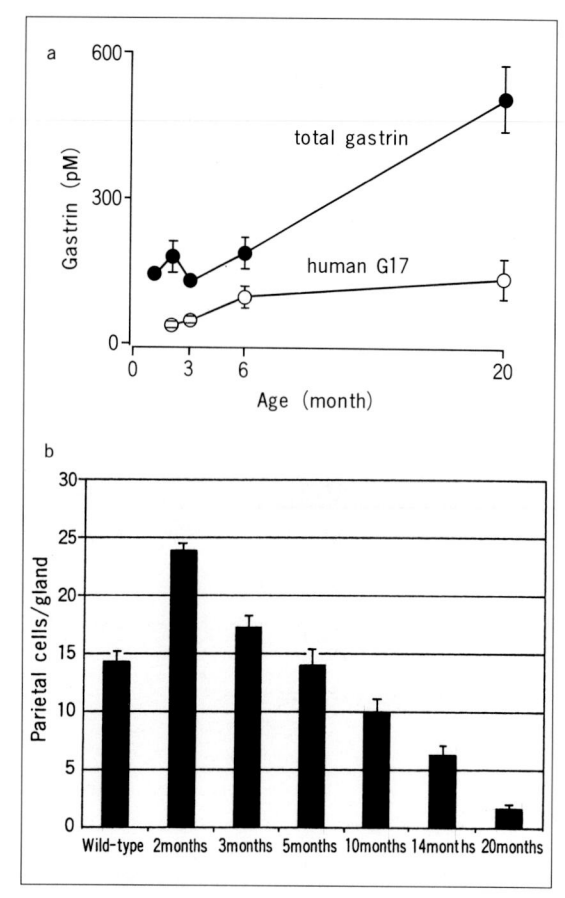

図3 ガストリンのトランスジェニックマウスにおける血中ガストリン値（a）と胃壁細胞数（b）の経時的変化

（文献[19]より）

また，ガストリンの ECL 細胞増殖機序に Reg 蛋白が関与するとの報告[16]がみられる一方，Reg 変異が ECL 細胞の増殖に重要であるとの報告[28]もある。

3. 大腸がん

A. ガストリンの正常大腸細胞への作用

ガストリンは大腸上皮細胞の DNA 合成を増加させ成長因子としての役割を果たす。Kohら[14]は，ガストリン欠損マウスの大腸粘膜は対照群と組織学的に差がないが，細胞分裂能は有意に低下していたことを報告している。ガストリン前駆体

であるGly-ガストリンもマウス大腸細胞株にautocrine的に作用することが報告[29]されている。

B. 大腸がんとガストリン受容体

ヒト大腸がん細胞株でガストリン受容体[30,31]が確認され，初代培養のヒト大腸がん細胞にもガストリンの結合性[32]が認められることから，ガストリンは大腸がん細胞に何らかの腫瘍効果を有する。

C. 大腸でのガストリン遺伝子の発現

ヒトやラットの正常な大腸粘膜でガストリン遺伝子の発現[33]が確認されている。ガストリンの前駆体であるプロガストリンについてもヒト大腸組織で検討されたが，大腸がん組織は正常組織に比べ10倍以上のプロガストリンが含まれていたとvan Solingeら[34]は報告した。このように大腸がんからはプロセッシング中のガストリンが検出され，Ciccotostoら[2]も32例のヒト大腸がんでプロガストリンが100％，Gly-ガストリンが44％と高率に検出されたと報告している（図4）。大腸がんは産生したガストリンを自らの受容体に作用（autocrine）させ，効率のよい増殖機構を有すると考えられる。

D. ガストリンと大腸がん

ガストリンはヌードマウスに移植した大腸がんの増殖を促し，各種の大腸がん細胞株で増殖効果が知られる。ガストリンの示す腫瘍増殖作用は，ガストリン抗体や受容体拮抗薬によってブロックされる。Singhら[36]はガストリンのアンチセンスを大腸がん細胞株に導入したところ腫瘍の増殖性が抑制された（図5）ことから，大腸がんの増殖には腫瘍細胞内のガストリン遺伝子の発現が必要であると述べている。さらに彼ら[37]は，プロガストリンまたはアミド化ガストリンを過剰発現させたマウスに発がん物質（アゾキシメタン）で大腸がんを作成し検討したが，大腸がんや腺腫の発生率はプロガストリン発現群で著明に高いことを示

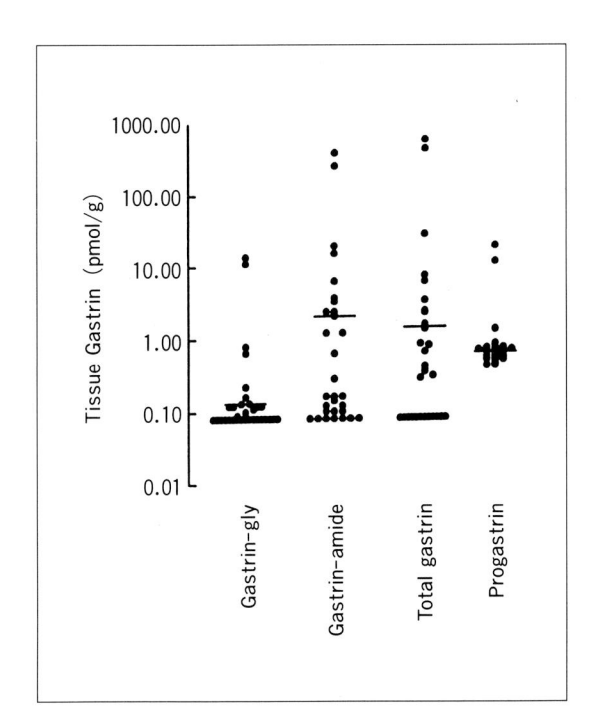

図4 切除されたヒト大腸がん組織中に含まれるガストリンとその前駆体の濃度
（文献[2]より）

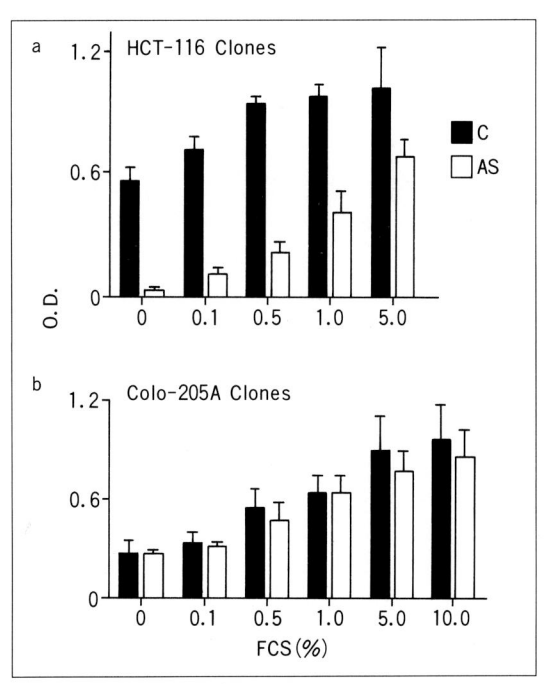

図5 ガストリンアンチセンス（AS）導入によるヒト大腸がん細胞株（a：HCT-116, b：Colo-205A）の増殖抑制効果
（文献[36]より）

した。このようにガストリンの前駆体のほうが腫瘍増殖作用が強いのかもしれない。また，大腸がんのがん遺伝子（K-ras）とガストリンの関係を検討し，ras遺伝子の変異群に強いガストリン遺伝子発現を認めたとの報告[38]がある。

E. 高ガストリン血症と大腸がん

ガストリンは血流を介し大腸がん細胞に増殖作用を発揮するのであろうか。Chuら[39]は無胸腺ラットに大腸がんを移植した後，胃体部を切除し内因性高ガストリン血症を作成し，腫瘍の増大と高率な肝転移を認め，ガストリン/CCK受容体mRNAの発現も腫瘍内に確認したと報告した。Wongら[40]は大腸がん患者で食後のガストリン反応が亢進し切除後には改善したことを示したが，Penmanら[41]は，大腸がん患者と健常人との間に空腹時，食後のいずれも血中ガストリン値に有意差はなく，大腸がん切除によっても変化しなかったと反論している。Thorburnら[42]は12万人を対照に大規模なコホート調査を行い，確率的に高ガストリン血症は大腸がんのハイリスクとなると報告した。このように，高ガストリン血症と大腸腫瘍に関する疫学研究では，まだ確定的な結論は得られていない。

まとめ

消化管ホルモンは消化液分泌調節や消化管粘膜の恒常性の維持を担いながら，時に消化管腫瘍の発生や増殖に対し腫瘍効果を示す。現在，特異性の高い受容体拮抗薬が開発されているが，抗腫瘍薬としての期待が持たれている。

文献

1) Walsh JH : Gastrin. In : Gut Peptides (ed Walsh JH, Dockray GJ). Raven Press, New York, p.75, 1994
2) Ciccotosto GD, McLeish A, Hardy KJ, et al : Expression, processing, and secretion of gastrin in patients with colorectal carcinoma. Gastroenterology 109 : 1142, 1995
3) Higashide S, Gomez G, Greely GH Jr, et al : Glycine-extended gastrin potentiates gastrin-stimulated gastric acid secretion in the rat. Am J Physiol 270 : G 220, 1996
4) Seva C, Dickinson CJ, Yamada T : Growth-promoting effects of glycine-extended gastrin. Science 265 : 410, 1994
5) Singh P, Xu Z, Dai B, et al : Incomplete processing of progastrin expressed by human colon cancer cells : roles of noncarboxyamidated gastrins. Am J Physiol 166 : G 459, 1994
6) Rehfeld JF, Van Solinge WW : Tumor biology of gastrin and cholecystokinin. Adv Cancer Res 63 : 295, 1994
7) Van Solinge WW, Nielsen FC, Fris-Hansen L, et al : Expression but incomplete maturation of progastrin in colorectal carcinomas. Gastroenterology 104 : 1099, 1993
8) Nemeth J, Varro A, Bridson J, et al : Increased tissue concentrations of the gastrin precursor in patients with omeprazole. Eur J Clin Invest 22 : 638, 1992
9) Hakanson R, Sundler F : Trophic effects of gastrin. Scand J Gastroenterol 180 (suppl) : 130, 1991
10) Ryberg B, Axelson J, Hananson R, et al : Trophic effect of continuous infusion of [Leu15]-gastrin-17 in the rat. Gastroenterology 98 : 33, 1990
11) Helander HF, Rutgersson K, Helander KG, et al : Stereologic investigations of human gastric mucosa. II. Oxyntic mucosa from patients with Zollinger-Ellison syndrome. Scand J Gastronenterol 27 : 875, 1992
12) Langerhans N, Rindi G, Chiu M, et al : Abnormal gastric histology and decreased acid production in cholecystokinin-B/gastrin receptor-deficient mice. Gastroenterology 112 : 280, 1997
13) Nagata A, Ito M, Iwata N, et al : G protein-coupled cholecystokinin-B/gastrin receptors are responsible for physiological cell growth of the stomach mucosa in vivo. Proc Natl Acad Sci USA 93 : 11825, 1996
14) Koh TJ, Goldenring JR, Ito S, et al : Gastrin deficiency results in altered gastric differentiation and decreased colonic proliferation in mice. Gastroenterology 113 : 1015, 1997
15) Wang TC, Koh TJ, Varro A, et al : Processing and proliferative effects of human progastrin in transgenic mice. J Clin Invest 98 : 1918, 1996
16) Fukui H, Kinoshita Y, Maekawa T, et al : Regenerating gene protein may mediate gastric

17) Iwase K, Evers BM, Hellmich MR, et al : Regulation of growth of humans gastric cancer by gastrin and glycine-extended progastrin. Gastroenterology 113 : 782, 1997
18) Chowers MY, Keller N, Tal R, et al : Human gastrin : A *Helicobacter pylori*-specific growth factor. Gastroenterology 117 : 1113, 1999.
19) Wang TC, Dangler CA, Chen D, et al : Synergic interaction between hypergastrinemia and Helicobacter infection in a mouse model of gastric cancer. Gastroenterology 118 : 36, 2000
20) Muller J, Kirchner T, Muller-Hermelink HK : Gastric endocrine cell hyperplasia and carcinoid tumor in atrophic gastritis A. Am J Sur Pathol 11 : 909, 1987
21) Bardram L, Thomsen P, Stadil F : Gastric endocrine cells in omeprazole-treated and untreated patients with Zollinger-Ellison syndrome. Digestion 35 : 116, 1986
22) Rindi G, Bordi C, Rappel S, et al : Gastric carcinoids and neuroendocrine carcinomas : pathogenesis, pathology, and behavior. World J Surg 20 : 168, 1996
23) Gilligan CJ, Ohil M, Lawton GP, et al : Gastric carcinoid tumor : the biology and therapy of an enigmatic and controversial lesion. Am J Gastroenterol 90 : 338, 1995
24) Ryberg B, Tielemans Y, Axelson J, et al : Gastrin stimulates self-replication rate of enterochromaffin-like cells in the rat. Gastroenterology 99 : 935, 1990
25) Chiba T, Kinoshita Y, Morishita T, et al : Receptor for gastric carcinoid tumor membrane of Mastomys natalensis. Biochem Biophys Res Commun 177 : 739, 1991
26) Nakata H, Matsui T, Ito M, et al : Cloning and characterization of gastrin receptor from ECL carcinoid tumor of Mastomys natalensis. Biochem Biophys Res Commun 187 : 1151, 1992
27) Asahara M, Kinoshita Y, Nakata H, et al : Gastrin receptor genes are expressed in gastric parietal and enterochromaffin-like cells of Mastomys natalensis. Dig Dis Sci 39 : 2149, 1994
28) Higham AD, Bishop LA, Dimaline R, et al : Mutations of Reg1 α are associated with enterochromaffin-like cell tumor development in patients with hypergastrinemia. Gastroenterology 116 : 1310, 1999
29) Hollande F, Imdahl A, Mantamadiotis T, et al : Glycine-extended gastrin acts as an autocrine growth factor in a nontranformed colon cell line. Gastroenterology 113 : 1576, 1997
30) Matsushima Y, Kinoshita Y, Nakata H : Gastrin receptor expression in several human carcinoma. Jpn J Cancer Res 85 : 819, 1994
31) Chiba T, Kinoshita Y, Matsushima Y, et al : Gastrin receptor gene expression in humans gastric and colorectal carcinomas. Dig Dis Sci 39 : 1811, 1994
32) Upp JR, Singh P, Townsend CM, et al : Clinical significance of gastrin receptors in human colon cancers. Cancer Res 49 : 488, 1989
33) Luttichau HR, Van Solinge WW, Nielsen FC, et al : Developmental expression of the gastrin and cholecystokinin genes in rat colon. Gastroenterology 104 : 1092, 1993
34) Van Solinge WW, Nielsen FC, Friis-Hanses L, et al : Expression but complete maturation of progastrin in colorectal carcinomas. Gastroenterology 104 : 1099, 1993
35) Hoosein NM, Kiener PA, Curry RC, et al : Antiproliferative effects of gastrin receptor antagonists and antibodies to gastrin on humans colon carcinoma cell lines. Cancer Res 48 : 7179, 1988
36) Singh P, Owlia A, Varro A, et al : Gastrin gene expression is required for the proliferation and tumorigenicity of human colon cancer cells. Cancer Res 56 : 4111, 1996
37) Singh P, Velasco M, Given R, et al : Progastrin expression predisposes mice to colon carcinomas and adenomas in response to a chemical carcinogen. Gastroenterology 119 : 162, 2000
38) Nakata H, Wang S-L, Chung DC, et al : Oncogenic ras induces gastrin gene expression in colon cancer. Gastroenterology 115 : 1144, 1998
39) Chu M, Nielsen FC, Franzen L, et al : Effect of endogenous hypergastrinemia on gastrin receptor expressing human colon carcinoma tranplanted to athymic rats. Gastroenterology 109 : 1415, 1995
40) Wong K, Beardshall K, Waters CM, et al : Postprandial hypergastrinemia in patients with

colorectal cancer. Gut 32 : 1352, 1991.
41) Penman ID, El-Omar E, Ardill JE, et al : Plasma gastrin concentrations are normal in patients with colorectal neoplasia and unaltered following tumor resection. Gastroenterology 106 : 1263, 1994
42) Thorburn CM, Friedman GD, Dickinson CJ, et al : Gastrin and colorectal cancer : A prospective study. Gastroenterology 115 : 275, 1998

(白鳥敬子)

和文索引

あ

アスピリン 221
アセチル化 218
アポトーシス 69

い

胃ECLカルチノイド腫瘍 234
異型度 (Atypia) 46
異形成 46
胃境界部腺がん 39
遺残再発 63
遺残病変 59
萎縮胃粘膜 93
移植 227
胃食道シンチグラフィー 50
胃食道逆流 (Gastroesophageal reflux；GER) 48
胃食道逆流症 (GERD) 40
1塩基多型 (single nucleotide polymorphisms；SNPs) 183, 211
一重項酸素 ($^1O_2{}^*$) 69
一括切除 59
遺伝子 (cDNA) 211
遺伝子産物の過剰異常 178
遺伝子診断 39
遺伝子多型 (polymorphism) 96
遺伝子治療 1
遺伝子の変異 206
遺伝子不安定性 (genomic instability) 80, 178
遺伝子予防 210
遺伝性非ポリポーシス大腸がん (HNPCC) 130, 166
インジゴカルミン 100, 157

インテグリン 201

う

ウラシル配合剤 (UFT®) 71

え

エキシマダイレーザー (EDL；excimer-dye laser) 69, 75
エピジェネティック 179, 183, 206
エピネフリン加生食 73
遠隔転移 9
塩基配列 211
炎症性腸疾患 130

お

オーダーメード化 195
オートクレーブ 13
オプティカルバイオプシー手段 117
温熱化学療法 83
温熱療法 1

か

開胸開腹 1
腫瘍親和性光感受性物質 (PS：photosensitizer) 69
化学発がん剤 (N-methyl-N-nitrosourea；MNU) 95
化学療法 1
化学療法感受性 214
陥凹型 (IIc) 120
拡大観察 157
化生 46

家族集積性 195
家族性腫瘍 195, 196
家族性大腸腺腫症 130
家族性大腸腺腫症 (familial adenomatous polyposis coli；FAP) 166, 206
家族歴 166
花壇状隆起 139
活性酸素代謝産物 (Reactive oxygen species, ROS) 95
カテニン 201
カテプシンD 201
カドヘリン 82, 201
下部食道括約筋 (lower esophageal sphincter；LES) 49
下部食道扁平上皮がん 48
カプセル内視鏡 115
カラードップラー 162
顆粒集簇 139
カルシウム拮抗剤 52
がん化の率 47
幹細胞 53
患者自己記入式質問票 (QUEST) 49
感受性 (sensitivity) 1
完全切除 64
肝転移 161
ガストリン 224, 232
ガストリン受容体 235
ガストログラフィン 164
がん遺残率 64
がん遺伝子 (K-ras) とガストリン 236
がん化学療法 214
がん原性変異：oncogenic mutation 219
がん特異的マーカー 9
がんの自家蛍光 60

和文索引

ガンマプローブ　29

き

基底細胞増生　51
機能温存手術　62
キャップ　3
金蒸気レーザー（GVL：gold vapor laser）　69
筋線維芽細胞増生（desmoplastic reaction）　152
緊満感　121
逆流性食道炎　48

く

空胞化サイトトキシン（VacA）　96
クリスタル・バイオレット（ピオクタニン）　157
クリップ　57
クロナリティ　187
偶発症　57
グルコースの代謝　20

け

計画的分割切除　64
経静脈性造影剤　162
形態的ゲノム研究（morphological genomics）　184
血管構造　21
血管新生　201
血管新生阻害剤　224
血行性　11
結核　79
結節集簇様病変　139
ケラチン19　183
検査間隔指針　130
外科治療　1
ゲノム情報　211

こ

小泉式ステント　2
高悪性度MALTリンパ腫　191
抗α-SMA抗体　152
高ガストリン血症　236
抗がん剤感受性　217, 218
抗原賦活　13
抗コリン剤　52
高周波電流　63
高速撮像法　88
高速パルス放電　73
高張Naエピネフリン液（HSE）　3
抗desmin抗体　152
高分化腺がん　64, 79
個人対応型　211
個体の感受性　207
弧の硬化像　121
コホート研究　92
コレシストキニン（CCK）　49
コレシストキニン（CCK）-B受容体　232
コンジェニック系統　209
5年生存率　9

さ

サーベイランス　66
サイクリンE発現　47
サイクリン依存性キナーゼ（CDK）阻害剤CKI　224
サイトカイン　82
サイトメガロウイルス（CMV）腸炎　227
細胞間接着　201
細胞外液性造影剤　23
細胞増殖関連蛋白　43
細胞分裂のM期チェック　206
柵状血管　34
サルコイドーシス　79
酸分泌能亢進　48

3領域郭清　9

し

シアリル・ルイスX　201
シェーグレン症候群　190
色素内視鏡　56
色調変化型（discoloring type）　49
シクロスポリン　227
脂肪酸　223
手術補助療法　214
腫瘍の個性　206, 211
小胃がん　59
消化管原発リンパ腫　186
消化管ホルモン　232
照射エネルギー　72
照射野　2
小腸移植　227
食道胃接合部　34
食道がん　1
食道柵状血管　35
食道腺がん　34
食道内圧測定　50
食道内酸灌流試験（Bernstein test）　50
食道扁平上皮がん　34
食道裂孔　34
食道裂孔ヘルニア　48
初発リンパ節転移　1, 2
診断用ミニチップ　183
ジェネティック　179
持続腹膜灌流温熱療法（continuous hyperthermic peritoneal perfusion；CHPP）　83
実体顕微鏡観察　58
絨毛腺腫　169
術中迅速診断　12
常染色体優性遺伝性疾患　166
除菌　40

す

スキルス胃がん　77
ステント挿入術　1
ストリップ・バイオプシー（strip biopsy）　120
スナネズミ（Mongolian gerbil）　94
スネアポリペクトミー（snare polypectomy）　120
スピンドルチェックポイントの異常　206
スプライシング　232
3D内視鏡　117
スリンダク　222
ズーム型内視鏡　157

せ

生殖細胞性遺伝子異常（germ-line mutation）　196
石英ファイバー　69
切除断端陽性　61
線維性間質形成　80
前がん性病変　178,179
潜在的ながん巣　201
腺腫（小腸型，胃型，大腸型）　47
染色体の対立遺伝子領域の欠失（loss of heterozygosity；LOH）　82
先端細径型フード　100
センチネルリンパ節　27
全周切除　5

そ

早期胃がん　59
相対的治療適応　61
相対分類　149
挿入　168
増殖因子　82

た

体外超音波検査　90
体細胞性の遺伝子異常（somatic mutation）　196
対立遺伝子欠失　178
タクロリムス（FK 506）　227
多発早期胃がん　64
単クローン性　186
台状挙上　121
大腸smがんの絶対分類　149
大腸がんの肉眼分類　136
大腸がん発がんハイリスク　166
大腸腫瘍の0型，表在型　136
脱リン酸化　218

ち

腸管症型腸T細胞リンパ腫 enteropathy-type intestinal T-cell lymphoma（ITL）　188
超高分解能OCT　117
腸上皮化生　93
跳躍　31
直腸鏡　120

て

低悪性度B細胞リンパ腫　187
T細胞性リンパ腫　186
低分化腺がん　79
テクネシウムスズコロイド　29
テロメア　42,80
テロメラーゼ　80,179
テロメラーゼ活性化　47
点突然変異　178
電子スコープ　56

と

透明プラスチックキャップを用いる吸引法（EMRC）　99
トレーサー　29
動注療法　83
導入化学療法（Neoadjuvant あるいは Induction chemotherapy）　215

な

内科治療　1
内視鏡的バルーン拡張術（TTS）　5
内視鏡的ポリペクトミー　56
内視鏡的治療（endoscopic treatment）　1
内視鏡的粘膜切除術（endoscopic mucosal resection；EMR）　61,120
内視鏡的粘膜切除法（ERHSE）　100
中山式人工食道　2
ナビゲーション　27

に

IIa集簇様病変　139
IIb　120
IIc-like　77
IIc類似進行胃がん　70
二重造影法　56
日光過敏症（色素性乾皮症）　72
乳頭層延長　51

ね

熱変性　64
粘膜関連リンパ組織　187
粘膜紋様　35

は

胚中心細胞類似細胞（centrocyte-like cell；CCL細胞）　191
橋本病　190

波長 69
発がん感受性 206
発がん物質（アゾキシメタン） 235
バーキットリンパ腫 187
パテントブルー 58
85万画素CCD 116

ひ

ヒアルロン酸 57
ヒアルロン酸ナトリウム 100
ヒアルロン酸ナトリウム溶液を局注する方法（EMR using sodium hyaluronate；EMRSH） 100
光化学療法（PDT, photo-dynamic therapy） 56
ヒスタミン 232
非ステロイド性抗炎症薬（NSAIDs） 221
ひだの集中像 121
左上腹内臓全摘術 82
ヒトゲノム 178
表在型 36
表在がん 9
表層拡大型 139
B細胞性非ホジキンリンパ腫 186
微小 59
微小転移 9
微小リンパ節転移 202
びまん性大細胞型Bリンパ腫（diffuse large B-cell lymphoma；DLBCL） 187
病期分類 22
病原大腸菌O-157 39
びらん・潰瘍型（erosive and/or ulcerative type） 49
ピット 157
ピットパターン 157

ふ

ファーラー位 52
不安定性（high-frequency of microsatellite instability；MSI-H） 179
不完全切除 65
腹腔鏡下胃局所切除術 101
腹腔鏡下胃楔状切除 101
腹腔鏡下胃内手術 101
腹腔鏡下手術 99
腹腔鏡切除 59
複製エラー 47
腹部超音波検査 65
フッ化ピリミジン感受性 217
フローサイトメトリー 42
噴門部がん 36
ブジー拡張術 5
分解能 56
分割切除 59, 99
分子生物学的手法 9
分子病理学 184
分子病理診断 180
分泌型のホスフォリパーゼA2 207
プラスミノーゲンアクチベーター 201
プロガストリン 235
プロテアーゼ 82
プロテオーム 184
プロトンポンプインヒビター 232
プロトンポンプ阻害剤（Proton pump inhibitor；PPI） 49
プロモーター領域のmethylation 168

へ

ヘマトポルフィリン系 1
ヘリカルCT 162

ほ

放射線治療 214
放射線療法 1
同胞対（sib-pair） 210
ホジキン病 186
ホルモン療法 83
ポストシークエンス 183
ポリポーシス 166
ポリポイド型胃MALTリンパ腫 polypoid gastric MALT lymphoma 192

ま

マイクロアレイ 44
マイクロウェーブ 56
マイクロサテライトの欠損 168
マイクロサテライト配列の異常（replication error；RER） 80
マイクロサテライト不安定性（microsatellite instability；MSI） 96, 168, 206
マイクロサテライト法 178
マイクロ波 161
マウス 207
マトリックス 201
マトリックスの分解 201
マトリックスメタロプロテアーゼ（MMP）阻害剤 224
マントル細胞リンパ腫 mantle cell lymphoma 187

み

ミスマッチ修復遺伝子（mismatch repair gene；MMR遺伝子） 166
ミスマッチ修復系 206
未分化型がん 77
脈管侵襲 61

め

メイプルリーフ金貨　73
メタボローム　184
メチル化　53, 180
免疫強化剤（レンチナン®）　71
免疫増殖性小腸病 immuno-proliferative small intestinal disease (IPSID)　188
免疫療法　1, 83

も

毛細血管拡張　51
門馬鉗子　3

や

薬物療法　221

よ

ヨード染色　5
溶存酸素（$^3O_2$）　69
予防的拡大手術　62
4 点同定法　57

ら

ラジオ波　161

り

隆起型（IIa）　120
隆起頂部の陥凹　138
隆起肥厚型（uneven type）　49
良性悪性の境界領域　47
リンケージ解析　211
リン酸化　218
リンパ節郭清　1
リンパ上皮性病変（lymphoepithelial lesion；LEL）　191
リンパ節転移　161

れ

レーザーマイクロダイセクション　182
レーザー照射　69
レーザー内視鏡　56
連鎖（不平衡）解析　211

ろ

ロサンゼルス分類　50
濾胞性リンパ腫　187
ロングパッチ型修復系　167

欧文索引

0-IIa type 36
0-II c 36
13 q LOH 11
19 q LOH 11
18 F-fluorodeoxyglucose (FDG) 23
3 DFSPGR reformatting dephosphory 23
5-fluorouracil (5-FU) 214

A

acetylation 218
absolute classifcation of colon 149
ACF 208
Adenocarcinoma *in situ* 47
adenoma 46
Ae (esophageal cancer) 9
AE 1/AE 3 13
AH method (Alucianblue Hematoxylin) 58
AIDS 39
AIS 11
Argon plasma coagulation (APC) 1
American Society of Clinical Oncology (ASCO) 195
Amsterdam criteria 166
aneuploid 42
angiogenesis 201
antiangiogenesis 224
APC 44,206
apc (adenomous polyposis coli) gene 206
apoptosis 69
apc mutation 47
API 2-MALT 1 192
ARF 218
aspirin 221
atrojohic border 39,93
atypia 46
autoclave 13
autocrine 232

B

β-catenin 206
balloon cell 51
Barrett esophagus 34
Barrett adenocarcinoma 34
BAX 168
bcl-2 43
Ber-EP 4 12
Bernstein test 50
Bethesda criteria 166
bFGF 201
Borr 3 20
Borrmann 4 型 boderline lesion 77
Breast/ovarian cancer syndrome 170
BRCA1 BRCA2 210
Burkitt's lymphoma 187
burning effect 63

C

Ca^{2+} 82
Cadherin 82,201
CagA 96
cancer family syndrome (Lynch syndrome) 166
capillarectasia 51
carcinoid 234
catenin ($α$-, $β$-, $γ$-) 11,82,201
cathepsin D 201
caspase family 192
CD 20, 79 a 188
CD 44 82,201
CD 68 13
cdk (cyclindependent kinase) 53
CDK 82
CDNA 211
Ce 9
CEA 11,183
Celecoxib 222
centrocyte-like cell (CCL) 188
c-erb B-2 11,44,80
CG (Computer Graphics) 117
Chemo-radiation 215
chemosensitivity 1
circular growth 147
cisplatin (CDDP) 214
clean colon 131
color doppler 162
columnar-lined esophagus (CLE) 35
Cleidocranial dysplasia 46
CMV (cytomegalovirus) 227
c-met 80,201
contrast method 法 157
continuos hyperthermic peritoneal perfusion : CHPP 83
Comprehensive Registry of Esophageal Cancer in Japan 9
COX 221
COX-1 221
COX-2 43,221
covered expandable metalic stent 2

creeping tumor 139
CpG 部位 82
Crystal violet 157
CT 20,65
CTAP 163
CyclinD 1 11,53,187
cyclin E 43
cyclosporine 227
Cytokine 82
Cytokeratin 11

D

DCC 11
de novo 130
Desmoglein 1 11
deletion of allelic gene 178
dephosphorylation 218
desmoplastic reaction 80,152
discoloring type 49
diffusely infiltrative carcinoma 77
difuse large B-cell lymphoma: DLBCL 187
diploid 43
DNA 39
DNA methylation 82,96,206
DNA microarray 183
double contrast barium study 56
double snare polypectomy 3,57
DR 49
dry therapy 221
dye method 157
dynamic CT 88,162
dysplasia 46
Dysplasia of uterine cervix 46
Dukes 201

E

E 82
early gastric carcinoma 59

E-Cadherin 11
Ectodermal dysplasia 46
EDL 69,75
EEMR-tube Method 3
EGF 44
EGFR 11,44
EGF receptor 201
EKI-785 222
electoronic scope 56
EMR 1,61,100,120
EMRC 3,99
EMR+α 32,61
endocrine 232
endoscopic combined therapy (ECT) 73
Endocut mode 110
endoscopic negative reflux disease: ENRD 49
endoscopic piecemeal mucosal resection (EPMR) 120
endoscopic polypectony 56
enterochromaffin-like cell (ECL) 232
enteropathogenetic E.coli: O-157 39
epigenetic 53,179,183,206
eradication 40
EUS 20
EUS-FNAB 165
exon 4 166
Extracolonic tumors 169
extracorporeal ultrasonography 90

F

FA (fatty acid) 223
FAP (familial adenomatous polyposis coli) 130,166,206
F 344 209
false negative 31
FHIT 11
Fibrous dysplasia of bone 46

Fine needle aspiration 58
flow cytometry 42
follicular lymphoma 187
Fowler position 52
fundic cancer 36

G

G 232
G 1 53
G 1/S 期 53
gadofluorine 8 23
gamma probe 29
gastroesophageal reflux disease 48
gastroesophageal reflux 48
gastrin 224,232
Gd-DTPA 23
genetic 179
genetic-environmental interaction 210
Genetic Testing 196
genetic instability 80,178
GERD 40,48
Gleason 201
germline mutation 196
Gly-gastrin 235
glucose 20
glycogenic acanthosis 51
Group 1 carcinogen 92
growth factor 82

H

H_2 receptor antagonist: H_2RA 49
H_2-blocker 232
Haggitt 150
Hashimoto's disease 188
Helicobacter pylori 40,48,92, 94,186
Helical CT 162
hereditary mismatch deficiency

syndrome 166
hexokinase 23
HETE 221
H. felis 94
high risk of carcinogenesis in colorectal cancer 166
HGF 80
histamine 232
hMLH1 166
hMSH2 166
hMSH6 167
HNPCC 130,166
Hodgkin's disease 186
Home TPN 227
Hooking EMR 5
Hormor therapy 83
HpD 69
hPMS1 166
hPMS2 167
H. pylori Sydney strain 94
H-*ras* 44
HSE-ER 57
hTERT 43
hTR 42

I

IARC (International Agency for Research on Cancer) 92
IBD 130
ICG 58
ICG-HNPCC 166
IGFIIR 168
IL-8 96,201
immunotherapy 1,83
infused catheter 50
ING 1 218
in situ hybridization (ISH) 42
intestinal adaptation 227
intestinal metaplasia 93
IPSID 188
iodinne stain 5
ISH 43

IT knife 57,100
IT (Information Technology) 119
ITL (intestinal T-cell lymphoma) 188
Is, Isp, Ip 142

J

Japanese polyp study 129

K

keratin 19,183
K-*ras* 9,44,206,236
K-*sam* 80
Ki-67 (MIB-1) 43

L

laparoscopic partial gastrectomy 101
laparoscopic wedge gastrectomy 101
laser-endoscopy 56
laser-radiation 69
laser-micro dissection 182
laser-scanning confocal microscopy (LCM) 160
latest cancer 201
leather bottle stomach 77,79
LEL (lymphoepithelial lesion) 188
Lesion lifting 101
linitis plastica 77
linkage analysis 211
LOH 11,82
long-segment Barrett's esophagus (LSBE) 35
lower esophageal sphimcter (LES) 49
low grade Bcell lymphoma 187
low-grade dysplasia 41

LSG 9
LST (laterally spreading tumor) 139
LST-G 147
LST-NG 147
Lynch 166

M

m 1 1,37,120
m 2 1,37
m 3 1,37
macroscopic classification of colorectal caner 136
MALT 96,186,187
MASA 202
matrix 201
MDM 2 218
Ménétrier 77
metaplasia 46
methylation 53,180
MHC class I 201
microarray 44
micrometastasis 9
microsatellite instability (MSI)/replication error (RER) 166
microtransducer 50
microwave 56,161
mild atypia 46
Min 207
moderate atypia 46
morphological genomics 184
Mouse 207
MMP-1 82
MMP-3 82
MMP-7 202
MMP, TIMP 201
MMP (Matrix Metalloproteinase) 201,203
MMP inhibitor 224
MMR 200
MMR gene (Mismatch repair)

166
MNU 95
Mongolian gerbil 94
monoclonal 186
Mom-1 (modifier of Min-1) 207
MPR (Multi-Planner Reconstruction) 164
MR 88
MRI (Magnetic Resonance Imaging) 20, 23, 113, 163
MRP 1/CD 9 11
Mt 9
mucosal-associated lymphoid tissue 187
mucosal break 50
Muir-Torre 172
multidetector CT 162
Multi-detector row CT (MD-CT) 87
multiple early gastric cancer 64
muntle cell lymphoma 187
mutation 9
mutator phenotype 166
myc 44

N

National polyp study 129
Nd-YAG Laser 72
necrosis 218
neoadjuvant 62, 215
neurocrine 232
NFκB 193
nitric oxide (NO) 49
Nocturnal acid breakthrough (NAB) 52
Non-Hodgkin's B-cell lymphoma 186
non-polypoid growth type (NPG) 146
NSAIDs 221

O

occult metastasis 14
OCT (Optical Coherence Tomography) 116, 117
OESO 39
oncogenic mutation 219
optimal concentration 218

P

p 16 11, 43
p 21^{waf1} 47, 53, 82
p 27 47, 53
p53 9, 43, 47, 82, 201, 206, 218
RB 201
paracrine 80, 232
patent blue 58
PCNA 43
PCR 39, 178
PDT (Photodynamic Therapy) 1, 69
PET 20
PGJ 2 223
pH 50
PHE 69, 75
PhIP 208
phosphorylated 24
phosphorylater 218
Pit 157
photosensitizer (PS) 69
Plasminogen activater phosphocipuse A$_2$ 207
Pla2g2a 207
point mutation 178
polymorphism 96
polypectomy 62
polypoid gastric MALT lymphoma 190
polypoid growth type (PG) 146
polyposis 166

poorly differetiatal adanocarcinoma 79
positron emission CT (SPECT) 90
post transplant lymphoprogression 207
prelinitis 77
progastrin 235
proliferative disorder (PTLD) 230
promotion 207
proton pump inlibitar 49
protruded type (IIa) 120
PPAR (peroxisome proliferator activated receptor) 223
PPARγ 221, 223
PPARδ 223
PS 69
pseudolymphoma 187

Q

QUEST 49

R

radiation therapy 1, 214
radiosensitivity 1
radio trave 161
Randomized controlled trial (RCT) 129
Rb 43, 82
reactive lymphoreticular hyperplasia (RLH) 187
reactive oxygen species (ROS) 95
REAL 186
rectoscope 120
recurrence 59, 63
relative classification 149
Reg protein 234
replication error (RER) 168
resolation 56

RFLP 178
RNA 39
RT-PCR (reverse transcription-polymerase chain reaction) 9, 183, 202
RT-nested PCR 11

S

salvage operation 2
savcoidosis 79
Savary & Miller 49
SCC 11
SCID 13
scintigraphy 50
sensitivity 1
sentineal lymph node (SLN) 20, 27
sentinel node navigation surgery 9
Sentinel node (SN) 27
sessile 126
severe atypia 46
short-segment Barrett's esophagus (SSBE) 35
single nucleotide polymorphism (SNP) 180
SLD (Super Luminecent Diode) 117
sleeve sensor 50
sm 120
Smad2~4 206
Smad4 204
sm microinvasion (sm 1) 58
SN navigation 27
somctic mutata UFT 196
specialized columnar epithelium (SCE) 36
spiral volumetric (helical) CT 86
SPIO-MRI 163

supaficial celorectal cancer 136
squamo-columnar junction (SCJ) 34
SSCP 178
stalk invasion 122
stem cell 53
Strip biopsy, jumbo biopsy 2
Strip biopsy 57
Study Group 186
sulindac 222

T

^{99m}TcDTPA 50
T-cell lymphoma 186
T_1 23
telomere 42, 80
telomerase 42, 47, 80, 109
tetraploid 42
TGF-α 44
TGF-βR II 77
TGF-β 82
TGFRβR II 168
TGF (Transforming growth factor) 203
thin slice 86
Thrombomodulin 11
TIMP-1 82
TIMP 11
tracer 29
TRAP 42
Transplantation 227
TTS 5
Tumor Dormancy Therapy 214
Tumor necrosis factor-α (TNF-α), InterleuTurcot synd. 172
kin-1 β (IL 1-β) 95
tumor sprouting (budding) 201
two-hit theory 210

U

UFT 71
Ultra-staging 31
undifferentiated carcinoma 77
US 161
Ut 9

V

VacA 96
vascular invesion 61
VEGF 11, 201, 202
virtual histology 160
villous adenoma 169

W

WHO 186

X

X-ray CT (Computed Tomography) 113
xeroderma pigmentosum 72

Y

YAG-OPO Laser 75
YAG Laser 56

Z

zig-zag pattern (asteroid) 126
Zollinger-Ellison (ZE) synd. 232

| ⓒ2001 | 第1版発行　2001年11月22日 |

21世紀の消化管がんの内科治療
－現況での問題点の総括と展望－

監　修　　　長　廻　　　紘

編　集　　　藤　盛　孝　博
　　　　　　星　原　芳　雄

定価（本体9,000円＋税）

発行者　　服　部　秀　夫
発行所　　株式会社新興医学出版社
〒113-0033　東京都文京区本郷6-26-8
電話　03（3816）2853
FAX　03（3816）2895

<検印廃止>

印刷　株式会社春恒社　　ISBN 4-88002-600-X　　郵便振替　00120-8-191625

- 本書のおよびCD-ROM（Drill）版の複製権・翻訳権・譲渡権・公衆送信権（送信可能化権を含む）は株式会社新興医学出版社が所有します。
- JCLS <㈱日本著作出版権管理システム委託出版物>
  本書の無断複写は著作権法上での例外を除き禁じられています。複写される場合は，その都度事前に㈱日本著作出版権管理システム（電話03-3817-5670，FAX 03-3815-8199）の許諾を得て下さい。